国家卫生和计划生育委员会"十二五"规划教材

全国高等医药教材建设研究会"十二五"规划教材

全国高等学校教材

供卫生检验与检疫专业用

临床检验基础

第2版

主　编　赵建宏　贾天军

副主编　江新泉　胥文春　曹颖平

编　者　(以姓氏笔画为序)

王国庆(四川大学)　　　　　　赵建宏(河北医科大学)

左云飞(大连医科大学)　　　　胥文春(重庆医科大学)

乔凤伶(成都中医药大学)　　　郝冀洪(河北医科大学)

江新泉(泰山医学院)　　　　　姚余有(安徽医科大学)

许　健(浙江中医药大学)　　　贾天军(河北北方学院)

李　萍(河北北方学院)　　　　曹颖平(福建医科大学)

张晨光(新乡医学院)　　　　　常　东(哈尔滨医科大学)

陈玉玉(中南大学湘雅医学院)　彭克军(成都医学院)

郜文琳(昆明医科大学)　　　　温红玲(山东大学)

周有利(武汉科技大学)

秘　书　郝冀洪(河北医科大学)

人民卫生出版社

图书在版编目（CIP）数据

临床检验基础/赵建宏，贾天军主编. —2 版. —北京：
人民卫生出版社，2015

ISBN 978-7-117-20282-4

Ⅰ.①临…　Ⅱ.①赵…②贾…　Ⅲ.①临床医学-医学
检验-高等学校-教材　Ⅳ.①R446.1

中国版本图书馆 CIP 数据核字（2015）第 027942 号

人卫社官网　www. pmph. com	出版物查询，在线购书
人卫医学网　www. ipmph. com	医学考试辅导，医学数据库服务，医学教育资源，大众健康资讯

临床检验基础

第 2 版

主　　编：赵建宏　贾天军

出版发行：人民卫生出版社（中继线 010-59780011）

地　　址：北京市朝阳区潘家园南里 19 号

邮　　编：100021

E – mail：pmph @ pmph. com

购书热线：010-59787592　010-59787584　010-65264830

印　　刷：河北博文科技印务有限公司

经　　销：新华书店

开　　本：787×1092　1/16　印张：21　插页：8

字　　数：524 千字

版　　次：2006 年 7 月第 1 版　　2015 年 2 月第 2 版
　　　　　2024 年 11 月第 2 版第 5 次印刷（总第 6 次印刷）

标准书号：ISBN 978-7-117-20282-4/R·20283

定　　价：45.00 元

全国高等学校卫生检验与检疫专业
第2轮规划教材出版说明

为了进一步促进卫生检验与检疫专业的人才培养和学科建设,以适应我国公共卫生建设和公共卫生人才培养的需要,全国高等医药教材建设研究会于2013年开始启动卫生检验与检疫专业教材的第2版编写工作。

2012年,教育部新专业目录规定卫生检验与检疫专业独立设置,标志着该专业的发展进入了一个崭新阶段。第2版卫生检验与检疫专业教材由国内近20所开办该专业的医药卫生院校的一线专家参加编写。本套教材在以卫生检验与检疫专业(四年制,理学学位)本科生为读者的基础上,立足于本专业的培养目标和需求,把握教材内容的广度与深度,既考虑到知识的传承和衔接,又根据实际情况在上一版的基础上加入最新进展,增加新的科目,体现了"三基、五性、三特定"的教材编写基本原则,符合国家"十二五"规划对于卫生检验与检疫人才的要求,不仅注重理论知识的学习,更注重培养学生的独立思考能力、创新能力和实践能力,有助于学生认识并解决学习和工作中的实际问题。

该套教材共18种,其中修订12种(更名3种:卫生检疫学、临床检验学基础、实验室安全与管理),新增6种(仪器分析、仪器分析实验、卫生检验检疫实验教程:卫生理化检验分册/卫生微生物检验分册、化妆品检验与安全性评价、分析化学学习指导与习题集),全套教材于2015年春季出版。

全国高等学校卫生检验与检疫专业第2轮规划教材目录

1. 分析化学（第2版）　主　编　毋福海
　　　　　　　　　　　副主编　赵云斌
　　　　　　　　　　　副主编　周　彤
　　　　　　　　　　　副主编　李华斌

2. 分析化学实验（第2版）　主　编　张加玲
　　　　　　　　　　　副主编　邵丽华
　　　　　　　　　　　副主编　高　红
　　　　　　　　　　　副主编　曾红燕

3. 仪器分析　主　编　李　磊
　　　　　　主　编　高希宝
　　　　　　副主编　许　茜
　　　　　　副主编　杨冰仪
　　　　　　副主编　贺志安

4. 仪器分析实验　主　编　黄沛力
　　　　　　　　副主编　张海燕
　　　　　　　　副主编　茅　力

5. 食品理化检验（第2版）　主　编　黎源倩
　　　　　　　　　　　主　编　叶蔚云
　　　　　　　　　　　副主编　吴少雄
　　　　　　　　　　　副主编　石红梅
　　　　　　　　　　　副主编　代兴碧

6. 水质理化检验（第2版）　主　编　康维钧
　　　　　　　　　　　主　编　张翼翔
　　　　　　　　　　　副主编　潘洪志
　　　　　　　　　　　副主编　陈云生

7. 空气理化检验（第2版）　主　编　吕昌银
　　　　　　　　　　　副主编　李　珊
　　　　　　　　　　　副主编　刘　萍
　　　　　　　　　　　副主编　王素华

8. 病毒学检验（第2版）　主　编　裴晓方
　　　　　　　　　　主　编　于学杰
　　　　　　　　　　副主编　陆家海
　　　　　　　　　　副主编　陈　廷
　　　　　　　　　　副主编　曲章义

9. 细菌学检验（第2版）　主　编　唐　非
　　　　　　　　　　主　编　黄升海
　　　　　　　　　　副主编　宋艳艳
　　　　　　　　　　副主编　罗　红

10. 免疫学检验（第2版）　主　编　徐顺清
　　　　　　　　　　主　编　刘衡川
　　　　　　　　　　副主编　司传平
　　　　　　　　　　副主编　刘　辉
　　　　　　　　　　副主编　徐军发

11. 临床检验基础（第2版）　主　编　赵建宏
　　　　　　　　　　　主　编　贾天军
　　　　　　　　　　　副主编　江新泉
　　　　　　　　　　　副主编　胥文春
　　　　　　　　　　　副主编　曹颖平

12. 实验室安全与管理（第2版）　主　编　和彦苓
　　　　　　　　　　　副主编　许　欣
　　　　　　　　　　　副主编　刘晓莉
　　　　　　　　　　　副主编　李士军

13. 生物材料检验（第2版）　主　编　孙成均
　　　　　　　　　　　副主编　张　凯
　　　　　　　　　　　副主编　黄丽玫
　　　　　　　　　　　副主编　闫慧芳

14. 卫生检疫学（第2版）　主　编　吕　斌
　　　　　　　　　　主　编　张际文
　　　　　　　　　　副主编　石长华
　　　　　　　　　　副主编　殷建忠

15. 卫生检验检疫实验教程：卫生理化检验分册　主　编　高　蓉
　　　　　　　　　　　副主编　徐向东
　　　　　　　　　　　副主编　邹晓莉

16. 卫生检验检疫实验教程：卫生微生物检验分册　主　编　张玉妥
　　　　　　　　　　　副主编　汪　川
　　　　　　　　　　　副主编　程东庆
　　　　　　　　　　　副主编　陈丽丽

17. 化妆品检验与安全性评价　主　编　李　娟
　　　　　　　　　　　副主编　李发胜
　　　　　　　　　　　副主编　何秋星
　　　　　　　　　　　副主编　张宏伟

18. 分析化学学习指导与习题集　主　编　赵云斌
　　　　　　　　　　　副主编　白　研

前　言

近年来,临床检验的理论和技术发展迅猛,日新月异。作为卫生检验与检疫专业的学生,应对临床检验的基本概况、主要内容和发展前沿有所了解。本教材涵盖了临床检验学各专业(除细菌学检验、寄生虫学检验、病毒学检验和免疫学检验)的主要内容,介绍了国内外现状及其发展趋势。

作为一本综合性、概括性教材,本教材首先介绍临床检验的质量和安全管理的基础,其次以器官系统疾病的实验诊断为主线,分别介绍临床常规检验、临床血液学检验、临床生化检验以及分子诊断医学等经典理论和常见技术原理、参考区间、影响因素、临床价值及其评价等,并介绍了临床实验室常用的 5 款分析仪,同时安排了 14 个经典实验内容。考虑到卫生检验与检疫的专业特点和课时安排,本教材突出简洁性、全面性和前沿性。

各位编委为本教材编写付出很大努力,但由于临床检验学的快速发展,编者的学术水平、编写能力有限,且时间仓促,书中难免存在疏漏和不足。恳切期望广大师生和同道给予批评指正,以便进一步完善、提高。

本教材在编写过程中,得到河北医科大学领导的大力支持,医学检验系李顺义教授、宫心鹏副教授等审阅了部分稿件,在此一并致以谢意。

赵建宏　贾天军

2014 年 11 月

目 录

第一章 绪 论

作为卫生检验与检疫专业的学生,应对临床检验的基本概况、主要内容和发展前沿有所了解。下面就临床检验的专业分类、现状与展望等内容进行简单的介绍。

一、临床检验的专业分类和内容

临床检验是指为诊断、预防或治疗任何人类疾病(损伤)或评价人类健康而对取自人体的各种标本进行生物学、微生物学、免疫学、化学、血液免疫学、血液学、生物物理学和细胞学等检验,并为临床提供诊疗数据和咨询等服务。从事临床检验的实验室称为临床实验室(clinical laboratory)。临床实验室收集、处理和分析人的血液、尿液等标本和一些组织标本,并将结果反馈给申请者,在疾病的筛查、诊断、监测以及观察患者对治疗的反应等方面为临床提供参考依据。

临床实验室又称医学实验室(medical laboratory)。我国医院一般习惯称为检验科(department of clinical laboratory)。在欧美等许多国家,医院的临床实验室主要指病理科(pathology department),包括临床病理室和组织病理室两部分,其中临床病理室相当于现今我国医院的检验科,组织病理室相当于病理科;在日本,临床检验与其他物理、化学检查部门如临床病理室、心电图检查室、超声检查室等一起作为一个整体的临床检查部门为临床提供服务;也有一些国家(或地区)临床实验室的管理体制与我国相似,临床病理室和组织病理室分别独立设置,如在香港中文大学有独立的化学病理科(department of chemical pathology),本书采用我国目前比较通用的名称即"临床实验室"这个词。

我国临床实验室有多种存在形式:综合医院的检验科(或称为实验诊断科/中心、临床病理科或实验医学部)和部分临床学科所属的临床实验室;专科医疗机构如妇幼保健院(所)及性病、结核病防治院(所)所属的实验室;基层诊所、门诊部所属的实验室;采供血机构所属的实验室;各级疾病预防控制中心或出入境卫生检验检疫部门从事人体健康检查的实验室;体检中心及各行业的疗养院等机构所属的实验室;独立的医学检验所。医学检验所即独立医学实验室(independent clinical laboratory,ICL)简称独立实验室,又称第三方医学实验室。独立实验室有别于医疗保健机构实验室,不附属于某一医院或诊所,通常具有独立法人资格,主要为各级医疗保健机构提供专业的临床检验和临床病理服务。我国近年ICL发展较快,设立较大规模的临床检验所/中心作为医疗保健机构临床实验室的补充,已成为发展趋势。独立实验室一般以商业化方式运作,采用公司管理模式。

不同医院的临床实验室规模和设置方式不尽相同。小型医院和基层的医疗单位可能只有检验室(简单的综合实验室),而规模较大的医院除了门/急诊检验室外,临床实验室一般会按专业职能分为临检/常规检验室、临床化学/生化室、临床免疫室、临床微生物/细菌室、临床血液室和分子生物学室等,而输血科/血库实验室和病理(细胞)学实验室多为独立设置。本书内容不涉及病理内容,但介绍临床输血实验室。

1. 临床实验室的功能分区　临床实验室根据其服务对象不同一般分为门诊检验室、急诊检验室和住院部检验室。有的医院如门诊和急诊紧靠在一起,将急诊检验室和门诊检验室合在一起,称之为门诊急诊检验室。

(1) 门诊检验室:主要服务对象是门诊患者,检验项目一般以血液、尿液、粪便、阴道分泌物及精液等标本的常规检验项目为主,要求检验项目检测周转时间(turn around time,TAT)短,能及时提供检测结果。门诊检验室直接面对门诊患者,标本数量多、检验项目繁杂。门诊检验室仪器设备主要有显微镜、血细胞分析仪、尿液干化学和尿沉渣分析仪等。

(2) 急诊检验室:服务对象是急诊患者,所开展的检验项目除了血、尿和粪便三大常规外,还包括血糖、血尿素、血和尿淀粉酶检测等。急诊检验室工作的主要任务是提供准确、快速的检验结果,要求检验项目 TAT 短。医院为提高服务质量,方便患者,急诊检验室的检验项目范围也在逐渐扩大,所服务的对象也不一定是急诊患者。在急诊检验室或快速检验室的分析仪器主要有血细胞自动分析仪、尿液干化学和尿沉渣分析仪、化学发光免疫分析仪、血气分析仪、电解质分析仪、急诊生化分析仪等,急诊检验要求分析仪器具有操作程序简便、灵活、分析速度快捷等特点。

(3) 住院检验部:有的称为中心检验室或医学检验中心,大多数住院检验部不仅为病房的患者服务,还承担全院的临床生化检验、临床免疫学检验及临床微生物检验等任务,是临床实验室的重点和主要功能区。目前大多数医院住院检验部还是以按照检验学科(专业)分成相对独立的各个专业实验室为主。一般住院部检验室分为行政办公区(如办公室、图书资料室、会议室、示教室等),后勤功能区(如值班室、更衣室、试剂库、冷藏室、储藏室、试剂配制室、洗涤消毒室等),标本前处理室(进行标本接收和分发工作)及各专业实验区。随着自动化的标本识别、分配、输送和检测仪器的发展,尤其是自动化流水线和前处理系统的应用,检验各专业的概念在实验室的分区逐步弱化。

2. 临床实验室学科的专业划区　临床实验室以检验学科(专业)分成相对独立的各个专业,一般为临床体液学检验、临床血液学检验、临床微生物学检验、临床免疫学检验、临床生物化学检验、临床输血学检验、寄生虫学检验以及分子生物学检验(分子诊断)等。下面分别简单介绍。

(1) 体液实验室:主要进行体液、分泌物及排泄物等标本的常规检查。检验人员应具备扎实的显微镜下观察、分析细胞和病原生物形态学方面的基本功。

(2) 临床血液学实验室:主要进行血栓与止血检查、骨髓象检查、血液流变学分析等。

(3) 临床化学实验室:主要进行蛋白质测定、酶类测定、激素测定、糖及其代谢产物测定、血脂及脂蛋白测定、电解质及血气分析,维生素、氨基酸与血药浓度测定,肾病、肝病及心肌疾病的实验室诊断等。

(4) 临床免疫学实验室:主要进行免疫功能测定、肿瘤标志物测定、感染免疫学测定、过敏原测定和自身免疫病的实验检测等。免疫学检验室标本检查项目多,仪器种类多,其中HIV 抗体筛查实验室政府有准入要求。

(5) 临床微生物学实验室:主要进行细菌、真菌等病原微生物检验。微生物实验室标本检测周期长,环节多,无菌要求高。但随着分子诊断技术和质谱技术的应用,其检测 TAT 在逐渐缩短。

(6) 临床分子诊断学实验室:主要进行核酸及基因的检测等。配备普通 PCR 扩增仪,实时荧光定量 PCR 扩增仪等,条件好的可配备测序分析仪。具有发展前景好,对实验室环境要求高,政府对操作人员、实验室设置等有准入要求。

（7）血库/输血科:进行血型鉴定、交叉配血等检查,为临床输血治疗提供服务。要求零差错,责任重大。

3. 临床实验室在临床上的作用 临床实验室在临床诊疗过程中发挥日益重要的作用。主要体现在以下几个方面:

（1）为疾病诊断和鉴别诊断提供依据:主要表现在以下几个方面:①临床诊断的"金标准",如感染性疾病的病原学检测,某些血液病的细胞形态学检验,免疫学方面的确认试验等。②临床诊断的重要指标,如糖化血红蛋白测定对糖尿病的诊断,胆固醇、甘油三酯测定对于高脂血症的诊断等。③临床诊断的鉴别指标,如发热患者进行病原体检查和白细胞计数及分类,C 反应蛋白（CRP）以及降钙素原（PCT）对判断是否存在细菌感染有重要价值,血沉检验对判断某些疾病,如结核、自身免疫病等是否处于活动期有重要意义等。需要注意的是,由于受到检测方法敏感性和特异性、病原体变异、检测项目和某种疾病的相关性程度的影响,如果仅仅依靠临床实验室的结果有可能作出错误的诊断,因此临床实验室的结果只能作为疾病诊断的指标之一,而不是唯一依据。疾病的诊断必须结合病史、临床症状和体征以及其他辅助检查,进行综合考虑,这样才能作出正确的诊断。因此,临床科室与实验室之间的有效沟通非常重要。

（2）为疾病治疗和疗效观察提供依据:检验结果可用于指导治疗用药,如对致病菌株进行细菌药物敏感试验,帮助临床医师选取敏感的抗菌药物;血药浓度测定等对指导用药也十分重要。检验结果可用于监测治疗效果,如糖化血红蛋白对糖尿病治疗的监测作用;乙肝病毒 DNA 定量测定可有效反映机体内乙肝病毒的载量和复制程度,用于乙肝治疗的疗效判断。另外,有些检验项目如肝脏功能、肾脏功能、造血功能等方面的检测,可判断药物对人体是否造成损害。

（3）为疾病预后判断提供依据:检验结果也可提供预后信息,如肌酐测定对尿毒症的预后判断很有价值,血肌酐值越高说明肾病越严重,提示预后不良;某些肿瘤标志物可用于对肿瘤患者病情转归的评估。

（4）为健康评估、疾病筛查、疾病预防提供依据:通过定期健康检查,及时了解身体状况,并指导人们建立良好的生活习惯,强化防病的主动性,达到减少疾病发生、促进健康的目的;对某些特定人群易患疾病进行体检筛查,可达到"早发现、早诊断、早治疗"的目的;随着人们生活水平的提高和健康意识的加强,定期的体检已成为监测自身身体状况的重要方式。

（5）为流行病学调查与环境监测提供依据:通过调查献血者或学龄前儿童入园查体的乙肝表面抗原定性检查资料可以了解该地区人群感染乙型肝炎病毒的情况;通过细菌耐药监测网,可以了解临床感染细菌的耐药性及流行趋势,为临床选择合理抗菌药物提供依据。

（6）为医学研究提供可靠数据和支持:临床实验室健康体检和各种患者的检查结果可作为相关医学研究的资料;临床实验室的技术、设备也为科研项目的开展提供平台。

二、临床检验的现状和展望

临床实验室的主要任务是提供及时、可靠的检验结果,提供充足的检验项目和临床咨询。临床检验结果已从过去简单的诊断提示作用发展到目前多方面的用途。检验结果在不同个体、不同状态、不同时间针对不同目的的分析解释日益引发关注,检验科中检验医师与检验技师的分层发展也成为检验医学的学科发展方向。检验医学正在向前瞻性、预见性和主动性方向发展,在医疗卫生事业中,发挥着越来越重要的作用。

21世纪,我国医学检验逐步发展到检验医学阶段,从以标本为中心、以检验结果为目的的理念,向以患者为中心、以疾病诊断和治疗为目的的理念转化,规范化、标准化和法制化建设是21世纪临床实验室管理的重要任务。

1. 检验医学的发展回顾　第一次世界大战后,美国较大的医院都设置了临床实验室,并且建有专门学校培养实验室技术员。到1920年,欧美等大型医院一般都设置能进行血细胞形态学检验、细菌学检验和生物化学物质分析的临床实验室。

1912年,英国成立了全球第一个检验学会,即"病理学、细菌学实验室助手学会(Pathology Bacteriology Laboratory Assistant Association,PBLAA)",1928年美国病理学家协会(College of American Pathologist,CAP)成立了国家注册委员会,专门教育培训非医师系列的实验室工作人员,主要包括从事解剖病理学和临床病理学工作的技术人员,其中后者相当于我国从事临床实验室工作的技术人员。1988年美国将医学技术杂志(*American Journal of Medical Technology*,AJMT)更名为医学检验学(*Clinical Laboratory Science*,CLS),标志着医学检验由单一技术性工作和单一学科发展成为拥有一套完整学科体系和众多亚学科的综合学科。

1949年以前,我国医学检验发展比较落后,只有在少数大型医院才设立了化验室,检验项目以血、尿和粪便三大常规为主。新中国成立后50年代初期到1966年以前,医学检验得到了较快发展,县级以上医院基本上都设置了化验室,除了三大常规和一般体液检验外,较大型的医院还开展临床生化检验,有的临床实验室还开展细菌和免疫血清学检验。1966—1976年期间,国际上医学检验技术发展突飞猛进,而我国医学检验的发展基本处于停滞阶段。

从1978年到20世纪末,我国医学检验得到快速发展。先进的检验技术、检验方法、检验仪器引进到临床实验室,检验项目也从原来的不到100项扩展到几百项甚至上千项,临床实验室在注重硬件建设的同时,不断加强质量管理,提高检验质量。1978年,中华医学会创办了《中华医学检验杂志》;1979年,中华医学会检验学会成立;1982年,卫生部临床检验中心成立,随后国内各省市建立了相应的各级临床检验中心,指导各级医疗单位的检验工作,推进实验室管理与质量控制体系的建立。

新中国成立后到"文革"期间,全国仅有一些中等卫生学校开设中专检验专业,医学检验人员大多是经过短期培训后即从事检验工作。20世纪80年代初,重庆医科大学、上海第二医科大学、张家口医学院等几所高等医学院校相继建立医学检验系并开始招收检验本科生,随后开始招收临床检验诊断学硕士、博士研究生,培养高级检验医学人才。

21世纪的检验医学发展日新月异。2000年,《中华医学检验杂志》改名为《中华检验医学杂志》;2003年,国际标准化组织颁布了ISO15189:2003《医学实验室-质量和能力的专用要求》。临床实验室除了提供及时可靠的检验结果外,还要提供临床咨询,检验医师与临床医师共同制定诊断和疗效判断的标准,运用循证检验医学(evidence-based laboratory medicine,EBLM)的理论在保证检验结果准确的前提下,为临床提供有临床价值、成本低廉、价格合理的检验项目。总之,上述发展标志着我国医学检验正逐步向检验医学过渡。

2. 临床检验技术的飞速发展　近年来,基础科学和应用科学快速发展,给临床检验带来了前所未有的机遇。概括起来,临床检验技术的发展体现在以下几个方面。

(1)检验试剂的商品化与检验操作的自动化:配套的商品试剂进入到临床实验室,保证了试剂质量,减少了检验误差。同时,计算机、微电子、光学、条形码、射频识别、通讯、网络等各种现代化技术广泛应用到临床实验室,为检验分析自动化奠定了基础。仪器自动分析已大部分取代手工操作,有的正逐步向检验流水检测线和全实验室自动化(total laboratory automation,TLA)方向发展。

(2)检验项目组合与检验方法的标准化:以疾病、器官为中心,组合相关的检验项目,提高仪器利用效率,为临床提供更加丰富的检验信息;临床实验室选用原卫生部临床检验中心推荐的常规方法,一些参考方法甚至决定性方法应用到实验室,提高了检验结果的准确性,使临床实验室之间检验结果具有可比性;近年来,各级临床检验中心与相关的学术组织积极推动标准化工作的快速发展:2006年《临床检验操作规程》(第3版)的面世,是临床实验室规范操作的指南;1997年成立卫生部标准委员会临床检验标准委员会,先后制定了20多项行业标准,推进了检验标准化的进程。

(3)分子诊断的普及应用:基因扩增、生物芯片等分子生物学技术广泛应用到对感染性疾病的检测、遗传性疾病和恶性肿瘤等疾病的诊断中,提高了诊断的特异性和灵敏度。

(4)质量管理系统化:建立了实验室质量管理体系,加强了检验全过程尤其是分析前和分析后质量控制和管理,培养了检验人员的宣传和与临床沟通能力,逐步加强检验医师的培养。

(5)临床实验室信息化:临床实验室信息系统(laboratory information system,LIS),利用网络和数字化技术,整合临床实验室业务信息和管理信息,将实验室所有信息最大限度地采集、存储、处理、利用和共享,实现数字化临床实验室。

(6)床旁检验逐渐在临床得到普及:床旁检验(point-of-care testing,POCT)因其简便、快速而成为临床实验室发展的补充之一。

(7)管理法制化:2006年《医疗机构临床实验室管理办法》开始实施,标志着我国临床实验室的管理走上法制化的轨道;以ISO15189为标准的实验室认可也是发展方向。

3. 亟待加强的临床咨询服务 随着与临床沟通的增多,临床实验室对临床医护人员、标本运送人员的培训和教育也越来越多,加强分析前和分析后的质量控制和管理显得越发重要,临床实验室专家开始走出实验室,通过学术专题讲座、医院网络、宣传手册等形式向医护人员开展宣传,将患者准备、标本采集、送检的要求和各种检验项目尤其是新开展项目的参考区间、危急值及结果的临床意义等告知医护人员。同时新的检验仪器、技术、方法和项目引进到临床实验室后,需要向临床进行推广,通过专题讲座等各种形式向医护人员宣传,使他们了解、熟悉、接受和配合。同时,医学及检验医学服务的对象包括患者和健康人群,检验人员有责任向他们进行检验医学基本知识的教育,如常见检验项目检查标本留取的注意事项,如何看懂一些简单的化验结果等。

临床咨询服务是检验医学所包含的重要内容之一,也是分析后阶段质量管理的重要内涵之一,咨询内容主要有检验项目的选择、检验结果的解释,也可就下一步的实验选择和治疗方案进行讨论等。可以预测未来实验室的临床咨询服务能力将是衡量临床实验室水平的一个重要指标,若要完成好这项任务,临床实验室必须加强对检验医师的培养。目前,我国已有38所临床实验室被国家批准为"检验医师"培训基地,负责全国检验医学专科医师的培训和考核工作,包括临床医学和检验医学的培训,培训时间一般规定为三年。

4. 急需建立检验资质准入制度 当今社会,知识更新日新月异,检验医学知识和技术高速发展,在职检验人员的知识必须与时俱进,不断更新。检验技术人员准入制度逐渐被业界认可,行业组织也积极予以推动实施。

5. 以科研促进学科地位的提升 临床实验室是科学研究的重要阵地,检验科具备了得天独厚的条件,要组织多学科进行课题申报,联合攻关,加强检验医学与临床医学的结合,促进检验医学技术和学术水平的提高和发展,进而提高医学检验质量。临床实验室科学研究的使命主要表现在两个方面:一是研发新的检验仪器和试剂、建立新的技术、方法和检验指标,提高临床检测水平;另一方面,开展疾病的病因研究与评价、诊断试验的研究与评价、临床疗效和预后的研究与评价等,为临床诊断和治疗服务。

（赵建宏）

第二章　临床实验室的质量和安全管理

为提高临床检验服务能力,须强化临床实验室质量和安全管理意识。质量和安全的基本要求应符合医学实验室质量和能力认可准则(ISO15189)及实验室生物安全通用要求(GB19489)的规定。因此应首先建立实验室质量与安全管理体系,并按体系要求规范运行。同时临床实验室应参加室间质量评价(EQA)活动,以保证检验结果的准确性;落实严密的室内质量控制措施,提高检验结果的精密度。本章对临床实验室质量管理以及安全管理等内容进行简单的介绍。

第一节　临床实验室质量管理体系

按照国际医学实验室管理的最新标准(ISO15189),规范实验室的操作与管理。概括讲就是临床实验室要建立自己的实验室质量管理体系,定期对实验人员进行培训,并依据建立的 SOP 文件指导日常工作,使检验行为规范化。

一、质量管理体系及其组成

1. 质量管理体系的概念　对于临床实验室来说,检验报告是其最终产品。影响检验报告的要素很多,诸如操作人员素质、仪器设备、样品处置、检测方法、环境条件、量值溯源等,这些要素就构成了一个体系。为了保证检验报告质量,就要处理好检验过程中各项要素间的协调与配合。从过程上来看包括分析前、分析中和分析后三个阶段。

实验室管理是指挥和控制实验室的协调活动。因此,实验室要建立的体系是一个管理体系,即建立方针和目标,并实现这些目标的体系。对临床实验室进行质量管理,首先要根据质量目标的需要,准备必要的条件(人员、设备、设施、环境等资源),然后通过设置组织机构、分析确定开展检测所需的各项质量活动(过程),分配、协调各项活动的职责和接口,通过体系文件(程序)的编制给出从事各项质量活动的工作流程和方法,使各项质量活动(过程)能经济、有效和协调地进行,这就是实验室的质量管理体系。

2. 质量管理体系的组成　质量管理体系由组织结构、程序、过程和资源组成。实验室只有具备了质量保证的各种程序性文件,具备了规范的实验操作手册,才能保证检验过程有效完成,生产出高质量的产品即检验报告。质量管理是通过对过程的管理来实现的,过程的质量又取决于所投入的资源与活动,而活动的质量则是通过实施该项活动所采用的方法(或途径)予以确保,控制活动的有效途径和方法制定在书面或文件化程序之中。

(1)组织结构:组织结构是人员的职责、权限和相互关系的安排。其本质是实验室人员的分工协作关系,其目的是实现质量方针、目标。组织结构对实验室所有从事对质量有影响的人员,都明确规定其责任、权限及其关系,从整体的角度正确处理实验室上下级和同级之间的职权关系,把职权合理分配到各个层次及部门,也就是明确规定不同部门、不同人员的具体职权,建立起集中统一、步调一致、协调配合的质量职权结构。

(2)程序:程序是为进行某项活动或过程所规定的途径。程序文件通常包括活动的目的和范围,即为什么做(目的)、做什么、由谁来做,何时、何地和如何做;应使用什么材料、设备和文件,如何对活动进行控制和记录。程序性文件是实验室人员工作的行为规范和准则。程序有管理性程序和技术性程序两种。一般的程序性文件都是指管理性文件,即质量体系文件(实验室多为各项规章制度、各级人员职责、岗位责任制等);技术性程序一般指作业指导书(或称操作规程)。编制一份文件化的程序,其内容通常包括目的、范围、职责、工作流程、引用文件和所使用的记录、表格等。程序性文件的制定、批准、发布都有一定的要求,要使实验室全体人员对其要明白和了解,对涉及不同领域的人员要进行与其工作相关程序文件的培训。

(3)过程:过程为一组将输入转化为输出的相互关联或相互作用的活动。例如,在临床实验室所进行的每一项标本的分析过程,就是一组相互关联的与实施检测有关的资源、活动等。资源包括检测人员、仪器、试剂、程序(包括各项规章制度、操作手册)、检测方法等。检测过程的输入是被测样品在一个检测过程中,通常由检验人员根据选定的方法、校准的仪器,经过溯源的标准方法进行分析;检测过程的输出为测量结果,即向临床发出的检验报告。

在临床实验室的日常工作中,每一项检验报告都要经历医生申请检查项目、标本采集与运送、标本编号、检测、记录、发出报告、实验数据准确地运用于临床等多个过程,这些过程的集合形成全过程。在临床检验中,通常将这一全过程分为3个阶段,即分析前质量控制、分析中质量控制和分析后质量控制。分析前质量控制主要包括2个过程:第一是为了明确诊断和帮助治疗,医生能否根据患者的临床表现和体征,从循证医学的角度选择最直接、最合理、最有效、最经济的项目或项目组合,开具检验申请单。第二是标本在采集、保存与运送过程的质量控制措施,这一点非常重要。而分析中和分析后的质量控制亦涉及人员素质、仪器校准、量值溯源、方法选择、试剂匹配以及实验结果的再分析、再确认,保证合格报告的产生及保证实验结果及时发给临床,临床医师能合理地分析报告,正确地运用数据,用于诊断和治疗等。在检验报告形成的全过程中,任何一个小过程或相关过程的输出质量都会影响全过程的最终输出结果。故需对所有质量活动过程进行全面控制。

(4)资源:资源包括如人力资源、基础设施、工作环境、信息、供方和合作者、自然资源的可获得性、财务资源(资金是财务资源的一部分)。衡量一个实验室的资源保障,主要反映在是否具有满足检验工作所需的各种仪器、设备、设施和一批具有丰富经验、有资历的技术人员和管理人员,这是保证具有高质量检验报告的必要条件。

二、质量管理体系的建立

建立质量体系文件的作用是沟通意图、统一行动,有利于质量体系的实施、保持和改进。所以,编制质量体系文件不是目的,而是手段。因此,实验室质量体系文件的方式和程度必须结合实验室的类型、规模、业务范围、检测的难易程度和员工的素质等方面综合考虑,不能找个模式照抄硬搬。质量管理体系文件应传达或宣传贯彻至有关人员,并使之容易被有关人员获取,还应保证它们得以被正确的理解和实施。在我国现阶段,文件化在临床实验室管理中起着非常关键的作用。

1. 建立流程　依据国际、国家标准建立质量管理体系是临床实验室提高管理水平的一种有效途径。图 2-1 给出了质量体系建立与运行的流程图。

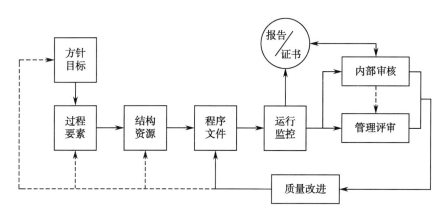

图 2-1　质量体系建立与运行流程图

由上图可以看出,一个质量体系的建立和有效运行,通常有八个环节,而检验报告单是运行的最终产品,即各环节的共同目的都是为保证检验报告的高质量而运行。

2. 质量体系文件的编制

(1) 质量管理体系文件的构成:一般实验室应首先给出质量体系中所用文件的架构,也就是体系文件的层次。图 2-2 给出了通用的体系文件架构图,从图中可以看出,质量手册是第一层次的文件,根据各实验室自己的业务领域及自身的特点,编制自己的质量手册。质量手册的精髓就在于具有自身特色,它是为实验室管理层指挥和控制实验室服务的。第二层次为程序性文件,是实施质量管理和技术活动的文件,主要供相关部门使用。第三层次是作业指导书,属于技术性程序,它是指导开展检测的更详细的文件,供第一线检验人员使用的。而各类质量记录、表格、报告等则是质量体系有效运行的证实性文件。

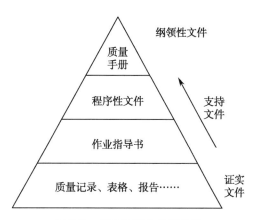

图 2-2　质量体系文件架构图

(2) 质量手册的编写:质量手册是对实验室的质量体系系统、概要而又纲领性地阐述,能反映出实验室质量体系的总貌。手册的内容要求包括:质量体系的范围;为质量体系所编制的、形成文件的程序或对其引用;质量体系过程的相互作用的表述。

质量体系的范围包括两个方面:一是体系覆盖所有检验项目范围,二是这些项目的检测实现过程的范围。手册是规定实验室质量体系的文件,因此,应是实验室质量体系策划的结果描述。实验室在建立、完善质量体系时,首先应明确服务对象是谁,他们的需求又是什么。要把服务对象的需求转化为对检验报告的质量特性,确定自己的特色,有针对性地制定质量方针和目标。然后分析报告质量形成过程的各个环节,如何运转及使其受控的方法,包括为其提供支持的辅助性过程,以便达到质量目标的要求。结合自身的特点画出本实验室的模式图,给出本实验室所采取独特措施的具体规定。

(3)程序文件的编写:内容包括活动(或过程)的目的、范围以及由谁做,在什么时间、地点做,怎样做以及其他相关的物质保障条件等。一个程序文件对以上诸因素作出明确规定,也就是规定了活动(或过程)的方法。因此,在质量体系的建立和运行过程中,要通过程序文件的制定和实施,对质量体系的直接和间接质量活动进行连续恰当的控制,以此手段保证质量体系能持续有效地运行,最终达到实现实验室的质量方针和质量目标的目的。

程序文件是质量手册的支持性文件,是手册中原则性要求的展开与落实。程序文件应具有承上启下的功能,上承质量手册,下接作业文件,应能控制作业文件并把手册纲领性的规定具体落实到作业文件中去,从而为实现对报告质量的有效控制创造条件。程序文件应简明、易懂。其结构和内容包括:①目的(why):为什么要开展这项活动;②范围:开展此项活动(或过程)所涉及的方面;③职责(who):由哪个部门或人员实施此项程序,明确其职责和权限;④工作流程:列出活动(或过程)顺序和细节,明确各环节的"输入 - 转换 - 输出"。

引用文件和表格:开展此项活动(或过程)涉及的文件,引用标准/规程(规范)以及使用的表格等。

(4)作业指导书的编写:所谓作业指导书即标准操作规程(standard operating procedure,SOP),是用以指导某个具体过程、事物所形成的技术性细节描述的可操作性文件。临床实验室应关注以下四方面的作业指导书:①方法类:用以指导检测的过程(如标准/规程的实施细则);②设备类:设备的使用、操作规范;③样品类:包括样品的准备、处置和制备规则;④数据类:包括数据的有效位数、异常数值的剔除以及结果测量不确定度的评定规范等。

作业指导书是技术性的文件。如果国际的、区域的或国家的标准,或其他公认的规范已包含了如何进行检测的管理和足够信息,并且这些标准是可以被实验室操作人员作为公开文件使用的方式书写时,则不需要再进行补充或改写为内部程序。对方法中的可选择步骤,可能有必要制定附加细则或补充文件。

实验室可根据中华人民共和国卫生行业标准《WS/T 227-2002,临床检验操作规程编写要求》编制本实验室的 SOP 文件。

(5)记录:记录是文件的一种,用于提供检测是否符合要求和体系有效运行的证据。包括质量记录:如人员培训记录、服务与供应品的采购记录、纠正和预防措施记录、内部审核与管理评审记录等;技术记录:如环境控制记录,合同或协议、使用参考标准的控制记录,设备使用维护记录,样品的抽取、接收、制备、传递、留样记录,原始观测记录,检测的报告、结果验证活动记录,客户反馈意见等。

三、质量的持续改进

在质量管理实践中,首先要建立质量管理体系,然后要实施质量管理体系,最后要保持并改进质量管理体系,这是连续的三部曲,缺一不可。但任何一个质量体系都不可能一成不变,都必须根据形势的变化而不断地加以改进和完善,持续有效地运行。质量体系的内部审核与管理评审是质量体系不断改进、自我完善的重要举措,充分利用这些措施,使实验室质量能够持续改进。持续改进是实验室质量管理的核心思想,增强持续改进的意识,可以使临床实验室的质量不断提高。

第二节　临床检验的质量管理

临床实验室的主要工作是利用各种检查手段和方法,对人体的各种标本进行检验,为服务对象提供及时、可靠的检验结果。要很好地完成这一工作,临床实验室必须建立健全实验室质量保证体系,加强检验全过程的质量控制和管理,重点抓好检测系统最重要的五要素:人员、方法、操作程序、试剂和仪器。选择敏感、特异、快速、简单和安全的检验方法,选用合格的试剂,重视分析仪器的校正、保养、维护和管理,制定规范的操作程序并严格执行。第一节详细介绍了质量管理体系,故本节仅对《医疗机构临床实验室管理办法》和《医学实验室 - 质量和能力的专用要求》做一简单介绍。

一、《医疗机构临床实验室管理办法》的基本要求

2006 年出台了《医疗机构临床实验室管理办法》,标志着我国检验医学质量管理迈入法制化和规范化管理的轨道,为提高临床检验质量和临床诊治水平打下坚实的基础。

同时,实验室认可是高水平临床实验室追求的一个发展方向。实验室认可是指由国家政府授权的权威机构对实验室的管理能力和技术能力按照约定标准进行评定,并将评价结果向社会公告以正式承认其能力的活动。《医疗机构临床实验室管理办法》是对实验室的基本要求,具有强制性。而实验室认可是对实验室管理较高的要求,是按照自愿原则参加的。

二、《医学实验室 - 质量和能力的专用要求》(15189)认可标准

2002 年国际标准化组织制订了专门针对临床实验室管理的国际标准,即 ISO 15189《医学实验室 - 质量和能力的专用要求》,该标准于 2003 年首次颁布,分别于 2007 年和 2012 年再次修订。该标准在管理和技术两方面作出具体要求,管理要素包括组织和管理责任、质量管理体系、文件控制、服务协议、受委托实验室的检验、外部服务和供应、咨询服务、投诉的解决、不符合的识别和控制、纠正措施、预防措施、持续改进、记录控制、评估和审核和管理评审等 15 个方面。技术要素包括人员、设施和环境条件、实验室设备试剂和耗材、检验前过程、检验过程、检验结果质量的保证、检验后过程、结果报告、结果发布和实验室信息管理等10 个方面。ISO15189 是目前国际医学界进行医学实验室认可通用的国际标准,在我国已组建了针对临床实验室的专门评审机构,培训评审人员,建立了评审员库,颁布了许多有关认可方面的文件,推动临床实验室资格认可工作顺利开展。我国已有一批实验室通过了 ISO 15189 或 ISO 17025 的认可,有的还通过了 CAP 的认可,随着对实验室认可的重视程度不断

提高,将会有越来越多的实验室参与到实验室认可活动中来,这不仅有利于保证检验质量,而且有利于提高实验室管理水平,使我国实验室管理逐步与国际接轨。

《医疗机构临床实验室管理办法》的落实和临床实验室认可制度的推行,将使我国的临床实验室管理规范化,管理模式与发达国家的管理模式接轨,必将有利于临床检验质量的提高。ISO 是医学实验室认可的国际标准,主要强调实验室内部质量体系的建立,在此基础上建立实验室认可制度是一种自愿行为,是实验室质量保证的较高标准。而《管理办法》着眼于政府对临床实验室质量的外部监控,是政府对实验室质控强制执行的最低要求,两者存在互补性。

第三节　临床实验室的安全管理

临床实验室从标本采集、运送、储存、检测和处理的全部过程均严格执行实验室生物安全要求。我国已制定了许多关于实验室生物安全的法规、标准和规范,并已开始执行。

一、临床实验室的生物安全隐患

1. 未知因素的风险　临床实验室与其他生物实验室的最大不同之处是存在大量未知因素带来的生物安全风险。临床实验室接收的标本很多是来源于未知疾病的个体,其中是否含有致病因子、含有何种致病因子及其危害性大小、传染途径等均未明确,实验室操作人员可能会接触到比预期危险度更高的微生物,而暴露于烈性传染病的环境。这是临床实验室生物安全的最大隐患。

2. 建筑设计的安全隐患

(1) 选址受限:临床实验室在许多情况下不能远离公共场所,也不可能远离人群,而门诊或急诊检验室有时甚至建造在人流比较密集的区域,这是临床实验室生物安全防护的先天不足。

(2) 建造和设施的安全隐患:随着医疗业务的发展,临床实验室用房会愈显不足,场地和内部使用空间不够,仪器设备过度拥挤,难以保证实验室的清洁、维护和安全运行。如果实验室布局和气流方向不合理,造成实验室死角空间过大,也会导致实验室内气溶胶污染。

3. 管理方面的安全隐患

(1) 内务管理的复杂性:按照实验室生物安全管理原则,非实验室工作人员未经批准是不允许进入实验室的,但在实际工作中却很难真正做到,因为除了临床实验室本身的工作人员以外,经常进入临床实验室的人员还包括标本的运送者、见习或实习的学生以及勤杂工人等,有时还有查询检验结果的医务人员、患者或其家属等。另外,进入临床实验室进行仪器维护保养、维修的工程师也越来越多。这些人员往往未曾接受过规范的生物安全培训,缺乏相关的防范意识和防护知识,容易发生违反生物安全的行为。

(2) 人员和岗位管理的薄弱环节:临床实验室一般会实行岗位轮转制度,有些部门需要实行 24 小时值班,技术人员和专业岗位有相对流动性,信息传递和沟通也有可能出现脱节,发生问题有时不容易分清责任;另外由于 24 小时连续作业,有些制度(如每次工作结束后的清洁消毒制度)可能得不到有效的贯彻,这些均是临床实验室管理的薄弱环节。

二、临床实验室安全管理体系

2008 年,我国正式引入 ISO15191 即 GB19489,使得临床实验室的生物安全管理与国际接轨,走向了标准化。

1. 生物安全管理制度　生物安全管理的原则和内容必须在 SOP 的各个部分得到体现,目的是保障实验室技术人员的安全与健康,保证仪器设备、有毒和易燃试剂等危险品的安全使用,使工作人员能在安全的环境下正常开展工作。

(1) 明确组织结构与管理人员职责:为保障生物安全管理的实施,具有临床实验室的单位应建立关系清晰、责任明确的组织管理体系。

(2) 编写生物安全手册:每个临床实验室应根据自身的实际情况编写生物安全手册,它是生物安全管理的集中体现,其内容包括:①风险评估,评估实验室中所接触微生物的危害级别;②每个工作岗位和每个技术项目的标准或特殊安全操作规程;③个人防护要求;④意外发生时紧急处理程序;⑤医疗废物处置方法;⑥实验设备安全消毒程序;⑦内务管理制度;⑧员工培训方法和有关信息记录方式。生物安全手册应简洁明了,方便工作人员取阅并遵照执行。

(3) 人力安排及人员培训:实验室的工作人员必须是接受过专业教育的技术人员,在独立进行工作前还需在中高级实验技术人员指导下进行上岗培训。培训包括技术、制度、纪律和生物安全,强化"普遍性防护原则"安全意识。同时制定有关管理制度以保证临床实验室工作人员得到定期的健康监测。

(4) 实验设备管理:实验设备的管理制度应涉及设备使用前(采购、安装)、使用过程中的维护和设备的更新等方面,以保障实验设备能够安全使用。

2. 生物安全准则

(1) 基本原则:假设所有来自患者的血液、体液和组织标本都具有传染性,这就要求医学实验室贯彻"普遍性防护原则"。要求临床实验室人员严格按照实验室安全操作规程操作,不同实验室要求不一样,重点是降低液体溅出和气溶胶的产生。

(2) 防护要求:一般临床实验室应按 BSL-2 的要求,安全防护措施包括安全防范制度、安全操作规范程序和废弃物处理制度等。

(3) 废弃物处理制度:医疗废弃物处理已有国家标准,2003 年国家颁布《医疗废弃物管理条例》以及《医疗卫生机构医疗废物管理办法》,须严格参照执行。

3. 生物安全管理的内容

(1) 实验室设计和建造:按照规范设计与建造实验室是实现生物安全物理防护的基础。根据临床实验室的特点,应按照 BSL-2 标准设计和建造。

按照 BSL-2 实验室生物安全防护要求,应从功能上划分清洁区、防护区(缓冲区)和污染区,分区要清楚,实验室面积应满足工作需要、方便打扫保洁并保证安全。具体建造和装修要求可参考有关标准或规范文件。

(2) 安全设备和个体防护:安全设备和个体防护是避免实验室工作人员直接接触病原生物及其毒素的第一道物理屏障。

(3) 技术操作规范与流程:制定技术操作规范与流程的目的是指导工作人员正确地进行实验室操作,保证实验质量,同时减少和避免对自身的生物危害,技术操作规范应涵盖实验前(标本采集、运输与接收)、实验过程中(设施与设备的使用、实验 SOP)和实验后(物品消毒、隔离与处理)的各个环节。

(4)内务管理:在实验室入口明显位置张贴国际统一的生物危险标识并标明实验室生物安全级别。合理设置清洁区、防护区(缓冲区)、污染区和工作人员活动路径规范,保证工作区域整洁有序,限制非实验室人员和物品进入实验室,禁止在实验室内吸烟、饮食、化妆或进行其他与实验无关的活动。

(5)突发事件和职业暴露的处理:尽量避免由于不安全操作引起的意外事故,首先要针对可能的危险因素,设计保证安全的工作程序,制定处理预案;其次要事先进行有效的培训和处理突发事件的模拟训练;最后在发生意外事故时要能够提供包括紧急救助或专业性保健治疗等应对紧急情况的措施。

4. 实验室的安全操作

(1)坚持安全操作规范:根据工作种类和所涉及的生物试剂,工作人员首先要对实验室环境做好安全检查。

(2)避免利器的使用:应尽量避免在实验室使用针头、刀片、玻璃器皿等利器,以防刺伤。

(3)实验标本的采集:所有的血液、血清、未固定的组织、组织液标本、质控物和参考物质等,均应视为具有潜在传染性,都要以安全的方式进行操作,小心存放、拿取和使用。

(4)带入和带出实验室的物品:对所有带入实验室的物品都应进行检查。

5. 实验室意外和事故处理　实验室意外是指偶然发生的危险事件,而未导致个人伤害(但不能完全排除);实验室事故是指发生了人身伤害。

(1)实验室意外事故的紧急处理:发生意外事故时,应根据具体情况采取措施,立即进行紧急处理,并报告实验室负责人。

(2)意外和事故的登记、报告和检测:发生意外和事故时必须进行记录。

(赵建宏)

本 章 小 结

主要对临床实验室的质量和安全管理等内容进行了简单的介绍。重点介绍了质量管理体系及其建立和持续改进;质量管理思想具体体现在《医疗机构临床实验室管理办法》和ISO15189中;安全管理思想具体体现在GB19489中。

在质量管理实践中,首先要建立质量管理体系,其次要实施质量管理体系,最后要保持并改进质量管理体系。临床实验室必须建立健全实验室质量保证体系,加强检验全过程的质量控制和管理,重点抓好检测系统最重要的五要素:人员、方法、操作程序、试剂和仪器。

2006年出台了《医疗机构临床实验室管理办法》,标志着我国检验医学质量管理迈入法制化和规范化管理的轨道。《医疗机构临床实验室管理办法》是对实验室的基本要求,具有强制性。而实验室认可是对实验室管理较高的要求,是按照自愿原则参加的。ISO15189在管理和技术两方面作出具体要求,管理要素包括组织和管理责任、质量管理体系、文件控制、服务协议、受委托实验室的检验、外部服务和供应、咨询服务、投诉的解决、不符合的识别和控制、纠正措施、预防措施、持续改进、记录控制、评估和审核和管理评审等 15 个方面。技术要素包括人员、设施和环境条件、实验室设备试剂和耗材、检验前过程、检验过程、检验结果质量的保证、检验后过程、结果报告、结果发布和实验室信息管理等 10 个方面。

　　2008 年,我国正式引入 ISO15191 即 GB19489,使得临床实验室的生物安全管理与国际接轨,走向了标准化。临床实验室与其他生物实验室的最大不同之处是存在大量未知因素带来的生物安全风险。

第三章 血液学检验

血液由血细胞和血浆组成。血液不断地流动与全身各个组织器官密切联系,参与各项生理活动,维持机体正常的新陈代谢。在病理情况下,除造血系统疾病外,全身其他组织和器官发生病变可直接或间接引起血液成分的变化。因此,血液检验不仅能作为原发性造血系统疾病诊断、鉴别诊断、疗效观察及预后判断的主要依据,而且还能为引起继发性血液改变的其他各系统疾病的诊治提供重要检验信息,是临床诊断和分析病情的重要依据。

第一节 血液一般检验

血液一般检验是血液检验项目中最基础和最常用的检验,主要是指对外周血中细胞成分的数量和形态的检查及与血细胞有关的实验室检查。随着现代科学技术的发展,自动化检验仪器已被广泛应用于血液一般检验中,使血液检测的参数增多而且快速。由于血液一般检验标本采集容易、检测便捷,是临床医学检验中最常用、最重要的基本内容。故其目前仍然是筛检疾病的首要项目之一。

一、红细胞检查

正常人自出生至成年后,红细胞主要在骨髓生成、发育与成熟。红细胞起源于骨髓造血干细胞,在促红细胞生成素(erythropoietin,EPO)和雄激素的作用下分化成原始红细胞,再经过多次有丝分裂依次发育为早幼红细胞、中幼红细胞和晚幼红细胞后,细胞已丧失了分裂能力,经脱核后成为网织红细胞,此过程约需 72 小时。网织红细胞再经过 48 小时左右即发育成成熟的红细胞。

红细胞是血液中数量最多的有形成分,其主要功能是作为携氧或二氧化碳的呼吸载体和维持酸碱平衡等。可通过检测红细胞参数和形态变化对某些疾病进行诊断或鉴别诊断。

临床上常用的红细胞检查项目有:红细胞计数、血红蛋白测定、红细胞形态观察、血细胞比容测定、红细胞平均指数计算、网织红细胞计数和红细胞沉降率测定等。

(一)红细胞计数

红细胞计数(red blood cell count,RBC),即测定单位体积外周血液中红细胞的数量,是血液一般检验的基本项目,是诊断贫血等疾病最常用的检验指标之一。

【检测原理】红细胞计数方法有显微镜法和血液分析仪法。

1. 显微镜法 用等渗红细胞稀释液将血液标本稀释一定倍数后,充入改良牛鲍(Neubauer)血细胞计数板中,在显微镜下计数一定区域内的红细胞数量,经换算求出每升血液中红细胞数量。

显微镜计数法所用红细胞稀释液有:① Hayem 液:由 $NaCl$、Na_2SO_4、$HgCl_2$ 和蒸馏水组成。

其中 NaCl 和 Na$_2$SO$_4$ 调节渗透压,后者还可提高比重防止细胞粘连,而 HgCl$_2$ 为防腐剂。此配方的主要缺点是遇高球蛋白血症患者,由于蛋白质沉淀而使红细胞易凝集。②枸橼酸钠稀释液:由 NaCl、枸橼酸钠、甲醛及蒸馏水组成。NaCl 和枸橼酸钠调节渗透压,后者还有抗凝作用,甲醛为防腐剂。此液配制简单,可使红细胞在稀释后较长时间保持正常形态且不凝集,故《全国临床检验操作规程》推荐此方法。③普通生理盐水或加 1% 甲醛的生理盐水:急诊时如无红细胞稀释液可用此液代替。

2. 血液分析仪法 多采用电阻抗法,也有采用流式细胞术激光检测法等。

【参考区间】①成年:男性(4.3~5.8)×10^{12}/L,女性(3.8~5.1)×10^{12}/L。②新生儿:(6.0~7.0)×10^{12}/L。

【方法学评价】红细胞计数的方法学评价见表 3-1。

表 3-1 红细胞计数的方法学评价

方法	优点	缺点	适用范围
显微镜计数法	设备简单,费用低廉	费时费力、精密度低	血细胞计数和分类的参考方法,适用于基层医疗单位和分散就诊的患者
血液分析仪法	操作简便,易于标准化,效率高,精密度高	仪器较贵,工作环境条件要求高	适用于健康人群普查,大批量标本筛检

【临床意义】见血红蛋白测定。

(二)血红蛋白测定

血红蛋白(hemoglobin,Hb 或 HGB)是在人体有核红细胞及网织红细胞内合成的一种含色素辅基的结合蛋白质,是红细胞内的运输蛋白,蛋白质部分是珠蛋白,色素部分是亚铁血红素。血红蛋白按不带氧计算相对分子质量为 64 458,每克血红蛋白可携带 1.34ml 氧,其主要功能是吸收肺部大量的氧,并将其输送到身体各组织。

血红蛋白是红细胞的主要成分,每个 Hb 分子有 4 条珠蛋白肽链,每条折叠的珠蛋白肽链包裹一个亚铁血红素。每条肽链结合 1 个亚铁血红素,形成具有四级空间结构的四聚体,以利于结合 O$_2$ 和 CO$_2$。

亚铁血红素无种属特异性,即人和各种动物皆相同。它由 Fe^{2+} 和原卟啉组成,Fe^{2+} 位于卟啉环中央,共有 6 条配位键,其中 4 条与原卟啉中心的 4 个原卟啉 N 连接,另 2 条配位键与血红素分子平面垂直,其中 1 条与珠蛋白肽链 F 肽段第 8 个氨基酸(组氨酸)的咪唑基连接,另 1 条为 Hb 呼吸载体,与 O$_2$ 结合时形成氧合血红蛋白(oxyhemoglobin,HbO$_2$),此配位键空着,则称为还原血红蛋白(reduced hemoglobin,Hbred);若 Fe^{2+} 被氧化成 Fe^{3+},则称高铁血红蛋白(hemiglobin,Hi)或正铁血红蛋白(methemoglobin,MHb)。如与 O$_2$ 结合的配位键被 CO、S 等占据,则分别形成碳氧血红蛋白(HbCO)、硫化血红蛋白(SHb)等,这些统称为血红蛋白衍生物。在正常情况下,血液中血红蛋白主要为 HbO$_2$ 和 Hbred,以及少量 HbCO 和 Hi。在病理情况下,HbCO 和 Hi 可以增多,甚至出现 SHb 等血红蛋白衍生物。

血红蛋白测定,即测定外周血液中各种血红蛋白的总浓度,是诊断和衡量贫血程度的重要的检查项目之一。血红蛋白测定方法很多,分为全血铁法、血气分析法和分光光度法。经过临床反复筛选与评价,现多采用分光光度法。其中比色法中的氰化高铁血红蛋白(hemoglobincyanide,HiCN)测定法在 1966 年由国际血液学标准化委员会(ICSH)推荐,并经世界卫生组织（WHO）确认为血红蛋白测定的参考方法。1978年国际临床化学联合会（International Federation of Clinical Chemistry，IFCC）和国际病理学会（International Academy of Pathology，IAP）在联合发表的国际性文件中重申了HiCN法。1983年我国临床检验方法学学术会议上将其推荐为首选方法。

【检测原理】HiCN检测原理：血红蛋白（SHb除外）中的亚铁离子（Fe^{2+}）被高铁氰化钾氧化为高铁离子（Fe^{3+}），血红蛋白转化成Hi，Hi与氰化钾（KCN）中的氰离子反应生成HiCN，HiCN在540nm处有一最大吸收波峰，在此处的吸光度与其在溶液中的浓度成正比。在特定条件下，HiCN毫摩尔消光系数为44L/（mmol·cm）。可根据吸光度直接求得每升血液中血红蛋白的浓度。常规测定可从HiCN参考液制作的标准曲线上读取结果。

【参考区间】①成年：男性130~175g/L，女性115~150g/L。②新生儿：170~200g/L。

【方法学评价】血红蛋白测定方法大致分为4类（表3-2）。常用的比色法有HiCN测定法、十二烷基硫酸钠血红蛋白（sodium dodecyl sulfate hemoglobin，SDS-Hb）测定法、碱羟血红蛋白（alkaline haematin detergent，AHD_{575}）测定法、叠氮高铁血红蛋白（HiN_3）测定法、溴代十六烷基三甲胺（CTAB）血红蛋白测定法等。由于HiCN试剂含有剧毒的氰化钾，各国均相继研发出不含氰化钾的血红蛋白测定方法，有的测定法已用于血液分析仪，但其标准应溯源到HiCN量值。血红蛋白测定的方法学评价见表3-3。

表3-2　血红蛋白测定方法及基本原理

测定方法	测定原理
全血铁法	Hb分子组成
比重法、折射仪法	血液物理特性
血气分析法	Hb与O_2可逆性结合的特性
分光光度法（临床常用）	Hb衍生物光谱特点

表3-3　血红蛋白测定的方法学评价

测定方法	优点	缺点
HiCN测定法	参考方法，操作简单、反应速度快，可检测除HbS以外的所有Hb，HiCN稳定，参考品可长期保存，便于质控	KCN有剧毒，对HbCO的反应慢，不能测定SHb，遇高白细胞、高球蛋白血症的标本会出现浑浊
SDS-Hb测定法	次选方法，操作简单、试剂无毒、呈色稳定、结果准确、重复性好	SDS质量差异较大、消光系数未定，SDS溶血活力大，易破坏白细胞，不适用于同时进行白细胞计数的血液分析仪
AHD_{575}测定法	试剂简单、无毒，呈色稳定，准确性与精密度较高	575nm波长比色不便于自动检测、HbF不能检测
HiN_3测定法	准确性与精密度较高	试剂仍有毒性、HbCO转化慢
CTAB测定法	溶血性强且不破坏白细胞，适于血液分析仪检测	准确度、精密度略低

【临床意义】血红蛋白测定的临床意义与红细胞计数相关，但判断贫血程度的价值优于红细胞计数。同时测定两者，对贫血诊断和鉴别诊断有重要的临床意义。

1. 红细胞和血红蛋白增高 指单位容积血液中 RBC 及 Hb 高于参考值高限。多次检查成年男性 RBC>6.0×10^{12}/L,Hb>185g/L;成年女性 RBC>5.5×10^{12}/L,Hb>160g/L 时即认为增多。可分为相对性增多和绝对性增多两类:

(1) 相对性红细胞增多:由丁某些原因使血浆中水分丢失,血液浓缩,使红细胞和血红蛋白含量相对增多。如连续剧烈呕吐、大面积烧伤、严重腹泻、大量出汗等;另见于慢性肾上腺皮质功能减退、尿崩症、甲状腺功能亢进危象、糖尿病酮症酸中毒等。

(2) 绝对性红细胞增多:可分为原发性红细胞增多症即真性红细胞增多症(polycythemia vera,PV)和继发性红细胞增多症。

1) 真性红细胞增多症:是一种病因不明的克隆性多潜能造血干细胞疾病,以骨髓红系细胞显著持续增生为主要特点,同时伴有粒系和巨核系细胞不同程度的增生。血象示全血细胞增多,红细胞数增多,男性 >6.5×10^{12}/L,女性 >6.0×10^{12}/L;血红蛋白增高,男性 >180g/L,女性 >170g/L。

2) 继发性红细胞增多症:多与机体循环及组织缺氧、血中促红细胞生成素(EPO)水平升高、骨髓加速释放红细胞有关。

2. 红细胞及血红蛋白减少 指单位容积血液中红细胞数及血红蛋白量低于参考值低限。多次检查成年男性 RBC<4.3×10^{12}/L,Hb<130g/L,成年女性 RBC<3.8×10^{12}/L,Hb<115g/L 为红细胞和血红蛋白减低。根据血红蛋白浓度可将贫血分为 4 度。轻度贫血:Hb<130g/L(女性 Hb<115g/L);中度贫血:Hb<90g/L;重度贫血:Hb<60g/L;极重度贫血:Hb<30g/L。当 RBC<1.5×10^{12}/L,Hb<45g/L 时,应考虑输血。

(1) 生理性减少:如 6 个月 ~2 岁婴幼儿,因生长发育迅速而致造血原料相对不足,红细胞和血红蛋白可较正常人低 10%~20%;妊娠中晚期为适应胎盘血循环的需要,血浆量明显增多,红细胞被稀释而减低(减低达 16% 左右);老年人由于骨髓造血功能逐渐减低,均可导致红细胞数和血红蛋白含量减少;长期饮酒者红细胞数和血红蛋白含量减少(减低约 5%)。

(2) 病理性减少:常见于:①红细胞丢失过多;②红细胞破坏增加;③造血原料不足;④骨髓造血功能减退。

(三)红细胞形态检查

血液系统疾病不仅影响红细胞的数量,也能影响到红细胞的质量,特别是贫血患者,不仅其红细胞数量和血红蛋白浓度降低,而且还会有红细胞形态改变,呈现红细胞大小、形状、染色性质和内含物等的异常。因此在贫血的实验室诊断中,红细胞形态检查与血红蛋白浓度测定、红细胞计数结果及其他参数相结合,可以推断贫血的性质,对贫血的诊断和鉴别诊断有重要的临床价值。

外周血涂片经 Wright 或 Wright-Giemsa 染色后,先低倍镜下检查血涂片,观察细胞分布和染色情况,选择细胞分布均匀、染色良好、细胞排列均匀的区域(一般在血涂片的体尾交界处),再用油镜观察红细胞形态。

1. 正常红细胞形态 正常成熟的红细胞呈双凹圆盘形,细胞大小均一,形态较为一致,直径为 6.7~7.7μm,平均 7.2μm,Wright 染色后红细胞为淡粉红色,中心部位为生理性淡染区,其大小约为直径的 1/3,胞质内无异常结构(见彩图 3-1)。正常红细胞形态常见于健康人,但也可见于急性失血性贫血,部分再生障碍性贫血等。

2. 异常红细胞形态 各种贫血和造血系统疾病时,红细胞常可出现大小、血红蛋白含量、形状、结构和排列等异常。

（1）红细胞大小异常

1）小红细胞（microcyte）：直径小于 6μm 者称为小红细胞。其体积变小，中央淡染区扩大，红细胞呈小细胞低色素性，提示血红蛋白合成障碍。正常人偶见。常见于缺铁性贫血、珠蛋白生成障碍性贫血。而遗传性球形细胞增多症的小红细胞，直径也小于 6μm，但其厚度增加，血红蛋白充盈良好，细胞着色深，中央淡染区消失。

2）大红细胞（macrocyte）：直径大于 10μm 者称为大红细胞。见于溶血性贫血及巨幼细胞性贫血。前者可能与不完全成熟的红细胞增多有关，后者因缺乏叶酸或维生素 B_{12}、DNA 合成障碍、细胞不能及时分裂所致，也可见于骨髓增生异常综合征（myelodysplastic syndrome，MDS）、肝病及脾切除后。

3）巨红细胞（megalocyte）：直径大于 15μm 者称为巨红细胞，直径大于 20μm 者称为超巨红细胞。此类体积较大的红细胞内血红蛋白含量高，中心淡染区常消失。常见于巨幼细胞性贫血、MDS。

4）红细胞大小不均（anisocytosis）：是指红细胞之间直径相差 1 倍以上的，其红细胞大小悬殊，是由骨髓造血功能紊乱、造血调控功能减弱所致。见于重度的增生性贫血，巨幼细胞性贫血时特别明显。

红细胞大小异常见彩图 3-2。

（2）红细胞形态异常

1）球形红细胞（spherocyte）：细胞直径小于 6μm，厚度增加大于 2.6μm，无中心浅染区，似小圆球形，与 RBC 膜先天性或后天性异常、表面积/体积比值减小有关。常见于遗传性球形红细胞增多症，此类细胞在血涂片中高达 25% 以上，还见于自身免疫性溶血性贫血、异常血红蛋白病（HbS，HbC 病）。

2）椭圆形红细胞（elliptocyte）：细胞呈卵圆形、杆形，长度可大于宽度的 3~4 倍，最大直径可达 12.5μm，横径可为 2.5μm，与细胞骨架蛋白异常有关，细胞只有成熟后才会呈现椭圆形。正常人约有 1% 的椭圆形红细胞，增高多见于遗传性椭圆形细胞增多症，常超过 25%，甚至高达 75%。此种红细胞放置于高渗、等渗、低渗溶液或正常人血清中，其形态保持不变。

3）靶形红细胞（target cell）：细胞直径大于正常红细胞，但厚度变薄，中心部位染色较深，其外围为苍白区域，而细胞边缘又深染，形如射击之靶。有的中心深染区不像孤岛而像从红细胞边缘延伸的半岛状或柄状，成为不典型的靶形红细胞。与 Hb 组成和结构变异或脂质异常有关，常见于各种低色素性贫血，尤其是珠蛋白生成障碍性贫血（如地中海贫血）、异常血红蛋白病、胆汁淤积性黄疸、脾切除后、肝病。

4）镰状红细胞（sickle cell）：红细胞形如镰刀状，主要见于镰状细胞性贫血（HbS 病）。其形成机制是在缺氧的情况下，红细胞所含异常血红蛋白 S（HbS）溶解度降低，形成长形或尖形的结晶体，使细胞膜发生变形。检查镰状红细胞需将血液制成湿片，然后加入还原剂如偏亚硫酸钠后观察。

5）口形红细胞（stomatocyte）：红细胞中央有裂缝，中心苍白区呈扁平状，周围深染颇似一个张开的嘴形或鱼口。多因红细胞膜异常，使 Na^+ 通透性增加，细胞膜变硬，变形性差，因而脆性增加，使细胞生存时间缩短。正常人低于 4%，遗传性口形红细胞增多症常可达 10% 以上。少量出现可见于弥散性血管内凝血、某些溶血性贫血及肝病等。

6）棘形红细胞（acanthocyte）：该红细胞表面有针状或指状突起，尾端略圆，间距、长宽不等。多见于遗传性或获得性 β-脂蛋白缺乏症，其棘形红细胞可高达 70%~80%，也可见于脾切除后、乙醇中毒性肝脏疾病、尿毒症等。棘形红细胞应注意与皱缩红细胞区别。

7）皱缩红细胞：也称钝锯齿形红细胞（crenated cell，echinocyte），可因制备血涂片不当、高渗等原因引起，红细胞周边呈钝锯齿形，突起排列均匀、大小一致、外端较尖。

8）裂片红细胞（schistocyte）：指红细胞因机械或物理因素所致细胞碎片及不完整的红细胞。其大小不一致，外形不规则，有各种形态如刺形、盔形、三角形、扭转形等。正常人血涂片中裂片红细胞小于 2%，增多见于弥散性血管内凝血、血栓性血小板减少性紫癜、恶性高血压、微血管病性溶血性贫血等。

9）泪滴形红细胞（dacryocyte，teardrop cell）：细胞内血红蛋白饱满，形状似泪滴状或梨状，可能是由于细胞内含有 Heinz 小体或包涵体，或红细胞膜的某一点被粘连而拉长所致，被拉长的红细胞可长可短。正常人偶见，增多常见于骨髓纤维化、珠蛋白生成障碍性贫血、溶血性贫血等。

10）缗钱状红细胞：多个红细胞相互聚集重叠，连接成串，形似缗钱状。主要见于多发性骨髓瘤、原发性巨球蛋白血症等。

红细胞形态异常见彩图 3-3。

（3）红细胞染色异常

1）低色素性（hypochromic）红细胞：红细胞的生理性中心浅染区扩大，染色淡，甚至成为环形红细胞，提示其血红蛋白含量明显减少。常见于缺铁性贫血、珠蛋白合成障碍性贫血、铁幼粒细胞性贫血、部分血红蛋白病。

2）高色素性（hyperchromic）红细胞：红细胞内生理性中心浅染区消失，整个红细胞染色较深，是由于血红蛋白含量增高所致。最常见于巨幼细胞性贫血，也可见于溶血性贫血、球形红细胞增多症等。

3）嗜多色性（polychromatic）红细胞：属于尚未完全成熟的红细胞，胞体略大于正常红细胞，在 Wright-Giemsa 染色情况下，细胞呈灰蓝色或灰红色。嗜多色性红细胞增多提示骨髓内红细胞生成活跃，见于各种增生性贫血，尤以溶血性贫血最为多见。

4）细胞着色不一（anisochromia）：同一血涂片的红细胞中出现色素不一致，即血红蛋白充盈度偏离较大，如同时出现低色素性和正常色素性红细胞，常见于铁粒幼细胞性贫血。

红细胞染色异常见彩图 3-4。

（4）红细胞结构异常

1）嗜碱性点彩红细胞（basophilic stippling cell）：在 Wright-Giemsa 染色情况下，红细胞胞质内出现形态和大小不一、多少不均的嗜碱性蓝黑色颗粒，属于未完全成熟的红细胞。正常人血涂片中少见（约占 0.01%），在铅、铋、汞、锌等重金属中毒时增多，为铅中毒的诊断筛选指标。在其他各类贫血中也可见到嗜碱性点彩红细胞，其增加常表示骨髓造血功能旺盛且有紊乱现象。

2）染色质小体（Howell-Jolly body）：又称豪 - 焦小体，位于成熟或幼稚红细胞的胞质中，为直径约 1~2μm 暗紫红色圆形小体，可 1 个或多个，为核碎裂或核裂解后所剩的残余部分。常见于巨幼细胞性贫血，也可见于脾切除术后、溶血性贫血及红白血病等。

3）卡 - 波环（Cabot ring）：在红细胞内的胞质中出现的紫红色细线圈状或 "8" 字形结构。可能是胞质中脂蛋白变性所致，常与染色质小体同时存在。见于溶血性贫血、巨幼细胞性贫血、脾切除术后、铅中毒及白血病等。

4）有核红细胞（nucleated erythrocyte）：即幼稚红细胞。正常成人有核红细胞均存在于骨髓中,外周血液中除新生儿可见到有核红细胞外,成人均不能见到。在成人外周血涂片中出现有核红细胞属病理现象,常见于各种溶血性贫血、白血病、骨髓纤维化、脾切除后及红白血病等。

红细胞结构异常见彩图 3-5。

（四）血细胞比容测定

血细胞比容(hematocrit,Hct)是指一定体积全血中红细胞所占体积的相对比例。HCT 高低与红细胞数量、平均体积及血浆量有关,主要用于贫血和红细胞增多的诊断、血液稀释和血液浓缩变化的测定、计算红细胞平均体积和红细胞平均血红蛋白浓度等。

【检测原理】

1. 离心沉淀法　常用温氏(Wintrobe)法和微量血细胞比容(microhematocrit)法。

(1) 温氏法:为离心沉淀法中的常量法。将 EDTA-K$_2$ 或肝素抗凝血灌注于温氏管中,在一定条件下离心得到红细胞占全血体积的百分比。水平离心机以相对离心力(RCF)2264g 离心 30 分钟,读取压实红细胞层柱高的毫米数,再离心 10 分钟,至红细胞层不再下降为止,读取还原红细胞层的高度。离心后血液分为五层,自上而下的成分为:血浆、血小板、白细胞、还原红细胞及带氧红细胞。当外周血出现有核红细胞时,离心后则位于白细胞和还原红细胞层之间。

(2) 微量血细胞比容法:采用一次性专用的毛细玻璃管,用 EDTA-K$_2$ 抗凝的静脉血或用肝素化的干燥管直接采集毛细血管血,以 RCF 12 500g 离心 5 分钟,测量红细胞柱、全细胞柱和血浆柱的长度。红细胞柱的长度除以全细胞柱和血浆柱的长度之和,即为血细胞比容。微量法为 WHO 推荐的参考方法。

2. 血液分析仪法　由仪器根据红细胞计数和红细胞平均体积计算出 HCT,HCT= 红细胞计数 × 红细胞平均体积。

【方法学评价】 HCT 测定的方法学评价见表 3-4。

表 3-4　HCT 测定的方法学评价

方法	优点	缺点
温氏法(离心法)	应用广泛,不需要特殊仪器	难以完全排除残留血浆(可达 2%~3%),单独采血用血量大,已渐被微量法取代
微量法(离心法)	WHO 推荐的首选常规方法,CLSI 推荐为参考标准。标本用量少,相对离心力高,结果准确、快速、重复性好	需微量高速血液离心机,仍有残留血浆,但较温氏法少
血液分析仪法	不需要单独采血测定,检查快速,精密度高	准确性不及微量离心法,需定期校正仪器

CLSI,美国临床实验室标准化研究所(Clinical and Laboratory Standards Institute)

【参考区间】 ①成年:男性 0.40~0.50;女性 0.37~0.48。②新生儿:0.47~0.67。③儿童:0.33~0.42。

【临床意义】 HCT 与红细胞数量、MCV 和血浆量有关。红细胞数量增多、血浆量减少或两者兼有可导致 HCT 增高;血浆量增多或红细胞减少可导致 HCT 减低(表 3-5)。HCT 作为单一参数的临床价值不大,必须结合红细胞计数才具有临床价值。HCT 的主要应用价值为:

1. 临床补液量的参考　各种原因导致脱水时,HCT 都会增高,补液时可监测 HCT,HCT 恢复正常表示血容量得到纠正。

2. 作为真性红细胞增多症诊断指标　HCT>0.7,RBC 为 (7~10) × 10^{12}/L,Hb>180g/L,即可诊断。

3. 计算红细胞平均指数的基础 红细胞平均值(MCV、MCHC)可用于贫血的形态学分类。

表 3-5 HCT 增高和减低的原因

HCT	机制	原因
增高	红细胞增多	真性红细胞增多症、缺氧、肿瘤、EPO 增多
	血浆量减少	液体摄入不足、大量出汗、腹泻、呕吐、多尿
减低	红细胞减少	各种原因所致的贫血、出血
	血浆量增多	竞技运动员、中晚期妊娠、原发性醛固酮增多症、过多补液

(五)红细胞平均指数计算

利用红细胞数、HCT 及 Hb,按以下公式分别可计算出红细胞三种平均值,以协助贫血形态学分类诊断,在临床上有着重要的价值。

1. 红细胞平均体积(mean corpuscular volume,MCV) 系指平均每个红细胞的体积,以 fl(飞升)为单位。

MCV= 每升血液中血细胞比容 / 每升血液中红细胞个数 =(HCT/RBC)× 10^{15}

2. 红细胞平均血红蛋白量(mean corpuscular hemoglobin,MCH) 系指平均每个红细胞内所含血红蛋白的量,以 pg(皮克)为单位。

MCH= 每升血液中血红蛋白含量 / 每升血液中红细胞个数 =(Hb/RBC)× 10^{12}

3. 平均红细胞血红蛋白浓度(mean corpuscular hemoglobin concentration,MCHC) 系指平均每升红细胞中所含血红蛋白浓度,以 g/L 表示。

MCHC= 每升血液中血红蛋白含量 / 每升血液中血细胞比容 =Hb/HCT

【参考区间】MCV、MCH、MCHC 的参考区间见表 3-6。

表 3-6 MCV、MCH、MCHC 的参考区间

人群	MCV(fl)	MCH(pg)	MCHC(g/L)
成年人	82~100	27~34	316~354
1~3 岁	79~104	25~32	280~350
新生儿	86~120	27~36	250~370

【临床意义】红细胞平均指数可用于贫血形态学分类及提示贫血的可能原因(表 3-7)。

表 3-7 贫血形态学分类及临床意义

形态学分类	MCV	MCH	MCHC	临床意义
大细胞性贫血	>100	>34	316~354	叶酸及维生素 B$_{12}$ 缺乏所引起的巨幼细胞贫血
正常细胞性贫血	82~100	27~34	316~354	再生障碍性贫血,急性失血性贫血,溶血性贫血,骨髓病性贫血
单纯小细胞性贫血	<82	<27	316~354	慢性炎症性贫血,肾性贫血
小细胞低色素性贫血	<82	<27	<316	缺铁性贫血,铁粒幼细胞性贫血,珠蛋白生成障碍性贫血,慢性失血性贫血

(江新泉)

二、白细胞检查

白细胞(white blood cell,WBC;leukocyte,LEU)为外周血中的有核细胞,是机体抵抗病原微生物等异物入侵的主要防线。外周血白细胞数量较少,约为红细胞的0.1%~0.2%。按照细胞形态学特征,可将白细胞分为粒细胞(granulocyte,GRAN)、淋巴细胞(lymphocyte,L)和单核细胞(monocyte,M)三大类。粒细胞根据其胞质中的颗粒特点又分为中性粒细胞(neutrophil,N)、嗜酸性粒细胞(eosinophil,E)和嗜碱性粒细胞(basophil,B)三类,因此通常将白细胞分为五类。另外中性粒细胞根据其核分叶情况又可分为中性杆状核粒细胞(neutrophilic stab granulocyte,Nst)和中性分叶核粒细胞(neutrophilic segmented granulocyte,Nsg)。

根据细胞动力学原理,可将粒细胞的发育过程人为划分为5个池。①分裂池(mitotic pool):包括原粒细胞、早幼粒细胞和中幼粒细胞等具有分裂能力的细胞。②成熟池(maturation pool):包括晚幼粒、杆状核粒细胞,此阶段细胞已失去分裂能力。③贮备池(storage pool):包括部分杆状核粒细胞及分叶核粒细胞,其数量约为外周血的5~20倍。以上三个池均存在于骨髓中。④循环池(circulating pool):由贮备池进入外周血中的成熟粒细胞约一半随血液循环,即为外周血检查的粒细胞数。⑤边缘池(marginal pool):进入外周血的半数粒细胞黏附于血管壁构成边缘池,其与循环池的粒细胞之间可互换,处于动态平衡。

外周血白细胞检查是血液一般检验的重要项目之一。机体发生炎症或其他疾病都可引起白细胞总数及各类白细胞所占比例发生变化,因此检查白细胞总数及白细胞分类计数已成为临床辅助诊断的一种重要方法。

(一)白细胞计数

白细胞计数(white blood cell count,WBC)是指测定单位体积外周血中各类白细胞总的数量。

【检测原理】白细胞计数方法有显微镜计数法和血液分析仪法。

1. 显微镜计数法 用白细胞稀释液将血液标本稀释一定倍数并破坏红细胞后,充入改良牛鲍血细胞计数板中,在显微镜下计数一定区域内的白细胞数量,经换算求出每升血液中白细胞总数。

常用白细胞稀释液由蒸馏水、乙酸和染料(如结晶紫或亚甲蓝)组成。其中蒸馏水因为低渗以溶解红细胞;乙酸可加速红细胞的溶解,同时能固定核蛋白,使白细胞核显现,易于辨认;染料可使核略着色,且易与红细胞稀释液区别。

2. 血液分析仪法 多采用电阻抗法及光散射法等。

【方法学评价】见红细胞计数。

【参考区间】成人:$(3.5~9.5) \times 10^9/L$;儿童:$(5~12) \times 10^9/L$;6个月~2岁:$(11~12) \times 10^9/L$;新生儿:$(15~20) \times 10^9/L$。

【临床意义】白细胞总数高于参考区间的上限称为白细胞增多(leukocytosis);低于参考区间的下限称为白细胞减少(leukopenia)。由于白细胞增多或减少主要受中性粒细胞数量的影响,其临床意义见白细胞分类计数。

(二)白细胞分类计数

由于各类白细胞的生理功能不同,其在外周血中数量变化的临床意义也不同,因此仅仅计数外周血中白细胞总数是不够的,需要对各类白细胞分别计数。白细胞分类计数(differential leukocyte count,DLC)是根据外周血中各类白细胞的形态特征进行分类计数,以求得各类白细胞所占的百分率和绝对值。

【检测原理】白细胞分类计数方法有显微镜法和血液分析仪法。

1. 显微镜白细胞分类计数法　将血液制备成薄膜涂片,经 Wright 染色后,在显微镜下根据各类白细胞的形态特征逐个分别计数,然后求出各类白细胞所占的百分率,也可以根据白细胞总数计算出各类白细胞的绝对值。各类白细胞的正常形态特征见表 3-8 和彩图 3-6。

2. 血液分析仪法　利用多项技术(如电学、光学、细胞化学染色和流式细胞术)联合检测。

表 3-8　外周血各类白细胞正常形态特征

白细胞	直径(μm)	形态	细胞质	细胞核	染色质
中性粒细胞	10~15	圆形	粉红色,含许多细小、均匀的紫红色颗粒	杆状核弯曲呈腊肠样,两端钝圆;分叶核分为2~5叶,以3叶核为主	深紫红色,粗糙,致密成团
嗜酸性粒细胞	13~15	圆形	着色不清,充满粗大、整齐、均匀的橘红色颗粒	多分2叶,呈眼镜样	深紫红色,粗糙
嗜碱性粒细胞	10~12	圆形	着色不清,含少量大小不一、分布不均、排列杂乱的紫黑色颗粒,常覆盖核上	因颗粒覆盖致使核结构模糊不清	深紫红色,粗糙模糊
淋巴细胞	6~15	圆形或椭圆形	淡蓝色透明,小淋巴细胞质很少、一般无颗粒,大淋巴细胞可有少量粗大不均匀、紫红色颗粒	圆形或椭圆形,外缘光滑,常偏于一侧,小淋巴细胞因胞质很少有时似裸核	深紫红色,粗糙,致密成块状,排列均匀
单核细胞	12~20	圆形、椭圆或不规则形	胞质丰富,灰蓝色半透明,含大量细小、灰尘样紫红色颗粒	肾形、马蹄形、山字形、不规则形,常折叠扭曲	淡紫红色,细致疏松如网状,有膨胀和立体感

【方法学评价】白细胞分类计数的方法学评价见表 3-9。

表 3-9　白细胞分类计数的方法学评价

方法	优点	缺点	适用范围
显微镜计数法	设备简单,费用低廉,可及时发现各类白细胞形态的病理变化	费时,受血涂片质量、染色效果及检验人员经验等的影响,精确性及重复性差	白细胞分类计数的参考方法,对仪器法的异常结果进行复核
血液分析仪法	分析细胞多,速度快,准确性高,重复性好,易于标准化	仪器较贵,试剂成本较高,不能准确识别细胞类别和病理变化	适用于大规模人群健康筛查,大批量标本筛检等

【参考区间】成人白细胞分类计数参考区间见表 3-10。

表 3-10 成人白细胞分类计数参考区间

白细胞	百分率（%）	绝对值（×10^9/L）
中性杆状核粒细胞（Nst）	1~5	0.04~0.5
中性分叶核粒细胞（Nsg）	40~75	1.8~6.3
嗜酸性粒细胞（E）	0.4~8.0	0.02~0.52
嗜碱性粒细胞（B）	0~1	0~0.06
淋巴细胞（L）	20~50	1.1~3.2
单核细胞（M）	3~10	0.1~0.6

【临床意义】

1. 白细胞总数与中性粒细胞 中性粒细胞具有趋化、变形、黏附、吞噬及杀菌等功能，在机体防御和抵抗病原体侵袭过程中发挥重要作用。由于外周血液中，中性粒细胞占白细胞比例最大，白细胞总数增多或减少主要受中性粒细胞数量的影响，因此二者数量变化的临床意义基本一致。在某些病理情况下，有时二者的数量关系也表现出不一致的情况，此时需要具体分析。

（1）白细胞或中性粒细胞生理性变化：白细胞数量的生理性波动较大，一般认为白细胞计数波动在 30% 以内表示无临床意义，只有通过定时和连续观察才有意义。白细胞或中性粒细胞生理性变化见表 3-11。

表 3-11 白细胞或中性粒细胞生理性变化

状态	生理变化
年龄	新生儿白细胞总数较高（15×10^9/L），主要为中性粒细胞，到 6~9 天逐渐下降至与淋巴细胞大致相等，以后淋巴细胞逐渐升高。2~3 岁后，淋巴细胞又开始下降，中性粒细胞逐渐上升，至 4~5 岁两者又基本相等，以后中性粒细胞逐渐增高至成人水平
日间变化	静息状态时较低，进食和活动后较高；午后较早晨高；一天之内变化可相差 1 倍
运动、疼痛和情绪	脑力和体力劳动、冷热刺激、日光或紫外线照射等可使白细胞轻度增高；剧烈运动、剧痛和情绪激动等可使白细胞显著增高
妊娠与分娩	妊娠期白细胞常增加，妊娠 5 个月以上可多达 15×10^9/L；分娩时因产伤、产痛、失血等刺激，白细胞可达 35×10^9/L，产后 2 周内可恢复正常
吸烟	吸烟者平均白细胞总数可高于非吸烟者 30%

（2）中性粒细胞增多症（neutrocytosis）：引起中性粒细胞病理性增多的原因大致分为反应性增多和异常增生性增多。

1）反应性增多：为机体对各种病理因素刺激产生的应激反应，动员骨髓贮备池中的粒细胞释放或边缘池粒细胞进入血循环。因此反应性增多的粒细胞多为成熟的分叶核或杆状核粒细胞。常见于：①急性感染或炎症；②组织损伤；③急性溶血；④急性失血；⑤急性中毒；⑥恶性肿瘤。

2）异常增生性增多：类白血病反应（leukemoid reaction）是指机体在有明确病因的刺激下，外周血中白细胞数中度增高（很少达到白血病的程度），并可有数量不等的幼稚细胞出现,常伴有中性粒细胞中毒性改变,其他细胞如红细胞和血小板一般无明显变化。引起类白血病反应的病因很多,以严重急性感染最为常见,当病因去除后,类白血病反应也逐渐消失。

（3）中性粒细胞减少症（neutropenia）：引起中性粒细胞减少的机制主要有细胞增殖和成熟障碍、消耗或破坏过多以及分布异常等。

1）某些感染：某些革兰阴性杆菌（如伤寒、副伤寒）、病毒（如流感）等感染时。

2）血液病：如再生障碍性贫血,白细胞可 $<1 \times 10^9/L$,分类时淋巴细胞相对增多,中性粒细胞绝对值为其最重要的预后指标。

3）理化损伤：长期接触电离辐射（X 射线）、苯、铅、汞以及化学药物（如氯霉素）等,可抑制骨髓细胞有丝分裂而致白细胞减少。

4）脾功能亢进：各种原因所致的脾大可促使单核 - 吞噬细胞系统破坏过多的白细胞,以及分泌过多的脾素抑制骨髓造血而致白细胞减少。

5）自身免疫性疾病：由于机体产生白细胞自身抗体,导致其破坏过多。

2. 嗜酸性粒细胞　嗜酸性粒细胞是粒细胞系统中的重要组成部分,其主要作用是抑制过敏反应、参与对寄生虫的免疫反应等。临床上有时需要准确了解嗜酸性粒细胞的变化,因此须采用直接计数法。其显微镜计数法原理类似白细胞计数,所用稀释液主要作用有保护嗜酸性粒细胞（如丙酮、乙醇）、破坏红细胞和中性粒细胞（如碳酸钾、草酸铵）及使嗜酸性粒细胞着色（如伊红、溴甲酚紫等）。

（1）生理性变化：正常人外周血嗜酸性粒细胞白天较低,夜间较高,上午波动大,下午较恒定。

（2）嗜酸性粒细胞增多（eosinophilia）：①寄生虫病;②过敏性疾病;③某些皮肤病;④血液病;⑤某些传染病;⑥恶性肿瘤;⑦高嗜酸性粒细胞增多综合征;⑧其他:如脾切除、脑线垂体功能低下、肾上腺皮质功能不全等。

（3）嗜酸性粒细胞减少（eosinopenia）：其临床意义较小,可见于长期应用肾上腺皮质激素、某些急性传染病如伤寒初期等。

（4）嗜酸性粒细胞计数的其他应用：临床上常常用于观察急性传染病的预后、观察大手术和烧伤患者的预后及肾上腺皮质功能测定。

3. 嗜碱性粒细胞　嗜碱性粒细胞的主要功能是参与 I 型超敏反应,在外周血中数量很少。

（1）嗜碱性粒细胞增多（basophilia）：常见于:①过敏性和炎症性疾病;②慢性粒细胞性白血病;③骨髓增殖性肿瘤;④嗜碱性粒细胞白血病。

（2）嗜碱性粒细胞减少（basopenia）：由于外周血中嗜碱性粒细胞数量本来很少,其减少临床上意义不大。

4. 淋巴细胞　淋巴细胞为人体重要的免疫细胞,包括 B 淋巴细胞、T 淋巴细胞及少量NK 细胞等。在普通光学显微镜下,淋巴细胞各亚群形态相同,不能区别。

（1）淋巴细胞增多（lymphocytosis）：婴儿出生一周后,淋巴细胞与中性粒细胞大致相等,可持续至 6~7 岁,以后淋巴细胞逐渐降至成人水平。因此整个婴幼儿及儿童期外周血淋巴细胞较成人高,属于淋巴细胞生理性增多。淋巴细胞病理性增多见于:①感染性疾病;②组织器官移植后;③白血病;④淋巴细胞相对增高。

（2）淋巴细胞减少（lymphopenia）：主要见于长期接触放射线、应用肾上腺皮质激素、免疫缺陷性疾病等。另外各种引起中性粒细胞增多的因素均可导致淋巴细胞百分率相对减少。

5. 单核细胞　单核细胞与组织中的吞噬细胞构成单核 - 吞噬细胞系统,具有吞噬和杀灭病原体、清除损伤或死亡的细胞以及处理抗原等功能。

(1) 单核细胞增多(monocytosis):儿童外周血单核细胞较成人稍高,妊娠及分娩期亦可增多,属于生理性增多。单核细胞病理性增多见于:①某些感染;②某些血液病;③结缔组织病等。

(2) 单核细胞减少(monocytopenia):临床意义不大。

(三) 白细胞形态学检查

在病理情况下,除了白细胞总数及其分类发生变化外,有时白细胞的形态也会发生改变。白细胞形态学检查主要采用显微镜法,血涂片经 Wright 染色后在显微镜下观察白细胞的形态变化(图 3-7)。

1. 中性粒细胞的核象变化　中性粒细胞的核象是指粒细胞的分叶状况,反映粒细胞的成熟程度。正常情况下,外周血中性粒细胞以分叶核为主,常分为 2~5 叶,杆状核较少,杆状核与分叶核之间的比值为 1∶13。病理情况下,中性粒细胞的核象可发生变化,出现核左移或核右移(图 3-7)。

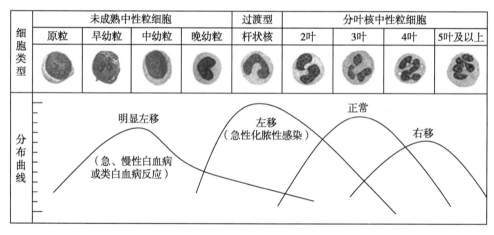

图 3-7　中性粒细胞核象变化

(1) 核左移(shift to the left):外周血中杆状核粒细胞增多或出现更幼稚的粒细胞时称为核左移。核左移是机体的一种反应性改变,常见于化脓性感染、急性溶血、急性失血等。

(2) 核右移(shift to the right):外周血中分叶核粒细胞增多,并且 5 叶核以上的中性粒细胞超过 3% 时称为核右移。核右移常伴有白细胞总数减少。

2. 中性粒细胞的毒性变化　在严重感染、败血症、中毒、恶性肿瘤、大面积烧伤等病理情况下,中性粒细胞可出现一系列形态改变(见彩图 3-8)。

(1) 大小不均(anisocytosis):在一些病程较长的化脓性感染时,中性粒细胞体积大小悬殊,可能与内毒素等因素作用于骨髓内幼稚细胞发生顿挫性不规则分裂有关。

(2) 中毒颗粒(toxic granulation):中性粒细胞胞质中出现粗大、大小不等、分布不均的紫黑色或紫褐色颗粒,称中毒颗粒。常见于严重化脓性感染及大面积烧伤等,可能与粒细胞颗粒生成过程受阻或变性有关。

（3）空泡（vacuolation）：多出现在中性粒细胞胞质中，可为单个，常为数个，亦可在核中出现。常见于严重感染，可能与细胞脂肪变性或颗粒缺失有关。

（4）杜勒小体（Döhle body）：又称蓝斑，指中性粒细胞胞质中出现蓝色或灰色的包涵体，呈圆形、梨形或云雾状，界限不清，直径约 1~2μm。常见于严重感染，是胞质因毒性变而保留的嗜碱性区域，其胞质局部发育不成熟，核与胞质发育不平衡。

（5）退行性变（degeneration）：细胞发生胞体肿大、结构模糊、边缘不清晰、核固缩、核肿胀和核溶解（染色质模糊、疏松）等现象，是细胞衰老死亡的表现。

3. Auer 小体（auer body）：白细胞胞质中出现 1 条或数条紫红色细杆状物质，长约 1~6μm，亦称为棒状小体。棒状小体对鉴别急性白血病的类型有重要意义，急性粒细胞白血病和急性单核细胞白血病可见到棒状小体，而急性淋巴细胞白血病则无。

4. 中性粒细胞胞核形态的异常　包括多分叶核中性粒细胞、巨多分叶核中性粒细胞、巨杆状核中性粒细胞、双核粒细胞和环形杆状核粒细胞等，常见于巨幼细胞性贫血、抗代谢药物治疗后、骨髓增生异常综合征（myelodysplastic syndrome，MDS）及恶性血液病等。

Auer 小体及中性粒细胞胞核形态异常见彩图 3-9。

5. 其他中性粒细胞畸形　多与遗传因素相关，包括 Pelger-Huët 畸形、Chediak-Higashi 畸形、Alder-Reilly 畸形及 May-Hegglin 畸形等。

6. 淋巴细胞的异常形态

（1）异型淋巴细胞（atypical lymphocyte）：在病毒、过敏原等因素刺激下，外周血淋巴细胞增生并发生异常形态变化，称为异型淋巴细胞。已知异型淋巴细胞主要为 T 细胞，其形态变异是因增生亢进，甚至发生母细胞化所致，表现为胞体增大、胞质增多、嗜碱性增强、细胞核母细胞化等。Downey 按形态特征将其分为 3 型：

Ⅰ型（空泡型或浆细胞型）：最为常见，其胞体比正常淋巴细胞稍大，多为圆形；核呈圆形、肾形或不规则形，常偏位，染色质粗糙呈粗网状或块状；胞质丰富，染深蓝色，无颗粒，含空泡或呈泡沫状。

Ⅱ型（不规则形或单核细胞型）：胞体较大，外形不规则，多有伪足；核呈圆形或不规则，染色质较Ⅰ型细致；胞质丰富，染淡蓝或蓝色，有透明感，边缘处着色较深，一般无空泡，可有少数嗜天青颗粒。

Ⅲ型（幼稚型）：胞体较大；核呈圆形或椭圆形，染色质细致呈网状，可有 1~2 个核仁；胞质较少，染深蓝色，可有少数空泡。

（2）卫星核淋巴细胞：淋巴细胞主核旁边另有 1 个游离的小核，称为卫星核。常见于接受较大剂量电离辐射、核辐射、抗癌药物等造成的细胞损伤，可作为致畸、致突变的客观指标之一。

（3）浆细胞（plasmacyte）：浆细胞为 B 细胞经抗原刺激后转化而成，正常外周血一般少见或无。在传染性单核细胞增多症、流行性出血热、梅毒及结核病等外周血中可出现浆细胞。另外，在多发性骨髓瘤患者中外周血可出现异常的浆细胞，较普通浆细胞大、胞质增多、核染色质细致。

淋巴细胞异常形态见彩图 3-10。

三、血小板计数

血小板（platelet，PLT）由骨髓中成熟的巨核细胞边缘部分破裂脱落后形成，通常每个巨核细胞可产生 200 个以上的血小板,其外周血中的数量受血小板生成素的调节。血小板具有维持血管内皮完整性以及黏附、聚集、释放、促凝和血块收缩等功能,主要参与一期止血过程和促进血液凝固,因此在止血与凝血,以及在心血管疾病等病理生理过程中起着重要作用(见彩图 3-11)。

血小板计数(platelet count)是指测定单位体积外周血中血小板的数量,为止凝血检查中最基本、最常用的筛选试验之一。

【检测原理】血小板计数方法有显微镜计数法、血液分析仪法和流式细胞仪法,其中显微镜计数法有普通光学显微镜法和相差显微镜法。

1. 普通光学显微镜计数法 其计数原理与红细胞、白细胞计数相同。常用的血小板稀释液有能溶解红细胞的草酸铵稀释液和复方尿素稀释液等。

2. 相差显微镜计数法 利用光线通过透明物体时产生的相位差而转化为光强差,从而增强被检物立体感的原理,识别血小板的形态。

3. 血液分析仪法 多采用电阻抗法及光散射法等。

4. 流式细胞仪法 利用荧光染料标记血小板特异性抗体,采用流式细胞仪计数血小板。

【方法学评价】血小板计数的方法学评价见表 3-12。

表 3-12 血小板计数的方法学评价

方法	优点	缺点	适用范围
普通光学显微镜法	草酸铵稀释液破坏红细胞,血小板形态清晰,为首选稀释液;复方尿素稀释液使血小板肿胀后易辨认	影响因素较多,重复性和准确性较差;复方尿素稀释液中尿素易分解,不能完全破坏红细胞	适用于基层医疗单位和分散检测
相差显微镜法	血小板易于识别,准确性高,并可照相后核对计数结果,为手工法的参考方法	仪器较昂贵	临床上较少使用
血液分析仪法	操作简便,测定速度快,重复性好,准确性高,能同时测 MPV 及 PDW 等多个指标	不能完全区分血小板与其他类似大小物质(如红细胞、白细胞碎片及杂质),采用 EDTA 钾盐抗凝时,血小板易聚集	适用于大规模人群健康筛查,大批量标本筛检等
流式细胞仪法	准确性高,是目前 ICSH 推荐的参考方法	仪器及试剂较昂贵	主要用于科学研究

【参考区间】$(125\sim350) \times 10^9/L$。

【临床意义】

1. 生理性变化 正常人血小板数量随着时间和生理状态而变化,一天之内可增减 6%~10%,午后略高于早晨;冬季较春季高;平原居民较高原居民低;月经前较低,月经后逐渐上升;妊娠中晚期增高,分娩后即减低;运动、饱餐后增高,休息后恢复;静脉血血小板计数较毛细血管血高约 10%。

2. 病理性变化

(1)血小板减少:血小板低于参考区间的下限称为血小板减少,是临床上引起出血的常见原因。常见疾病有:①血小板生成障碍;②血小板破坏过多;③血小板消耗过多;④血小板分布异常;⑤先天性血小板减少:如新生儿血小板减少症、巨大血小板综合征等。

（2）血小板增多:血小板高于参考区间的上限称为血小板增多,是血栓形成的危险因素。在原因不明的血小板增多患者中,约有 50% 为恶性疾病。

1）原发性血小板增多:如慢性粒细胞白血病、真性红细胞增多症、原发性血小板增多症等。

2）反应性血小板增多:如急性大出血、急性溶血、急性化脓性感染、肿瘤等。

3）其他疾病:如外科手术、脾切除等。

（彭克军）

第二节　网织红细胞计数

网织红细胞（reticulocyte,Ret）是介于晚幼红细胞脱核到完全成熟的红细胞之间的过渡细胞,略大于成熟红细胞（直径 8.0~9.5μm）,因其胞质中残存的嗜碱性物质 RNA 经碱性染料（如煌焦油蓝、新亚甲蓝等）活体染色后,形成蓝色或紫色的点粒状或丝网状沉淀物,故名为网织红细胞。在红细胞发育过程中,胞质中的 RNA 含量有明显规律性变化,即原始阶段较为丰富,然后逐渐减低,网织红细胞自骨髓释放到外周血液后仍具有合成血红蛋白的能力,约 1~2 天后,RNA 完全消失,过渡为成熟红细胞。红细胞中网状结构越多,表示细胞越幼稚。ICSH 将网织红细胞分为 4 型（表 3-13）。

表 3-13　网织红细胞分型及特征

分型	形态特征	正常存在部位
Ⅰ型（丝球型）	嗜碱性物质呈致密块状	仅存在于骨髓
Ⅱ型（网型）	嗜碱性物质呈疏松网状结构	大量存在于骨髓,极少见于外周血液中
Ⅲ型（破网型）	嗜碱性物质呈散在的不规则枝点状结构	少量存在于外周血液中
Ⅳ型（点粒型）	嗜碱性物质少,呈分散的细颗粒、短丝状	主要存在于外周血液中

网织红细胞检测的目的:①鉴别贫血的类型;②检查骨髓的功能;③监测贫血的治疗效果;④评估骨髓移植后、再生障碍性贫血、细胞毒药物诱导治疗后或 EPO 治疗后的红细胞造血情况。

【检测原理】网织红细胞的 RNA 以弥散胶体状态存在。常规血细胞染色法（如 Wright 染色）对细胞进行了固定,即使网织红细胞的核酸物质着色,也难以在普通显微镜下识别。网织红细胞必须经活体或特殊染色后,才可用显微镜识别或经仪器分类计数。

1. 普通显微镜法　活体染料（新亚甲蓝或煌焦油蓝）的碱性着色基团（带正电荷）可与网织红细胞 RNA 的磷酸基（带负电荷）结合,使 RNA 胶体间的负电荷减少而发生凝缩,形成蓝色的点状、线状或网状结构。

2. 血液分析仪法　特殊染料与网织红细胞中 RNA 结合后进行 RNA 定量,可精确计数网织红细胞占红细胞的百分数（Ret%）,并可根据 RNA 含量将网织红细胞分类及计算网织红细胞其他参数。

【方法学评价】网织红细胞计数的方法学评价见表 3-14。

表 3-14　网织红细胞计数的方法学评价

方法	评价
普通显微镜法	简便、成本低,可直观细胞形态;但影响因素多,重复性差
玻片法	水分易蒸发、染色时间短,结果偏低
试管法	易掌握,重复性较好,易复查
Miller 窥盘计数法	规范计算区域,减少了实验误差。ICSH 推荐的方法
血液分析仪法	检测细胞多,精密度高,与手工法相关性好易标准化;仪器贵;在出现豪-焦小体、有核红细胞、巨大血小板时结果常出现假性增高

【参考区间】①成人、儿童:0.5%~1.5%;②新生儿:2.0%~6.0%;③成人绝对值:(24~84)× 10^9/L。

【临床意义】网织红细胞计数是反映骨髓造血功能的重要指标,表示骨髓造血功能旺盛程度。

1. 网织红细胞计数

(1)增多:表示骨髓红细胞生成旺盛。常见于:①溶血性贫血(Ret 可增至 6%~8% 或更高);②放射治疗和化学治疗后;③观察贫血疗效;④脾功能亢进;⑤红细胞生成素治疗后;⑥骨髓移植后。

(2)降低:是无效红细胞造血的指征,见于:①再生障碍性贫血;②骨髓病性贫血。

(3)鉴别贫血:①小细胞性贫血:当铁蛋白和转铁蛋白饱和度正常时,网织红细胞增多常见于血红蛋白病,网织红细胞正常常见于慢性炎症性疾病;②正细胞性贫血:网织红细胞增多常见于急性出血和溶血综合征,网织红细胞正常或降低常见于骨髓衰竭或慢性贫血;③大细胞性贫血:网织红细胞增多常见于维生素 B_{12} 或叶酸治疗后。

(4)放疗和化疗的监测:网织红细胞的动态观察可指导临床适时调整治疗方案,避免造成严重的骨髓抑制。

2. 网织红细胞生成指数(reticulocyte production index,RPI)　表示网织红细胞生成相当于正常人多少倍。正常人 RPI 为 1,当 RPI<1 时,提示骨髓增生低下或红细胞系统成熟障碍所致贫血;当 RPI>3 时,提示溶血性贫血或急性失血性贫血。

其公式为:　$$RPI = \frac{网织红细胞百分数}{2} \times \frac{患者血细胞比容}{0.45}$$

式中:"2"为网织红细胞成熟时间,"0.45"为正常人的血细胞比容。

RPI 是衡量有效红细胞生成的很好的指标。如果贫血患者 RPI 升高至正常的 3 倍以上,说明患者的肾功能、EPO 反应、骨髓代偿能力是正常的,进一步提示贫血是由于溶血或失血引起的。骨髓代偿反应良好的贫血患者,其 RPI>1。如果 RPI<1,即使 Ret 计数升高,其骨髓的代偿能力也不充分。

第三节　红细胞沉降率测定

红细胞沉降率(erythrocyte sedimentation rate,ESR)是指在规定条件下,离体抗凝血在静止过程中,红细胞自然下沉的速率,简称血沉。ESR 是反映红细胞聚集性的一项指标。ESR

是传统且应用较广的指标,在临床诊断上 ESR 检测虽然缺乏特异性,但对某些疾病的鉴别诊断、动态观察病情及疗效有一定临床价值。

【检测原理】

1. 手工法 主要有魏氏(Westergren)法、Wintrobe 法及潘氏法等,其基本原理相似,其中魏氏法为 ICSH 推荐的标准方法。其原理为将 3.2% 枸橼酸钠抗凝血置于特制的刻度血沉管内,在室温下垂直立于血沉架 1 小时后,读取上层血浆的高度,即为红细胞沉降率,以 mm/h 报告结果。

2. 自动血沉仪法 红细胞在一定管径的玻璃管中由于重力的作用自由沉降。经过大量的实验观察发现,沉降过程分为 3 个阶段:第一阶段:红细胞缗钱样聚集期,沉降较慢,约 10 分钟;第二阶段:红细胞快速沉降期,聚集逐渐减弱,细胞以恒定速度下沉,约 40 分钟;第三阶段:红细胞堆积期,此期红细胞缓慢下沉,试管底部聚集,约 10 分钟。

全自动血沉仪根据红细胞下沉过程中血浆浊度的改变,采用光电比浊法、红外线扫描法或摄影法动态分析红细胞下沉各个阶段血浆的透光度,以微电脑记录并打印结果。

【方法学评价】

1. 手工法 简便实用,其中魏氏法为传统方法,为国内规范方法,ICSH 推荐的标准法,ICSH、CLSI 以及 WHO 均有血沉检测的标准化文件。ICSH 方法(1993)及 CLSI(2000)方法均以魏氏法为基础,建立了新的血沉检验"参考方法"和供常规使用的"选择方法",后者简称"常规工作方法",并分别制定了新的操作规程。新方法对血沉管的规格、抗凝剂的使用、血液标本的制备方法等做了重新规定。使用一次性血沉管,方便、安全卫生。但使用一次性血沉管成本较高,质量难以保证,结果只反映血沉的终点变化。

2. 仪器法 具有自动化程度高、测量时间短、重复性好、影响因素少且宜于标准化等优点。血沉仪可动态记录整个血沉过程的变化,描绘出红细胞沉降的曲线,为临床分析不同疾病或疾病不同阶段血沉测定结果提供了新的手段。测定结果应与"参考方法"比较,制定参考区间。

【参考区间】魏氏法:成年男性 0~15mm/h;成年女性 0~20mm/h。

【临床意义】血沉是一项常规筛检试验,血沉的改变缺乏特异性,故不能单独根据血沉的变化来诊断疾病,但是在观察病情的动态变化、区别功能性与器质性病变、鉴别良性与恶性肿瘤等方面仍然具有一定的参考价值。

1. 血沉加快

(1)生理性血沉加快:12 岁以下的儿童,由于红细胞数量生理性低下,血沉略快。老年人因纤维蛋白原含量逐渐增高,血沉常见增快。女性由于纤维蛋白原含量高,血沉较男性快。妇女月经期血沉增快,妊娠 3 个月以上由于生理性贫血、胎盘剥离、产伤和纤维蛋白原含量增高,血沉增快可达 30mm/h 或更高。

(2)病理性血沉加快:①组织损伤:如严重创伤和大手术后;②炎症疾病:急性细菌感染、风湿病活动期、结核病活动期等;③恶性肿瘤:与肿瘤组织坏死、纤维蛋白原增高、感染和贫血有关;④高球蛋白血症:多发性骨髓瘤、巨球蛋白血症、系统性红斑狼疮、肝硬化、慢性肾炎等导致免疫球蛋白增高;⑤自身免疫病:结缔组织疾病;⑥高胆固醇血症;⑦其他:退行性疾病、巨细胞性动脉炎等。

2. 血沉减慢

新生儿因纤维蛋白原含量低,红细胞数量较高,血沉较慢(≤2mm/h)。一般临床意义较小。红细胞数量明显增多,如真性红细胞增多症和各种原因所致的脱水导致的血液浓缩、弥散性血管内凝血(DIC)、纤维蛋白原含量减低、红细胞形态异常等血沉会减慢。

（江新泉）

第四节 骨髓细胞形态学检验

骨髓细胞形态学检验是临床血液学检验中重要的组成部分。通过在光学显微镜下观察骨髓穿刺液涂片中血细胞成分数量和比例的改变,以及形态的异常,从而了解骨髓的造血功能和病理改变,在诊断血液系统疾病、观察疗效、判断预后及其他系统疾病的诊断和辅助诊断方面具有一定的价值。

一、血细胞发育过程中形态学演变的一般规律及骨髓中正常血细胞形态学特征

（一）血细胞发育过程中形态学演变的一般规律

血细胞由造血干细胞分化为各系祖细胞后,再进一步发育成为可以从形态学上辨认的各系原始及幼稚细胞,这是一个连续的发育成熟过程,其形态学变化有一定规律性。为了研究等目的,人为地将细胞划分为各个阶段,在分类中,处于发育中间阶段的细胞可划入下一阶段。血细胞发育过程中的形态学演变规律见表 3-15。

表 3-15 血细胞发育过程中形态学演变一般规律

内容	特征	备注
细胞大小	大→小	原始粒细胞比早幼粒细胞小,巨核细胞由小变大
核质比（N/C）	高→低	
细胞核大小	大→小	成熟红细胞核消失
核形	圆→凹陷→分叶	有的细胞不分叶
核染色质	细致→粗糙,疏松→紧密	
核膜	不明显→明显	
核仁	清晰→消失	
胞质量	少→多	小淋巴细胞胞质量少
胞质颜色	嗜碱性（蓝色）→嗜酸性（红色）	
颗粒	无→少→多	粒细胞分中性、嗜酸及嗜碱颗粒（红细胞系统无颗粒）

（二）正常血细胞形态学特征

1. 红细胞系统

（1）原始红细胞(pronormoblast):胞体直径 15~25μm,呈圆形或椭圆形,常有钝角状或瘤状突起。胞核呈圆形或椭圆形,居中或稍偏位,占细胞直径的 4/5,核染色质呈细颗粒状,核仁 1~2 个,大小不一,呈淡蓝色。胞质量较丰富,深蓝色,不透明,呈油画蓝感,在核周形成淡染区。

（2）早幼红细胞（early normoblast）：胞体直径10~18μm，较原始红细胞小，呈圆形或椭圆形。胞核呈圆形，多居中，占细胞直径的2/3以上，核染色质呈较粗颗粒状或小块状，有聚集现象，核仁模糊或消失。细胞质的量相对较多，染深蓝色，不透明，因开始合成血红蛋白，故着色较原始红细胞淡，但不应出现红色调。瘤状突起及核周淡染区仍可见。

（3）中幼红细胞（polychromatic normoblast）：较早幼红细胞明显为小，直径8~15μm，圆形。胞核呈圆形，占细胞直径的1/2，核染色质呈块状或条索状，核仁消失。细胞质的量明显增多，由于血红蛋白含量逐渐增多并与嗜碱性物质同时存在而呈嗜多色性，染灰色、灰蓝色或红蓝色。

（4）晚幼红细胞（orthochromatic normoblast）：细胞更小，直径7~10μm，圆形。胞核圆，居中或偏位，占细胞直径1/2以下，核染色质聚集呈墨块状，染黑色。细胞质的量多，呈淡红色或浅灰色。

（5）红细胞（erythrocyte）：胞体平均直径7.2μm，两面呈微凹圆盘状，无核，胞质淡红色，无颗粒（见第三章第一节）。

各期有核红细胞形态见彩图3-12。

2. 粒细胞系统

（1）原始粒细胞（myeloblast）Ⅰ型：直径10~18μm，圆形或椭圆形。胞核占细胞直径的2/3以上，呈圆形或椭圆形，居中或稍偏一侧，核染色质呈细颗粒状，分布均匀似一层薄纱，核仁2~5个，呈蓝色或无色。胞质量少，呈透明天蓝色或水彩蓝色，无颗粒。

（2）原始粒细胞Ⅱ型：除具有原始粒细胞Ⅰ型的形态特点外，胞质中还有少量细小的紫红色颗粒。

（3）早幼粒细胞（promyelocyte）：直径12~20μm，是粒细胞系各阶段细胞中最大者，呈圆形。胞核呈圆形或椭圆形，多偏位，核染色质开始聚集，呈颗粒状，多数细胞可见核仁。细胞质的量较原始粒细胞为多，呈淡蓝色、蓝色或深蓝色，细胞质中出现大小不一、形态多样、多少不等、分布不均的紫红色嗜天青颗粒。

（4）中幼粒细胞（myelocyte）：根据细胞质中出现的特异性颗粒性质，将中幼粒细胞分为：

1）中性中幼粒细胞（neutrophilic myelocyte）：胞体直径10~18μm，圆形。胞核呈椭圆形或一侧扁平，占细胞直径的1/2~2/3，核染色质呈粗颗粒状或凝集小块，核仁消失。胞质量丰富，淡红色，其中含细小、均匀的紫红色中性颗粒。

2）嗜酸性中幼粒细胞（eosinophilic myelocyte）：略大于中性中幼粒细胞，直径15~20μm。胞核与中性中幼粒细胞相似。细胞质中充满粗大、均匀、排列紧密的橘红色嗜酸性颗粒，较中性颗粒大、有折光性。

3）嗜碱性中幼粒细胞（basophilic myelocyte）：略小于中性中幼粒细胞，直径10~12μm。胞核呈圆形或椭圆形，染色质结构模糊，细胞质呈淡粉色，可见数目不等、大小不一、排列不均的紫黑色嗜碱性颗粒。

（5）晚幼粒细胞（metamyelocyte）：根据细胞质中的颗粒性质分为中性、嗜酸性和嗜碱性晚幼粒细胞。

1）中性晚幼粒细胞（neutrophilic metamyelocyte）：直径10~16μm，圆形。胞核明显凹陷，呈肾形、马蹄形、半月形，但凹陷程度不超过核假设直径的1/2，核染色质粗糙，呈致密块状，核仁消失。胞质量丰富呈淡粉色，其中含有许多细小均匀的紫红色中性颗粒。

2）嗜酸性晚幼粒细胞（eosinophilic metamyelocyte）：直径 10~16μm，胞质中充满大小均匀、排列紧密的橘红色嗜酸性颗粒，其他基本同中性晚幼粒细胞。

3）嗜碱性晚幼粒细胞（basophilic metamyelocyte）：直径 10~12μm，略小于中性中幼粒细胞，胞体呈圆形或椭圆形。细胞核呈肾形，染色质结构模糊，胞质呈淡粉色，可见数量不等、大小不一、分布不均的紫黑色嗜碱性颗粒。

（6）杆状核粒细胞（stab granulocyte）：根据细胞质中颗粒性质分为中性杆状核粒细胞（neutrophilic stab granulocyte）、嗜酸性杆状核粒细胞（eosinophilic stab granulocyte）和嗜碱性杆状核粒细胞（basophilic stab granulocyte）（见第三章第一节）。

（7）分叶核粒细胞（segmented granulocyte）：根据细胞质中颗粒性质分为中性分叶核粒细胞（neutrophilic segmented granulocyte）、嗜酸性分叶核粒细胞（eosinophilic segmented granulocyte）、嗜碱性分叶核粒细胞（basophilic segmented granulocyte）（见第三章第一节）。粒细胞胞核凹陷程度的划分标准见表 3-16。

表 3-16　粒细胞胞核凹陷程度的划分标准

	核凹陷程度		核凹陷程度	
	假设核直径		假设圆形核直径	
中幼粒细胞	/		小于 1/2	核凹陷程度 假设圆形核直径
晚幼粒细胞	小于 1/2	核凹陷程度 假设核直径	1/2~3/4	核凹陷程度 假设圆形核直径
杆状核粒细胞	大于 1/2	核凹陷程度 假设核直径	大于 3/4	核凹陷程度 假设圆形核直径
分叶核粒细胞	核丝	核丝	核丝	核丝

各期粒细胞形态见彩图 3-13。

3. 淋巴细胞系统

（1）原始淋巴细胞（lymphoblast）：直径 10~18μm，圆形或椭圆形。胞核呈圆形或椭圆形，居中或稍偏位，核染色质呈细颗粒状，但较原始粒细胞染色质粗，核仁 1~2 个。胞质量少，呈蓝色或天蓝色，透明，无颗粒。

（2）幼稚淋巴细胞（prelymphocyte）：直径 10~16μm，圆形或椭圆形。胞核呈圆形或椭圆形，有的可见凹陷，核染色质较原始淋巴细胞粗糙，核仁模糊或消失。胞质量增多，呈淡蓝色，可出现少量紫红色嗜天青颗粒。

（3）淋巴细胞（lymphocyte）（见第三章第一节）。

各期淋巴细胞形态见彩图 3-14。

4. 单核细胞系统

（1）原始单核细胞（monoblast）：直径 15~20μm，圆形、椭圆形或不规则形。胞核呈圆形或不规则形，核染色质纤细呈疏松网状，较其他原始细胞淡薄，核仁 1~3 个。细胞质的量较其他原始细胞丰富，灰蓝色，不透明，有时有伪足突出。

（2）幼稚单核细胞（promonocyte）：直径 15~25μm，圆形或不规则形。胞核呈圆形或不规则形，可扭曲折叠或分叶，核染色质较原始单核细胞粗糙，仍呈网状，核仁可有可无。细胞质呈灰蓝色，可见多数细小的紫红色嗜天青颗粒。

（3）单核细胞（monocyte）（见第三章第一节）。

各期单核细胞形态见彩图 3-15。

5. 浆细胞系统

（1）原始浆细胞（plasmablast）：直径 14~18μm，圆形或椭圆形。胞核呈圆形，占细胞直径的 2/3 以上，居中或偏位，核染色质呈粗颗粒网状，核仁 3~5 个不等。细胞质的量较多，深蓝色，不透明，较其他原始细胞胞质着色深而暗，无颗粒，有时有空泡。

（2）幼稚浆细胞（proplasmacyte）：直径 12~16μm，椭圆形。胞核呈圆形或椭圆形，占细胞直径的 1/2，居中或偏位，核染色质较原始浆细胞粗糙紧密，开始聚集，核仁不清或消失。细胞质最多，染灰蓝色，不透明，有浑浊或泡沫感，可见核周淡染区，偶见嗜天青颗粒。

（3）浆细胞（plasmacyte）：直径 8~15μm，圆形或椭圆形。胞核缩小，呈圆形或椭圆形，常偏位，核染色质紧密成块，常排列成车轮状，无核仁。细胞质的量丰富，染蓝色或红蓝相混色，有泡沫感，可见核周淡染区，有空泡，偶见少数嗜天青颗粒。

各期浆细胞形态见彩图 3-16。

6. 巨核细胞系统

（1）原始巨核细胞（megakaryoblast）：直径 15~30μm，圆形或不规则形。胞核呈圆形或肾形，常有小切迹，核染色质呈粗大网状，染深紫褐色或淡紫红色，可见 2~3 个核仁，染淡蓝色。细胞质的量较丰富，边缘不规则，染深蓝色，无颗粒。

（2）幼稚巨核细胞（promegakaryocyte）：直径 30~50μm，外形不规则。胞核较大且不规则，核染色质粗糙，呈粗颗粒状或小块状，核仁可有可无。细胞质的量最多，呈蓝色或浅蓝色，近核处呈浅蓝色或淡粉红色，可有嗜天青颗粒。

（3）颗粒型巨核细胞（granular megakaryocyte）：直径 40~70μm，有时可达 100μm，形态不规则。胞核较大，呈圆形、不规则形或分叶状，核染色质粗糙，呈块状或条索状。细胞质的量极丰富，染粉红色，夹杂有蓝色，充满大量细小紫红色颗粒，但无血小板形成。

（4）产板型巨核细胞（thromocytogenic megakaryocyte）：是完全成熟的巨核细胞，是骨髓中最大的细胞，与颗粒型巨核细胞不同的是细胞质中局部或全部形成血小板。

（5）裸核型巨核细胞（naked megakaryocyte）：产板型巨核细胞的细胞质解体后，血小板完全脱落，只剩下一胞核，称之为裸核，它将被巨噬细胞吞噬消化而消失。

（6）血小板（platelet）：直径 2~4μm，多数呈圆形、椭圆形，也可呈菱形、逗点状、不规则形等，染浅蓝色或淡红色，中心部位有细小紫红色颗粒，无细胞核（见第三章第一节）。

各期巨核细胞形态见彩图 3-17。

二、骨髓细胞形态学检验的内容与方法

骨髓穿刺液制成骨髓涂片后，先用肉眼观察，选择制备良好、骨髓小粒多的骨髓涂片进

行瑞-姬氏染色,并选择染色良好的涂片在显微镜下观察。

(一)低倍镜观察

1. 骨髓涂片情况 是否符合取材标准,涂片厚薄是否适度,细胞分布是否均匀,以及有核细胞着色是否正常。若涂片情况较差,选良好涂片,并将情况填写记录。

2. 观察骨髓有核细胞增生程度 根据骨髓涂片中所含有核细胞多少,确定骨髓的增生程度,以了解造血功能。通常于骨髓涂片中段选择几个细胞分布均匀的视野,观察成熟红细胞与有核细胞比例,将骨髓增生程度分为5级(表3-17)。

表3-17 骨髓增生程度分级标准

分级	成熟红细胞：有核细胞	有核细胞占全部细胞百分率 (高倍视野)	临床意义
增生极度活跃	1：1	>50%	各类型白血病
增生明显活跃	10：1	10%~50%	各类型白血病、增生性贫血
增生活跃	20：1	1%~10%	正常骨髓或某些贫血
增生减低	50：1	<1%	造血功能低下、部分稀释
增生重度减低	200：1	<0.5%	再生障碍性贫血、完全稀释

3. 计数并分类巨核细胞 浏览计数血片内全部巨核细胞,然后转换油镜进行分类计数,并观察巨核细胞及血小板形态。

4. 观察有无特殊细胞 注意涂片尾部、上下边缘及骨髓小粒周围有无体积较大或成堆出现的特殊细胞,如转移癌细胞、戈谢细胞、尼曼-匹克细胞、多核巨细胞等。

(二)骨髓涂片的油镜观察

1. 有核细胞分类计数 选择有核细胞分布均匀、结构清晰、着色良好的体尾交界部位,用油镜观察,连续分类计数有核细胞200个或500个。根据细胞形态特点逐一加以辨认,分别计入不同的细胞系和不同的发育阶段,然后计算出各系列细胞及其不同发育阶段细胞分别占有核细胞总数的百分率,再累计粒细胞系总数和幼红细胞总数,计算粒红比例(G：E),破碎细胞和核分裂细胞不计在内(可另计),巨核细胞亦不计入。

2. 观察各系统细胞形态

(1)粒细胞系:除观察增生程度及各阶段细胞比值外,同时观察胞体的大小(如巨幼样变等),胞核的形态、成熟度(有无 Pelger 形核、核出芽、分叶过多、核溶解等),细胞质有无颗粒异常、空泡、吞噬物等,嗜酸、嗜碱性粒细胞的比值和有无形态异常。

(2)红细胞系:除观察增生程度及各阶段细胞比值外,注意有无形态异常(巨幼样变等),胞核有无固缩、破裂、出芽,细胞质中有无嗜碱性点彩、Howell-Jolly 小体、Cabot 环等。同时观察成熟红细胞大小、形态、着色深浅、血红蛋白含量等是否正常。

(3)巨核细胞:分类计数并观察细胞形态有无异常,同时观察血小板数量、大小、形态、聚集性及颗粒变化。

(4)单核细胞、淋巴细胞、浆细胞、网状细胞、内皮细胞、组织嗜碱细胞、吞噬细胞等有无数量及形态异常。

3. 观察有无异常细胞及寄生虫

（三）检查结果的分析

1. 骨髓增生程度　可反映骨髓增生情况,其临床意义见表3-17。

2. 骨髓中各系列细胞及其各发育阶段细胞的比例

（1）骨髓有核细胞增生活跃。

（2）粒红比值正常（2∶1~4∶1）。

（3）粒细胞系所占比例最大,占40%~60%,一般原始粒细胞小于2%,早幼粒细胞小于5%,二者之和小于10%,中、晚幼粒细胞各小于15%,成熟粒细胞中杆状核多于分叶核,嗜酸性粒细胞小于5%,嗜碱性粒细胞小于1%。

（4）红细胞系占20%左右,原始红细胞小于1%,早幼红细胞小于5%,以中、晚幼红细胞为主,平均各约为10%,无巨幼红细胞。成熟红细胞大小、形态正常。

（5）淋巴细胞占20%左右（小儿可达40%）,不易见到原始淋巴细胞和幼稚淋巴细胞。

（6）单核细胞小于4%,主要是成熟阶段。

（7）浆细胞小于2%,主要是成熟阶段。

（8）巨核细胞在1.5cm×3cm的血膜上可见7~35个,难见原始巨核细胞,其中幼稚巨核细胞0~5%,颗粒型巨核细胞10%~27%,产板型巨核细胞44%~60%,裸核型巨核细胞8%~30%。髓片约每25个成熟红细胞应有一个血小板,无异形和巨大血小板。

（9）非造血细胞,如网状细胞、吞噬细胞、组织嗜酸细胞等可少量存在,它们百分率虽然很低,但却是骨髓的标志。

（10）无异常细胞和寄生虫,不易见核分裂象。

（四）配合观察血象

计数、分类血涂片中一定数量（至少100个）的有核细胞,同时注意各种细胞的形态。

（五）填写骨髓细胞学检查报告单

根据骨髓象和血象检查结果,按报告单的要求,逐项填写及描述骨髓象、血象所表现的特征,提出形态学诊断意见。骨髓细胞形态学检验报告单填写举例见表3-18。

三、血细胞的细胞化学染色

细胞化学染色（cytochemical stain）是血液病检验和诊断最基本、最常用的技术。它以细胞形态学为基础,结合运用化学反应原理对细胞内的各种化学物质（酶类、脂类、糖类、铁、蛋白质、核酸等）做定性、定位、半定量分析。

细胞化学染色的方法较多,主要介绍常用的过氧化物酶染色、中性粒细胞碱性磷酸酶染色、糖原染色、酯酶染色及铁染色。

（一）过氧化物酶染色

【检测原理】细胞内的过氧化物酶（peroxidase,POX）能分解试剂底物H_2O_2而释放出新生氧,后者氧化二氨基联苯胺,形成金黄色不溶性沉淀,定位于POX所在部位。联苯胺法:粒细胞和单核细胞中含有的POX能将底物H_2O_2分解,产生新生态氧,后者将四甲基联苯胺氧化为联苯胺蓝。联苯胺蓝与亚硝基铁氰化钠结合,可形成稳定的蓝色颗粒,定位于细胞质内酶所在的部位。

【结果】骨髓或血涂片经染色后,在油镜下观察,颗粒细小而稀疏为弱阳性,颗粒较粗分布较密集者为阳性反应,颗粒粗大密集为强阳性。胞质中无颜色反应为阴性。二氨基联苯胺法为金黄色颗粒,联苯胺法为蓝色颗粒。

表 3-18 ×××医院 骨髓细胞形态学图文报告单

姓名 ×××   性别 女   年龄 21 岁   科别 血液内科
取材部位 左髂后上棘   骨髓片号 2014-1216-M1   住院号   床号

细胞名称		血片	髓片		
		%	$\bar{x}$	±SD	%
粒细胞系统	原始粒细胞		0.42	0.42	
	早幼粒细胞		1.27	0.81	1.0
	中性 中幼		7.32	2.77	6.0
	中性 晚幼		11.36	2.93	9.5
	中性 杆状核	2.0	20.01	4.47	16
	中性 分叶核	63	12.85	4.38	11.5
	嗜酸性 中幼		0.5	0.49	
	嗜酸性 晚幼		0.80	0.64	
	嗜酸性 杆状核		1.06	0.95	
	嗜酸性 分叶核	2.0	1.90	1.48	1.0
	嗜碱性 中幼		0.01	0.03	
	嗜碱性 晚幼		0.02	0.03	
	嗜碱性 杆状核		0.03	0.07	
	嗜碱性 分叶核		0.16	0.24	
红细胞系统	原始红细胞		0.37	0.36	0.5
	早幼红细胞		1.34	0.88	1.5
	中幼红细胞		9.45	3.33	20
	晚幼红细胞		9.64	3.5	16.0
	早巨红细胞				
	中巨红细胞				
	晚巨红细胞				
淋巴细胞系统	原始淋巴细胞		0.01	0.01	
	幼稚淋巴细胞		0.08	0.15	
	淋巴细胞	29	18.90	5.46	16.0
单核细胞系统	原始单核细胞		0.01	0.02	
	幼稚单核细胞		0.06	0.07	
	单核细胞	4.0	1.45	0.88	1.0
浆细胞系统	原始浆细胞		0.002	0.01	
	幼稚浆细胞		0.03	0.07	
	浆细胞		0.54	0.38	
其他细胞	组织细胞		0.16	0.20	
	吞噬细胞		0.18	0.19	
	组织嗜碱细胞		0.02	0.03	
	内皮细胞		0.01	0.04	
	异型淋巴细胞				
共数有核细胞数		100 个			200 个

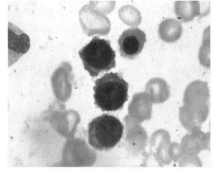

【骨髓涂片】
1. 骨髓制片染色良好。
2. 有核细胞增生明显活跃,粒红比 1.18∶1。
3. 红系明显增生,占 38%,以中晚幼红细胞为主,部分细胞体积小、核固缩、胞质量少、呈蓝色、边缘不整齐,成熟红细胞体积小,部分细胞中心浅染区扩大。
4. 粒系以中晚期细胞为主,各阶段粒细胞比例和形态无明显异常。
5. 淋巴细胞、单核细胞无明显异常。
6. 全片巨核细胞 72 个。分类 25 个,其中幼稚巨核 1 个、颗粒巨核 12 个、产板巨核 11 个、裸核 1 个。血小板成堆可见,形态正常。
7. 全片未见其他明显异常细胞及寄生虫。
【血涂片】
白细胞形态正常。红细胞体积小,中心浅染区扩大。血小板成堆可见。
【细胞化学染色】
铁染色:外铁(-),内铁阳性率 2%。

【诊断意见及建议】
结合临床及其他检查,提示缺铁性贫血骨髓象,建议做血清铁、铁蛋白等测定。

检验者 ×××   审核者 ×××

检验日期 2014 年 6 月 3 日

1. 粒系分化差的原始粒细胞呈阴性,分化好的原始粒细胞及以下阶段细胞均呈阳性,并随着粒细胞成熟,其阳性程度逐渐增强,中幼粒和晚幼粒细胞阳性颗粒充满胞浆,少部分盖在细胞核上。嗜酸性粒细胞阳性,嗜碱性粒细胞阴性或弱阳性。

2. 单核系细胞多数阴性,少数弱阳性,阳性反应物颗粒细小,散在分布于细胞浆与细胞核上。

3. 网状细胞、吞噬细胞可阳性。

4. 淋巴细胞、浆细胞、巨核细胞、有核红细胞、组织细胞均阴性。

5. 遗传性过氧化物酶缺乏症,除嗜酸性粒细胞不受影响外,中性粒细胞与单核细胞POX缺乏或减低。

【方法学评价】POX染色是急性白血病形态学分型中首选、最重要的细胞化学染色。由于试剂、染色等原因,会造成假阳性或假阴性。POX染色测定MPO的敏感性低于流式细胞术对MPO的测定。ICSH推荐二氨基联苯胺法。

【临床意义】POX染色是辅助判断急性白血病类型的首选细胞化学染色,临床上主要用于急性白血病类型的鉴别。

1. 急性粒细胞白血病原始粒细胞POX染色呈局灶分布的阳性反应或阴性。

2. 急性早幼粒细胞白血病颗粒增多的异常早幼粒细胞POX染色呈强阳性反应。

3. 急性单核细胞白血病原始、幼稚单核细胞POX染色多呈细小颗粒弱阳性或阴性。

4. 急性淋巴细胞白血病原始、幼稚淋巴细胞POX染色均呈阴性反应。

POX染色对急性髓系细胞白血病(AML)与急性淋巴细胞白血病(ALL)的鉴别最有价值。

(二)中性粒细胞碱性磷酸酶染色

【检测原理】中性粒细胞碱性磷酸酶(neutrophilic alkaline phosphatase,NAP)染色的方法有偶氮偶联法和钙-钴法两种。前者的染色原理是血细胞内碱性磷酸酶在pH为9.4~9.6的条件下,将基质液中的 α-磷酸萘酚钠水解,产生 α-萘酚,与重氮盐偶联形成灰黑色沉淀,定位于细胞质内酶活性所在之处。钙-钴法染色是碱性磷酸酶在碱性条件下将基质液中的β-甘油磷酸钠水解,产生磷酸钠,磷酸钠依次与硝酸钙、硝酸钴、硫化铵发生反应,形成不溶性棕黑色的硫化钴,定位于酶活性之处。

【结果】NAP主要存在于成熟阶段的中性粒细胞(杆状核粒细胞及分叶核粒细胞)胞质内,其他血细胞基本呈阴性反应。

血涂片染色后,在油镜下观察,阳性反应为胞质中出现灰色到棕黑色颗粒,反应强度分为"–"、"+"、"++"、"+++"、"++++"五级。反应结果以阳性反应细胞百分率和积分值来表示。在油镜下,观察100个成熟中性粒细胞,阳性反应细胞所占百分率即为阳性率;对所有阳性反应细胞逐个按反应强度分级,将各级所占的百分率乘以级数,然后相加,即为积分值。

【参考区间】积分为35~120(偶氮偶联法)。由于各个实验室的参考值差异较大,故应建立本实验室参考值。

【方法学评价】因为钙-钴法操作比较烦琐且操作时间长,而偶氮偶联法的试剂盒操作简便,染色时间短,故目前国内常用偶氮偶联法。由于实验结果受影响的因素较多,如试剂、生理波动性及不同检验人员判断标准等,使结果相差较大,各实验室应建立本室参考范围。

【临床意义】

1. NAP活性可因年龄、性别、应激状态、月经周期、妊娠及分娩等因素有一定的生理性变化。

2. 在病理情况下,NAP活性的变化常有助于某些疾病的诊断和鉴别诊断。

（1）感染性疾病:急性化脓菌感染时NAP活性明显增高,病毒性感染或寄生虫、立克次体感染时NAP积分值一般正常或降低。该检测对鉴别细菌感染与其他感染有一定价值。

（2）慢性粒细胞白血病的NAP活性明显减低,积分值常为0,类白血病反应时NAP活性极度增高,故可作为与慢性粒细胞白血病鉴别的一个重要指标。

（3）急性粒细胞白血病时NAP积分值减低;急性淋巴细胞白血病时NAP积分值多增高;急性单核细胞白血病时NAP积分值一般正常或减低。

（4）再生障碍性贫血时NAP活性增高;阵发性睡眠性血红蛋白尿时NAP活性减低,可作为两者鉴别的参考。

（5）其他血液病:恶性淋巴瘤、慢性淋巴细胞白血病、骨髓增殖性疾病（如真性红细胞增多症、原发性血小板增多症、骨髓纤维化等）NAP活性可增高,恶性组织细胞病时NAP活性降低。真性红细胞增多症时NAP积分值增高,继发性红细胞增多症NAP积分正常或降低,这是两者的鉴别方法之一。

（6）腺垂体或肾上腺皮质功能亢进,应用肾上腺皮质激素、ACTH、雌激素等NAP积分值可增高。

（三）过碘酸-希夫反应

【检测原理】过碘酸-希夫（periodic acid-Schiff reaction,PAS）染色又称糖原染色。过碘酸（Periodic acid）能将细胞质内存在的糖原或多糖类物质（如黏多糖、黏蛋白、糖蛋白、糖脂等）中的乙二醇基（—CHOH—CHOH）氧化,转变为二醛基（—CHO—CHO）,与希夫（Schiff）试剂中的无色品红结合,形成紫红色化合物,而沉积于胞质中糖原类物质所存在的部位。

【结果】胞质中出现红色物质为阳性反应,阳性反应物可呈弥漫状、颗粒状或块状红色。

1. 粒系细胞中原始粒细胞为阴性反应,自早幼粒细胞至中性分叶核粒细胞均呈阳性反应,并随细胞的成熟,阳性反应程度渐增强。

2. 单核系细胞呈弱阳性反应。

3. 淋巴系细胞大多呈阴性反应,少数可呈阳性反应（阳性率小于20%）。

4. 幼红细胞和红细胞均呈阴性反应。

5. 巨核细胞和血小板均呈阳性反应,巨核细胞的阳性反应程度随细胞的发育成熟而增强,成熟巨核细胞多呈强阳性反应。

【方法学评价】PAS染色在恶性红系疾病中常呈阳性,但有时也呈阴性,在大多数良性红系疾病中常呈阴性,但少数也可呈阳性;急性白血病的PAS染色结果不特异。PAS染色受试剂等因素影响,可出现假阴性或假阳性。

【临床意义】

1. 红血病或红白血病时幼红细胞呈强阳性反应,积分值明显增高,有助于与其他红细胞系统疾病的鉴别;严重缺铁性贫血、重型珠蛋白生成障碍性贫血及巨幼细胞贫血,部分病例的个别幼红细胞可呈阳性反应。

2. 急性粒细胞白血病,原始粒细胞呈阴性反应或弱阳性反应,阳性反应物质呈细颗粒状或均匀淡红色;急性淋巴细胞白血病原始淋巴细胞和幼稚淋巴细胞常呈阳性反应,阳性反应物质呈粗颗粒状或块状;急性单核细胞白血病原始单核细胞大多为阳性反应,呈弥漫均匀红色或细颗粒状,有时在胞质边缘处颗粒较粗大。因此,PAS反应对三种急性白血病类型的鉴别有一定参考价值。

3. 其他巨核细胞 PAS 染色呈阳性反应,有助于识别不典型巨核细胞,如急性巨核细胞白血病(M₇)和 MDS 中的小巨核细胞;Gaucher 细胞 PAS 染色呈强阳性反应,有助于与Niemann-Pick 细胞鉴别;腺癌细胞呈强阳性反应,骨髓转移时 PAS 染色有助于与白血病细胞鉴别。

(四)酯酶染色

不同血细胞中所含酯酶的成分不同,根据酯酶特异性高低分为特异性酯酶(specific esterase,SE)和非特异性酯酶(nonspecific esterase,NSE)。特异性酯酶指氯乙酸 AS-D 萘酚酯酶染色,非特异性酯酶染色根据基质液 pH 值不同分为酸性非特异性酯酶染色(即 α- 醋酸萘酚酯酶染色)、碱性非特异性酯酶染色(α- 丁酸萘酚酯酶染色)和中性非特异性酯酶染色(α-醋酸萘酚酯酶染色和醋酸 AS-D 萘酚酯酶染色)。本教材介绍常用的酯酶染色方法。

1. 氯乙酸 AS-D 萘酚酯酶染色

【检测原理】细胞内氯乙酸 AS-D 萘酚酯酶(naphthol AS-D chloroacetate esterase,NAS-DCE)能将基质液中的氯乙酸 AS-D 萘酚水解,产生萘酚 AS-D 萘酚,进而与基质液中的重氮盐偶联,形成不溶性有色沉淀,定位于细胞质内酶所在部位。

【结果】本实验常用的重氮盐为固紫酱 GBC,形成红色有色沉淀。胞质中出现红色沉淀为阳性反应。

(1)此酶主要存在于粒系细胞中,特异性高,因此又称为"粒细胞酯酶"。原始粒细胞为阴性反应或弱阳性反应,自早幼粒细胞至成熟中性粒细胞均呈阳性反应,早幼粒细胞呈强阳性反应,酶活性随细胞的成熟而逐渐减弱。嗜酸性粒细胞呈阴性或弱阳性,嗜碱性粒细胞呈阳性。

(2)单核细胞可呈阴性或弱阳性反应。

(3)淋巴细胞、浆细胞、巨核细胞、幼红细胞、血小板等均呈阴性反应,肥大细胞呈阳性。

【方法学评价】NAS-DCE 是粒细胞的特异性酯酶,由于受试剂等因素影响,可出现假阴性或假阳性。

【临床意义】主要用于辅助鉴别急性白血病细胞类型。

(1)急性粒细胞白血病时原始粒细胞呈阳性或阴性。

(2)急性早幼粒细胞白血病时酶活性明显增强,异常早幼粒细胞呈强阳性反应。

(3)急性单核细胞白血病时原始单核细胞及幼稚单核细胞几乎均呈阴性反应,个别细胞弱阳性。

(4)急性粒 - 单核细胞白血病时,粒系白血病细胞呈阳性反应,单核系白血病细胞呈阴性反应。

(5)急性淋巴细胞白血病和急性巨核细胞白血病均呈阴性反应。

2. α- 醋酸萘酚酯酶染色

【检测原理】α- 醋酸萘酚酯酶(alpha-naphthol acetate esterase,α-NAE)又称 NSE,细胞内的 α-NAE 在 pH 中性条件下,能将基质液中的 α- 醋酸萘酚水解,产生 α- 萘酚,再与基质液中重氮盐偶联,形成不溶性有色沉淀,定位于胞质内酶所在部位。

【结果】胞质中出现有色沉淀者为阳性反应,因所用的重氮盐不同而出现不同颜色。本实验常用的重氮盐为固蓝 B,阳性反应的沉淀为灰黑色或棕黑色。

(1)此酶主要存在于单核系细胞中,故又称之为"单核细胞酯酶"。原始单核细胞为阴性或弱阳性反应,幼稚单核细胞和单核细胞呈阳性,阳性反应能被氟化钠(NaF)抑制。

（2）粒系细胞一般为阴性或弱阳性反应,阳性反应不能被氟化钠抑制。

（3）淋巴细胞一般为阴性反应,少数弱阳性,有的 T 淋巴细胞可呈点状阳性,阳性反应不能被氟化钠抑制。

（4）巨核细胞和血小板可呈阳性,阳性反应不能被氟化钠抑制;部分幼红细胞呈弱阳性,阳性反应不能被氟化钠抑制;浆细胞呈阴性。

（5）有核红细胞多为阴性,少数弱阳性。

【方法学评价】α-NAE 染色是急性白血病形态学分型时常规的细胞化学染色。在急性单核细胞白血病时阳性较强,M_3 或 M_{2b} 也呈强阳性。试剂质量等原因可导致假阴性或假阳性。

【临床意义】主要用于辅助鉴别急性白血病细胞类型。

（1）急性单核细胞白血病时,白血病细胞呈强阳性反应,能被氟化钠抑制。

（2）急性粒细胞白血病时,呈阴性反应或弱阳性反应,但阳性反应不能被氟化钠抑制。

（3）急性早幼粒细胞白血病时,异常早幼粒细胞呈强阳性反应,阳性反应不能被氟化钠抑制。

（4）急性粒 - 单核细胞白血病时,粒系白血病细胞呈阴性或阳性反应,但阳性反应不能被氟化钠抑制;单核系白血病细胞呈阳性反应且能被氟化钠抑制。

（5）急性淋巴细胞白血病和急性巨核细胞白血病时,白血病细胞可呈阴性或阳性反应,阳性反应不能被氟化钠抑制。

（五）铁染色

【检测原理】骨髓中的含铁血黄素(细胞外铁)和中、晚幼红细胞胞质中的铁蛋白聚合物(细胞内铁)在酸性环境下,与亚铁氰化钾作用,经普鲁士蓝反应形成蓝色的亚铁氰化铁沉淀,定位于细胞内外铁存在的部位。

【结果】铁染色(iron stain,IS 或 ferric stain,FS)中的细胞外铁反映骨髓中铁的储存量,主要存在于骨髓小粒的巨噬细胞内,细胞内铁反映骨髓中可利用铁的量,主要指存在于中、晚幼红细胞及红细胞内的铁。

细胞外铁:骨髓涂片染色后,观察骨髓小粒中贮存在单核 - 巨噬细胞系统内的铁,阳性反应呈蓝绿色弥散状、颗粒状、小珠状或块状。根据阳性程度分为"−"、"+"、"++"、"+++"、"++++"五级。

细胞内铁:正常幼红细胞(中、晚幼红细胞)的细胞核周围细小呈蓝色的铁颗粒,含有铁颗粒的幼红细胞称为铁粒幼细胞。在油镜下连续计数 100 个幼红细胞,计数含铁粒的幼红细胞数,即为铁粒幼细胞所占的百分率。如果含铁颗粒在 5 个以上,环绕细胞核排列超过核周 1/3 以上者,称为环形铁粒幼细胞。

【参考区间】细胞外铁:+~++;细胞内铁:阳性率 12%~44%。不同的实验室其细胞内铁的参考值相差较大,应建立本实验室的参考值。

【方法学评价】铁染色是临床上应用最广泛的一种细胞化学染色,是反映机体铁储存的金标准,不受多种病理因素影响,但不如血浆铁蛋白敏感。有时存在假阳性和假阴性。

【临床意义】用于缺铁性贫血和环形铁粒幼细胞贫血的诊断和鉴别诊断。

1. 缺铁性贫血 临床上将铁缺乏症分为三期即贮存铁缺乏期、缺铁性红细胞生成期、缺铁性贫血期。其细胞外铁均为阴性,细胞内铁阳性细胞明显减少或消失。经铁剂治疗一段时间后,细胞内铁、外铁可增多。因此,铁染色是诊断缺铁性贫血和指导铁剂治疗的可靠的检查方法。

2. 铁粒幼细胞贫血及伴环形铁粒幼红细胞增多的难治性贫血,其环形铁粒幼细胞增多,占有核红细胞15%以上,细胞外铁也常增加。

3. 非缺铁性贫血如再生障碍性贫血、巨幼细胞性贫血、溶血性贫血等,细胞外铁和细胞内铁正常或增加,而感染、肝硬化、慢性肾炎、尿毒症、血色病等,细胞外铁明显增加而铁粒幼红细胞可减少。

四、常见血液病检验

(一)贫血的检验

1. 缺铁性贫血 缺铁性贫血(iron deficiency anemia,IDA)是由于机体内贮存铁消耗尽而缺乏,影响血红蛋白合成而引起的小细胞低色素性贫血。

【血象】红细胞和血红蛋白减少,呈小细胞低色素性贫血,平均红细胞容积(MCV)、平均红细胞血红蛋白量(MCH)及平均红细胞血红蛋白浓度(MCHC)均下降。血涂片红细胞以体积小的红细胞为主,可见红细胞中心淡染区扩大,严重者可见环形红细胞。白细胞数和血小板数常正常,部分患者血小板数增多,少数白细胞数轻度减少。

【骨髓象】有核细胞增生明显活跃,粒红比值下降。红细胞系增生,以中、晚幼红细胞为主,幼红细胞体积小,核固缩,胞质量少,呈蓝色,边缘不整齐。成熟红细胞体积小,部分中心浅染区扩大。粒系、巨核系一般正常。

【细胞化学染色】骨髓铁染色细胞外铁常呈阴性,细胞内铁常明显减少(铁粒幼红细胞 <12%)。

2. 巨幼细胞贫血 巨幼细胞贫血(megaloblastic anemia,MgA)是由于叶酸和(或)维生素 B_{12} 缺乏,影响细胞DNA合成,导致细胞核发育障碍而引起骨髓三系细胞核浆发育不平衡及无效造血性贫血。

【血象】红细胞和血红蛋白均减少,以红细胞减少更明显,呈大细胞正色素性贫血(MCV增高,MCHC正常)。血涂片红细胞大小不一,易见大红细胞、椭圆形红细胞、嗜多色红细胞、嗜碱性点彩红细胞及 Howell-Jolly 小体,有时可见有核红细胞。网织红细胞轻度增高。白细胞和血小板数正常或下降,并可见多分叶核粒细胞、巨杆状核粒细胞及大血小板。

【骨髓象】有核细胞增生明显活跃,粒红比值下降。红细胞系增生,巨幼红细胞 >10%,形态特点为胞体大、胞质量多、核大、染色质疏松。成熟红细胞形态基本同血象。粒细胞系可见巨晚幼粒细胞、巨杆状核粒细胞及粒细胞核分叶过多。巨核细胞系可见巨型变及核分叶多、大血小板等。

【细胞化学染色】骨髓铁染色细胞内铁、外铁均正常。

3. 再生障碍性贫血 再生障碍性贫血(aplastic anemia,AA)是由于物理、化学、生物及某些不明原因造成骨髓造血组织减少、造血功能衰竭,引起外周血全血细胞减少为特征的疾病。

【血象】常为全血细胞减少,早期可仅有一系或两系减少。多为正细胞正色素性贫血,网织红细胞减少。粒系明显减少,淋巴细胞相对增多,无病态造血。

【骨髓象】急性再生障碍性贫血骨髓增生减低或极度减低。粒细胞系、红细胞系明显减少,血细胞形态基本正常。巨核细胞常缺如。淋巴细胞相对增多。非造血细胞如浆细胞、网状细胞、肥大细胞、成骨细胞、破骨细胞、脂肪细胞等增加。

【细胞化学染色】①NAP染色:阳性率及积分值增加;②铁染色:细胞内铁、外铁增加。

4. 溶血性贫血　溶血性贫血(hemolytic anemia, HA)是由于红细胞膜、红细胞酶和血红蛋白分子缺陷或外在因素造成红细胞寿命缩短,破坏加速,超过骨髓造血的代偿能力而发生的一类贫血。

【血象】红细胞和血红蛋白减少,血涂片易见嗜多色性红细胞、大红细胞、破碎红细胞及有核红细胞,因溶血性贫血性质不同可见球形红细胞、口形红细胞、靶形红细胞、椭圆形红细胞等。网织红细胞增加(5%~25%,甚至>90%)。白细胞和血小板数一般正常。急性溶血时,中性粒细胞比例增高,并伴有中性粒细胞核左移现象。

【骨髓象】有核细胞增生明显活跃,粒-红比例明显下降。红细胞系明显增生,以中、晚幼红细胞为主,易见核分裂象,成熟红细胞形态基本同血象,易见Howell-Jolly小体,可见Cabot环。粒系细胞百分率相对减低,巨核细胞系大致正常。

【细胞化学染色】PAS染色个别幼红细胞呈阳性。铁染色细胞内铁、细胞外铁一般正常或减少,但珠蛋白生成障碍性贫血可增加,阵发性血红蛋白尿症可呈阴性。

(二)白血病的检验

1. 急性白血病　急性白血病FAB形态学分型是1976年法、美、英三国协作组提出的急性白血病形态学分型方案及诊断标准,将急性白血病分为急性淋巴细胞白血病(acute lymphoblastic leukemia, ALL)和急性髓系细胞白血病(acute myeloblastic leukemia, AML)或称急性非淋巴细胞白血病(acute non-lymphocytic leukemia, ANLL),此后,又对FAB分型方案进行了多次修改和补充,被各国广泛采用。

(1) ALL的FAB形态学分型:

L_1:以小细胞为主(直径小于12μm),大小较一致,胞浆量少,核染色质较粗,核仁小而不清楚。

L_2:以大细胞为主,大小不一,核染色质较疏松,核仁较大,1至多个。

L_3:大细胞为主,大小一致,核染色质细点状均匀,核仁清楚,1个或多个。胞质嗜碱,深蓝色,有较多空泡。

【血象】红细胞数、血红蛋白量及血小板数常减少,白细胞数常明显增多(>50×10⁹/L),有时白细胞数也减少。血液涂片分类时常以原始淋巴细胞、幼稚淋巴细胞为主(>70%)。涂抹细胞易见。

【骨髓象】有核细胞增生极度活跃。淋巴细胞系极度增生,原始淋巴细胞、幼稚淋巴细胞>30%,多数占80%~90%以上,篮状细胞易见。其他细胞系统增生明显受抑制或缺如。

(2)急性髓细胞白血病FAB分型如下:

M_1:(急性粒细胞白血病未分化型)骨髓中原始粒细胞(Ⅰ型+Ⅱ型)占非红细胞系统细胞(nonerythrocyte, NEC)≥90%,早幼粒细胞很少,中幼粒细胞以下各阶段细胞不见或罕见。

M_2:急性粒细胞白血病部分分化型。

M_{2a}:骨髓中原始粒细胞30%~89%(NEC),早幼粒细胞及以下阶段细胞>10%,单核细胞<20%。

M_{2b}:骨髓中原始及早幼粒细胞明显增多,以异常中性中幼粒细胞为主,≥30%(NEC),此类细胞核浆发育明显不平衡,其胞核常有核仁。

M_3:(急性早幼粒细胞白血病)骨髓中以颗粒异常增多的异常早幼粒细胞增生为主,30%~90%(NEC),原始粒细胞及中幼粒以下细胞各阶段较少。

M_{3a}:(粗颗粒型)胞质中充满粗大颗粒,且密集融合分布,颗粒也可覆盖在核上。

M_{3b}:(细颗粒型)胞质中颗粒细小而密集。

M_4:急性粒 - 单核细胞白血病。

M_{4a}:骨髓中以原始粒细胞、早幼粒细胞增生为主,原始单核细胞、幼稚单核细胞及单核细胞≥20%(NEC)。

M_{4b}:骨髓中以原始单核细胞、幼稚单核细胞增生为主,原始粒细胞、早幼粒细胞≥20%(NEC)。

M_{4c}:骨髓中的原始细胞既具有粒细胞系统特征又具有单核细胞系统特征,此类细胞≥30%(NEC)。

M_{4Eo}:除上述特点外,嗜酸性粒细胞增加≥5%,其嗜酸颗粒粗大而圆,还有着色较深的嗜碱颗粒。

M_5:(急性单核细胞白血病)骨髓中原始单核细胞加幼雅单核细胞≥30%。

M_{5a}:(急性单核细胞白血病未分化型)骨髓中原始单核细胞≥80%(NEC)。

M_{5b}:(急性单核细胞白血病部分分化型)骨髓中原始单核细胞<80%。

M_6:(红白血病)骨髓中红系前体细胞≥50%,且有形态异常,原始粒细胞(或原始单核细胞 + 幼稚单核细胞)>30%(NEC);血液涂片中原始粒细胞(或原始单核细胞)>5%,骨髓中原始粒细胞(或原始单核细胞 + 幼稚单核细胞)>20%。

M_7:(急性巨核细胞白血病)外周血中有原巨核(小巨核)细胞;骨髓中原始巨核细胞≥30%;原始巨核细胞经电镜或单克隆抗体证实;骨髓细胞少,往往干抽,活检有原始巨核细胞增多,网状纤维增加。

WHO 造血和淋巴组织肿瘤分类 2001 年 3 月里昂会议上,国际血液学及血液病理学专家推出一个造血和淋巴组织肿瘤 WHO 新分型方案的建议。该分型应用了 MICM 分型技术,即形态学(morphology)与细胞化学、免疫学(immunology)、细胞遗传学(cytogenetics)和分子生物学(molecular biology),结合临床综合进行分型,力求反映疾病的本质,成为国际上一种新的分型诊断标准。WHO 建议将骨髓原始细胞数≥20% 作为诊断急性白血病的标准,并且将骨髓原始细胞<20%、但伴有重现性遗传学异常者均诊断为急性白血病。新分型方案结合临床、结合染色体核型改变及其受累基因的异常表达,将急性白血病分类与发病机制、靶基因治疗相结合,具有重要的临床和研究价值。2008 年又对该方案进行了修订,见表 3-19。

2. 慢性粒细胞白血病 慢性粒细胞白血病(chronic myelogenous/granulocytic leukemia,CML/CGL)为克隆性多能造血干细胞恶性增殖性疾病,主要表现为外周血白细胞持续性、进行性增高,分类主要为中幼粒以下阶段细胞,90% 以上患者可有 Ph 染色体阳性。

【血象】①慢性期:红细胞数、血红蛋白量早期正常甚至增加,随着病情进展而明显下降,血涂片中有时可见幼红细胞。白细胞数常明显增加,一般为(100~300)× 10^9/L,最高达 $500 × 10^9$/L。血涂片中以中性中、晚幼粒细胞和杆状核、分叶核粒细胞为主(新的标准为幼粒细胞 >10%),嗜酸性及嗜碱性粒细胞较易见。各期粒细胞形态基本正常。血小板数早期可正常或增加,高者可达 $800 × 10^9$/L,随着病情进展而明显下降,血涂片中有时可见小巨核细胞。②加速期:嗜碱性粒细胞≥20%,原始细胞≥10%。③急变期:原始粒细胞 I 型 + II 型(或原始单核细胞 + 幼稚单核细胞或原始淋巴细胞 + 幼稚淋巴细胞)≥20%,或原始粒细胞 + 早幼粒细胞≥30%。

表 3-19 WHO 急性髓系白血病和相关肿瘤分类(2008)

1. 伴重现性遗传学异常的 AML
（1）AML 伴(8;21)(q22;q22);RUNX1-RUNX1T1
（2）AML 伴 inv(16)(p13.1;q22) 或 t(16;16)(p13;q22);CBFB-MYH11
（3）APL 伴 t(15;17)(q22;q12);PML-RARA
（4）AML 伴 t(9;11)(p22;q23);MLLT3-MLL
（5）AML 伴 t(6;9)(p23;q34);DEK-NUP214
（6）AML 伴 inv(3)(q21;q26.2) 或 t(3;3)(q21;q26.2);RPN1-EVI1
（7）AML(megakaryoblastic)伴 t(1;22)(p13;q13);RBM15-MKL1
（8）AML 伴 NPM1 突变
（9）AML 伴 CEBPA 突变
2. 伴增生异常相关改变的 AML
3. 治疗相关髓系肿瘤
4. 不能分类的 AML
（1）AML 微分化型
（2）AML 未成熟型
（3）AML 部分成熟型
（4）急性粒单细胞白血病
（5）急性原始单核细胞白血病、急性单核细胞白血病
（6）急性红白血病
　　　纯红血病
　　　红白血病
（7）急性巨核细胞白血病
（8）急性嗜碱性粒细胞白血病
（9）急性全髓白血病伴骨髓纤维化
5. 髓细胞肉瘤
6. 唐氏综合征相关的骨髓增殖
　　短暂性髓细胞生成异常
　　髓系白血病伴随唐氏综合征
7. 原始(母细胞性)浆细胞样树突状细胞肿瘤
8. 急性未定系列白血病

【骨髓象】①慢性期:a. 有核细胞增生极度活跃,粒:红比例明显升高。b. 粒细胞系统极度增生,以中性中幼粒细胞以下为主,嗜酸性及嗜碱性粒细胞较易见,原始细胞≤10%。粒细胞形态基本正常或少数粒细胞有巨幼样变。c. 红细胞系统早期增生,晚期常明显受抑制,形态无明显异常。d. 巨核细胞系统早期增生,晚期受抑制,部分病例可见病态巨核细胞如淋巴样小巨核细胞、小巨核细胞、大单圆核巨核细胞、多圆核巨核细胞等。有时可见戈谢样、海蓝样或尼曼匹克样吞噬细胞。②加速期:原始细胞≥10%。③急变期:原始粒细胞Ⅰ型+Ⅱ型(或原始单核细胞+幼稚单核细胞或原始淋巴细胞+幼稚淋巴细胞)≥20%,或原始粒细胞+早幼粒细胞≥50%。

【遗传学及分子生物学检查】CML 患者 >90% 有特异性 Ph 染色体 t(9;22)(q34;q11)形成 *bcr/abl* 融合基因。

【细胞化学染色】NAP 染色:慢性期积分及阳性率明显下降或为 0,合并感染、妊娠或慢

性粒细胞白血病急变时积分可增高。治疗完全缓解时，NAP 活性恢复正常，预示预后较好。

3. 骨髓增生异常综合征　骨髓增生异常综合征（myelodysplastic syndrome，MDS）是一组克隆性造血干细胞疾病，多发生于老年人，表现为一系或多系髓系血细胞减少或发育异常，有 20%~40% 可转化为急性白血病。MDS 分型有 FAB 协作组分型（表 3-20）和 WHO 分型（表 3-21），目前临床多采用 WHO 分型。

【血象】骨髓增生异常综合征常表现为全血细胞减少，也可表现为两系或一系血细胞减少。血涂片红细胞常明显大小不一，可见嗜多色性红细胞、嗜碱性点彩红细胞、有核红细胞、大红细胞、巨大红细胞，还可见卵圆形、靶形、球形、泪滴形、破碎红细胞；中性粒细胞可见颗粒减少、核分叶过多或过少，有的可见原始粒细胞、幼稚粒细胞、巨大血小板、颗粒减少血小板等，偶见小巨核细胞。

【骨髓象】主要表现为三系或两系或一系病态造血。①骨髓增生活跃或明显活跃，少数增生减低。②幼红细胞增生（可 >60%）或减低（可 <5%），原始红细胞及早幼红细胞增多，可见幼红细胞巨幼样变、核碎裂、核畸形、双核、多核、Howell-Jolly 小体、嗜碱性点彩。成熟红细胞形态改变同血液涂片。③粒细胞系增生或减低，原始粒细胞增多，有的伴有成熟障碍。粒细胞表现为巨幼样变、双核、环形核、核分叶过少或过多，颗粒减少或增多等，有时 RAEB-2 型的原始细胞胞质中可见 Auer 小体。④巨核细胞系增生或减低，可见病态巨核细胞如淋巴样小巨核细胞、单圆核小巨核细胞、大单圆核巨核细胞、多圆核巨核细胞，还可见变性巨核细胞、巨核细胞分叶过度等，血小板改变同血液涂片，以淋巴样小巨核细胞最有诊断意义。

【骨髓活检组织学】是诊断 MDS 的主要依据。粒系前体细胞簇（ALIP）≥3 个为阳性。

表 3-20　MDS 的 FAB 分型

FAB 类型	外周血	骨髓
难治性贫血（RA）	原始细胞 <1%	原始细胞 <5%
难治性贫血伴环形铁粒幼细胞增多（RAS）	原始细胞 <1%	原始细胞 <5%，环形铁粒幼红细胞 ≥15%
原始细胞过多难治性贫血（RAEB）	原始细胞 <5%	原始细胞 5%~20%
转化中的原始细胞过多难治性贫血（RAEB-t）	原始细胞 ≥5%	原始细胞 >20% 而 <30%；或幼粒细胞出现 Auer 小体
慢性粒 - 单核细胞白血病（CMML）	原始细胞 <5%，单核细胞绝对值 >1×10⁹/L	原始细胞 5%~20%

表 3-21　WHO 骨髓增生异常综合征诊断及分型标准（2008）

疾病	血象	骨髓象
难治性血细胞减少伴单一型发育异常（RCUD）；难治性贫血（RA）；难治性中性粒细胞减少（RN）；难治性血小板减少（RT）	单一系细胞减少或双系细胞减少[1] 无或偶见原始细胞（<1%）[2]	单系发育异常：某一系列细胞中发育异常细胞 ≥10% 原始细胞 <5% 环形铁粒幼红细胞 <15%
难治性贫血伴环形铁粒幼细胞（RARS）	贫血 无原始细胞	环形铁粒幼红细胞 ≥15%

疾病	血象	骨髓象
难治性血细胞减少伴多系发育异常（RCMD）	血细胞减少（2 系或 3 系减少） 无或偶见原始细胞（<1%）[2] 无 Auer 小体 单核细胞 <1×10^9/L	2 系或 3 系发育异常细胞≥10% 原始细胞 <5% 无 Auer 小体 环形铁粒幼红细胞 <15%
难治性血细胞减少伴多系发育异常（RCMD-RS）	血细胞减少（2 系或 3 系减少） 无或偶见原始细胞（<1%）[2] 无 Auer 小体 单核细胞 <1×10^9/L	2 系或 3 系发育异常细胞≥10% 环形铁粒幼红细胞≥15% 原始细胞 <5% 无 Auer 小体
难治性贫血伴原始细胞增多 -1（RAEB-1）	血细胞减少 原始细胞 <5%[2] 无 Auer 小体 单核细胞 <1×10^9/L	一系或多系发育异常 原始细胞 5%~9%[2] 无 Auer 小体
难治性贫血伴原始细胞增多 -2（RAEB-2）	血细胞减少 原始细胞 5%~19% Auer 小体 ±[3] 单核细胞 <1×10^9/L	一系或多系发育异常 原始细胞 10%~19% Auer 小体 ±[3]

[1] 3 系血细胞减少归类为 MDS-U,伴孤立性 del（5q）细胞遗传学异常为 MDS 5q[-]

[2] 如果骨髓原始细胞百分比 <5% 但血中原始细胞 2%~4%,诊断分型应为 RAEB-1。血中原始细胞为 1% 的 RCUD 和 RCMD 应分为 MDS-U

[3] 有 Auer 小体且血中原始细胞 <5%,骨髓原始细胞 <10% 应分为 RAEB-2

【细胞化学染色】①铁染色:细胞外铁及内铁增加,RAS 患者环形铁粒幼红细胞≥15%。② PAS 染色:疾病早期幼红细胞多为阴性,随着疾病进展转为阳性(阳性率在 20% 左右)。③ NAP 染色:积分常明显下降。

（三）常见其他血液病检验

1. 多发性骨髓瘤　多发性骨髓瘤(multiple myeloma,MM)为单克隆分泌免疫球蛋白的 B 细胞系浆细胞恶性增生疾病。发病年龄大多在 50~60 岁之间,骨髓瘤细胞的浸润、破坏可引起多器官受累。

【血象】红细胞和血红蛋白有不同程度减少,常为正细胞正色素性贫血,血涂片中红细胞可呈缗钱状排列。白细胞和血小板正常或减少。血涂片可见少数骨髓瘤细胞(多为 2%~3%)、幼红细胞和幼粒细胞。

【骨髓象】有核细胞增生活跃或明显活跃。骨髓瘤细胞增生,一般占有核细胞总数 10% 以上。骨髓瘤细胞大小和形态明显变异,分化好者与正常浆细胞相似,分化不良者,骨髓瘤细胞形态呈多样性。粒细胞系、红细胞系及巨核细胞系早期正常,晚期增生常受抑。红细胞常呈缗钱状排列。

【M 蛋白】IgG>35g/L,IgA>20g/L,尿液本 - 周蛋白 >1g/24h。

2. 恶性淋巴瘤　恶性淋巴瘤是起源于淋巴组织的恶性肿瘤,多发于淋巴结,也可发生于淋巴结外其他器官。可发生于任何年龄。根据组织病理学可分为霍奇金淋巴瘤和非霍奇金淋巴瘤。

【血象】红细胞和血红蛋白正常或减少,白细胞及血小板常正常,嗜酸性粒细胞可增加。当骨髓受侵犯时,可表现为全血细胞减少或白细胞增加;血涂片可见数量不等的淋巴瘤细胞。

【骨髓象】淋巴瘤细胞未侵犯骨髓,常无特异性改变,粒细胞系、红细胞系及巨核细胞系基本正常。淋巴瘤细胞侵犯骨髓,粒细胞系、红细胞系及巨核细胞系正常或减少。淋巴瘤细胞数量多少不一,常有明显多态性,淋巴瘤细胞的形态取决于恶性淋巴瘤的病理类型。

【病理组织学检查】是淋巴瘤最主要的诊断依据。

3. 特发性血小板减少性紫癜　特发性血小板减少性紫癜是由于机体免疫功能紊乱引起血小板破坏过多造成的疾病,又称为免疫性血小板减少性紫癜(immunothrombocytopenic purpura,ITP)。

【血象】红细胞数、血红蛋白量及白细胞数一般正常,严重出血或慢性反复出血者其红细胞及血红蛋白量可减低。血小板数持续下降或明显下降,急性特发性血小板减少性紫癜(ITP)时血小板数在 $20 \times 10^9/L$ 以下,血小板形态大致正常,慢性 ITP 时血小板数为 $(30 \sim 80) \times 10^9/L$。血液涂片中可见体积增大、形态特殊、颗粒减少或染色过深的血小板。

【骨髓象】有核细胞增生活跃至增生明显活跃,巨核细胞系增生活跃或明显活跃,急性型以原、幼巨核细胞居多,慢性型以颗粒型巨核细胞居多,两型产血小板型巨核细胞均明显减少,巨核细胞可见胞质量少、颗粒减少、空泡变性等改变,可见幼稚巨核细胞产生血小板现象。无明显出血者,粒、红两系一般无明显异常。

【血小板表面相关性抗体】PAIgG、PAIgA、PAIgM、PAC₃ 一项或多项增高。

(郝冀洪)

第五节　血栓与止血一般检验

在生理情况下,机体内存在着正常的止血、凝血、抗凝血以及纤维蛋白溶解和抗纤溶系统,它们之间互相作用、互相制约,共同维持着动态平衡,保证血液既能够在血管内有序地、顺畅地流动,又不至于溢出血管外。在病理情况下,这些系统的一个或几个环节发生异常,则可破坏这个动态平衡而引起出血或血栓形成。血栓与止血检验主要在判断患者手术前止凝血功能、出血性疾病、血栓性疾病及血栓前状态的诊断、鉴别诊断、疗效观察和预后判断以及抗凝及溶栓药物治疗的监测等方面具有一定的价值。

一、止凝血及纤溶机制

(一)止血机制

初期止血包括血管的止血和血小板的止血。在血管和血小板的共同作用下,形成初级血栓,完成机体的初期止血或一期止血。

1. 血管壁的止血作用　血管受到损伤,通过神经轴突反射和收缩血管的活性物质,使受损的血管发生收缩,血流减慢,利于止血。受损伤的内皮细胞合成并释放 vWF 等物质,vWF 因子可和血小板表面受体结合,激活血小板,使血小板发生黏附、聚集和释放反应,形成血小板血栓即白色血栓,堵住伤口。而暴露的内皮组织,可启动内源性凝血系统;损伤的内皮细胞释放组织因子,可启动外源性凝血系统,最终在损伤部位形成纤维蛋白凝块即红色血栓,使止血更加牢固。

2. 血小板的止血作用 血小板在生理性止血及病理性血栓形成过程中起着至关重要的作用。

（1）黏附功能：血管内皮受损时，血小板可直接黏附于暴露的内皮下成分，如胶原纤维和弹性蛋白等，也可由 vWF 及纤维连接蛋白等介导，与暴露的胶原纤维及弹性蛋白等结合，使血小板黏附于受损血管局部，利于止血。此外，血小板也能黏附于周围的 Fg 和 vWF，促进止血。

（2）聚集功能：黏附的血小板可进一步被激活，血小板形态发生变化，伸出大量伪足，在 Ca^{2+} 参与下，血小板发生聚集，此为血小板的"第一相聚集"，为可逆反应；同时由于激活的血小板释放出 ADP 等内源性致聚剂可加速血小板的聚集，使血小板发生不可逆的"第二相聚集"，最终形成白色的血小板血栓，完成初期止血或一期止血。

（3）释放反应：在致聚剂的作用下，贮存在血小板 α 颗粒、致密颗粒和溶酶体中的某些活性物质如 TXA_2、ADP 等可通过开放管道系统释放到血小板外，进一步增强血小板的活化和聚集，并参与凝血过程。

除此之外血小板还具有促凝、血块收缩及维护血管内皮细胞完整性等功能。

（二）凝血因子及凝血机制

凝血是由凝血因子按一定顺序相继激活，生成凝血酶，最终使纤维蛋白原转变为纤维蛋白的过程。

1. 凝血因子及其特性 凝血因子（coagulation factors）至少有 14 个，包括 12 个经典的凝血因子即凝血因子 I 至 XIII，其中凝血因子 VI 是因子 V 的活化形式而被废除，前四个凝血因子分别称为纤维蛋白原、凝血酶原、组织因子和钙离子，此外还有激肽释放酶原（prekallikrein，PK）和高分子量激肽原（high molecular weight kininogen，HMWK）。

在凝血因子中，除 IV 因子是无机钙离子（Ca^{2+}）外，其余均为蛋白质，而且多数是蛋白酶（原）；除 III 因子广泛存在于脑、胎盘和肺等全身组织中的糖蛋白外，其余均存在于新鲜血浆中，且多数由肝脏合成。

2. 凝血机制 凝血机制仍以瀑布学说为基础，即在生理条件下，凝血因子一般处于无活性状态，当某些凝血因子被激活时，便启动凝血过程，通过一系列酶促连锁反应，最终形成凝血酶，并催化纤维蛋白原转变为纤维蛋白。凝血过程分为外源性、内源性和共同凝血 3 个途径或外源性和内源性 2 个凝血系统。但内源性或外源性凝血系统并非绝对独立，而是互有联系的。正常的凝血机制（图 3-18）。

（1）外源性凝血途径：从凝血因子 VII 被激活到形成外源性凝血途径复合物即 VII a-Ca^{2+}-TF 复合物，并激活因子 X 为 X a 的过程。从外源性凝血途径启动开始到纤维蛋白形成称为外源性凝血系统。

VII a-Ca^{2+}-TF 的功能：①激活 X 因子为 X a；②激活 IX 因子，从而部分代替因子 XII a、XI a 的功能，激发内源性凝血；③TF 与 VII a 形成复合物后可加快激活 VII 因子。

（2）内源性凝血途径：从凝血因子 XII 被激活到形成外源性凝血途径复合物即 IX a-PF_3-Ca^{2+}- VIII a 复合物，并激活因子 X 为 X a 的过程。从内源凝血途径启动开始到纤维蛋白形成称为内源性凝血系统。

（3）共同凝血途径：因子 X 被激活为 X a，形成凝血活酶即 X a-PF_3-Ca^{2+}- V a 复合物，也称凝血酶原酶（prothrombinase），激活凝血酶原形成凝血酶，在凝血酶的作用下，纤维蛋白原裂解为纤维蛋白肽 A 和纤维蛋白肽 B，聚合成可溶性纤维蛋白单体（soluble fibrin monomer，

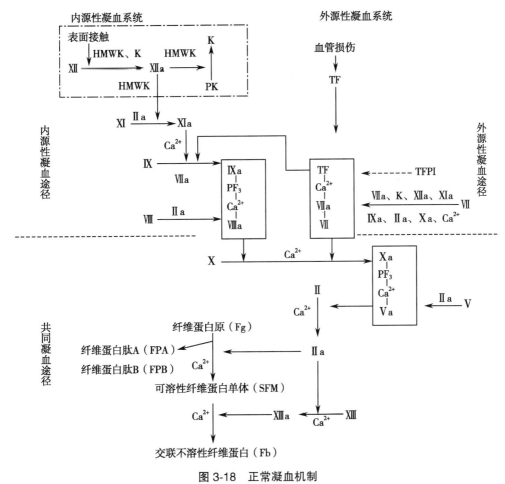

图 3-18　正常凝血机制

—→ 表示转变或激活作用；- - -→ 表示抑制作用；┌═┐框内机制可能不存在 TFPI 组织因子途径抑制
K 激肽释放酶；a（下标）表示激活状态

SFM），后者在 XⅢa 的作用下发生交联，形成不溶性的纤维蛋白复合物。这个过程是内源、外源凝血的共同途径。

在共同凝血途径中，当 Xa 形成后，可反馈激活因子 Ⅴ、Ⅶ、Ⅷ、Ⅸ；当凝血酶形成后，可反馈激活因子 Ⅴ、Ⅶ、Ⅷ、Ⅹ、Ⅺ以及凝血酶原，这两个重要的正反馈反应，极大地加速了凝血过程。同时机体也存在负反馈调节，组织因子途径抑制物（tissue factor pathway inhibitor，TFPI）参与的负调节作用尤为重要。TFPI 可与Ⅶa（或Ⅶ）和 Xa 形成无活性的复合物，从而阻断外源性凝血。此外，机体也启动抗凝系统和纤溶系统，使受损部位纤维蛋白凝块的形成受到制约或溶解。

（三）血液抗凝及纤维蛋白溶解机制

在正常生理情况下，即使有少量的凝血因子被激活，血液也不会发生凝固，而是保持正常的血液循环，这主要与机体的抗凝及纤溶作用有关。

1. 抗凝机制　主要包括细胞抗凝作用和体液抗凝作用。

（1）细胞抗凝作用：主要包括血管内皮细胞、单核 - 巨噬细胞系统、肝细胞（可灭活某些激活的凝血因子如 FⅦa 和 FⅨa）。

（2）体液抗凝作用：抗凝血酶（antithrombin，AT），是血浆中最重要的生理性抗凝物质之一，能够完成 70%~80% 的凝血酶的灭活。AT 主要由肝细胞合成，是丝氨酸蛋白酶的抑制剂，对以丝氨酸为激活中心的凝血因子和蛋白酶均有抑制作用。AT 与凝血因子（酶）形成 1∶1 结合的复合物后发挥抗凝血作用，肝素是其辅因子，能使抗凝血酶抗凝活性增强 2000 倍以上。

体液抗凝还包括蛋白 C 系统和组织因子途径抑制物。

2. 纤维蛋白溶解机制　　纤维蛋白溶解系统（fibrinolytic system）简称纤溶系统，包括纤溶酶原（plasminogen，PLG）、纤溶酶（plasmin，PL）、纤溶酶原激活物（包括组织纤溶酶原激活物 t-PA、尿激酶样纤溶酶原激活物 u-PA）和纤溶酶原激活抑制物（包括纤溶酶原抑制物 PAI-1 和 PAI-2，纤溶酶抑制物 AP、α_1-AT、α_2-MG 等）。纤溶过程主要是指纤溶酶原在纤溶酶原激活物的作用下转化为纤溶酶（plasmin，PL），并降解纤维蛋白和其他蛋白质的过程。纤溶系统在清除血凝块和防止血栓形成中起重要作用。

纤溶过程是一系列蛋白酶催化的连锁反应过程，参与纤溶过程的酶在血液中通过相互激活或抑制，从而调节纤溶酶的形成，最终纤溶酶降解纤维蛋白（原）形成纤维蛋白（原）降解产物等，消除已形成的血栓，维持血液流动通畅。纤溶机制见图 3-19。

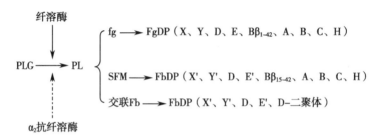

图 3-19　纤溶作用及纤维蛋白降解产物

──▶ 表示转变或激活作用；----▶ 表示抑制作用；Fb 纤维蛋白；PLG 纤溶酶原；PL 纤溶酶；fg 纤维蛋白原；SFM 可溶性纤维蛋白单体；FgDP 纤维蛋白原降解产物；FbDP 纤维蛋白降解产物

二、血管壁及内皮细胞的检验

血管壁尤其是血管内皮细胞能合成和分泌多种促凝物质（如血管性血友病因子、内皮素等）和抗凝物质（如 6- 酮 - 前列腺素 $F_{1\alpha}$、血浆凝血酶调节蛋白等），参与初期止血过程。血管壁检测常用的筛检试验是出血时间的测定；诊断试验包括血管性血友病因子抗原和活性的测定、血管内皮素测定、6- 酮 - 前列腺素 $F_{1\alpha}$ 测定和血浆凝血酶调节蛋白的测定。本节只介绍常用的筛检试验出血时间的测定。

出血时间（bleeding time，BT）是指特定条件下，皮肤小血管被刺破后，血液自行流出到自然停止所需要的时间。出血时间异常与血小板的数量和功能、血管壁的完整性以及某些凝血因子缺乏等有关。

【检测原理】

1. 出血时间测定器法（template bleeding time，TBT）　在上臂用血压计袖带施加固定压力，成人维持在 5.3kPa（40mmHg）、儿童维持在 2.6kPa（20mmHg），在肘窝下方 2~3cm 处消毒皮肤，用标准型号的出血时间测定器贴于消毒皮肤表面，按动按钮，刀片弹出并刺入皮肤，作一"标准"切口，待血液自然流出即启动秒表开始计时，每隔 30 秒用滤纸吸去切口流出的血液（注意避免滤纸接触皮肤），直至血流停止，停止计时，血液自然流出到自然停止所经历的时间，即为 TBT 测定的出血时间。

2. Ivy 法　原理及操作等与 TBT 法基本相同，先在上臂用血压计袖带施加压力后，用采血针刺破皮肤，观察血液自然流出到自然停止所经历的时间。

【参考区间】TBT 法:6.9 分钟 ± 2.1 分钟;Ivy 法:2~7 分钟。

【方法学评价】

1. TBT 法　是目前推荐的方法。皮肤切口的长度、宽度和深度固定，易于标准化，准确性、灵敏性和重复性较好。采用不同型号的测定器，作不同长度和深度的标准切口，适用于不同年龄段的患者。但操作烦琐、伤口大，患者不易接受、出血时间测定器价格较贵等原因，尚未广泛应用。

2. Ivy 法　为传统方法，该法切口的深度和长度难以标准化，准确度和重复性不如TBT 法。

【临床意义】

1. BT 延长见于

（1）血小板数量异常:如血小板减少症、原发性血小板增多症。

（2）血小板功能缺陷:如血小板无力症、巨大血小板综合征。

（3）血管性疾病:如血管性血友病、遗传性出血性毛细血管扩张症等。

（4）某些凝血因子缺乏:如低（无）纤维蛋白原血症和 DIC。

（5）纤溶亢进症。

2. BT 缩短　主要见于某些严重的血栓前状态和血栓性疾病:如心肌梗死、脑血管病变、妊娠高血压综合征、DIC 高凝期等。

三、血小板检验

血小板的检验包括血小板数量的检验（即血小板计数）和血小板质量的检验。血小板常用的筛检试验包括血小板计数、血块收缩试验（clot retraction test，CRT）、血小板黏附试验（platelet adhesion test，PadT）和血小板聚集试验（platelet aggregation test，PagT）。确证试验包括血小板相关免疫球蛋白（Palg）的测定、血浆血小板 p- 选择素（p-selectin）的测定、血浆 β-血小板球蛋白（β-thromboglobulin，β-TG）和血小板第 4 因子（P1atelet factor4，PF4）的测定。血块收缩试验与血小板的数量和质量均有关，也可反映其他凝血因子的量与功能以及纤溶功能。本节仅介绍血块收缩试验（血小板计数见本书第三章第一节）。

血块收缩试验（clot retraction test，CRT），是在体外观察血块形成、血块收缩所需的时间，血块收缩后状态或计算血块收缩率，以反映血块收缩能力的试验。测定方法有定性法和定量法，后者可分为全血定量法和血浆定量法。

1. 定性法

【检测原理】血液凝固过程中，释放出血小板退缩蛋白，使尚完整的血小板变形而伸出伪足，伪足附着在纤维蛋白网上，血小板收缩，纤维蛋白亦即收缩、拉紧，使有形成分包裹在纤维蛋白网内，挤出血清。将静脉血静置于 37℃ 水浴箱中温育，分别于温育 30 分钟、1 小时及 24 小时后观察血块收缩情况。

【结果】

（1）完全收缩:血块与试管壁完全分离，析出血清占全血量的 40%~50%。

（2）部分收缩：血块与试管壁部分粘连，析出血清量小于 50%。

（3）收缩不良：血块大部分与试管壁粘连，只有少量血清出现于管底或管壁。

（4）不退缩：血块保持原样，无血清析出。

血块收缩试验结果判断模式图见图 3-20。

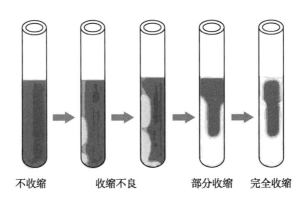

不收缩　　　收缩不良　　　部分收缩　完全收缩

图 3-20　血块收缩试验模式图

2. 全血定量法（Macfarlane 法）

【检测原理】同定性法。全血凝固后析出血清，计算血清析出量占原有血浆量的百分数即为血块的收缩率，以此反映血块收缩的能力。

3. 血浆定量法

【检测原理】在富含血小板的血浆中加入 Ca^{2+} 或凝血酶，使血浆凝固形成血浆凝块，由于血小板血栓收缩蛋白的作用，血浆凝块中的纤维蛋白网发生收缩，析出血清，计算析出血清的量占原血浆量的百分数为血块收缩率，以此反映血块收缩的能力。

【参考区间】定性法血块退缩时间：于凝固后 1/2~1 小时开始退缩，24 小时内退缩完全。

全血定量法：48%~60%。

血浆定量法：>40%。

【方法学评价】

（1）定性法：准确性差，只能粗略估计血小板收缩情况。

（2）全血定量法：本法较准确，但结果受红细胞数量及纤维蛋白原含量影响，特异性差。

（3）血浆定量法：本法排除了红细胞因素的影响，测定结果更为准确。

【临床意义】

1. 血块收缩不良或血块不收缩见于

（1）血小板功能异常：即血小板无力症。

（2）血小板数量减少：如特发性血小板减少性紫癜、血栓性血小板减少性紫癜，常见于血小板数量 <50×10^9/L 时。

（3）某些凝血因子缺乏：如低或无纤维蛋白原血症，凝血因子 Ⅱ、Ⅴ、Ⅶ、Ⅸ 等严重缺乏。

（4）原发性或继发性红细胞增多症：如真性红细胞增多症。

（5）纤溶亢进症。

（6）异常血浆蛋白血症：如多发性骨髓瘤、巨球蛋白血症等。

2. 血块过度收缩　见于先天性或获得性 ⅩⅢ 因子缺乏症、严重贫血等。

四、凝血因子检验

凝血因子的检验用于出血性疾病的诊断和血栓前状态的监测,筛检试验主要有反映内源性凝血系统有无异常的凝血时间测定(clotting time,CT)、活化部分凝血活酶时间(activated partial thromboplastin time,APTT)测定,反映外源性凝血系统有无异常的血浆凝血酶原时间(prothrombin time,PT)。确证试验包括简易凝血活酶生成试验(simple thromboplastin generation test,STGT)及纠正试验、血浆中凝血因子(Ⅲ及Ca^{2+}除外)含量及活性的测定、血浆凝血酶原片段1+2(Prothrombin fragment l+2,F1+2)的测定、血浆纤维蛋白肽A(fibrin peptide A,FPA)的测定、血栓前体蛋白及同型半胱氨酸等的测定。本节只介绍APTT和PT。

(一)APTT测定

在体外模拟体内内源性凝血的全部条件,测定血浆凝固所需的时间。反映内源性凝血因子、共同途径是否异常和血液中是否存在抗凝物质,APTT是常用且比较灵敏的内源性凝血系统的筛检指标。

【检测原理】在受检血浆中,加入足量的活化接触因子激活剂(如白陶土)激活凝血因子Ⅻ、Ⅺ,脑磷脂代替血小板第3因子,即满足内源性凝血的全部条件,测定加入Ca^{2+}后血浆开始凝固所需的时间,即为APTT。

【参考区间】25~35秒,超过正常对照值10秒为异常。但每个实验室必须建立相应的参考区间。

【方法学评价】APTT是检测内源性凝血因子是否缺乏的比较灵敏的试验,而且检测FⅧ、FⅨ的灵敏度比FⅪ、FⅫ和共同途径中凝血因子更高,能检出FⅧ:C小于25%的轻型血友病,故已替代试管法凝血时间(CT)。APTT测定手工法重复性差,但多次重复测定仍有相当程度的准确性,且操作简便,临床上仍在应用,并可用于仪器法校正。血凝仪法检测的准确性和灵敏度高于试管法,并且检测快速、简便,易于标准化。

【临床意义】

1. APTT延长见于

(1)较显著的因子Ⅷ、Ⅸ减低(如血友病甲、乙),因子Ⅺ缺乏症。

(2)严重的因子Ⅴ、因子Ⅹ、纤维蛋白原和凝血酶原缺乏(如肝病、新生儿出血症、口服抗凝剂、应用肝素以及低或无纤维蛋白原血症。

(3)血管性血友病。

(4)原发性或继发性纤溶活性增强。

(5)血液中抗凝物质增多,如存在抗凝血因子Ⅷ或因子Ⅸ抗体、狼疮抗凝物、华法林或肝素等。

2. APTT缩短见于

(1)血栓前状态:如DIC高凝期等。

(2)血栓性疾病:如心肌梗死、肺梗死、深静脉血栓形成、糖尿病血管病变、妊娠高血压综合征、肾病综合征、高血糖症及高脂血症等。

3. 监测肝素治疗　APTT对血浆肝素的浓度很敏感,是目前监测普通肝素抗凝治疗的首选指标。临床上,在应用中等剂量和大剂量肝素治疗期间必须作监测试验,一般使APTT维持在正常对照的1.5~2.5倍(75~100秒之间)。同时注意动态观察血小板数量,以血小板

计数小于 $50 \times 10^9/L$ 为停药的指征。以保证抗凝治疗的安全、有效。

（二）PT 测定（Quick 一步法）

在体外模拟体内外源性凝血的全部条件,测定血浆凝固所需的时间。PT 是常用的外源性凝血途径和共同凝血途径的筛检指标之一。

【检测原理】在受检血浆中,加入足够量的组织凝血活酶和适量的 Ca^{2+},即可满足外源凝血的全部条件,测定加入 Ca^{2+} 后血浆开始凝固所需的时间,即为血浆凝血酶原时间。

【结果】

（1）直接报告:待检者 PT:$\times \times . \times$ 秒;正常对照 PT:$\times \times . \times$ 秒。

（2）凝血酶原比值（prothrombin ratio,PTR）:PTR= 待检者 PT/ 正常对照 PT。

（3）国际标准化比值（international normalized ratio,INR）即 PTR^{ISI},ISI（international sensitivity index）为国际敏感度指数。

【参考区间】每个实验室必须建立相应的参考区间。

1. PT:成人 11~13 秒,超过正常对照值 3 秒为异常。

2. INR:因 ISI 不同而异。

3. PTR:成人 0.85~1.15。

【方法学评价】PT 检测分手工法和仪器法,检测原理均采用 1935 年 Quick 创建的一步凝固法。手工法虽重复性差,但多次重复测定仍有相当程度的准确性,且操作简便,临床上仍在应用,并可用于仪器法校正。血凝仪法,干扰因素少、操作过程实现了标准化,检查快速、简便。

【临床意义】

1. PT 延长见于

（1）先天性因子 Ⅱ、Ⅴ、Ⅶ、Ⅹ 减低及低（无）纤维蛋白原、异常纤维蛋白原血症。

（2）获得性凝血因子缺乏,如 DIC 晚期（PT 是 DIC 实验室筛检诊断标准之一）、严重肝病、阻塞性黄疸、维生素 K 缺乏等。

（3）血液循环中抗凝物质增多,如双香豆素、肝素等。

（4）原发性纤溶亢进。

2. PT 缩短 见于高凝状态（如 DIC 早期）、血栓前状态及血栓性疾病、口服避孕药等。

3. 口服抗凝药物的监测 INR 为目前推荐的监测口服抗凝药的首选指标。国内一般将口服抗凝药达到有效剂量时的 INR 值定为 2.0~3.0。

五、抗凝物质检验

抗凝物质分为生理性和病理性两类,其筛检试验包括凝血酶时间测定、血浆游离肝素时间（free heparin time）或甲苯胺蓝纠正试验及狼疮抗凝物质的检测。确证试验包括血浆抗凝血酶活性的测定和血浆凝血酶 - 抗凝血酶复合物（thrombin-antithrombin complex,TAT）的测定等。本节仅介绍血浆凝血酶时间的测定。

血浆凝血酶时间（thrombin time,TT）是反映血浆中纤维蛋白原转变为纤维蛋白的筛检指标之一。TT 延长主要反映 Fg 浓度减少或功能异常以及血液中存在相关的抗凝物质（肝素、类肝素等）或纤溶亢进。

【检测原理】37℃条件下,在待检血浆中加入标准化凝血酶溶液后,直接将血浆纤维蛋白原转变为纤维蛋白,使乏血小板血浆凝固,测定其凝固所需的时间即为血浆凝血酶时间。

【参考区间】16~18 秒,超过正常对照值 3 秒为异常。

由于试剂中凝血酶浓度不同,其检测结果存在差异。因此,每个实验室必须建立相应的参考区间。

【方法学评价】手工法重复性差、耗时,但多次重复测定仍有相当程度的准确性,且操作简便,临床上仍在应用,并可用于仪器法校正。血凝仪法,干扰因素少,操作过程实现了标准化,检查快速、简便。用 TT 检测来了解凝血作用有时也会出现误差,除纤维蛋白原含量低可造成 TT 时间延长外,过高纤维蛋白原,因其抑制纤维蛋白单体交联也会使 TT 延长。

【临床意义】

1. TT 延长见于

(1) 低(无)纤维蛋白原血症、遗传性或获得性异常纤维蛋白原血症。

(2) 血中存在肝素或类肝素物质(如肝素治疗、SLE 和肝脏疾病等)。类肝素增多,可加做 TT 纠正试验,若延长的 TT 能被甲苯胺蓝纠正,则提示有类肝素物质存在。

2. TT 可作为链激酶、尿激酶溶栓治疗的监测指标,TT 对肝素、水蛭素(hirudin)非常敏感,也是肝素、水蛭素等抗凝治疗的监测指标。一般认为,当患者的 TT 为正常对照的 1.5~2.5 倍时,溶栓治疗安全有效。

六、纤溶活性检验

纤溶活性检验的筛检试验包括纤维蛋白原定量测定、血浆纤维蛋白(原)降解产物测定以及优球蛋白溶解时间(euglobulin lysis time,ELT)等的测定。确证试验包括血浆 D-二聚体测定、血浆硫酸鱼精蛋白副凝固试验(plasma protamine paracoagulation test,3P 试验)、血浆纤溶酶原活性测定、血浆纤维蛋白肽 Bβ_{1-42} 和 Bβ_{15-42}(fibrin peptide Bβ_{1-42} and Bβ_{15-42})等的测定。本节介绍纤维蛋白原定量测定、血浆纤维蛋白(原)降解产物测定及 D-二聚体的测定。

(一)血浆纤维蛋白原定量测定

纤维蛋白原(Fg)由肝脏合成,是血浆浓度最高的凝血因子。纤维蛋白原浓度或功能异常均可导致凝血障碍。因此,纤维蛋白原是出血性疾病与血栓性疾病诊治中常用的筛检指标之一。纤维蛋白原检测方法有多种,包括凝血酶凝固时间法(Clauss 法)、双缩脲比色法、比浊法、PT 衍生纤维蛋白原测定法、RAI 法和 ELISA 法等。有的准确性较差,已趋向淘汰。目前常用的方法有 Clauss 法、PT 衍生法等。

【检测原理】

1. 凝血酶凝固时间法(Clauss 法)在受检血浆中加入凝血酶,使血浆中的纤维蛋白原转变为纤维蛋白,血浆中纤维蛋白原的含量与血浆凝固的时间呈负相关。被检血浆的纤维蛋白原实际含量可从国际标准品纤维蛋白原参比血浆测定的标准曲线中获得。

2. 酶联免疫法 用抗纤维蛋白原的单克隆抗体、酶联辣根过氧化酶抗体显色、酶联免疫检测仪检测血浆中的纤维蛋白原含量。

3. PT 衍生纤维蛋白原法 在血凝仪测定 PT 时,记录血浆开始凝固时的光密度值 S_1 和血浆完全凝固时的光密度值 S_2,计算此过程光密度的变化值 $\Delta S(\Delta S=S_2-S_1)$,$\Delta S$ 与血浆中纤维蛋白原含量成正比,从制作的纤维蛋白原含量对 ΔS 的标准曲线中查获待测血浆的纤维蛋白原含量。

【参考区间】成人:2.00~4.00g/L;新生儿:1.25~3.00g/L。

【方法学评价】

1. Clauss 法（凝血酶法）

（1）是检测纤维蛋白原含量最常用的方法，操作简单，结果可靠，敏感性和特异性较高，是目前推荐使用的测定方法。仪器法精密度比手工法高，但当通过血凝仪检测 PT 方法来换算纤维蛋白原浓度时，如结果可疑，则应采用 Clauss 法复核确定。

（2）本方法检测需要纤维蛋白的结构正常，且有一定的含量，对低（无）纤维蛋白原血症和异常纤维蛋白原血症患者应用 ELISA 或 RAI 等免疫学方法测定。

2. 免疫学法 操作简便，但特异性不高，所测的不仅有凝固功能的纤维蛋白原，还包括部分 FDP、其他蛋白以及异常纤维蛋白原，与生理性纤维蛋白原活性不一定呈平行关系。

3. PT 衍生纤维蛋白原测定法 该法测定纤维蛋白原的线性范围较窄，故当血浆纤维蛋白原含量过高时需要稀释血浆，尤其是纤维蛋白原的含量过低时结果往往偏高，需要采用 Clauss 等检测方法复核。

【临床意义】纤维蛋白原是一种急性时相反应蛋白，在急慢性炎症和组织损伤坏死时可增高。纤维蛋白原水平增高是冠状动脉粥样硬化心脏病和脑血管病发病的独立危险因素之一。临床上纤维蛋白原含量测定主要用于出血性疾病或血栓性疾病的诊断以及溶栓治疗的监测。

1. 增高见于

（1）炎症及组织损伤，如急性心肌梗死、肺炎、肝炎、胆囊炎、风湿性关节炎、大手术、放射治疗、烧伤等。

（2）血栓前状态、糖尿病、恶性肿瘤等。

（3）月经期、妊娠期也可增高。

2. 减低见于

（1）DIC 晚期、肝硬化、无纤维蛋白原血症或异常纤维蛋白原血症、原发性纤溶。

（2）某些药物，如雄激素、鱼油、纤溶酶原激活、高浓度肝素等。

3. 溶栓治疗监测 溶栓治疗（如用 UK、t-PA）及蛇毒治疗（如用抗栓酶、去纤酶）的监测。

（二）血浆纤维蛋白（原）降解产物测定

纤维蛋白原、可溶性纤维蛋白单体、纤维蛋白多聚体和交联纤维蛋白均可被纤溶酶降解，生成纤维蛋白（原）降解产物（FDP）。血液 FDP 浓度增高是体内纤溶亢进的标志，但不能鉴别原发性纤溶亢进与继发性纤溶亢进。

测定方法有胶乳凝集法、酶联免疫吸附法和仪器法（免疫比浊法），下面介绍胶乳凝集法。

【检测原理】将 FDP 抗体包被于胶乳颗粒上，可与受检者血浆中的 FDP 发生抗原抗体反应，导致乳胶颗粒凝集。血浆中 FDP 浓度达到或超过 5mg/L 时，出现肉眼可见的凝集反应。根据待检血浆的稀释度可计算出血浆中 FDP 含量。

【参考区间】胶乳凝集法：阴性（<5mg/L）；酶联免疫吸附法（ELISA）：<10mg/L；仪器法（免疫比浊法）：<5mg/L。

【方法学评价】

1. 胶乳凝集法操作简单，是目前测定 FDP 常用的方法。

2. 酶联免疫吸附法特异性高，可定量测定，但操作较复杂，影响因素较多。

3. 仪器法（免疫比浊法）操作简单、快速，结果准确，且易于质量控制，但成本较高。

【临床意义】FDP 阳性或 FDP 浓度增高见于原发性纤溶亢进，或继发性纤溶亢进，如

DIC、肺栓塞、深静脉血栓形成、恶性肿瘤、肝脏疾病、器官移植排斥反应和溶栓治疗等。

（三）血浆 D- 二聚体测定

D- 二聚体（D-dimer，D-D）是交联纤维蛋白在纤溶酶作用下的降解产物之一。继发性纤溶中纤溶酶的主要作用底物是纤维蛋白，生成特异性纤维蛋白降解产物 D-D，所以 D-D 是继发性纤溶特有的代谢产物，对继发性纤溶的诊断具有特异性。下面介绍胶乳凝集法。

【检测原理】将抗 D-D 单克隆抗体包被于胶乳颗粒上，可与受检者血浆中的 D-D 发生抗原抗体反应，导致乳胶颗粒凝集，且凝集的强度与血浆 D-D 的含量成正比。

【参考区间】胶乳凝集法：阴性（<250μg/L）；ELISA 法：<400μg/L；仪器法（免疫比浊法）：<400μg/L。

【方法学评价】

1. 胶乳凝集法操作简便、快速，是一种较理想的筛检试验，但有一定的假阴性率，必要时可采用灵敏度更高的酶联免疫吸附法和仪器法。

2. ELISA 法特异性高，可定量测定，但操作较复杂，影响因素较多。

3. 仪器法（免疫比浊法）操作简单、可快速定量测定，结果准确，且易于质量控制，但成本较高。

【临床意义】健康人血液 D-D 浓度很低，在血栓形成与继发性纤溶时 D-D 浓度显著增高。因此，D-D 是 DIC 实验诊断中特异性较强的指标，并在排除血栓形成中有重要价值。

1. 阳性见于

（1）继发性纤溶亢进症，如 DIC。

（2）血栓性疾病，如脑栓塞、深静脉血栓、肺栓塞、动脉血栓栓塞等，是体内血栓形成的指标。

（3）其他疾病，如肝硬化、恶性肿瘤、妊娠（尤其产后）、手术等。

2. 原发性与继发性纤溶亢进症鉴别指标　继发性纤溶亢进 D-D 浓度增高，而在原发性纤溶亢进早期 D-D 浓度正常，可作为两者的鉴别指标之一。D-D 阳性可作为继发性纤溶如 DIC 或其他血栓性疾病诊断的依据，其灵敏度达 90%~95%。特异性仅为 30%~40%，但阴性预测值可达 95% 以上，因此，D-D 阴性基本可排除血栓形成。

3. 溶栓治疗的监测　使用尿激酶治疗时，D-D 含量增高，用药后 6 小时最高，24 小时后恢复至用药前水平。

七、血栓与止血检验的临床应用

1. 止血缺陷筛检。

2. 手术前止凝血功能筛检。

3. DIC 实验诊断。

4. 监测抗凝与溶栓治疗。

（李　萍）

本 章 小 结

血液一般检验是指血液检验项目中最基础、最常用的检验。血液细胞计数方法有显微镜计数法及血液分析仪法。血红蛋白测定参考方法使用 ICSH 推荐 HiCN 测定法。红细胞形态与血红蛋白浓度、红细胞计数及其他参数相结合对贫血的诊断和鉴别诊断有很重要的临床价值。HCT 的高低主要与红细胞数量及大小有关，微量法被 WHO 推荐为常规方法。机体发生感染、炎症等疾病时都可引起白细胞总数的变化，白细胞的形态也会发生变化，因此外周血白细胞数量、形态学检查具有重要意义。白细胞分类计数方法包括显微镜法和血液分析仪法，目前仪器法只能用于健康筛检，而不能完全代替显微镜法对异常白细胞进行鉴别和分类。中性粒细胞形态变化主要有核象变化、毒性变化及出现棒状小体等，淋巴细胞异常形态主要有异型淋巴细胞、卫星核淋巴细胞等。Ret 计数有显微镜计数法及血液分析仪法，目前临床多使用血液分析仪法，Ret 是反映骨髓红系造血状态的灵敏指标。血沉是一项常规筛检试验，ICSH 及全国临床检验方法学学术会议推荐魏氏法为参考方法。血小板计数是止凝血检查中最基本、最常用的筛选试验之一。血小板计数的影响因素较多，计数误差较大，其质量控制的原则是避免血小板的激活和破坏，避免杂物污染。在了解血小板数量的同时，通过显微镜观察血小板形态、聚集性和分布情况，也对血小板相关疾病的诊断和分析具有重要意义。

　　骨髓细胞形态学检验是血液病诊断中重要的实验室检查项目，细胞化学染色是血液病检验和诊断最基本、最常用的技术，正常血细胞形态学是骨髓细胞形态学检验的基础。骨髓中正常血细胞发育过程具有一般规律。骨髓细胞形态学、血细胞化学染色检查是诊断血液系统疾病最重要的实验室检查项目。血栓与止血检验按照其正常的止凝血机制可分为血管壁及内皮细胞的检验、血小板检验、凝血因子检验、抗凝物质检验及纤溶活性的检验。主要应用于止血功能缺陷的筛检（包括一期止血缺陷和二期止血缺陷筛检）、纤溶亢进性出血筛检、手术前止凝血功能筛检、DIC 的实验诊断以及抗凝与溶栓治疗的监测。

第四章　血型鉴定与输血检验

人类血型系统极为复杂,由红细胞、白细胞和血小板等不同的血型系统抗原、抗体组成,其中人类红细胞血型系统最为复杂,由 30 多种血型系统、400 多种抗原组成,临床红细胞血型系统产生的免疫学反应最为常见。由于多次输血或反复妊娠,血型抗原可以刺激机体免疫产生抗体,产生多种输血不良反应,如发热反应、过敏反应、输血相关移植物抗宿主病、输血相关性急性肺损伤、输血后紫癜、急/慢性溶血反应和血小板输注无效等。输血也可以发生一些非免疫性反应,如输血相关传染病、循环超负荷等。输血已成为临床必不可少的治疗手段,为保证临床输血安全、合理、有效,血液制品的采集、制备和保存均通过严格的质量监控,输血前必须开展红细胞 ABO、Rh 血型鉴定,交叉配血试验,以及患者血清不规则抗体的筛选和鉴定,提供合格的配合性血液输注给患者。本章重点介绍红细胞血型系统的抗原、抗体分类,以及红细胞血型系统免疫产生的不良反应。

第一节　红细胞血型系统

目前已经发现的人类红细胞血型系统有 ABO、Rh、MNS、P、Kell、Lewis、Duffy、Kidd、Diego 等,其中以 ABO 和 Rh 血型系统最为重要,与临床输血关系最为密切。红细胞血型的发现开创了人类免疫遗传学、免疫血液学等新兴学科,对临床分析血型遗传和避免溶血性输血反应具有非常重要的意义。

一、红细胞血型分类和命名

依据人类红细胞表面是否存在某些可遗传的抗原物质,如蛋白质、糖类、糖蛋白或者糖脂,对红细胞血型进行分类和命名。

(一)红细胞血型分类

20 世纪 80 年代,国际输血协会(International Society of Blood Transfusion,ISBT)红细胞表面抗原命名专业组根据红细胞血型抗原的生化特性、遗传学特性、血清学表现等特点,统一并规范了红细胞血型分类,将人类红细胞血型分为血型系统、血型集合、高频抗原组和低频抗原组。血型系统由一个或数个基因所编码的数个相关联抗原组成;血型集合是在血清学、生物化学、遗传学特征方面有相关性,但达不到血型系统命名标准且与血型系统无关的血型抗原;对一些不能归类于任何一个血型系统,也不能归类到任何血型集合的血型抗原,则按其在人群中的分布频率归类为高频抗原(人群中抗原发生频率超过 99%)和低频抗原(人群中抗原发生频率小于 1%)。临床常见的红细胞血型系统见表 4-1。

表 4-1 常见的红细胞血型系统

血型系统命名			抗原数量	主要抗原	染色体位置	基因名称
传统	ISBT	数字				
ABO	ABO	001	4	A、B、AB、H	9q34.2	ABO
MNS	MNS	002	46	M、N、S、s、U	4q31.21	GYPA、GYPB、GYPE
P	P1	003	1	P_1	22q13.2	A4GALT
Rh	RH	004	50	D、C、E、c、e	1p36.11	RHD、RHCE
Lutheran	LU	005	18	Lu^a、Lu^b	19q13.32	LU
Kell	KEL	006	31	K、k	7q34	KEL
Lewis	LE	007	6	Le^a、Le^b	19p13.3	FUT3
Duffy	FY	008	6	Fy^a、Fy^b	1q23.2	DARC
Kidd	JK	009	3	Jk^a、Jk^b、Jk3	18q12.3	SLC14A1
Diego	DI	010	21	Di^a、Di^b	17q21.31	SLC4A1

(二)红细胞血型命名

1. 传统命名方式

(1) 大写英语字母:ABO 血型系统的 A、B、AB、H 抗原,MNS 血型系统的 M、N、S 抗原。

(2) 大、小写字母混合:Lewis 血型系统的 Le^a、Le^b 抗原,Kidd 血型系统的 JK^a、JK^b 抗原。

(3) 字母和数字:Duffy 系统的 Fy3、Fy5。

2. ISBT 命名和记述方法

(1) 6 位数字:前 3 位数字表示某一血型系统,后 3 位数字表示该血型抗原特异性,如 001001 表示 ABO 血型系统 A 抗原,004001 表示 Rh 系统 D 抗原。

(2) 字母和数字:血型系统符号用 2~4 个大写字母表示,血型抗原用字母加数字表示。多数数字为三位,太长使用不方便,省去百位和(或)十位无意义的"0"数字,如 RH1 表示 Rh 血型系统 D 抗原,KEL1 表示 Kell 血型系统 K 抗原。

二、红细胞血型系统的抗原和抗体

(一)红细胞血型抗原

人红细胞血型抗原为一组表达在红细胞表面呈立体排列的化学基团。根据红细胞抗原生物化学性质的不同,将其分为两类:糖分子和多肽分子。ABO、H、Lewis、P、I 等红细胞血型系统表达糖分子抗原,这些多糖抗原除表达在红细胞表面,也广泛分布于人体除中枢神经细胞外的各种组织细胞以及体液、分泌液中。Rh、Kell、Kidd、Duffy 等红细胞血型系统表达多肽抗原,绝大多数只分布于人体红细胞或其他血细胞膜上。人出生时,抗原决定簇为多肽的红细胞血型抗原已发育成熟,而抗原决定簇为糖分子的血型抗原则在出生后逐渐发育成熟。

(二)红细胞血型抗体

按免疫球蛋白生物化学特性分类,抗体可分为五类,即 IgG、IgM、IgA、IgD 和 IgE,其中与临床输血和新生儿溶血病最为关联的红细胞血型抗体为 IgG 和 IgM 抗体。根据抗体产生的原因及其实验检测结果的不同,可将红细胞血型抗体进行不同分类。

1. 天然抗体与免疫抗体　凡是机体未出现明显的免疫学反应,血清中却存在缺乏相应抗原的抗体,这种抗体称为"天然抗体",如 ABO 血型系统抗体,以 IgM 抗体为主,其产生可能与环境中广泛存在的多种微生物、花粉、粉尘等有关,这些物质与某些血型抗原具有相似的抗原结构,隐性刺激机体产生了抗体。机体经输血、妊娠等特定抗原免疫后产生的抗体,称为免疫性抗体,多为 IgG 抗体,常发生于 Rh、MNS、Kell、Duffy、Kidd 等血型系统中。两种抗体的主要区别见表 4-2。

表 4-2　天然抗体和免疫性抗体的差异

特性	天然抗体(IgM)	免疫性抗体(IgG)
存在的主要血型系统	ABO	Rh、MNS、Kell、Kidd 等
可察觉的抗原刺激	无	有(妊娠、输血)
相对分子质量	90 万(五聚体)	15 万(单体)
亚类	/	$IgG_1 \sim IgG_4$
通过胎盘	不能	能
耐热(70℃)	不稳定	稳定
被血型物质中和	能	不能
被 2-Me 或 DDT 破坏	能	不能
与红细胞反应最佳温度	4~25℃	37℃
在不同介质中与红细胞的反应情况	盐水介质中与相应红细胞发生肉眼可见的凝集反应	盐水介质中致敏红细胞,但不发生凝集反应;在酶、抗球蛋白等介质中出现肉眼可见的凝集反应

2. 完全抗体与不完全抗体　完全抗体为在盐水介质中与红细胞结合后,可以出现凝集、沉淀、补体结合等可见的反应,多为 IgM 抗体。不完全抗体为盐水介质中只能使红细胞致敏不能使红细胞凝集,多为 IgG 抗体。

3. 规则抗体和不规则抗体　红细胞表面存在某种抗原,血清中规律性地出现缺乏对应抗原的抗体,符合 Landsteiner 规则,称为规则抗体,如 ABO 血型系统的抗 A 和抗 B 抗体。不规则抗体,又称意外抗体,为 ABO 血型系统以外的抗体,多由输血、妊娠等同种免疫刺激产生,其产生不符合 Landsteiner 规则。

4. 同种抗体和自身抗体　同种抗体为同种属动物之间抗原相互刺激产生的抗体,如人类不同个体之间输血反应产生的抗体。自身抗体为针对自身抗原产生的抗体,可引起自身免疫性疾病。

三、ABO 血型系统

1900 年,Karl Landsteiner(卡尔·兰德斯坦纳)通过他本人及其同事血清与红细胞相互混合,发现了 ABO 血型。数年后,Landsteiner 教授又发现了其他红细胞血型系统,如 Rh、

MNS 等,并于 1930 年获得了诺贝尔生理学或医学奖。ABO 血型系统是人类血型系统中抗原免疫原性最强的一个血型系统,发现最早,应用最为广泛,与人类输血、新生儿溶血病及器官移植关系最为密切。

(一) ABO 血型抗原

根据红细胞上是否存在 A 和(或)B 抗原,将 ABO 血型分为 A、B、O、AB 四种血型。ABO 血型抗原、抗体及基因型见表 4-3。

表 4-3　ABO 血型系统(基因型和表型)

血型(表型)	红细胞抗原	血清中的抗体	基因型
A	A	抗 B	*AA* 或 *AO*
B	B	抗 A	*BB* 或 *BO*
AB	AB	–	*AB*
O	H	抗 A、抗 B 和(或)抗 AB	*OO*

"–"表示无抗体

1. **ABO 基因的遗传**　ABO 血型基因位于 9q34.2 上,遗传基因座位上有 A、B、O 三个等位基因,A 和 B 基因对于 O 基因为显性基因,O 基因为隐性基因。子代从父母双方各遗传获得一个单倍体,故可从父母的血型推测子代血型,有助于亲子鉴定。ABO 血型系统有 6 种基因型,4 种表现型,见表 4-3。

2. **ABO 抗原的生化合成**　ABO 血型系统抗原为糖分子,其抗原不是基因的直接产物,ABO 血型基因间接控制着 A、B、H 抗原的形成。红细胞膜上含有寡聚糖链,H 基因编码的岩藻糖转移酶转移 L- 岩藻糖到红细胞表面,与寡聚糖链上的 D- 半乳糖连接,形成 H 抗原。H 抗原为 A、B 抗原的前身物质。A 基因编码 A 酶(N- 乙酰半乳糖胺基转移酶),B 基因编码 B 酶(半乳糖基转移酶),分别转移 N- 乙酰半乳糖胺和 D- 半乳糖连接到 H 抗原的 D- 半乳糖结构上,形成 A 抗原和 B 抗原。O 基因为无效基因,不能产生转移酶,O 型红细胞表面有 H 抗原。ABO 抗原的生化合成见图 4-1。

3. **抗原的产生及存在部位**　ABH 抗原的产生可早至 37 天的胎儿,5~6 周胎儿红细胞上就可检出 ABH 抗原,但到出生时仍未发育完全,抗原性仅为成人的 20%,以后随着年龄的增长逐渐加强,至 20 岁左右时达到高峰,老年时抗原性有所下降。人体 ABH 抗原除存在于红细胞膜上,还广泛存在于其他组织细胞表面和体液、分泌液中,以唾液中含量最丰富,但是不存于脑脊液中。凡体液中存在这些可溶性抗原(血型物质)者称为分泌型,相反为非分泌型。

(二) ABO 血型抗体

ABO 血型系统抗体存在于缺乏相应抗原的血清、体液及分泌物中,多为 IgM 天然抗体,在 ABO 血型不合妊娠或输血进程中可产生 IgG 免疫抗体。

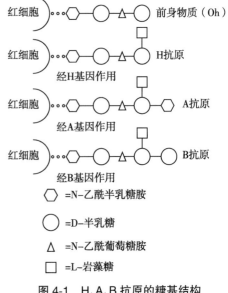

图 4-1　H、A、B 抗原的糖基结构

人出生前尚未产生抗体,ABO 血型系统抗体一般在出生后 3~6 个月开始出现,5~6 岁时达高峰,但成人后随年龄增长抗体效价逐渐降低。新生儿血清中可检测到来自母体的 IgG 抗体,偶有胎儿自身产生的 IgM 抗体。新生儿由于 ABO 血型抗原弱,抗体效价低,容易误定血型。

(三) ABO 亚型

ABO 血型系统中常见的亚型为 A 亚型,主要有 A_1 和 A_2,约占 A 型人的 99.99%,除此之外,还有 A_3、A_{el}、A_x 及 A_m 等亚型,但因抗原性较弱,容易错误定型。B 亚型较为少见。

1. A_1 和 A_2 亚型 A_1 亚型红细胞上具有 A_1 和 A 抗原,其血清中含有抗 B 抗体;A_2 亚型红细胞上只有 A 抗原,其血清中含有抗 B、抗 A_1 抗体。

2. 其他 A、B 亚型 红细胞抗原数量明显减少,红细胞与抗 A、抗 B 反应后表现为弱凝集或者不凝集,可与抗 AB 有不同程度凝集,与抗 H 反应较强,某些人血清中有抗 A_1 抗体(表 4-4)。

表 4-4 ABO 亚型的血清学反应鉴定表

红细胞表型	红细胞与已知抗体反应					血清与试剂红细胞反应				唾液分泌型
	抗 A	抗 B	抗 AB	抗 H	抗 A_1	A_1c	A_2c	Bc	Oc	
A_1	4+	–	4+	–	4+	–	–	4+	–	A/H
A_2	4+	–	4+	3+	–	2+	–	4+	–	A/H
A_3	2+mf	–	2+mf	3+	–	+	–	4+	–	A/H
A_m	–/±	–	–/±	4+	–	–	–	4+	–	A/H
A_x	–/±	–	+/2+	4+	–	2+	–/2+	4+	–	H
B	–	4+	4+	–	–	3+	4+	–	–	B/H
B_3	–	+mf	2+mf	4+	–	4+	4+	–	–	B/H
B_m	–	–	–/±	4+	–	4+	4+	–	–	B/H
B_x	–	–/±	–/2+	4+	–	4+	4+	–	–	H

3. ABO 亚型的临床意义 检查 ABO 亚型的目的是为了防止误定血型。临床容易将 ABO 亚型误定为 O 型,如果将其作为受血者输入 O 型血液,不会有太大问题,但是如果将其作为供血者输血给 O 型患者,可以引起急性血管内溶血性输血反应。

四、Rh 血型系统

1940 年,Landsteiner 和 Wiener 使用恒河猴(Rhesus monkey)的红细胞免疫家兔,获取的抗血清可与 85% 的白种人红细胞发生凝集反应,故此取 Rhesus 的前两字母"Rh"进行此种血型系统命名,并一直沿用至今。

(一) Rh 血型系统基因和命名

Rh 血型系统命名较为复杂,主要有 Fisher-Race 命名法、Winer 命名法和数字命名法,其中 Fisher-Race 命名法,又称 CDE 命名法,使用已知的 Rh 抗体(抗 C、抗 c、抗 D、抗 E、抗 e)

检测红细胞上的抗原,临床上最为常用。

Rh基因位于第1号染色体,由2个紧密连锁的 *RHD* 及 *RHCE* 基因构成,3对等位基因(D与d;C与c;E与e)组成8种单倍体(CDE、CDe、cDE、Cde、cDe、cdE、CdE、cde),可以形成36种遗传型。

(二)Rh血型系统抗原

Rh血型系统抗原仅存在于细胞表面,不表达在体液中。到目前为止,已经发现50多种Rh抗原,但与临床关系最为密切的只有D、C、c、E、e抗原,抗原性强弱依次为D、E、c、C、e,D抗原性最强,仅次于A及B抗原。理论上讲,Rh血型应有d抗原,但目前尚未发现抗d抗体,故也未发现d抗原。临床上习惯将红细胞上含D抗原称Rh阳性;红细胞上不含D抗原称Rh阴性。除正常D抗原外,Rh血型还存在一些D亚型,如D^u,是一种弱D抗原,D抗原的变异体,红细胞上表达抗原数量较少,抗原性较正常D红细胞明显减弱,应使用不同厂家或批号的试剂加以证实。D^u型因其含有D抗原,作为供血者应视之为Rh阳性,作为受血者应视之为Rh阴性。另外,缺失型"-D-"只有D抗原,D抗原性很强,在生理盐水中就能与IgG抗D发生凝集反应。

(三)Rh血型系统抗体

Rh血型偶见天然抗体抗E、抗C^w,绝大多数抗体是通过Rh血型不合输血或妊娠产生的IgG类免疫性抗体,但在免疫应答早期可有部分IgM抗体。Rh血型系统抗体可单独出现,也可混合存在,或者以复合抗体形式出现,如抗D、抗E、抗C、抗c、抗e、抗DC、抗Ce、抗cE等。约70%的Rh阴性受血者接受Rh阳性血液后可以产生抗体。含有Rh抗体的受血者或孕妇,当再次接触相应抗原时,可引起严重的输血反应或新生儿溶血病。

五、红细胞其他血型系统

红细胞血型系统有30多种,除ABO及Rh两个临床极为重要的血型系统外,MNS、Kell、Duffy、Kidd等血型系统抗原抗体在临床发生输血不良反应和新生儿溶血病也逐渐增多。

1. MNS血型系统 1927年Landsteiner和Levine等首次发现了M和N抗原,随后Race等又发现了与MN密切相关的S和s抗原。MNS是继ABO血型之后的第二个被发现的红细胞血型系统。*GYPA* 和 *GYPB* 两个紧密连锁的基因分别编码血型糖蛋白A(GPA)和血型糖蛋白B(GPB),GPA分子上携带有MN抗原,GPB分子上携带有Ss抗原和少量的N抗原,故此归类为MNS血型系统。抗M、抗N、抗S、抗s等是MNS血型系统中较为常见的抗体,抗M抗体以IgM为主,少部分是IgG;抗N、抗S、抗s多为IgG,通常是输血后免疫反应产生,偶尔可引起明显的溶血性输血反应和新生儿溶血病。由于蛋白水解酶可以破坏MNS血型系统抗原,故不宜采用酶介质法进行检测。

2. P血型系统 第三个被发现的红细胞血型系统,含有P_1抗原的红细胞为P_1型,不含有P_1抗原的红细胞为P_2型。P_1抗原儿童期较弱,7岁后才能发育完全。P系统不包括P、P^k和LKE,但由于P_1、P、P^k等在血型血清学和生物化学方面存在着关联性,仍统称为P血型。抗P_1、抗P^k、抗PP_1P^k(抗Tj^a)和抗P抗体是P血型系统中的抗体,多数P_2型个体血清中存在IgM抗P_1,是一种冷凝集素,效价较低,一般不引起新生儿溶血病及溶血性输血反应。

3. Kell血型系统 1946年Coombs发现了Kell血型系统,主要抗原为K和k。在我国汉族人口中,k抗原100%为阳性,K抗原100%为阴性;而欧美国家约9%的人群K抗原为阳性,故中国人群中免疫产生的抗 K 抗体的几率几乎为零,而欧美国家极易出现免疫产生抗 K 抗体,多为 IgG 抗体,可引起新生儿溶血病及溶血性输血反应。

4. Duffy 血型系统 该系统有两个主要抗原为 Fy^a、Fy^b,通过输血或者妊娠免疫产生 IgG 抗体,如抗 Fy^a、抗 Fy^b 和抗 Fy3,由于蛋白水解酶可破坏 Fy 抗原,故不能用酶处理的红细胞检测 Duffy 血型抗体。由于人类红细胞膜 FY 糖蛋白是间日疟原虫的受体,非洲西部大部分人的红细胞为 Fy(a-b-) 型,故此人群不易患疟疾,但易免疫刺激产生抗 Fy3 抗体。

5. Kidd 血型系统 血型抗原为 Jk^a、Jk^b 和 Jk3,可表达在红细胞、中性粒细胞和肾脏细胞上,未发现可溶性抗原。Kidd 血型系统可免疫产生 IgG 抗 Jk^a 和抗 Jk^b 抗体,引起溶血性输血反应和中等程度的新生儿溶血病。

第二节 红细胞血型的相关检验

临床输血科的主要任务是向临床提供安全、合理、有效的血液或血液制品,以满足临床需要。血型血清学检验,如红细胞 ABO、Rh 血型鉴定和交叉配血试验等,是输血前检查的必要内容,也是临床输血安全的重要保证。输血前免疫血液学相关检查的内容包括:了解患者的病史,核对和处理标本,供受双方 ABO、Rh 血型鉴定,患者血清不规则抗体的筛选和鉴定,交叉配血试验(或血小板抗体检查与配合试验),发送交叉配血报告和血液至临床。具体流程如下:

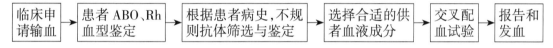

一、标本的处理

采集受检者不抗凝或 EDTA-K_2 抗凝的静脉血,姓名、性别、年龄、科别、床号、住院号及标签标识唯一,标本新鲜无溶血,及时送检,防止细菌污染。

1. 红细胞标本 红细胞经生理盐水洗涤后,配制成不同浓度的红细胞悬液,限当天使用。2%~5% 的红细胞悬液一般用于血型鉴定、交叉配血试验和抗体效价测定,10% 的红细胞悬液用于抗体亲和力测定。

2. 血清或血浆标本 用于 ABO 血型反定型、抗体效价测定、意外抗体筛选与鉴定等。标本 -20℃可长期保存,稀释后限当天使用。

3. 交叉配血标本 3 天内的新鲜标本,交叉配血后的供、受血者标本要在 4℃存放 1 周,备输血不良反应复查和原因分析。

二、ABO、Rh 血型鉴定

(一) ABO 血型鉴定

1. 原理 根据红细胞凝集试验的原理,通过正定型(direct typing)与反定型(indirect typing)进行 ABO 血型鉴定。正定型是用已知特异性抗体(标准血清)检查受检者红细胞上的未知抗原;反定型是使用已知血型的标准红细胞检查受检者血清中的未知抗体(表 4-5)。

表 4-5 ABO 血型正、反血型鉴定的结果判断标准

正定型		反定型			结果
抗 A	抗 B	A 细胞	B 细胞	O 细胞	
+	−	−	+	−	A
−	+	+	−	−	B
+	+	−	−	−	AB
−	−	+	+	−	O

2. ABO 正反定型结果不一致的原因分析及处理　器材、试剂、标本问题,以及红细胞亚型和人为差错事故等均可导致正反定型结果不一致。正反定型结果不相符需要查明原因,使用质量合格的试剂和标本,严格执行操作规程重新操作。造成正反定型结果不一致的原因如下:

(1) 器材:不清洁、不干燥易产生假阳性结果。

(2) 试剂问题:试剂质量性能差,如试剂失效或被污染,标准血清效价、特异性和亲和力达不到要求,标准红细胞抗原丢失等。

(3) 标本问题:①红细胞因素,如新生儿、老年人或白血病等恶性肿瘤患者红细胞抗原减弱,ABO 亚型抗原减弱,红细胞多凝集现象,异形红细胞,以及近期输血出现的嵌合体血型;②血清因素,如新生儿、老年人抗体较弱,丙种球蛋白缺乏症患者血清抗体缺乏,源于母体的获得性抗体,高效价的冷抗体,异常血浆蛋白增高(高纤维蛋白原血症、多发性骨髓瘤患者),自身抗体和意外抗体的出现,以及血液中含有低分子右旋糖酐、聚乙烯吡咯烷酮药物等。

(4) 人为差错或技术失误:标本"张冠李戴",漏加或错加试剂和标本,细胞与血清反应比例不合适、离心过度或不足,忽视溶血现象,结果判断、记录或书写错误等。

3. ABO 血型正反定型的意义　ABO 血型鉴定是临床输血治疗和组织器官移植前的必要步骤,也是孕妇围生期保健和新生儿溶血病的检验内容。ABO 血型反定型可以验证正定型的结果,防止亚型中的弱抗原漏检、误报,避免临床输血不良反应的发生。

(二) Rh 血型鉴定

Rh 血型有 5 种主要抗原,但在临床常规试验中,只进行 Rh 血型系统 D 抗原的鉴定。凡红细胞上含有 D 抗原者为 Rh 阳性,不含 D 抗原者为 Rh 阴性。通过 IgM 标准血清(抗 D、抗 E、抗 c、抗 C、抗 e)检测红细胞上的相应抗原,进行 Rh 表型分型。Rh 血型鉴定时,若检测结果为 D 抗原阴性,须使用三种以上不同厂家或批号的 IgG 抗 D 试剂通过抗球蛋白方法进行 Rh 阴性确认。若三种试剂中的一种或一种以上抗球蛋白试验结果出现阳性反应,应视之为 Rh 阳性,只有上述三种结果均为阴性时方可判定为 Rh 阴性。

三、不规则抗体的筛选和鉴定

原卫生部《临床输血技术规范》(2000 年)明确规定,对有输血史、妊娠史或短期内需要接收多次输血,以及交叉配血不合的患者,必须按《全国临床检验操作规程》进行不规则抗体筛选和鉴定。不规则抗体筛选试验以便及时发现有意义的不规则抗体,避免临床溶血性

输血反应和新生儿溶血病的发生。

临床受检者血清中的不规则抗体多为同种输血反应产生的抗体,或者自身免疫性疾病患者体内产生的自身抗体,IgM 和(或)IgG 抗体,可以在盐水、聚凝胺、抗人球蛋白或酶等不同介质中与筛选细胞(一组 3 人份的 O 型红细胞,常见的已知红细胞血型系统抗原)发生反应。盐水介质中,IgM 抗体与红细胞上的血型抗原结合,直接激活补体,导致血管内发生急性溶血性输血反应;IgG 抗体,为 37℃反应的温抗体,可以致敏红细胞,通过聚凝胺试验、抗人球蛋白试验、酶法或微柱凝胶介质法进行检测。红细胞筛选试验阳性者需要进行不规则抗体鉴定,即受检者血清与谱红细胞(一组 10~16 人份的 O 型红细胞,常见的已知红细胞血型系统抗原)反应,确定抗体特异性。

四、交叉配血试验

为了保证输血安全、合理、有效,临床输血前必须要求供血者和受血者的血液"相容",供受者血液配合性试验(交叉配血)是输血前的必要步骤,是确保患者安全输血必不可少的程序。交叉配血试验(cross matching test)是将供、受血者的红细胞和血浆(清)混合,观察有无溶血或凝集。交叉配血试验包括主侧和次侧配血试验。主侧配血试验:受血者血浆(清)与供血者红细胞进行反应,检查受血者血浆(清)中是否存在针对供者红细胞的抗体;次侧配血试验:受血者红细胞与供血者血浆(清)进行反应,检查供血者血浆(清)中是否存在针对受血者红细胞的抗体。交叉配血的目的主要是检查受血者血清中有无破坏供血者红细胞的抗体,使输注的红细胞能保持较长的存活时间,防止溶血输血反应。

《临床输血技术规范》要求输注全血、浓缩红细胞、红细胞悬液、洗涤红细胞、冰冻红细胞、手工分离浓缩血小板等的患者,应对患者的血液进行交叉配血试验。机器单采浓缩血小板应 ABO 血型同型输注。交叉配血实行双配血双签字原则,两人各自进行供受者交叉配血试验,互相核对后签字;一人值班时,操作完毕后自己复核,并完整填写配血试验结果。

(一)交叉配血试验方法

根据红细胞发生凝集反应参与的介质不同,将交叉配血试验分为盐水法、聚凝胺法、抗人球蛋白法、酶法、微柱凝胶法等。

1. 盐水配血　本质为凝集反应,即生理盐水介质中,供血者的红细胞、血浆(清)与受血者的血浆(清)、红细胞进行主、次侧交叉配合性试验,肉眼观察有无凝集或溶血现象。IgM 抗体为五聚体,分子较大,在盐水介质中可以出现阳性反应,IgG 抗体分子的跨度小于正常情况下红细胞间的距离,一个 IgG 抗体分子的 2 个抗原结合部位不能同时结合在 2 个红细胞上,只能致敏红细胞,不能引起肉眼所见的凝集现象。

2. 酶介质配血　红细胞膜表面的唾液酸糖蛋白带负电荷,使红细胞相互排斥保持悬浮状态。某些蛋白水解酶(木瓜酶、菠萝蛋白酶、无花果酶、胰蛋白酶等)可以破坏红细胞表面的唾液酸结构,从而减少负电荷的数量,缩短了红细胞的间距,可以促使 IgG 抗体分子同时与不同的红细胞结合,增强抗原抗体反应的敏感性。此种配血试验是在盐水配血的基础上,增加蛋白水解酶处理步骤,一般为 37℃孵育 30 分钟,然后观察结果。

3. 聚凝胺介质配血　凝聚胺(polybrene)是一种高价阳离子季胺盐多聚物,溶解后产生正电荷,可中和红细胞表面唾液酸上的负电荷,减少细胞间的排斥力,使红细胞之间的距离缩短,引起正常红细胞发生非特异性凝集。继续加入重悬液中和聚凝胺,若凝集散开,说明凝集为聚凝胺导致的非特异性凝集;若凝集不散开,此时的凝集为红细胞抗原抗体反应所致的特异性凝集。本法可检出 IgM、IgG 抗体,加快凝集反应速度,提高反应的灵敏度,广泛应用于临床交叉配血。但本法不适用于 Kell 血型系统的抗原抗体反应,因为 Kell 血型中的 K 抗原带正荷,无法与带正荷的聚凝胺发生凝集反应,故不适用于欧美人群的红细胞血型交叉配血试验。

4. 抗人球蛋白介质配血　在盐水介质中,IgG 抗体致敏在红细胞上,不能产生凝集现象。但在盐水配血的基础上,加入抗人球蛋白抗体,37℃孵育 30 分钟,使之在致敏有 IgG 抗体的红细胞间搭桥,出现特异性凝集反应(图 4-2)。抗人球蛋白试验可分为直接抗人球蛋白试验(direct antiglobulin test,DAT)和间接抗人球蛋白试验(indirect antiglobulin test,IAT)。DAT 是用抗人球蛋白抗体检测红细胞上有无致敏 IgG 抗体,常用于新生儿溶血病、溶血性输血反应和自身免疫性溶血性贫血的检查;IAT 主要用交叉配血试验,检查受检者血清中有无 IgG 抗体。

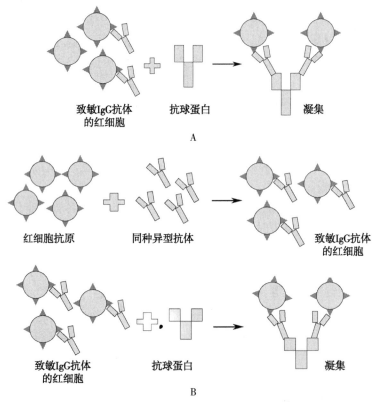

致敏IgG抗体　　抗球蛋白　　　　　凝集
的红细胞

A

红细胞抗原　　同种异型抗体　　　　致敏IgG抗体
的红细胞

致敏IgG抗体　　抗球蛋白　　　　　凝集
的红细胞

B

图 4-2　抗人球蛋白法凝集反应示意图
A. 直接抗人球蛋白试验;B. 间接抗人球蛋白试验

5. 微柱凝胶介质配血　凝胶具有分子筛结构,只允许小分子物质通过,阻止抗原抗体复合物等大分子物质通过。在微型反应柱(管)中,若红细胞抗原与相应抗体特异性反应,经低速离心后与凝胶中的抗人球蛋白试剂结合,形成大的复合物(抗原 - 抗体 - 二抗),滞留在凝胶的上部或中间,而未发生抗原抗体反应的单个红细胞则可以穿过凝胶到达凝胶底部(图 4-3)。

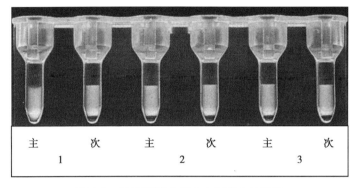

图 4-3 微柱凝胶介质中交叉配血的结果

标本 1 的结果:主侧凝集,次侧不凝集;标本 2 和 3 的结果:主侧、次侧均不凝集

(二) 不同交叉配血试验的方法学评价

根据不同的检测目的,选择不同的交叉配血试验方法。不同介质中交叉配血试验各有优缺点,5 种交叉配血试验的方法学评价见表 4-6。

表 4-6 交叉配血试验的方法学评价

方法	优点	缺点	临床应用
盐水法	成本低廉,简便快速	只能检出 IgM 抗体,不能检出 IgG 抗体	血型鉴定、交叉配血、效价测定、不规则抗体的筛选与鉴定
聚凝胺法	操作简便、快速、敏感,应用广泛,适合 Rh、Kidd 等血型抗原、抗体检测	操作要求较高,不适合 Kell 系统的抗原、抗体检测	交叉配血、不规则抗体的筛选与鉴定、新生儿溶血病的检测
酶法	操作简便,敏感性较高,对 Rh、Kidd 血型抗原和抗体较敏感	不适合检测 MNS 和 Duffy 血型抗原、抗体,酶易失活	处理红细胞、交叉配血、不规则抗体的检测、新生儿溶血病的检测
抗人球蛋白法	经典配血试验,结果准确,是检测不完全抗体 IgG 最可靠的方法	需要多次洗涤,操作烦琐,时间长,不利于急诊和批量工作	交叉配血、不规则抗体的筛选与鉴定、抗体效价测定
微柱凝胶法	敏感、特异、结果可靠;不需要洗涤,省时省力,便于自动化、标准化	特殊试剂和仪器,成本较高,血液成分干扰易出现假阳性	血型鉴定、交叉配血、不规则抗体的筛选与鉴定,临床发展趋势

(三) 交叉配血不合的原因分析

由于反复输血或多次妊娠,个别患者体内产生了免疫性抗体,或者一些红细胞亚型/变异型的患者体内含有不规则的抗体等,均可导致供受者血液不相容,交叉配血时主/次侧不合,出现凝集或溶血现象。可能的原因:①标本被细菌污染,或者实验材料不清洁;②供受者 ABO、Rh 血型错误定型;③患者含有高效价的冷抗体,如抗 HI、抗 I 等;④患者由于反复输血或多次妊娠,体内含有免疫性的不规则抗体,如抗 D、抗 E、抗 cE 等;⑤ ABO 亚型个体,体内含有不规则抗 A/B 抗体;⑥自身免疫性疾病患者体内含有自身抗体;⑦类 B 抗原,多凝集红细胞;⑧高纤维蛋白血症患者。上述原因均可导致红细胞交叉配血不合。

（四）交叉配血结果报告和发血程序

1. 常规情况下的报告程序 临床根据患者病情申请输血治疗,然后患者进行 ABO 和 Rh 血型鉴定、不规则抗体筛选与鉴定、交叉配血试验。

（1）交叉配血结果的报告方式:供者 ××,×× 编号,×× 血型,××U,与受者 ××,住院号 ××,床号 ××,×× 血型,交叉配血主次侧有无凝集和溶血,供者 ×× 的血液能 / 不能输注给受者 ××。

（2）发血:经双人交叉配血、双核对和双签字后,及时通知临床医护人员,做好血液交接和签字工作后,方可发出交叉配血报告和血液制品。同时 4℃保存供受者标本和交叉配血标本一周。异常血液不准发至临床,如①血袋标签破损、字迹不清,或者有破损、漏血现象;②血液中有明显凝块;③未摇动时,血浆层与红细胞的界面不清或交界面上出现溶血;④血浆呈乳糜状或暗灰色,或者有明显气泡、絮状物或粗大颗粒;⑤红细胞层呈紫红色;⑥过期或其他需查证的情况。

2. 紧急情况下的发血程序 患者快速检测血型,选择 ABO、Rh 同型的血液,或者 O 型红细胞给予患者输注。如果患者 Rh 血型未知,首选 D 阴性红细胞,尤其是有妊娠史的女性患者。在报告单上标记"未经配血"的字样,同时留取供受者血样和做好记录,及时发出血液并与临床保持联系。

第三节 输血不良反应

输血已成为临床必不可少的治疗手段,但输血有风险。尽管血液制品从献血员的筛选、采血,到血液的制备、保存和输血都经过严格的筛查和检验,但仍然存在严重的输血危害,在输血过程中或输血后可能发生与输血有关的不良反应,如溶血性 / 非溶血性输血反应等。输血不良反应是指在输血过程中和(或)输血后出现了用原来疾病不能解释的、新的症状和体征,为临床不能预期的意外反应,发生率约为 10%。临床需要充分考虑输血的弊端,树立科学合理的现代输血理念:严格掌握输血适应证,进行输血评估,限制不必要的输血,提倡成分输血、自体输血、药物替代输血等,加强输血全过程风险防范和输血后疗效评价,避免不良反应。临床输血不良反应按发生的时间可分为即发性和迟发性反应;按发病时有无免疫因素参与,可分为免疫性反应和非免疫性反应。免疫性反应为我们通常所说的输血反应,非免疫性反应一般为血液制品物理效应所致。输血不良反应分类见表 4-7。

表 4-7 常见输血不良反应

	即发性反应	迟发性反应
免疫性反应	发热反应	迟发性溶血反应
	过敏反应	输血相关移植物抗宿主病
	输血相关性急性肺损伤	血小板输注无效
	急性溶血反应	血浆蛋白同种异体免疫
非免疫性反应	细菌性输血反应	含铁血黄素沉着症
	肺微血管栓塞	血栓性静脉炎
	出血倾向	输血相关传染病

续表

即发性反应	迟发性反应
枸橼酸中毒	
低体温	
电解质紊乱	
空气栓塞	
循环超负荷	

一、发热性非溶血性输血反应

发热性非溶血性输血反应（febrile non-hemolytic transfusion reaction，FNHTR）是指患者在输血中或输血后体温升高≥1℃，排除溶血、细菌污染和严重过敏等原因引起的发热反应，并以发热与寒战为主要临床表现的一类输血反应。FNHTR 是临床最常见的一种输血不良反应，约占总输血不良反应的 52.1%，在反复输血患者和多次妊娠女性中尤为多见，通常与白细胞、血小板抗体，以及血液保存中产生的细胞因子有关。

（一）病因和发病机制

1. 致热原 包括任何可以引起发热反应的物质，如细菌性致热原（死细菌、细菌产物等）、采血或输血器材上残留的变性蛋白质、血液抗凝液、药物中杂质等。随着消毒和灭菌技术的改善，一次性采血、输血器材的广泛应用，目前致热原引发的发热反应已越来越少见。

2. 免疫因素 反复输血或妊娠的个体，血液中可免疫产生白细胞血型和血小板血型抗体（HLA、HNA、HPA 抗体），抗体产生的数量与抗原强度、输注次数、输注间隔时间等有关。

3. 细胞因子 库存血液中可能会残存有少量白细胞，以及血小板在（22±2）℃贮存过程中均可以产生细胞因子，如 IL-1β、IL-6、IL-8、TNF-α 等，尤其 IL-1β 是机体发热反应的主要内源性致热原，可以引起体温升高。

（二）临床表现

FNHTR 以寒战和发热为主要临床表现，多发生在输血期间至输血后 1~2 小时内，发热持续时间多在 1~2 小时，一般不超过 10 小时。轻者体温升高 1~2℃，症状常呈自限性；重者体温可达 38~41℃，伴有寒战或浑身发抖、头痛、恶心、呕吐、全身不适、颜面潮红、脉率增快，但血压一般无变化。

（三）实验室检查

首先排除溶血性输血反应和细菌污染，及时检测受血者血型和交叉配血试验，必要时进行血培养。若受血者血液中存在白细胞抗体，一般应用粒细胞免疫荧光结合试验检测粒细胞特异性抗体和淋巴细胞毒性试验检测 HLA 抗体。

二、溶血性输血反应

溶血性输血反应（hemolytic transfusion reaction，HTR）为受血者接受了不相容的红细胞（或者含有同种抗体的血浆），使供者红细胞（或者受血者自身红细胞）在受血者体内发生破坏而引起的输血不良反应。HTR 是一种最严重的输血不良反应。根据发生原因不同,可分为免疫性和非免疫性溶血性输血反应;根据发生缓急不同,分为急性溶血性输血反应(acute hemolytic transfusion reaction,AHTR)和迟发性溶血性输血反应(delayed hemolytic transfusion reaction,DHTR);根据溶血发生部位不同,可分为血管内溶血和血管外溶血。

(一)病因和发病机制

免疫性溶血反应临床较为常见,多由 ABO、Rh 等血型不合输血引起,可分为 AHTR 和 DHTR。非免疫性溶血反应临床较少见,一般因血液保存、运输或处理不当(如血液低渗、冰冻、加热等),低渗液体输注时破坏红细胞,或者献血者/受血者红细胞本身有缺损等导致。

1. AHTR 通常由 ABO 血型系统不相容的输血引起,在输血后数分钟至数小时内发生的急性血管内溶血,多由人为差错事故导致。引起 AHTR 抗体多为 IgM,少数为补体结合性 IgG。供受者间的抗原和 IgM 抗体结合后形成免疫复合物,迅速激活补体,发生急性血管内溶血,出现全身出血、血红蛋白尿和黄疸症状。补体激活后产生的过敏毒素(C3a、C5a),以及其他炎症介质(组胺、5- 羟色胺)、细胞因子(IL-1、IL-6、IL-8、TNF-α 等)可引起血压下降、休克、发热、支气管痉挛和急性肾衰竭等临床表现。

2. DHTR 多见于有妊娠史或输血史的患者,大多由 Rh、Kidd、Kell、Duffy、Diego 等血型系统的 IgG 不规则抗体引起,发生血管外溶血。

(二)临床表现

AHTR 通常在输血后数分钟至数小时出现,临床表现为烦躁、发热、四肢麻木、头胀痛、畏寒、胸腰背疼痛、恶心呕吐、面色发红、呼吸困难、心动过速、血压下降、全身出血(包括皮肤瘀点、穿刺处出血、伤口渗血)、黄疸和血红蛋白尿,严重者可出现急性肾衰竭、休克及 DIC,甚至死亡。DHTR 较 AHTR 临床症状轻微,主要表现原因不明的发热、贫血和黄疸,常因无症状或症状轻微而漏诊。

(三)实验室检查

怀疑 HTR,首先核对患者、献血员输血前的标本和交叉配血结果有无差错,检查血液储存条件是否正确,血袋及受血者标本有无溶血,然后从另一只手臂采集血液标本,与剩余供者血液、输血前标本再次进行实验室检查。检查内容如下:

1. 输血前、后标本重新 ABO 及 Rh 血型定型,注意有无混合凝集现象。

2. 观察血液、尿液颜色,检测血液血常规、胆红素、尿素氮、肌酐,尿液 HGB、尿常规和尿含铁血黄素。AHTR 一般会出现血红蛋白下降,网织红细胞增多、白细胞总数及中性粒细胞增多,常伴核左移,尿液呈浓茶或酱油色,尿中有含铁血黄素。

3. 输血前、后标本重新进行不规则抗体筛选与鉴定。

4. 过去 24 小时内输入患者体内的供者血液标本,分别与输血前、输血后的血标本进行交叉配合试验。

5. 输血后的红细胞标本进行直接抗人球蛋白试验(DAT),检查红细胞上有无致敏抗体,血清标本通过间接抗人球蛋白试验,检查有无抗体。发生 AHTR 时,一般 DAT 阳性。

6. 其他实验室检查 AHTR 可以出现血细胞比容下降、血浆结合珠蛋白水平下降、LDH 升高,6~8 小时后会血液胆红素升高。输血袋内血液进行细菌涂片检查,分别在 4℃、22℃和 37℃进行细菌培养,以排除细菌污染所致的输血反应。DHTR 也可以出现这些实验室检查结果,但由于不相容红细胞在血液中逐渐被清除,DAT 可能转为阴性,DAT 阴性不能排除

DHTR。

三、过敏性输血反应

输注全血、血浆或血液制品后可能发生轻重不等的过敏反应,轻者出现单纯的荨麻疹或过敏样反应,重者可以发生过敏性休克或死亡。过敏性输血反应是临床常见的一种输血不良反应,约占全部输血不良反应的45%,以荨麻疹最为多见。

(一)病因和发病机制

1. IgA 及其他血浆蛋白同种免疫 IgA 缺乏是过敏反应的最主要原因。IgA(或 IgA 亚型)缺乏的个体,输注了含有 IgA 的血液制品后可能会产生抗 IgA 或同种异型 IgA,当再次接受含 IgA 的血液制品时可以引起过敏性输血反应。IgG、IgE、结合珠蛋白、C3 等缺乏的患者,反复输血也可以产生对应的血浆蛋白抗体。

2. 异型变应原

(1)过敏体质:某些个体对花粉、尘埃、虾蟹、牛奶、鸡蛋等过敏,当输入含有此类变性蛋白的血浆时,产生 IgE 抗体,与肥大细胞和嗜碱性粒细胞结合,当再次接触相应抗原时发生免疫反应,释放组胺、5-羟色胺引起过敏反应。

(2)被动获得性抗体:将过敏体质献血者的血液抗体输给受血者,当受血者接触到相应过敏原时,即可发生输血反应;献血者血液含有高效价的 HLA 抗体,当输注给受血者时也可引起受血者发生过敏反应。

3. 低丙种球蛋白血症 此类患者即使是肌内注射免疫球蛋白,也容易发生过敏反应,甚至休克。

(二)临床表现

过敏性输血反应临床表现轻重不一。轻者出现皮肤瘙痒、皮肤红斑、局部或全身荨麻疹、血管神经性水肿和关节痛等临床症状;重者一般表现为支气管痉挛、喉头黏膜水肿、呼吸困难、哮喘、发绀和过敏性休克。

(三)实验室检查

若患者出现过敏性反应,检查其体内有无 IgA 同种异体抗体,使用微量血凝抑制试验,诊断其是否为 IgA 缺乏患者及其体内是否存在血浆蛋白同种抗体。

四、输血相关性移植物抗宿主病

输血相关性移植物抗宿主病(transfusion-associated graft versus host disease,TA-GVHD)是指受血者输入含有免疫活性的淋巴细胞(主要是 T 淋巴细胞)的血液或血液成分后,不被受血者免疫系统识别和排斥,在其体内植活并增殖,攻击破坏受血者体内的组织器官及造血系统,是一种致命性输血并发症。

(一)病因及发病机制

TA-GVHD 的发病机制较为复杂,目前尚未完全清楚。GVHD 的发生必须具备下列三个条件:

1. 供、受者白细胞抗原(HLA)不相容。人类 HLA 具有多态性,供血者与受血者的 HLA 多数不相符,TA-GHVD 的发生与 HLA 单倍型基因密切相关。近亲属间发生 TA-GVHD 的危险性较高,因为 HLA 杂合子的受血者接受了与其 HLA 单倍型基因完全相同的纯合子血液(含有淋巴细胞),受血者免疫系统不能识别供者淋巴细胞,视之为自身细胞不予以排斥,但植活后的 T 淋巴细胞将受者 HLA 抗原视为异体,破坏受血者的细胞和组织,发生 TA-GVHD。

2. 输入的血液或血液成分中含有一定数量的免疫活性细胞。正常情况下,供者淋巴细胞在受者体内被排斥、破坏,不能生存,不发生 TA-GVHD。若受血者免疫功能缺陷,无法识别或无力排斥有免疫活性的供者淋巴细胞,可以发生 TA-GVHD。输入的淋巴细胞数量越多,病情越重,死亡率越高。

3. 受血者的细胞免疫无能,如早产儿,肿瘤患者放、化疗后及造血干细胞移植患者等免疫功能低下或受损,不能排斥供者细胞。

（二）临床表现

TA-GVHD 是一种免疫反应异常的全身性疾病,临床症状复杂且不典型,一般发生在输血后 1~2 周(2~30 天)。临床以发热和皮疹多见,发热多为高热,热型不规则;皮肤出现红斑和细小斑丘疹蔓延,严重者全身红皮病、大水疱。消化道出现恶心、呕吐、腹泻和腹痛,重者出现肝、脾肿大和肝区疼痛、黄疸等症状。骨髓抑制至全血细胞减少,出现贫血、出血。

（三）实验室检查

外周血表现为全血细胞减少,伴有肝功能异常,如转氨酶、胆红素和碱性磷酸酶升高。大便常规可见红细胞和白细胞。骨髓增生低下,造血细胞减少。骨髓活检显示造血细胞减少,淋巴细胞浸润和骨髓纤维化。肝活检为肝细胞空泡变性,小胆管坏死,肝门处有单核细胞和淋巴细胞浸润。皮疹组织活检为表皮基底细胞变性,空泡形成,真皮上皮层分离的水疱形成,淋巴细胞浸润,表皮角化或角化不良。外周血及组织浸润淋巴细胞中存在嵌合体细胞,以及 HLA 抗原特异性血清分析是确诊 TA-GVHD 的重要依据。

五、输血相关性急性肺损伤

输血相关性急性肺损伤(transfusion-related acute lung injury,TRALI)是指在输血过程中或输血后 6 小时内发生一种急性呼吸窘迫综合征。TRALI 发生率约为 0.02%,与性别、年龄、疾病或药物无关,死亡率较高。

（一）病因及发病机制

由于输入含有与受血者不配合的白细胞抗体(HLA、HNA 抗体)的全血、血液制品或者某些生物活性脂质,与受者白细胞起反应并激活补体,引起中性粒细胞黏附和肺内聚集,导致内皮损伤和毛细血管渗漏,产生急性肺损伤、肺水肿或呼吸窘迫等,严重威胁患者的生命。另外,手术、感染、创伤、大量输血等也可活化中性粒细胞,使之变形,粘连到肺内皮细胞,释放调节因子损伤内皮细胞及肺泡上皮细胞,间质渗出,出现肺部症状。

（二）临床表现

TRALI 是一种临床症状和体症多样的综合征,多发生在输血后的 1~2 小时,几乎所有的反应发生在 6 个小时之内。早期出现与体位无关的突发性、进行性呼吸窘迫,伴咳嗽、气喘、紫绀、两肺可闻及细湿啰音,可逆性肺损伤,但无心力衰竭。急性呼吸困难、低氧血症、非心源性肺水肿、中度的低血压和发热是 TRALI 的五联症,严重可导致死亡。

（三）实验室检查

供者血清和受血者白细胞进行淋巴细胞毒交叉配型试验,检测供者血清中有无 HLA 和(或)HNA 抗体,是诊断 TRALI 的最有力证据。TRALI 水肿液的蛋白含量高,与血液中的蛋白比值常为 0.7,而心源性肺水肿一般小于 0.5。

六、其他输血不良反应

（一）细菌性输血反应

由于细菌污染血液或血液制品，并在其中增殖，输入患者体内引起严重的细菌性败血症，甚至危及生命。在血液的采集、成分分离、冰冻保存、融化以及血液制品分发和输注等各环节都存在细菌污染血液制品的可能性和风险。但近年来血小板制品的输注越来越多，血小板需在温度为（22±2）℃的振荡仪中保存，在此温度条件下细菌易生长，因此细菌污染不容忽视。如果发生了细菌性输血反应，应立即停止输血，积极进行抗感染、抗休克治疗。

（二）血小板输注无效

血小板输注无效（platelet transfusion refractoriness，PTR）是指患者2次以上输注ABO血型相合且保存时间不超过72小时的充足治疗剂量（≥$2.5×10^{11}$个/次）的血小板后，血小板上升低于预期值，或循环血液中血小板计数未见有效提高，有时反而会下降，临床出血表现未见明显改善。免疫因素和非免疫因素均可导致血小板输注效果不佳。目前非免疫性因素引起血小板寿命缩短逐渐成为血小板输注无效的主要原因。非免疫性因素，如①血小板本身质量问题；②患者感染、发热、败血症、药物作用、DIC和脾大伴脾功能亢进等。免疫性因素，如HLA和HPA同种免疫反应、ABO血型不合、血小板自身抗体、药物相关的血小板抗体和异体血浆蛋白抗体等均可导致输入的血小板寿命缩短，血小板迅速被破坏，血小板计数不升高，甚至下降，出现血小板输注无效状态。其中由HLA抗体引起的PTR占主导地位。

为预防PTR的发生，血液中心应建立供血者HLA、HPA资料库，临床应积极提倡配合型血小板输注，选用ABO同型的血小板，RhD阴性育龄妇女最好选用RhD阴性供者的浓缩血小板，以及HPA与HLA血型配合的血小板。对于已发生PTR的患者，应采用血浆置换疗法、静脉注射大量免疫球蛋白、较大剂量的皮质激素短程治疗等方法，避免血小板输血反应或改善临床症状。

（张晨光）

本 章 小 结

红细胞血型系统极为复杂，有30多个血型系统，400多种抗原，其中的ABO和Rh血型系统最为重要。ABO血型系统抗原有A、B、AB和H抗原，血清中规律性地存在着缺乏对应抗原的抗体，多为IgM。Rh血型系统抗原有40多种，最重要的抗原有5种，其抗原强弱依次为D、E、c、C、e，可以通过输血或妊娠等免疫刺激产生IgG抗体。ABO和Rh血型系统抗原和抗体不相容，可引发严重的输血反应和新生儿溶血病。为了向临床提供安全、合理、有效的血液或血液制品，输血前必须了解患者的病史，正确采集、核对和处理标本并进行相应的实验检查，如供受双方ABO、Rh血型鉴定，患者血清不规则抗体的筛选和鉴定，交叉配血试验（或血小板抗体检查与配合试验），正确书写交叉配血报告和及时发送血液至临床等，严防差错事故的发生。其中临床用于血液配血性试验方法有：盐水交叉配血试验、聚凝胺交叉配血试验、抗人球蛋白交叉配血试验、酶介质交叉配血试验、微柱凝胶介质交叉配血试验,6种方法各有优缺点,其中聚凝胺法和微柱凝胶法临床最为常用。

输血有一定的风险性,可以产生输血不良反应和输血传播疾病。临床常见的输血不良反应有发热性非溶血性输血反应、过敏性输血反应、溶血性输血反应、输血相关性移植物抗宿主病、输血相关性急性肺损伤等;输血传播性疾病包括艾滋病、肝炎、梅毒、HTLV感染等。针对上述致病情况,临床应开展实验室检查工作,结合临床表现查找病因,及时作出诊断并采取相应的治疗措施。

第五章 排泄物、分泌物及体液检验

第一节 尿 液 检 验

尿液是血液经过肾小球滤过、肾小管和集合管的重吸收和排泄所产生的终末代谢产物,尿液的组成可以反映泌尿系统及其他组织器官的代谢状况,因此尿液检验对泌尿系统疾病(如泌尿系统的炎症、结石、肿瘤等)和其他系统疾病(如糖尿病、肝胆疾病等)的诊断、预后判断和疗效监测具有重要意义。

一、尿液标本的采集、保存和检测后处理

(一)尿液标本的采集

不合格的尿液标本,其检查结果并不能反映待检者的实际状态,易导致误诊、漏诊等情况发生,因此必须正确、合理地采集尿液标本。

1. 尿液标本采集的容器　应使用清洁、干燥、有盖的一次性尿杯,容器上应标有患者姓名、条形码等信息。收集微生物检查标本时应使用干燥无菌的容器。

2. 尿液标本的采集　尿液标本有随机尿、晨尿、计时尿等类型,不同类型的尿液标本适用于不同的检查项目,尿液常规检查常采用随机尿或晨尿标本。尿液采集时应采取清洁中段尿,成年女性应避免阴道分泌物等混入。

(1)随机尿(random urine):指患者不需要任何准备、不受时间限制、随时排出的尿液标本。随机尿易受多种因素(如运动、饮食、用药、情绪、体位等)的影响,不能准确反映患者的状况。但随机尿标本新鲜、易得,最适合于门诊、急诊患者的尿液筛检。

(2)晨尿(first morning urine):指清晨起床后,在未进早餐和做运动之前排出的尿液。晨尿一般在膀胱中存留 6~8 小时,各种成分均较浓缩,有利于提高检出率。由于晨尿在膀胱中停留时间过长,硝酸盐及葡萄糖易被分解,因而推荐采集第 2 次晨尿代替首次晨尿。第 2 次晨尿(second morning urine)是指首次晨尿后 2~4 小时内的晨尿标本,要求患者从前一晚22:00 时起到采集尿液时,只饮水 200ml,以提高有形成分计数和细菌培养的阳性检出率。

(二)尿液标本的接收和保存

1. 尿液标本的接收　严格执行标本接收制度,对标本标识内容与检验申请单内容不一致、尿量不足、有粪便或杂物污染、防腐剂使用不当、容器破损等不合格的标本可以拒收。

2. 尿液标本的保存　尿标本应在采集后 2 小时内完成检验,对不能及时检验的尿标本,必须进行适当处理或保存,以降低因标本检验延时而引起的理化性状改变。

(1)冷藏:低温能抑制细菌的生长,如果尿标本不能及时完成检测,则宜置于 2~8℃条件下保存,但不能超过 6 小时(微生物学检查标本在 24 小时内仍可进行培养),且要避光加盖。但低温冷藏后析出的盐类结晶会影响显微镜检查,因此低温冷藏适用于尿液化学成分(如葡

萄糖、蛋白质和激素等)的检查。

(2)防腐:对计时尿标本和采集后 2 小时内无法进行检查的尿标本,根据检查项目的特点,可加入相应的防腐剂,同时尿液仍需冷藏保存。常用尿液防腐剂见表 5-1。

表 5-1　常用尿液防腐剂

种类	原理	用量	用途
甲醛	固定细胞、管型等有形成分	每 100ml 尿液中加入 40% 甲醛 0.5ml	用于管型、细胞检查
甲苯	在尿液表面形成一层薄膜,阻止尿液与空气接触	每 100ml 尿液加入 0.5ml 甲苯	用于尿糖、尿蛋白检查
麝香草酚	抑制细菌生长,保存有形成分	每 100ml 尿液加入 <0.1g 麝香草酚	用于有形成分检查
浓盐酸	酸化尿液,抑制细菌生长	每升尿液加入 10ml 浓盐酸	用于儿茶酚胺、17- 羟皮质类固醇、17- 酮类固醇检查

(三)尿液标本检测后处理

检测后尿液应按生物危害物处理,必须经过 10g/L 过氧乙酸或漂白粉消毒处理后,才能排入下水道内。如所用的容器不是一次性的,必须在 30~50g/L 漂白粉或 10g/L 次氯酸钠溶液中浸泡 2 小时,也可用 5g/L 过氧乙酸浸泡 30~60 分钟,再用清水冲洗干净。一次性尿杯需消毒、毁形后,再置入医疗废弃物袋中,按照医疗废弃物进行无害化处理。

二、尿液理学检查

尿液理学检查包括颜色、透明度、尿比密等检查项目。

(一)尿液颜色和透明度

【检测原理】通过肉眼或尿液分析仪判断尿液颜色和透明度。透明度可分为清晰透明、轻微浑浊、浑浊、明显浑浊 4 个等级。尿液浑浊程度与其所含有形成分的种类和数量多少有关,也与盐类结晶、酸碱度和温度有关。

【方法学评价】尿液颜色和透明度的判断,受检验人员主观因素和尿液分析仪设计标准的影响,尿液透明度还易受某些盐类结晶的影响。

【参考区间】淡黄色、清晰透明。

【临床意义】常见的病理性改变有红色、酱油色、深黄色、脓样、白色乳样等。

(1)血尿(hematuria):尿液内含有一定量的红细胞时称为血尿。分为:①肉眼血尿:1L 尿液中含有 1ml 以上血液,尿液呈淡红色、洗肉水样;②镜下血尿:尿液外观变化不明显,经离心沉淀后镜检时发现红细胞数 >3/HP。血尿常见于泌尿生殖系统疾病(如炎症、结石、肿瘤)、出血性疾病(如血友病、血小板减少性紫癜)等。

(2)血红蛋白尿(hemoglobinuria):血管内溶血时血浆游离血红蛋白增多,超过珠蛋白结合能力,因其相对分子质量较小,可通过肾小球滤出而形成血红蛋白尿。尿液呈棕红色或酱油色。血红蛋白尿常见于蚕豆病、阵发性睡眠性血红蛋白尿(PNH)、血型不合的输血反应等。

(3)胆红素尿(bilirubinuria):尿液呈深黄色,振荡后泡沫仍呈黄色,胆红素定性试验阳性。常见于胆汁淤积性黄疸及肝细胞性黄疸。但尿液放置过久后,胆红素被氧化为胆绿素使尿液呈棕绿色。

(4)乳糜尿(chyluria):乳糜液或淋巴液进入尿中,尿液呈乳白色浑浊称为乳糜尿,若含血较多则称为血性乳糜尿。乳糜尿是由于泌尿系统淋巴管破裂或深部淋巴管阻塞所致,常见于丝虫病,也可见于结核、肿瘤、肾病综合征或某些原因引起的肾周围淋巴循环受阻。

（5）脓尿（pyuria）:外观呈黄白色或白色,是由于尿液中含有大量白细胞所致,将其放置后可有白色絮状沉淀。常见于泌尿系统化脓性感染,如肾盂肾炎、膀胱炎、前列腺炎、精囊炎和尿道炎等。

（6）结晶尿:主要是由于尿液含有高浓度的盐类结晶所致,可呈白色或淡粉红色。以磷酸盐和碳酸盐最常见,其在碱性或中性尿液中呈灰白色浑浊,加酸后磷酸盐溶解无气泡,碳酸盐溶解有气泡。此外,还可见尿酸盐、草酸盐结晶。

（二）尿比重

尿比重（specific gravity, SG）是指尿液在4℃时与同体积纯水的重量之比。尿液比重的高低与尿液溶质（氯化钠、尿素等）的浓度成正比,受饮食和尿量影响较大。在病理情况下,易受尿糖、尿蛋白、细胞和管型等成分的影响。

【检测原理】

1. 干化学试带法 又称干化学法,有目视比色法和仪器比色法。试带模块中含有多聚电解质、酸碱指示剂（溴麝香草酚蓝）及缓冲物。多聚电解质直接与尿液中的电解质反应,释放出 H^+ 使指示剂显色,不同颜色代表不同的尿液离子浓度。

2. 折射计法 利用光线折射率与溶液中总固体量相关性进行测定。

3. 尿比重计法 采用特制的尿比重计测定4℃时尿液与同体积纯水的重量之比。

【方法学评价】

1. 干化学试带法 测定简便、快速,不受高浓度的葡萄糖、蛋白质或放射造影剂的影响,但灵敏度低,精密度差,只用作过筛试验。

2. 折射计法 ①CLSI 和中国临床实验室标准化委员会（CCCLS）推荐的参考方法;②易于标准化,标本用量少,可重复测定,尤其适合于少尿患者和儿科患者;③测定结果通常比尿比重计法低0.002。

3. 尿比重计法 操作简便,但标本用量大,易受温度、尿糖、尿蛋白、尿素或放射造影剂影响,结果准确性低,现已少用。

【参考区间】成人:随机尿 1.003~1.030;晨尿 >1.020。新生儿:1.002~1.004。

【临床意义】尿比重可粗略反映肾脏浓缩稀释功能。

1. 高比重尿 ①尿少比重高:见于急性肾炎、心功能不全、肝病、高热、脱水或大量排汗等;②尿多比重增高:常见于糖尿病、使用放射造影剂等。

2. 低比重尿 晨尿比重 <1.015 时,称为低比重尿。如尿液比重固定在 1.010 ± 0.003（与肾小球滤过液比重接近）,称为等渗尿,提示肾脏浓缩稀释功能严重受损,如急性肾衰多尿期、急性肾小管坏死。尿崩症常出现严重的低比重尿（<1.003,可低至 1.001）。

三、尿液化学检查

（一）酸碱度

【检测原理】

1. 试带法 采用双指示剂法。模块中含溴麝香草酚蓝（pH 6.0~7.6）和甲基红（pH 4.6~6.2）,变色范围为橙红色（pH 4.5）- 黄绿色（pH 7.0）- 蓝色（pH 9.0）,检测结果多由仪器判读,也可肉眼目测与标准比色板比较来判断。

2. pH 试纸法　pH 广泛试纸是浸渍有多种指示剂混合液的试纸条,变色范围为棕红色至深黑色,与标准比色板比较,肉眼可判断尿液 pH 近似值。

3. 指示剂法　采用酸碱指示剂原理。常用 0.4g/L 溴麝香草酚蓝溶液,当指示剂与尿液混合后,显示黄色为酸性尿,蓝色为碱性尿,绿色为中性尿。

【方法学评价】

1. 试带法　配套应用于尿液分析仪,是应用最广泛的筛检方法,能满足临床对尿液 pH 检查的需要。

2. pH 试纸法　操作简便,采用 pH 精密试纸可提高检测的灵敏度,但试纸易吸潮而失效。

3. 指示剂法　溴麝香草酚蓝变色范围为 pH 6.0~7.6,当尿液 pH 偏离此范围时,检查结果不准确;黄疸尿、血尿可直接影响结果的判读。

【参考区间】正常饮食条件下,晨尿 pH 5.5~6.5,随机尿 pH 4.5~8.0。

【临床意义】尿液酸碱度检测主要用于了解机体酸碱平衡和电解质平衡情况。尿液 pH 受食物种类、进餐后状态、药物和病理状态等影响。酸性尿见于进食肉类、高蛋白、氯化铵等后和各种酸中毒(肾小管性酸中毒除外),碱性尿见于进食蔬菜、水果、利尿剂等后和各种碱中毒(低钾碱中毒除外)。

(二) 蛋白质

正常情况下,由于肾小球滤过膜的孔径屏障和电荷屏障作用,血浆的中、大分子量的白蛋白、球蛋白不能通过肾小球滤过膜,只有分子量小的蛋白质,如 β_2 微球蛋白(β_2-microglobulin, β_2-M)、α_1 微球蛋白(α_1-microglobulin, α_1-M)和溶菌酶等能够自由通过肾小球滤过膜,但绝大部分(95%)被近端肾小管重吸收。因此健康人终尿中只含有极微量的蛋白质(约 30~130mg/24h 尿),定性检查为阴性。当尿液中蛋白质超过 150mg/24h(或超过 100mg/L)时,定性检查呈阳性,称为蛋白尿(proteinuria)。

【检测原理】

1. 试带法　采用 pH 指示剂蛋白误差原理。在 pH 3.2 的条件下,酸碱指示剂(溴酚蓝)产生的阴离子与带阳离子的蛋白质结合后生成复合物,引起指示剂进一步电离,当超越缓冲范围时,指示剂发生颜色改变。颜色的深浅与蛋白质含量成正比。

2. 磺基水杨酸法　又称磺柳酸法。在酸性环境下,磺基水杨酸根阴离子与蛋白质氨基酸阳离子结合,生成不溶性蛋白盐沉淀。沉淀或浑浊的程度可反映蛋白质的含量。

3. 加热乙酸法　加热可使蛋白质变性,加稀酸使尿液 pH 降低并接近蛋白质等电点(pH 4.7),使变性凝固的蛋白质进一步沉淀,同时消除某些磷酸盐或碳酸盐析出所造成的浑浊干扰。

【方法学评价】

1. 试带法　主要用于尿液分析仪,必要时也可用于肉眼观察。操作简便、快速、易于标准化,适用于健康普查或临床筛检,目前已广泛应用于临床。不同类型试带的灵敏度可有一定差异,一般为 70~100mg/L,与使用的酸碱指示剂种类有关。试带对白蛋白灵敏,对球蛋白的灵敏度仅为白蛋白的 1/100~1/50,容易漏检本周蛋白。影响因素有:①假阳性:见于尿液 pH>9;应用奎宁、嘧啶或尿液中含有聚乙烯、磷酸盐、季铵盐消毒剂等;试带浸渍时间过长,反应颜色变深。②假阴性:见于尿液 pH<3;滴注大剂量青霉素或应用庆大霉素、含碘造影剂;试带浸渍时间过短、反应不完全,或浸渍时间过长使模块中的试剂流失。

2. 磺基水杨酸法　操作简便,反应灵敏(灵敏度达 50mg/L),结果显示快,与白蛋白、球蛋白、糖蛋白和本周蛋白均能发生反应。CLSI 将其推荐为尿蛋白检测的确证试验。影响因素有:①假阳性:见于尿液中含高浓度尿酸、尿酸盐、草酸盐;使用碘造影剂、大剂量青霉素钾盐;尿液中混有生殖系统分泌物。②假阴性:见于尿液偏碱(pH>9)或偏酸(pH<3)。

3. 加热乙酸法　特异性强,干扰因素少,与白蛋白、球蛋白均能发生反应。但灵敏度较低,为 150mg/L,且操作较烦琐。影响因素有:①假阳性:见于尿液混有生殖系统分泌物。②假阴性:见于尿液偏碱(pH>9)或偏酸(pH<3);对于无盐或低盐饮食者,检测前应在尿液中加入少许盐溶液。

【参考区间】阴性。

【临床意义】

1. 生理性蛋白尿　泌尿系统无器质性病变,由于肾小球毛细血管壁通透性增高或肾脏淤血,导致尿液内暂时出现少量蛋白质。可见于剧烈运动、发热、精神紧张和直立后。

2. 病理性蛋白尿　①肾性蛋白尿:由于肾小球滤过功能障碍或肾小管重吸收功能降低所产生的蛋白尿,见于各种急慢性肾小球肾炎、肾盂肾炎、肾病综合征以及重金属中毒、肾移植排异反应等。②肾前性蛋白尿:因血浆中相对分子量较小或带阳性电荷蛋白质异常增多,经肾小球滤出,超过肾小管重吸收能力所形成的蛋白尿,又称为溢出性蛋白尿。主要见于浆细胞病、血管内溶血性疾病、急性肌肉损伤,分别可见到本周蛋白尿(尿中含大量免疫球蛋白轻链)、血红蛋白尿和肌红蛋白尿。③肾后性蛋白尿:主要见于膀胱以下尿道的炎症、结石、结核和肿瘤等。

（三）葡萄糖

健康人血浆中葡萄糖经肾小球全部滤过,在近曲小管几乎全部被重吸收。因此,健康人尿液中仅含有极微量的葡萄糖(<2.8mmol/24h),常规方法检测为阴性。当血浆葡萄糖含量超过肾糖阈(>8.88mmol/L)或肾小管重吸收能力下降时,尿液中葡萄糖增加。尿糖定性试验阳性的尿液称为糖尿(glucosuria)。尿糖主要是指葡萄糖,也有微量乳糖、半乳糖、果糖和核糖等。

【检测原理】

1. 试带法　采用葡萄糖氧化酶法。试带模块中含有葡萄糖氧化酶、过氧化物酶和色素原等。尿液葡萄糖经试带中葡萄糖氧化酶催化,产生 H_2O_2,在有过氧化氢酶的情况下,以 H_2O_2 为电子受体使色素原氧化而呈现颜色变化,颜色深浅与葡萄糖含量成正比。色素原不同反应后颜色也不同。

2. 班氏法　在高热和强碱溶液中,葡萄糖或其他还原性糖,能将溶液中蓝色的硫酸铜还原为黄色的氢氧化亚铜沉淀,进而形成红色的氧化亚铜沉淀。根据沉淀的有无和颜色变化判断尿糖含量。

【方法学评价】

1. 试带法　特异性强,灵敏度高(1.67~2.78mol/L),简便快速,适用于自动化检测。影响因素有:①假阳性:见于容器有强氧化性物质如漂白粉等残留;尿液比重过低;尿液中含有氟化钠等。②假阴性:见于标本久置后葡萄糖被细菌分解;尿液酮体浓度过高(>0.4g/L);高浓度的维生素 C(>500mg/L)(与试带中的试剂发生竞争性反应);尿液含有左旋多巴、大量水杨酸盐等。

2. 班氏法　本法稳定,实验要求及成本低,但操作较烦琐,灵敏度低于试带法,特异性差,还原性糖类(果糖、乳糖、戊糖等)和非糖还原性物质(肌酐、尿酸、维生素 C、阿司匹林等)可引起假阳性。

【参考区间】阴性。

【临床意义】

1. 血糖增高性糖尿 指由于血糖浓度增高所导致的糖尿。见于糖尿病、甲状腺功能亢进、Cushing 综合征等内分泌疾病,也可见于颅脑损伤等应激状态。一次性摄入大量糖,可使血糖暂时性增加。

2. 血糖正常性糖尿 血糖正常,但肾小管对葡萄糖吸收功能减退及肾糖阈降低所致的糖尿,也称为肾性糖尿(renal glucosuria)。见于慢性肾小球肾炎、肾病综合征和间质性肾炎等。

3. 其他糖尿 某些遗传代谢性疾病如半乳糖血症、糖原贮积症、黏多糖沉积病和果糖尿症等也会在尿中出现相应的还原性糖。

(四)酮体

酮体(ketone bodies,KET)是脂肪代谢的中间产物,包括乙酰乙酸、β羟丁酸和丙酮三种成分。正常生理情况下,血浆中含量仅为 2.0~4.0mg / L,常规化学定性方法检测不出。当糖代谢发生障碍、脂肪分解过多、酮体产生速度超过机体组织利用速度时,生成的大量酮体便在血中蓄积称为酮血症(ketonemia)。一旦血浆酮体浓度超过肾阈值,则从尿中排出形成酮尿(ketonuria)。

【检测原理】

1. 亚硝基铁氰化钠法 乙酰乙酸和丙酮与亚硝基铁氰化钠反应生成紫色化合物,但 β-羟丁酸不与亚硝基铁氰化钠发生反应。基于该原理的方法较多,包括试带法、Lange 法和改良 Rothera 法等。

2. Gerhardt 法 高铁离子($FeCl_3$,Fe^{3+})与乙酰乙酸的烯醇式基团发生螯合,形成酒红色的乙酰乙酸复合物。

【方法学评价】

1. 亚硝基铁氰化钠法 基于该原理的所有方法均可检测乙酰乙酸和丙酮,对乙酰乙酸最敏感,丙酮次之,但都对 β-羟丁酸不敏感,因而不能检测 β-羟丁酸。改良 Rothera 法敏感性不是最高,但操作简便,为常用的湿化学检测方法。试带法更敏感、方便,基本取代了湿化学法。

2. Gerhardt 法只能检测乙酰乙酸,且敏感性不高,少用。

【参考区间】阴性。

【临床意义】

1. 糖尿病酮症酸中毒 由于糖尿病未控制或治疗不当,血酮体增高。尿酮体检查有助于糖尿病酮症酸中毒早期诊断(尿酮体阳性)。

糖尿病酮症酸中毒早期的主要酮体成分是 β-羟丁酸(一般试带法无法测定),而乙酰乙酸很少或缺如,此时测得结果可导致对酮体量估计不足。当糖尿病酮症酸中毒症状缓解后,β-羟丁酸转变成乙酰乙酸,乙酰乙酸的含量比早期高,此时易造成对病情估计过重。

2. 其他 饥饿、剧烈呕吐、严重腹泻、剧烈运动和寒冷等情况下,也可见尿酮体阳性。

(五)胆红素

胆红素(bilirubin,BIL)包括未结合胆红素(unconjugated bilirubin,UCB)和结合胆红素

（conjugated bilirubin，CB）。由于血中结合胆红素水平很低，未结合胆红素不能透过肾小球滤过膜，故正常人尿中胆红素定性试验阴性。当血中结合胆红素水平升高，超过肾阈值，则随尿液排出，此时尿胆红素定性试验阳性，称为胆红素尿（bilirubinuria）。

【检测原理】

1. 偶氮法　在强酸介质中，结合胆红素与重氮盐发生偶联反应，生成红色偶氮化合物，其颜色深浅与胆红素量成正比。

2. 氧化法　①Harrison 法：胆红素被硫酸钡沉淀吸附并浓缩，在酸性环境中被三氯化铁氧化为胆绿素、胆青素和胆黄素复合物，呈蓝绿色、绿色或黄绿色，呈色快慢和深浅与胆红素含量成正比。②Smith 碘环法：胆红素被碘氧化成胆绿素，在尿液与试剂接触面呈现绿色环。

【方法学评价】

1. 偶氮法　灵敏度不高，但采用试带法操作简便、快速。接受大剂量氯丙嗪治疗或尿液含有盐酸苯偶氮吡啶代谢产物可致假阳性，尿液中存在亚硝酸盐或含高浓度维生素 C 可致假阴性。

2. 氧化法　Harrison 法灵敏度和准确性均较高，为目前国内推荐的试带法确证试验，但操作烦琐，必要时需在尿液中加入适量硫酸铵以促使沉淀产生；同样原理的氯化钡试纸法，则操作简便、快速。Smith 碘环法简便，但灵敏度低。

【参考区间】阴性。

【临床意义】尿液胆红素检查主要用于黄疸的诊断和鉴别诊断。尿液胆红素阳性见于胆汁淤积性黄疸、肝细胞性黄疸，而溶血性黄疸尿液胆红素为阴性。

（六）尿胆原

结合胆红素随胆汁排泄至肠道后，在肠道细菌作用下生成粪胆原。肠道中形成的粪胆原，大部分又经肠肝循环被肝细胞摄取转化成胆红素；少部分粪胆原进入血液后由尿中排出，称为尿胆原（urobilinogen，URO 或 UBG）；还有一部分粪胆原被氧化成粪胆素随粪便排出体外。

【检测原理】

1. 试带法　①醛反应法：基于改良的 Ehrlich 醛反应原理；②偶氮法：在强酸性条件下，尿胆原与对 - 四氧基苯重氮四氟化硼发生偶联反应，生成朐脂红色化合物，其呈色深浅与尿胆原含量成正比。

2. 改良 Ehrlich 法　在酸性溶液中，尿胆原与对二甲氨基苯甲醛发生醛化反应，生成樱红色缩合物，其呈色深浅与尿胆原含量成正比。

【方法学评价】

1. 醛反应法　易受胆红素和某些药物的影响。吩噻嗪类、磺胺类、普鲁卡因等药物以及胆红素可引起尿液颜色变化，卟胆原、吲哚类化合物等可与 Ehrlich 醛试剂作用显红色，引起假阳性；尿液中含大量维生素 C 可致假阴性。如尿中含有胆红素可采用硫酸钡或氯化钙去除后再检测。

2. 偶氮法　不受胆红素干扰，对尿胆原较为特异。

【参考区间】弱阳性（1∶20 稀释后阴性）。

【临床意义】尿胆原是尿液分析仪试带法组合检验项目之一。胆红素、尿胆原等检查有助于黄疸的诊断与鉴别诊断。

（七）血红蛋白

正常尿液中血红蛋白含量极微,定性检测为阴性。发生血管内溶血时,红细胞破坏,大量血红蛋白释放入血液,当游离血红蛋白超过了结合珠蛋白的结合能力,血浆游离血红蛋白则由肾小球滤过,随尿液排出,从而形成血红蛋白尿(hemoglobinuria)。

【检测原理】

1. 试带法　过氧化物酶法。血红蛋白含有血红素基团,具有过氧化物酶样活性,能催化 H_2O_2 作为电子受体使色素原氧化呈色,其呈色深浅与血红蛋白含量成正比。常用的色素原有邻联甲苯胺、氨基比林和四甲基联苯胺等。

2. 免疫法　采用免疫胶体金法测定。

【方法学评价】

1. 试带法　基于过氧化物酶原理的试带法操作简便、快速,常作为尿液血红蛋白的筛查试验。不同种类试带的灵敏度有所差异,一般为 0.15~0.30mg/L,除与游离血红蛋白反应外,也与完整红细胞反应。但影响因素较多,如尿液中含热不稳定性触酶、尿液被氧化剂污染、尿路感染时某些细菌产生过氧化物酶等可致假阳性,检测前可将尿液煮沸约 2 分钟,以破坏白细胞过氧化物酶等热敏性触酶。尿中含有大剂量维生素 C 等其他还原性物质可致假阴性,需通过煮沸去除后再检测,或待其在尿中排泄完后再重新留取尿标本检测。

2. 免疫法　操作简便,灵敏度高,特异性强,不受动物来源的血红蛋白的影响,可作为确证实验。但尿中游离血红蛋白过高时,可因抗原过剩而出现假阴性。

【参考区间】阴性。

【临床意义】游离血红蛋白和红细胞均可使该检测项目呈阳性,因此当该项目结果阳性时需结合显微镜检查结果以判断尿中到底是血红蛋白还是红细胞增加。尿液出现血红蛋白是血管内溶血的证据之一,常见于蚕豆病和血型不合的输血反应等。

（八）亚硝酸盐

尿液中含有来源于食物蛋白质代谢产生的硝酸盐(nitrate),如果感染了大肠埃希菌或其他具有硝酸盐还原酶的细菌时,则可将硝酸盐还原为亚硝酸盐(nitrite, NIT)。

【检测原理】Griess 法。尿液中 NIT 先与对氨基苯磺酸或对氨基苯砷酸反应形成重氮盐,再与 3- 羟基 -1,2,3,4- 四氢苯并喹啉(或 N-1- 萘基乙二胺)结合形成红色偶氮化合物,其颜色深浅与 NIT 含量成正比。

【方法学评价】采用基于 Griess 法原理的干化学试带法灵敏度为 0.3~0.6mg/L,临床常用。但陈旧尿液、偶氮剂污染以及应用非那吡啶后可致假阳性,使用利尿剂、大量维生素 C 后可致假阴性。

【参考区间】阴性。

【临床意义】亚硝酸盐作为尿液干化学检查组合项目之一,主要用于尿路感染的快速筛查。NIT 与大肠埃希菌感染的相关性高,阳性结果常表示有细菌存在,但阳性程度不一定与细菌数量成正比。阴性结果也不能排除菌尿的可能。因此,解释结果时需与白细胞酯酶、尿沉渣显微镜检查结果相结合。尿细菌培养法为确证试验。

（九）白细胞酯酶

【检测原理】中性粒细胞含有特异性酯酶,该酶能水解吲哚酚酯生成吲哚酚和有机酸,吲哚酚与重氮盐反应形成紫红色缩合物,颜色深浅与中性粒细胞数量成正比。

【方法学评价】该法灵敏度为 5~15 个粒细胞 /μl,特异性较强,只对中性粒细胞反应,不与淋巴细胞等其他白细胞发生反应。尿液标本被阴道分泌物或甲醛污染,或含高浓度胆红素、非那吡啶等影响尿液颜色的物质,可致假阳性;尿液中含维生素 C、庆大霉素、头孢菌素等以及高比重尿液可致假阴性。

【参考区间】阴性。

【临床意义】用于诊断泌尿系统感染。肾移植后发生排斥反应时,尿液中以淋巴细胞为主,白细胞酯酶呈阴性,此时,应以显微镜检查为准。

(十)维生素 C

【检测原理】还原法:在酸性条件下,维生素 C(具有 1,2- 烯二醇还原性基团)能将试带模块中氧化态的粉红色 2,6- 二氯酚靛酚还原成无色的 2,6- 二氯二对酚胺,呈色反应由深蓝色或绿色至粉红色变化,其呈色深浅与尿液中维生素 C 含量成正比。

【方法学评价】维生素 C 有左旋抗坏血酸(还原型)和左旋脱氢抗坏血酸(氧化型)两种天然形式。试带法只能检测左旋抗坏血酸,灵敏度,因试带不同而异,一般为 50~100mg/L。龙胆酸、左旋多巴或尿液 pH>4.0 时的内源性酚及巯基化合物、半胱氨酸和硫代硫酸钠等可致假阳性;碱性尿液因维生素 C 易分解可致假阴性。

【参考区间】阴性。

【临床意义】维生素 C 浓度增高可对隐血 / 血红蛋白、胆红素、葡萄糖、亚硝酸盐试带反应产生严重的干扰。检测维生素 C 并非用于维生素 C 的定量,而是用于判断试带法其他检测项目是否准确可靠,是否受到维生素 C 的影响,以对阴性结果给予正确的分析和评价。

四、尿液有形成分检查

尿液有形成分是指随尿液排出体外并能在显微镜下观察到的成分,如细胞、管型、病原体和结晶等。尿液有形成分的检查对泌尿系统疾病的诊断、鉴别诊断及预后判断等有重要意义。

(一)检查方法

目前,尿液有形成分检查的方法有显微镜检查法和尿液分析仪法,前者又可以分为直接镜检法、离心浓缩镜检法,这 2 种方法分别又有染色法与不染色法之分。尿液显微镜检查法是尿液有形成分检查的"金标准"。

1. 未染色镜检法

【检测原理】

(1)涂片镜检法

1)直接涂片法:取 1 滴混匀的新鲜尿液滴于载玻片上,覆以盖玻片,直接采用普通光学显微镜检查。管型用低倍镜(LP)观察 20 个视野,以最低数 ~ 最高数 /LP 报告。细胞用高倍镜(HP)观察 10 个视野,以最低数 ~ 最高数 /HP 报告。结晶按高倍镜下所占视野面积报告:"−"表示无结晶,"+"表示结晶占 1/4 视野,以此类推至"++++"为满视野。细菌、寄生虫虫卵在报告中描述见到的情况。

2)离心尿液涂片法:取混匀尿液 10ml 于刻度离心管中,400g 离心 5 分钟,弃上清液留沉淀物 0.2ml,混匀后取约 20μl 沉淀物于载玻片上,用 18mm×18mm 盖玻片覆盖后显微镜检查,观察方法、结果报告与未离心直接涂片法相同。

(2)定量检查法

1)血细胞计数板法:取混匀尿液直接充入改良牛鲍计数板的 2 个计数池内,在低倍镜下计数 10 个大方格中的管型总数,高倍镜下计数 10 个大方格中的红细胞、白细胞总数,即为 1μl 尿液中有形成分的含量。

2)尿沉渣定量计数板法:尿沉渣定量计数板为特制的一次性塑料计数板,结构如图 5-1 所示,每块计数板上有 10 个计数池,可供 10 个标本计数用。每个计数池一侧有大的长方形计数区,内含 10 个大方格,为便于计数,每个大方格又分为 9 个小方格。每个大方格面积为 1mm²,深 0.1mm,故容积为 0.1μl。每个计数池 10 个大方格总体积为 1μl。尿液用上述方法离心后,取 1 滴充入尿沉渣定量计数板中。先用低倍镜计数管型,再用高倍镜计数细胞,得到 1μl 尿液内的管型和细胞数,以 ×× 个 /μl 报告。而结晶、细菌、寄生虫虫卵等的报告方式同直接涂片法。

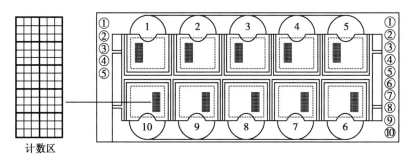

图 5-1　尿沉渣定量计数板

【方法学评价】尿沉渣未染色显微镜检查法的方法学评价见表 5-2。

表 5-2　尿沉渣未染色显微镜检查法的方法学评价

方法	评价
直接涂片法	简单易行,成本低廉,但阳性率低,重复性差,易漏诊,仅能定性或半定量
离心尿液涂片法	①阳性检出率高,重复性好,适用于外观清晰、有形成分较少的尿标本;②难以标准化和准确定量,仅能做半定量;③离心可能会破坏有形成分形态
血细胞计数板法	①能准确定量;②耗时,但能达到尿液有形成分要求的规范化、标准化;③计数板清洗、消毒不方便
尿沉渣定量计数板法	①规范、标准,符合 CLSI 和 CCCLS 的要求;②耗时,但阳性率高;③目前推荐的尿液有形成分定量检查方法

【参考区间】尿液主要有形成分检查的参考区间见表 5-3。

表 5-3　尿液主要有形成分检查的参考区间

方法	红细胞	白细胞	透明管型	上皮细胞	细菌 / 真菌
直接涂片法	0~ 偶见 /HP	0~3 个 /HP	0~ 偶见 /LP	少见	–
离心尿液涂片法	0~3/HP	0~5 个 /HP	0~ 偶见 /LP	少见	–
尿沉渣定量计数板法(个 /μl)	男:0~4 女:0~9	男:0~5 女:0~12	–	–	–

2. 染色镜检法

检查尿液有形成分一般不需要染色,但为了鉴别病理性有形成分,防止透明管型漏检,可对尿沉渣进行染色后再显微镜检查。染色后的镜检方法同未染色时的镜检方法。

【检测原理】

(1) Sternheimer-Malbin(S-M)染色法:主要染料有结晶紫和沙黄,尿沉渣中的各类细胞、管型等成分化学性质不同,其对染料的物理吸附与化学亲和程度也不同,所以,染色后不同的有形成分呈现特定的颜色,形态清晰,易于识别。

(2) Sternheimer(S)染色法:主要染料是阿利新蓝和派洛宁,其染色原理与S-M染色法类似。

【方法学评价】尿液染色方法有多种,如S-M染色、S染色、瑞氏染色、苏丹Ⅲ染色等,可根据需要选择合适的方法。S-M染色法为常用方法,能辨别管型(尤其是透明管型)及红细胞、白细胞和上皮细胞等。S染色法能弥补S-M染色法染料容易沉淀而出现染色偏深的缺陷。

(二)有形成分的形态和意义

1. 细胞 尿中常见细胞形态见图5-2。

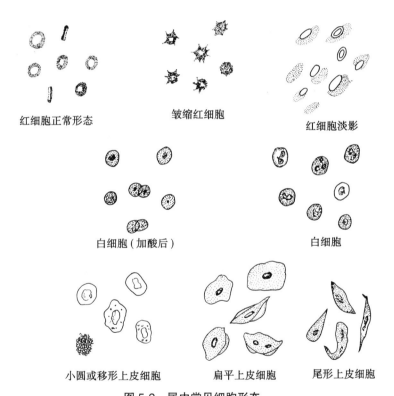

图 5-2 尿中常见细胞形态

(1) 红细胞:未染色的正常红细胞为双凹圆盘状,淡黄色,直径约 7~8μm。尿红细胞形态变化与渗透压、pH 及在体外放置的时间等因素相关。在高渗尿中,红细胞皱缩,体积变小,似锯齿形、棘形或桑葚状;在低渗尿中,红细胞胀大,血红蛋白溢出,仅留下细胞膜,成为大小不等的空环或面包圈样,称为影形红细胞(ghost cell)、环形红细胞或红细胞淡影(blood shadow);在酸性尿中,红细胞膜脂质内层面积增加,体积变小;在碱性尿中,红细胞膜脂质外层面积增加,细胞肿胀,边缘不规则,容易溶解破裂。

离心尿红细胞 >3/HP,称为血尿。根据尿红细胞的形态可将血尿分为 2 种:①均一性红细胞血尿:多为非肾小球性血尿,>70% 红细胞为正常或形态单一红细胞。红细胞外形及大小正常,呈双凹圆盘状,细胞膜完整。②非均一性红细胞血尿:多为肾小球性血尿,尿液中 >70% 红细胞为畸形红细胞,且类型在 2 种以上。

尿液红细胞增加(血尿)提示泌尿系统有出血,常见于泌尿系统炎症、结石、结核或恶性肿瘤。尿红细胞形态观察有助于区分血尿的来源。均一性红细胞血尿见于肾小球以下部位的泌尿系统出血,如膀胱炎、尿道炎、输尿管结石等;非均一性红细胞血尿常见于急慢性肾小球肾炎、肾盂肾炎、红斑狼疮性肾炎、肾病综合征等。

(2)白细胞:正常情况下尿中可有少量白细胞,且主要为中性粒细胞。尿液中的中性粒细胞呈圆球形,直径为 10~14μm,较红细胞大,不染色时的细胞核较模糊,胞内颗粒清晰可见。中性粒细胞常分散存在,外形完整。在低渗尿中,中性粒细胞胞质内颗粒呈布朗运动,由于光的折射,其运动似星状闪光,称为闪光细胞(glitter cell)。高渗尿中白细胞常皱缩。在炎症过程中被破坏、变性或坏死的中性粒细胞称为脓细胞(pus cell)。其外形多变、不规则,细胞质内充满颗粒,细胞核模糊不清,细胞边界不清,常聚集成团。其临床意义同正常白细胞,因此与正常白细胞合并计数。尿液白细胞增多主要见于泌尿系统炎症,如肾盂肾炎、膀胱炎、尿道炎、前列腺炎等。

(3)吞噬细胞:吞噬细胞(phagocyte)大小约为白细胞的 2~3 倍,为胞质中吞噬有异物的白细胞。正常尿液中无吞噬细胞。尿液中出现吞噬细胞可见于泌尿系统急性炎症,如急性肾盂肾炎、膀胱炎和尿道炎等,且常伴有白细胞增多。

(4)上皮细胞:尿液中的上皮细胞来源于肾小管、肾盂、肾盏、输尿管、膀胱和尿道等,不同部位的细胞形态各异,对泌尿系统病变的定位诊断有重要意义。

1)肾小管上皮细胞:来自肾小管,形态与白细胞相似,略大于白细胞,一般不超过 15μm,有 1 个较大的圆形细胞核,核膜很厚,胞质中有小泡、颗粒或脂肪小滴,颗粒分布不规则、多少不定。如在尿中出现,常提示肾小管病变。慢性肾炎时,肾小管上皮细胞可发生脂肪变性,胞质内有较多的脂肪颗粒,称复粒细胞或脂肪颗粒细胞(fatty granular cell)。

2)移行上皮细胞:来自肾盂、输尿管、膀胱等处,尿中单独出现少量移行上皮细胞并无明显的临床意义。①表层移行上皮细胞:主要来自膀胱,约为白细胞的 4~5 倍,类圆形,胞核居中,因细胞体积大又称大圆上皮细胞。②中层移行上皮细胞:主要来自肾盂,体积大小不一,常呈梨形、纺锤形或带尾形,又称尾形上皮细胞。核较大,呈圆形或椭圆形。③底层移行上皮细胞:来自输尿管、膀胱和尿道,形态较圆,与肾小管上皮细胞统称为小圆上皮细胞,但两者有差别,底层移行上皮细胞体积较大,而核较小;肾小管上皮细胞则反之。正常尿液中偶见移行上皮细胞,在输尿管、膀胱、尿道有炎症时可增多。

3)鳞状上皮细胞:主要来自尿道前段。鳞状上皮细胞是尿液中最大的上皮细胞,形状不规则,多边多角,边缘常卷曲,胞核很小,呈圆形或卵圆形。正常尿中可见少量鳞状上皮细胞,如大量增多并伴有白细胞增多,则提示有炎症。

2. 管型　管型(cast)是蛋白质、细胞及其崩解产物在肾小管、集合管内凝固而成的圆柱形蛋白凝集体。管型形成应具备 3 个条件:①原尿中有白蛋白、Tamm-Horsfall 蛋白(T-H 蛋白),其中 T-H 蛋白最易形成管型的核心;②肾小管有浓缩和酸化尿液的能力;③肾脏具有可供交替使用的肾单位。尿中各种管型形态见图 5-3。

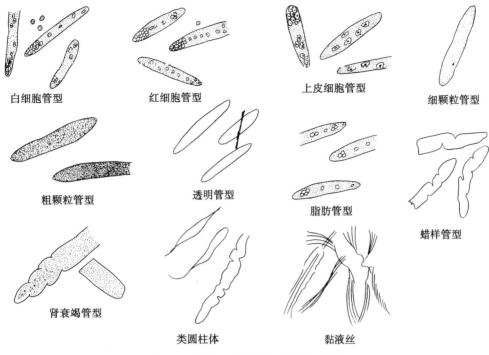

| 白细胞管型 | 红细胞管型 | 上皮细胞管型 | 细颗粒管型 |

| 粗颗粒管型 | 透明管型 | 脂肪管型 | 蜡样管型 |

| 肾衰竭管型 | 类圆柱体 | 黏液丝 |

图 5-3 尿中各种管型和类似管型物质

（1）透明管型：透明管型（hyaline cast）主要由 T-H 蛋白构成，也可有白蛋白参与。呈无色透明的圆柱体，通常两边平行，两端钝圆，平直或略弯曲，甚至扭曲，质地菲薄，大小长短可不一致。健康成人尿中偶见透明管型，在急性和慢性肾小球肾炎、肾病综合征、急性肾盂肾炎等时可增多。

（2）细胞管型：管型基质中含有细胞，细胞含量超过管型体积的 1/3 以上时称为细胞管型（cellular cast）。根据细胞种类不同，可分为红细胞管型、白细胞管型和上皮细胞管型等。①红细胞管型：管型基质中嵌入形态完整红细胞且多在 10 个以上，常见于急性肾小球肾炎、肾出血等；②白细胞管型：管型中充满白细胞（或脓细胞），且多为退化变性或坏死白细胞，常重叠聚集成块，提示肾实质有感染性病变，常见于急性肾盂肾炎等；③上皮细胞管型：管型内含肾小管上皮细胞，管型中的细胞呈瓦片状排列，可充满管型，细胞大小不等，胞核模糊，见于各种原因的肾小管损伤；④混合细胞管型：管型基质中同时存在两种以上细胞的管型，主要见于活动性肾小球肾炎、缺血性肾小球坏死、肾梗死及肾病综合征等。

（3）颗粒管型：管型中的颗粒含量占管型体积 1/3 以上时称为颗粒管型（granular cast）。颗粒来自崩解变性的细胞残渣、血浆蛋白及其他物质。外形常较透明管型短而宽大，容易断裂，可有不规则的断端，呈无色、淡黄褐色或棕黑色，其颗粒轮廓清晰。根据颗粒的大小分为粗颗粒管型和细颗粒管型。正常人尿中一般无颗粒管型，颗粒管型的出现常提示肾脏有实质性病变，如急性或慢性肾小球肾炎、肾盂肾炎和肾病综合征等。

（4）蜡样管型：蜡样管型（waxy cast）由细颗粒管型衍化而来，或因淀粉样变性的上皮细胞溶解后逐渐形成的管型，也可能是透明管型在肾小管内停留时间过长演变而成。其外形似透明管型，但颜色为浅灰色或淡黄色，折光性强、质地厚、易折断、有切迹或呈泡沫状，较短而粗，一般略有弯曲，末端常不整齐。蜡样管型提示有严重的肾小管变性坏死，预后不良。

（5）脂肪管型：管型中脂肪滴含量占管型体积的 1/3 以上时称脂肪管型（fatty cast）。它是由肾小管上皮细胞脂肪变性、崩解，大量脂肪滴进入管型内而形成。管型内可见大小不等的折光性强的脂肪滴。该类管型提示肾小管损伤、肾小管上皮细胞发生脂肪变性，可见于肾病综合征、慢性肾小球肾炎等。

（6）肾衰竭管型：肾衰竭管型（renal failure cast）也称宽大管型（broad cast），来自破损扩张的肾小管、集合管或乳头管，多数由颗粒管型和蜡样管型演变而来，也可由其他管型演变而成。其宽度可达 50μm 以上，是一般管型的 2~6 倍，形态不规则，有时呈扭曲状。肾衰竭管型提示肾脏病变严重，可见于急性或慢性肾衰竭。

（7）其他管型和类管型物：在某些病理情况下，尿中还可出现一些少见管型和一些类似管型的物质，如细菌管型、胆红素管型、混合管型、黏液丝、类圆柱体等。

3. 结晶

（1）酸性尿液中的结晶：酸性尿液内的结晶包括草酸钙结晶、尿酸结晶、非晶形尿酸盐、硫酸钙结晶及马尿酸结晶等。①草酸钙结晶：为无色方形闪烁发光的八面体或信封样，有 2 条对角线相互交叉，有时呈菱形，偶见哑铃形或饼状。如新鲜尿液有大量草酸钙结晶，并伴有较多红细胞，提示有肾结石的可能。②尿酸结晶：呈黄色、暗棕色，其形状为三棱形、哑铃形、蝴蝶形或不规则形。大量尿酸结晶见于高尿酸肾病及尿酸结石。

（2）碱性尿液中的结晶：碱性尿液内的结晶包括非晶性磷酸盐、磷酸铵镁、磷酸钙、碳酸钙、尿酸胺及尿酸钙等。①非晶性磷酸盐：为白色颗粒状，属于正常代谢产物，一般没有临床意义；②磷酸铵镁结晶：呈无色的方柱形、信封状或羽毛状，有强折光性，一般无临床意义；③磷酸钙结晶：有非晶形、三棱形，排列成星状或束状，如尿液中持续出现大量磷酸钙结晶，则应排除甲状旁腺功能亢进、肾小管性酸中毒或因长期卧床引起的骨质脱钙。

（3）其他结晶：①胆红素结晶：成束的针状或小块状、橘红色结晶，见于黄疸、急性重型肝炎、肝癌、肝硬化、急性磷中毒等；②亮氨酸结晶：呈淡黄色或褐色小球形或油滴状，并有密集辐射状条纹，折光性强，见于急性重型肝炎、急性磷中毒等；③酪氨酸结晶：略带黑色的细针状结晶，成束状或羽毛状，常与亮氨酸结晶同时出现；④胱氨酸结晶：呈无色六边形、边缘清晰、折光性强的薄片状结晶，大量胱氨酸结晶是肾或膀胱结石的先兆；⑤胆固醇结晶：无色透明，缺角的长方形或方形结晶，见于膀胱炎及肾盂肾炎。

4. 尿液其他有形成分

（1）细菌：尿液细菌有革兰阴性杆菌和革兰阳性球菌，其中以大肠埃希菌、葡萄球菌、链球菌、变性杆菌等多见。健康人尿液中并无细菌生长，少量的细菌主要由污染所致，一般无临床意义。若出现大量细菌，并伴有许多脓细胞和上皮细胞时，多为尿路感染。

（2）真菌：真菌所致尿路感染的发病率很低，但近年来随着抗肿瘤药物、广谱抗生素的广泛应用，其发病率呈日益上升趋势。引起尿路感染的真菌主要有白色假丝酵母菌。

（3）寄生虫及虫卵：尿中出现寄生虫虫卵多因标本被污染所致。主要有阴道毛滴虫、微丝蚴、肠道寄生虫或虫卵等。

（4）精子：多见于男性遗精后、性交后或逆行射精后的尿中。

（5）纤维状物：如毛发、棉花和化学织物纤维等，体积大，中度或高度折光性，边缘暗而厚实。

（6）其他：若混入前列腺液，可能会见到磷脂酰胆碱小体、前列腺颗粒细胞和淀粉小体等。

五、尿液其他检查

(一)尿液人绒毛膜促性腺激素

人绒毛膜促性腺激素(human chorionic gonadotropin,hCG)是受孕妇女胎盘滋养层细胞分泌产生、具有促性腺发育的一种糖蛋白激素,相对分子质量为 47 000。受精卵着床后不久滋养细胞即开始产生 hCG。妊娠 1 周后血液 hCG 为 5~50IU/L,尿液 hCG>25IU/L,至妊娠第 8~10 周时达到峰值(50 000~100 000IU/L),持续 1~2 周后迅速减低,以后逐渐下降并以 1/10~1/5 峰值水平维持至分娩。分娩后若无胎盘残留,产后 2 周内消失。

【检测原理】

1. 免疫胶体金试纸条法　胶体金是由氯金酸和枸橼酸合成的胶体物质,直径为 5~150nm 的胶体金颗粒在液体状态中呈紫红色,以胶体金颗粒作为示踪物标记抗人 hCG β链单克隆抗体(McAb),将羊抗人 hCG 和羊抗鼠 IgG 多克隆抗体固相化在硝酸纤维膜上,待检 hCG 在检测线处形成 McAb-hCG-羊抗人 hCG 双抗体夹心的抗原抗体复合物,呈现紫红色。对照线(控制线)则形成 McAb-羊抗鼠 IgG 多克隆抗体复合物,也呈紫红色。

2. 其他方法　检测 hCG 的方法还有酶联免疫吸附试验(ELISA)、电化学发光免疫法(ECLIA)、微粒子化学发光免疫法(MCLIA)和放射免疫法等。

【方法学评价】

1. 免疫胶体金试纸条法　操作简便、不需要特殊设备、试剂商品化、特异性强,β-hCG 单克隆抗体与黄体生成素、尿促卵泡素等无交叉反应,是常用的早孕诊断方法。

2. 其他方法　酶联免疫吸附法灵敏度高,特异性强,可半定量。电化学发光免疫法快速,灵敏度高,可定量,但需专用仪器。

【参考区间】阴性。

【临床意义】尿液 hCG 常用于诊断早期妊娠和异位妊娠,判断流产效果,辅助诊断滋养细胞肿瘤(如恶性葡萄胎、绒毛膜癌等)和其他系统的恶性肿瘤(如肺癌、胃癌、卵巢癌等)。

(二)本周蛋白

本周蛋白(Bence Jones protein,BJP),是骨髓瘤细胞产生的异常免疫球蛋白轻链,有 κ 型和 λ 型两种,轻链单体的相对分子质量为 23 000。BJP 能自由通过肾小球滤过膜,当血中游离轻链过剩,浓度超过近曲小管重吸收能力时,可自尿中排出,即本周蛋白尿或轻链尿。BJP 在 pH 4.9 ± 0.1 条件下,加热至 40~60℃时可发生凝固,温度升至 90~100℃时溶解,而温度减降至 56℃左右时,又可发生凝固,故又称凝溶蛋白。

【检测原理】本周蛋白检测方法有多种,其方法和原理见表 5-4。

【方法学评价】本周蛋白检测的方法学评价见表 5-5。

表 5-4　本周蛋白检测方法和原理

方法	原理
热沉淀 - 溶解法	基于 BJP 在 40~60℃凝固,90~100℃溶解的特性
对 - 甲苯磺酸(TSA)法	对甲苯磺酸法能沉淀 BJP,且不与白蛋白和球蛋白发生反应
乙酸纤维素膜电泳和 SDS-PAGE 电泳	基于蛋白电泳分离的检测原理
免疫电泳(IEP)	基于区带电泳原理和特异性抗原抗体反应原理

表 5-5　本周蛋白检测的方法学评价

方法	评价
热沉淀 - 溶解法	灵敏度低,假阳性率高,所需标本量大,较少使用
对甲苯磺酸(TSA)法	操作简便,为灵敏度较高的筛检试验、不与白蛋白反应,球蛋白 >5g/L 时,可出现假阳性
乙酸纤维膜素电泳和 SDS-PAGE 电泳	对 BJP 的阳性检出率可高达 97%
免疫电泳(IEP)	简单易行,标本用量少,在抗原抗体最适比例时,分辨率高,特异性强

【参考区间】阴性。

【临床意义】尿液本周蛋白检测主要用于多发性骨髓瘤、原发性淀粉样变性、巨球蛋白血症及其他恶性淋巴增殖性疾病的诊断和鉴别诊断。

(胥文春)

第二节　粪 便 检 验

粪便(feces)是食物在体内被消化后剩余的终产物。粪便标本采集是确保其检验结果准确性的重要环节;粪便检验包括理学、化学、有形成分检查等内容。粪便检验对消化道出血鉴别与肿瘤筛查有重要价值。

一、粪便标本采集

粪便标本的收集、存放及送检是否得当,直接关系到检验结果的准确性。粪便收集应避免尿液、消毒液及污水等污染,灌肠或服用油类泻药后的粪便不宜做检验标本。粪便标本收集方法因检验目的不同而有差别,盛粪便的容器应清洁、干燥、无吸水性及具有密封功能。粪便标本采集方法及注意事项如下:

1. 常规检验标本　取新鲜粪便,选含有异常成分的部分,如黏液或脓血等;外观无异常的粪便须从表面、深处多处取材。一般采集约 3~5g(稀便应取 2ml)送检,并于 1 小时内检查完毕。

2. 寄生虫检查标本　标本采集因寄生虫的生活及感染特性而不同。如检查阿米巴滋养体时应取粪便脓血和稀软部分立即送检,运送及检查时均须保温;检查蛲虫卵可用软黏透明拭子或生理盐水浸泡的棉签,于清晨排便前由肛门四周拭取标本,须立即镜检。

3. 化学法粪便潜血试验　标本收集前 3 天起禁食动物性食物、铁剂及维生素 C 等,标本采集后应立即检查。

4. 细菌检查　应全部用无菌操作技术收集标本,并立即送检。

5. 其他　无粪便排出且必须检查时,可用直肠指诊或采便管采集标本。

二、粪便一般检查

(一)粪便理学检查

1. 颜色　正常粪便呈棕黄色,可受饮食及用药影响。常见的异常改变有:①红色:直肠癌、肛裂、痔疮等出血;②果酱色:阿米巴痢疾、肠套叠等;③黑色(柏油样):上消化道出血,食用铁剂、动物血、活性炭等;④白色、灰白色:胆道阻塞、阻塞性黄疸、胰腺疾病等,或服用硫酸钡、过量的脂肪等;⑤绿色:婴儿肠炎或服用甘汞;⑥淡黄色:新生儿粪便、胆红素未氧化或脂肪不消化等,也可见于服用中药后。

2. 性状 正常粪便为有形软便。粪便不同性状特点及临床意义见表5-6。

表5-6 粪便性状特点及临床意义

粪便性状	外观特点	临床意义
稀糊或稀汁便	脓样或黄绿色,含有膜状物	各种感染或非感染性腹泻
黏液便	小肠病变时黏液混于粪便中,大肠病变时黏液附着于粪便表面	各种肠炎、细菌性痢疾、阿米巴痢疾等
脓血便	脓样、脓血样、黏液血样、黏液脓血样	阿米巴痢疾(以血为主,血中带脓)、细菌性痢疾(以黏液和脓为主)、结肠癌、溃疡性结肠炎等
鲜血便	排便后有鲜血滴落或鲜血附着于粪便表面	结肠癌、直肠息肉、肛裂、痔疮等
陈状便	黏陈状、膜状或纽带状	慢性细菌性痢疾、过敏性肠炎
溏便	粥状且内容物粗糙	消化不良、慢性胃炎、胃窦潴留
米泔样便	白色淘米水样,含黏液片块	霍乱、副霍乱
乳凝块	黄白色乳凝块或蛋花样	消化不良、婴儿腹泻
变形便	干结便 细条状便	便秘、老年人排便无力 直肠狭窄

3. 寄生虫及结石 各种肠道寄生的蠕虫虫体,如蛔虫、蛲虫、绦虫等或其片段,肉眼可观察分辨。粪便中还可见到胆石、胰石、粪石等。

(二)粪便有形成分检查

粪便有形成分检查是常规检查中的重要内容之一,主要是观察粪便中有无病理成分,如:各种细胞、寄生虫及虫卵、致病细菌及真菌等。可采用显微镜下观察或粪便分析工作站分析。粪便分析工作站是集粪便标本浓缩收集、自动加样、流动计数、显微摄像、电脑控制等部分于一体的自动化分析装置,基本实现粪便检查自动化。本节只介绍粪便显微镜检查。

1. 粪便涂片制备 洁净玻片上加1~2滴生理盐水,选择粪便异常部分或挑取粪便表面、深处多处取材,直接涂成薄片,加盖玻片,涂片的厚度以能透过玻片隐约可辨书上的字迹为宜。

2. 显微镜观察 先用低倍镜浏览全片,观察是否有虫卵、原虫及其他异物,再用高倍镜仔细辨别各种病理成分形态特点并对其数量进行估计。

(1)细胞:粪便中常见细胞为白细胞、红细胞。在细胞镜检时,至少应观察10个以上高倍镜视野。粪便常见细胞形态特点及临床意义见表5-7,其报告方式基本同"尿液沉渣检查"。

(2)寄生虫卵及原虫:粪便检查是诊断肠道寄生虫感染最直接可靠的方法。粪便涂片可见到寄生虫虫体或虫卵,显微镜观察时应注意虫卵的大小、色泽、形状、卵壳厚薄及内部结构等,常见寄生虫虫卵见彩图5-4。亦可见到原虫滋养体和包囊,如阿米巴滋养体、蓝氏贾第鞭毛虫等(见彩图5-5)。

表 5-7　粪便细胞形态特征及其临床意义

名称	形态特征	临床意义
白细胞	呈灰白色,胞质内充满细小颗粒,核不清楚,可退化、肿胀,结构不清晰	正常粪便中无或偶见。其数量多少与炎症轻重及部位有关,小肠炎症时量少,混于粪便中难以识别,结肠炎症时可大量出现
红细胞	草黄色,稍有折光性的圆盘状,可因环境渗透压和 pH 改变而变形	正常粪便中无。见于下消化道炎症或出血,如痢疾、溃疡性结肠炎、结肠癌、痔疮等
巨噬细胞	大小不等、圆形或卵圆形,可有伪足,胞核 1~2 个,含有吞噬的颗粒、细胞碎片、细菌等	正常粪便无。是急性细菌性痢疾的诊断依据,也可见于急性出血性肠炎或偶见于溃疡性结肠炎
肿瘤细胞	成堆出现,形态多变	见于结肠癌、直肠癌

（3）结晶:正常粪便中可见少量结晶,无病理意义。阿米巴痢疾、钩虫病、肠道溃疡等患者的粪便中可见夏科 - 莱登结晶,呈无色透明菱形结晶,两端尖长,大小不等,折光性强。

（4）细菌:粪便中细菌较多,多属于正常菌群。正常情况下粪便中菌量处于相对恒定状态,菌谱保持动态平衡,球菌(革兰阳性)和杆菌(革兰阴性)的比例大致为 1:10。某些病理情况下,该比例可增大,正常菌群减少甚至消失。此时,除涂片染色找细菌外,应采用不同培养基进行细菌、真菌培养鉴定。

（5）食物残渣:正常情况下,食物消化充分,粪便中极少见食物残渣。当消化道发生病变时,粪便中可见淀粉颗粒(大小形态不一,可见无色同心形的折光条纹,滴加碘液后呈黑蓝色)、脂肪颗粒(折光性强的小球状,苏丹 III 染色后呈朱红色或橘红色)、肌纤维、植物细胞等食物残渣增多。

（三）粪便化学检查

粪便化学检查主要有潜血试验、粪胆原、脂肪测定等,其中最有意义的是粪便潜血试验。当消化道出血量小于 5ml,特别是上消化道出血,红细胞被破坏,显微镜检查亦不能证实有红细胞存在,而需用化学法、免疫法等才能证实出血,称为潜血。检查粪便潜血的试验称为粪便潜血试验。

【检测原理】

1. 化学法　血红蛋白中的亚铁血红素有类似过氧化物酶的活性,通过催化过氧化氢作为电子受体,使色素原被氧化呈蓝色,颜色深浅与血红蛋白(出血量)呈正相关。本试验中色素原有邻联甲苯胺、愈创木酯等。

2. 免疫学方法　目前国内外多采用单克隆抗体免疫胶体金法。

【参考区间】阴性。

【方法学评价】

1. 化学法　为常用方法,其灵敏度因色原性反应底物不同而不同。为了减少粪便潜血假阳性和假阴性,一般宜采用中度灵敏度的方法。邻联甲苯胺法方法简便、灵敏度高,此试验阴性时,即确认潜血为阴性。但试剂不稳定、特异性低,受动物源性血红蛋白、还原性及氧化性药物等因素影响。

2. 单克隆抗体胶体金法　稳定性好,可定性、半定量测定,判断结果准确,灵敏度高,检测便捷、特异等。但当消化道大量出血时,粪便血红蛋白浓度过高,可出现后带现象导致假阴性,也可因血红蛋白被消化酶降解变性,丧失免疫原性或单克隆抗体与粪便血红蛋白抗原不匹配,导致结果假阴性。

【临床意义】粪便潜血试验主要用于消化道出血、消化道肿瘤筛检和鉴别。

1. 消化道出血的判断　阳性见于消化道出血、胃黏膜损伤、胃炎、胃溃疡、消化道恶性肿瘤等。

2. 消化性溃疡与肿瘤出血的鉴别　对消化道溃疡的阳性诊断率为40%~70%,呈间断性阳性;消化道恶性肿瘤阳性率早期为20%,晚期可达95%,且呈持续性阳性。

3. 消化道肿瘤的筛查　消化道肿瘤患者潜血试验阳性率平均为87%,因此粪便潜血检查具有十分重要的意义。

第三节　浆膜腔积液和脑脊液检验

一、浆膜腔积液检验

人体胸膜腔、腹膜腔和心包膜腔统称为浆膜腔。正常情况下,浆膜腔内仅含有少量液体起润滑作用。病理情况下,浆膜腔内有大量液体潴留而形成浆膜腔积液(serous effusion)。根据产生的原因及性质不同,浆膜腔积液分为漏出液和渗出液。漏出液为非炎性积液,而渗出液为炎性积液。

(一)浆膜腔积液标本采集和处理

1. 标本采集　由临床医师行浆膜腔穿刺术获得。留取中段液体于消毒试管内。常规及细胞学检查留取2ml,宜用EDTA-K$_2$抗凝;化学检查留取2ml,宜用肝素抗凝;厌氧菌培养留取1ml,结核杆菌检查则留取10ml。另留1管不加抗凝剂,用于观察凝固现象。

2. 标本保存及转运　①为防止出现凝块、细胞变形、细菌破坏自溶等,标本采集后应立即送检,否则应将标本置2~4℃环境中保存。②标本转运须保证安全。如标本溢出,应立即用0.2%过氧乙酸溶液或75%乙醇溶液消毒处理。

(二)浆膜腔积液一般检验

1. 理学检查

(1)颜色:正常为清亮、淡黄色。漏出液颜色一般较浅,多为淡黄色;渗出液颜色随病情而改变,可呈深浅不同的红色、棕黄色、绿色等。

(2)透明度:正常清晰透明。透明度常与积液所含的细胞、细菌数量及蛋白质浓度等相关。漏出液因含细胞、蛋白质少而呈透明或微浑;渗出液因含细胞、细菌等成分较多而呈不同程度浑浊。

(3)比重:漏出液<1.015,渗出液>1.018。漏出液含细胞、蛋白质少,比重常低于1.015;渗出液含细胞、蛋白质多,比重常大于1.018。

(4)凝固性:正常不易凝固。渗出液因含有较多纤维蛋白原等凝血物质而易于凝固,但当渗出液含有大量纤维蛋白溶解酶时亦可不发生凝固。

2. 化学检查

(1)蛋白质

【检测原理】①黏蛋白定性检查(Rivalta试验):黏蛋白是一种酸性糖蛋白,其等电点为pI 3~5,可在稀乙酸溶液(pH 3~5)中产生白色雾状沉淀。②蛋白质定量:同血清蛋白测定(双缩脲法)。

【结果】Rivalta 试验:加标本后,①清晰不显雾状为(-);②渐呈白雾状为(±);③立即显白雾状为(+);④白薄云状为(++);⑤白浓云状为(+++)。

【参考区间】① Rivalta 试验:漏出液为阴性,渗出液为阳性。②蛋白质定量:漏出液 <25g/L;渗出液 >30g/L。

【方法学评价】① Rivalta 试验:是一种简易黏蛋白过筛试验,简便、快速,不需要特殊仪器,可粗略区分漏出液和渗出液。②蛋白质定量:可以准确测定白蛋白、球蛋白、纤维蛋白原等蛋白质的含量,更有助于积液性质的判断。

【临床意义】综合分析浆膜腔积液蛋白质的变化对鉴别渗出液和漏出液及积液形成的原因有重要意义。

(2)葡萄糖

【检测原理】测定方法同血清葡萄糖定量:葡萄糖氧化酶法或己糖激酶法。

【参考区间】3.6~5.5mmol/L。

【临床意义】漏出液葡萄糖含量与血清相似或稍低;渗出液因受细菌或炎症细胞影响,常降低。因此,葡萄糖定量测定对积液性质鉴别有一定价值。

3. 细胞学检查

【检测原理】

(1)细胞总数计数:①仪器法:体液细胞分析仪自动分析计数。②显微镜计数法:对清亮或微浑的标本,混匀后吸取少量标本,充入改良 Neubauer 血细胞计数板内,静置2~3分钟,低倍镜下计数 2 个计数室内四个角和中央大方格共 10 个大方格内的细胞总数,最后换算成每升标本中细胞总数报告;对细胞过多、浑浊或血性标本,用红细胞稀释液稀释后再计数,最后换算成每升标本中细胞总数报告。

(2)白细胞计数:①仪器法:体液细胞分析仪自动分析计数。②计数法:对非血性标本,用吸管吸取冰乙酸后全部吹出,然后用同一吸管吸取少量混匀的浆膜腔积液标本,充入改良 Neubauer 血细胞计数板中计数,最后换算成每升标本中的白细胞总数报告;对白细胞过多的标本,用白细胞稀释液稀释后再计数,计数结果乘以稀释倍数即为白细胞数。为排除穿刺损伤引起的血性浆膜腔液,白细胞计数结果必须校正。校正公式:

$$白细胞/L(校正)=浆膜腔液白细胞/L-\frac{浆膜腔液红细胞/L×血液白细胞/L}{血液红细胞/L}$$

(3)白细胞分类计数:①仪器法:体液细胞分析仪分类计数。②直接分类法:如白细胞数不超过 $0.15×10^9/L$,可不分类计数;否则应分类计数,即在白细胞直接计数后,于高倍镜下根据细胞核的形态分别计数单个核细胞与多个核细胞,计数 100 个有核细胞,以百分比表示。③染色分类法:直接分类不易区分细胞时,可将浆膜腔积液离心沉淀,取沉淀物推片制成均匀薄膜,干燥后行 Wright 染色,于油镜下分类计数,如遇不能分类的细胞,应另行描述报告。

【参考区间】漏出液 $<0.1×10^9/L$;渗出液 $>0.5×10^9/L$。

【方法学评价】①仪器分类、计数法:简单、快速、重复性好,可自动化分析,不受主观因素影响;但受组织、细胞碎片、凝块等因素影响,且无法识别异常细胞,若出现形态学报警时,须进行显微镜法复查。②直接计数、分类法:简单、快速、重复性差,受主观因素影响大,对于陈旧标本,细胞变形、分类、识别困难,结果误差较大。③染色分类法:细胞识别率较高,结果准确可靠,为首选方法,但操作复杂、费时。

【临床意义】①白细胞:中性粒细胞增高,常见于化脓性渗出液、结核性浆膜腔炎早期渗出液。淋巴细胞增高,主要见于慢性炎症,如结核、梅毒、肿瘤等所致渗出液。如见多量浆细胞样淋巴细胞,可能是增殖型骨髓瘤。嗜酸性粒细胞增高常见于超敏反应、寄生虫病、系统性红斑狼疮等所致渗出液。②红细胞:增多常见于恶性肿瘤、结核及创伤等。

4. 病原学检查 ①寄生虫检查:乳糜样积液可检查是否有微丝蚴;怀疑阿米巴胸水(果酱色积液)可查找阿米巴滋养体;②微生物检查:如疑为渗出液,可将标本离心后取沉淀涂片,行革兰染色查找细菌或行抗酸染色查找抗酸杆菌。

(三)浆膜腔积液检查临床应用

浆膜腔积液检查对判断积液的性质和病因具有重要价值。漏出液是由非炎性原因引起的积液,其含蛋白质、糖及细胞均较少或无,因此一般清亮、不凝固、比重低;而渗出液一般为生物毒素、缺氧及炎性损伤等刺激,导致毛细血管通透性增加引起的积液,其中白蛋白、球蛋白等大分子物质,甚至各种血细胞均可通过毛细血管进入积液中,因此多浑浊、易凝固,比重高。

二、脑脊液检验

脑脊液(cerebrospinal fluid,CSF)是来源于脑室、蛛网膜下腔和脊髓中央管中的无色透明液体。正常脑脊液含有一定的细胞和化学成分,其含量与血浆成分相等或稍低。病理情况下,被血-脑脊液屏障隔离在外的物质可进入脑脊液,使相应物质增高。因此,脑脊液检查对中枢神经系统疾病的诊治有重要意义。

(一)脑脊液标本采集和处理

1. 标本采集 由临床医师进行腰椎穿刺采集,必要时从小脑延髓池或侧脑室穿刺采集。脑脊液分别收集于3个无菌容器中:第1管做细菌学检查,成人2ml,儿童1ml;第2管做化学或免疫学检查;第3管做常规检查。常规及化学检查标本量成人2~8ml,儿童1~1.5ml。检验申请单上应注明采集日期和时间。

2. 标本保存及转运 ①标本采集后应立即送检,如不能及时检查,需置2~4℃环境中保存,常规检查一般不应超过4小时。②标本转运须保证安全。如标本溢出,应立即用0.2%过氧乙酸溶液或75%乙醇溶液消毒被污染的区域。

3. 标本接收与处理 容器标识应与检查申请单一致。检验完毕后,余下的标本和使用过的器皿均须消毒或灭菌处理。

(二)脑脊液一般检验

1. 理学检查

(1)颜色:正常无色或淡黄色。当中枢神经系统发生感染、出血、肿瘤时,脑脊液可因过多的白细胞、红细胞、其他色素等而呈不同颜色改变。

(2)透明度:正常清澈透明。病理情况下,脑脊液可因细胞、蛋白质、病原微生物等而出现不同程度的浑浊。脑脊液透明度常分"清晰透明"、"微浑"、"浑浊"三级报告。

(3)凝固性:正常无凝块、无沉淀(放置24小时不形成薄膜)。蛋白质(特别是纤维蛋白原)含量超过10g/L,可出现薄膜或凝块。脑脊液凝固性常按"无凝块"、"有凝块"、"有薄膜"、"胶冻状"等描述。

2. 脑脊液蛋白质定性检查

【检测原理】潘迪试验(Pandy test):脑脊液中球蛋白与苯酚结合,形成不溶性蛋白盐,而产生白色浑浊或沉淀,浑浊程度与球蛋白含量相关。

【结果】清晰透明,不显雾状为(-);仅黑色背景下呈微白色雾状为(±);灰白色云雾状为(+);白色浑浊或白色薄云状沉淀为(++);白色絮状沉淀或白色浓云块为(+++);立即形成白色凝块为(++++)。

【参考区间】阴性或弱阳性。

【方法评价】操作简便,标本用量少,结果观察较为明确,临床应用广泛。但过于敏感,部分正常人可出现弱阳性(±)结果。

【临床意义】正常脑脊液蛋白质含量较血浆低,约为血浆的1%,主要为清蛋白。在中枢神经系统发生病变时,脑脊液蛋白质含量可有不同程度增高。此外,早产儿、新生儿脑脊液蛋白水平亦可增高,出生2个月后逐渐降至正常水平。

3. 细胞学检查

【检测原理】

(1)细胞总数计数及白细胞计数:计数及校正方法与浆膜腔积液检查相同。

(2)白细胞分类计数:①仪器法:体液细胞分析仪分类计数。②显微镜直接分类法:同"浆膜腔积液检查"。如白细胞总数不足100个,可直接写出单个核细胞和多个核细胞的具体个数,如白细胞总数在30以下,可不做直接分类计数,改做染色分类计数。③显微镜染色分类法,同"浆膜腔积液检查"。如有内皮细胞或不能分类细胞,应另行描述报告。

【参考区间】红细胞:无。白细胞:成人(0~0.008)×10^9/L;儿童(0~0.015)×10^9/L。

【方法学评价】同"浆膜腔积液检查"。

【临床意义】中枢神经系统病变的脑脊液中细胞数量增多,其增多程度及细胞种类与病变的性质及转归有关。如化脓性感染时,细胞显著增高且以中性粒细胞为主,但经有效抗生素治疗后,细胞总数迅速下降;结核感染早期以中性粒细胞为主,以后则以淋巴细胞为主;病毒感染,细胞仅轻度增多且以淋巴细胞为主;寄生虫感染时,细胞增加且以嗜酸性粒细胞为主;中枢神经系统出血时,脑脊液中可见大量红细胞。

4. 病原学检查　正常脑脊液中无病原体。在排除污染的前提下,如脑脊液标本中找到病原体,不仅为临床提供病因学诊断依据,更具有确诊价值。①细菌:细菌检查方法主要有显微镜检查、细菌培养、酶联免疫吸附试验及分子生物学检验等。②真菌:常用优质墨汁染色法寻找新型隐球菌;亦可用免疫学方法查找真菌多糖抗原。③寄生虫:常用显微镜法查找寄生虫虫卵、滋养体或虫体。

(乔凤伶)

第四节　精液和前列腺液的常规检验

一、精液检查

精子(sperm)是男性生殖细胞,随精液排出体外。精液(semen)是男性生殖系统的分泌物,由精子和精浆(seminal plasma)组成。精子产生于睾丸,在附睾中发育成熟。睾丸内的生精细胞经精原细胞、精母细胞及精子细胞的发育演变,经减数分裂后发育成为成熟的精子。精浆是男性副性腺分泌的混合液,主要包括前列腺液、精囊液、尿道球腺液和尿道旁腺液,精浆内含有供精子生存的营养物质和精子运动所需的能量物质,是精子生存的介质和能量来源。精液中水分占90%,有形成分主要包括精子和生殖道脱落细胞。精液的化学组成比较复杂,精浆的组成成分及作用见表5-8。

表5-8 精浆的组成成分及作用

精浆	性状	含量(%)	主要成分	作用
精囊液	胶冻样	50~80	蛋白质、果糖、凝固酶	供给精子能量,使精液呈胶冻样
前列腺液	不透明乳白色	15~30	磷脂酰胆碱小体、纤溶酶、酸性磷酸酶	纤溶酶促进精液液化
尿道球腺液	清亮	2~3		润滑和清洁尿道的作用
尿道旁腺液	清亮	2~3		润滑和清洁尿道的作用

精液检查的目的主要在于:①评价男性生育能力,寻找男性不育症(male infertility)的诊断及其疗效观察依据;②辅助诊断男性生殖系统疾病;③为精子库(sperm bank)和体外受精(in vitro fertilization)筛选优质精子;④输精管结扎术后的疗效观察;⑤法医学鉴定。

(一)标本采集和运送

1. 精液的采集 ①一般采取手淫法,将一次射出的精液用清洁干燥广口塑料瓶或玻璃小瓶收集送检,不宜采用避孕套内的精液。②选择其他合适的采集方法,尽量保证采集全部精液,不引起标本污染或者影响采集量。③标本采集前让患者知情应受欲3~5天。如果需要多次采集标本,每次禁欲时间应尽可能保持一致。④标本采集前应排净尿液,洗净双手和生殖器。采集精液的容器应预温。

2. 精液运送 ①标本容器应注明患者姓名(标本号或条码),标本采集日期和时间,并立即保温送检。②精液采集后应立即全部送检,送检温度应保持在20~37℃,冬季采集和运送标本应注意保温。③精液送检的申请单应注明受检者姓名、禁欲天数、标本采集的日期和时间、标本采集是否完整及标本从采集到分析的时间间隔等。

(二)一般检查

精液一般检查包括性状检查和显微镜检查,检验精子的形态、数量和一般功能等,对男性不育症和男性生殖系统疾病的诊断及疗效观察有重要意义,也常用于男性绝育术后疗效观察。

1. 理学检查

(1)精液量:精液一般采集在广口带刻度容器中,方便直接读取精液量,该法比较准确。也可以待精液完全液化后用10ml刻度吸管或小量筒测量一次射精全部精液量,该法可能会导致精液量减少,不推荐使用。

【参考区间】一次射精量1.5ml~6ml。

【临床意义】一次射精量与射精频度相关。一次排精液量少于1ml、大于6ml可视为精液量异常。精液放置一段时间后可自行液化,排精后1小时精液不液化视为异常。久未射精者可呈现淡黄色,精囊炎或前列腺炎时精液可呈黄色脓性;生殖系统炎症、结石、结核或肿瘤时,精液可呈暗红酱油色或鲜红色。精液量检查的临床意义见表5-9。

表 5-9 精液量变化的常见原因

分类	精液量	常见原因
精液减少（oligospermia）	数日未射精，精液量少于 1.5ml	雄激素分泌不足、输精管阻塞、前列腺炎、精囊炎、先天性精囊缺乏
无精液症（azoospermia）	禁欲 3 天精液量仅数滴甚至排不出	常见于生殖系统的特异性感染，如结核、淋病和非特异性炎症，逆行射精入膀胱
精液过多（polyspermia）	一次射精的精液量超过 6ml	附属腺功能亢进，精子密度减低，禁欲时间过长者

（2）外观

【参考区间】新鲜的精液为灰白色或乳白色不透明胶冻状，液化后为半透明样。

【临床意义】精液放置一段时间后可自行液化，排精后 1 小时精液不液化视为异常。久未射精者可呈现淡黄色，精囊炎或前列腺炎时精液可呈黄色脓性；生殖系统炎症、结石、结核或肿瘤时，精液可呈暗红酱油色或鲜红色。

（3）精液黏稠度（semen viscosity）：精液黏稠度指精液在纤溶酶作用下液化后的黏度。

【检测原理】用玻棒法或滴管法检测液化精液黏稠度。玻棒法：待精液全部液化后，用玻棒挑取精液，观察有无拉丝和拉丝长度，判断黏稠度。滴管法：精液完全液化后，用 5ml 的尖头滴管吸入精液，使其依靠重力滴落，观察拉丝长度，判断黏稠度。将采集的新鲜精液全部放置在容器内记录采集时间，立即观察其凝固性，然后将其放在 37℃恒温箱中，每隔 5 分钟观察一次，记录精液由胶冻状变为流动液体状所需时间为液化时间。

【方法学评价】玻棒法和滴管法都不需要特殊设备，方法简单，便于临床开展。

【参考区间】拉丝长度 <2cm，呈水样，形成不连续小滴。

【临床意义】精液黏稠度降低与先天性精囊缺如、精囊液流出受阻或生殖系统炎症所致的精子数量减少或无精子症有关，黏稠度增加多见于附属腺功能异常，如前列腺炎、附睾炎等。精液的黏稠度太大，对精子的运动有严重的制动作用，致使精子穿透障碍。

（4）液化时间：精液的液化时间（liquefied time）是指精液由胶胨状转变为流动状所需的时间。

【检测原理】将采集的新鲜精液全部放置在容器内记录采集时间，立即观察其凝固性，然后将其放在 37℃恒温箱中，每隔 5 分钟观察一次，记录精液由胶冻状变为流动液体状所需时间为液化时间。

【参考区间】射精后精液立即凝固，液化时间 <60 分钟。

【临床意义】精液液化过程极其复杂，与前列腺、精囊的分泌物和室温高低有关。前列腺炎时精液液化时间延长或不液化，可抑制精子的活动力而影响生育。

（5）酸碱度

【检测原理】用精密 pH 试纸或 pH 计，检测液化后精液 pH。

【方法学评价】pH 试纸简单但准确度低，pH 计操作复杂但准确性高。

【参考区间】pH 7.2~8.0。

【临床意义】① pH<7.0：多见于少精症或无精症，常见原因有输精管阻塞、先天性精囊缺如、慢性附睾炎等。② pH>8.0：常见于急性感染，如前列腺、精囊腺、附睾和尿道球腺的炎症。

2. 显微镜检查 精液液化后,取 1 滴于洁净的载玻片上,在显微镜下先观察有无精子。若镜检未见精子,将标本离心后再检查,若仍无精子,则称为无精子症(azoospermia),不必继续检查其他指标。精液显微镜检查的内容主要包括精子形态学检查、精子活动力、精子活动率、精子密度和精子凝集等。

(1)精子活动率(sperm activate rate):精子活动率是指活动精子占精子总数的百分率。

【检测原理】取液化精液 1 滴于载玻片上,加盖片后,直接在高倍镜下观察 100 个精子,计算活动精子所占的比例。

【方法学评价】精子活动率检查操作简单、方便,但主观性强、误差大,只能做初筛检查。

【参考区间】精子活动率:排精后 60 分钟内,精子活动率为 80%~90%(至少 >60%)。

【临床意义】精子活动率减低是男性不育的主要原因之一。精子活动率 <70% 可以引起男性生育力下降;精子活动率 <40%,可以导致男性不育。引起精子活动率下降的因素主要有:①精索静脉曲张;②生殖系统感染,如淋病、梅毒等;③物理因素,如放射线、高温环境(热水浴)等;④免疫因素,如存在抗精子抗体等;⑤化学因素,如某些药物(抗代谢药、抗疟药、雌激素)、乙醇等。

(2)精子存活率(sperm vitality):采用活精子所占比例表示。精子死亡后,细胞膜完整性受损,失去屏障功能,很容易着色。用伊红 Y(eosin Y)或锥虫蓝(trypan blue)等染料对液化精液进行染色,在高倍镜下观察 200 个精子,以不着色精子的百分率报告。当精子活动率低于 50% 时,应检查精子存活率。

【检测原理】湿片法和干片法操作简便,适合临床应用。

【参考区间】存活率≥58%(伊红染色法)。

【临床意义】精子存活率降低是男性不育症的重要原因之一。死精子超过 50%,即可诊断为死精症(可能与附属性腺炎症和附睾炎有关)。

(3)精子活动力(sperm motility):精子向前运动的能力,它反映活精子的质量。WHO 将精子活动力分为三级:①前向运动(progressive motility,PR):精子运动活跃,表现为快速直线运动或大圈运动。②非前向运动(non-progressive motility,NR):精子运动不活跃,表现为小圈运动,鞭毛力量很难推动头部运动,或只有鞭毛抖动。③无运动(immotility,IM):精子不运动。

【参考区间】PR≥32%,(PR+NP)≥40%。

【临床意义】精子活动力与男性生殖能力关系密切。活动力低下的精子难以抵达输卵管与卵子结合而完成受精过程,精子活力减弱为男性不育症的主要因素之一,常见原因主要有附属性腺感染、精子结构(精子鞭毛缺乏)异常所致,如生殖系统的感染、精索静脉曲张及某些抗代谢药、抗疟疾药、氧氮芥、雌激素等药物影响。

(4)精子计数(sperm count):是指单位体积精液中的精子数目,也称精子浓度(sperm concentration)。

【检测原理】显微镜法:液化精液标本经精液稀释液稀释,稀释液中碳酸氢钠破坏精液黏稠度,甲醛杀死并固定精子。稀释后的样本充入细胞计数池,显微镜下计数一定范围的精子数量,换算为每升精液中的精子数,即精子浓度。精子浓度乘以精液量即为精子总数。

【方法学评价】改良 Neubauer 血细胞计数板法为推荐方法,计数准确。也可以用 Makler 精子计数板法:标本不需要稀释,能够同时检测精子浓度,精子活力和精子活率等参数,但价格昂贵。

【参考区间】精子浓度 $\geqslant 15 \times 10^9$/L;精子总数 $\geqslant 39 \times 10^6$/1 次射精。

【临床意义】连续 3 次精子计数的结果均低于 20×10^9/L,称为少精子症(oligozoospermia)。精子数量减少常见原因为:①炎症或肿瘤;②精索静脉曲张;③先天性或后天性睾丸疾病;④输精管、精囊缺陷;⑤长期食用棉酚等;⑥内分泌疾病;⑦ 50 岁以上的老年人。健康人的精子数量存在显著的个体差异,而且同一个体在不同的时间内,精子数量也有很大的变化。无精子症常见于严重的输精管疾病和睾丸损伤,也可见于原因不明无精子症和男性绝育手术后。

(5)精子凝集(agglutination of spermatozoa):指活动的精子相互黏附在一起,如头对头、尾对尾等方式的凝集。这些精子常呈摇动式的旺盛运动,但有时也因黏附而使精子运动受到限制。按照凝集的程度 WHO 将精子凝集分为 4 级,见表 5-10。

表 5-10　WHO 精子凝集分级标准

WHO 分级	分级标准
1 级	多数精子游离,低于 10% 精子凝集
2 级	10%~50% 精子凝集
3 级	大于 50% 精子凝集
4 级	所有的精子发生凝集

【参考区间】无凝集。

【临床意义】精子凝集提示抗精子抗体的存在,但不能作为不孕的证据。

(6)精子形态:正常精子呈蝌蚪状,由头、体、尾三部分构成。长约 50~60μm。头部正面呈卵圆形,侧面呈扁平梨形,长 4.0~5.0μm,宽 2.5~3.5μm,长宽之比应在 1.50~1.75,顶体的界限清晰,约占头部的 40%~70%。中段细,宽度小于 1μm,约为头部长度的 1.5 倍,且在轴线上紧贴头部。尾部应是直的、均一的,比中段细,其长约为 45μm。正常精子瑞氏染色形态见彩图 5-6。精子的头部、中部颈段和尾部出现的各种异常都视为异常精子形态。

【检测原理】①湿片法:即精子计数后于高倍镜或相差显微镜下直接观察精子形态。②染色法:将液化精液涂片后进行巴氏染色等,油镜下观察计数 200 个精子,计算正常或异常精子的百分率。

【方法学评价】湿片普通显微镜法:操作简单方便,但检测结果受工作人员经验影响,误差大,重复性差,故不推荐使用;相差显微镜法:临床不易广泛开展,应用较少。WHO 推荐瑞氏染色法,形态清晰,易于辨认,结果准确,重复性好,缺点是操作烦琐,费时。

【参考区间】正常形态精子大于 4%。

【临床意义】少量畸形精子的出现不表示生殖细胞的功能丧失,但是感染、外伤等因素可以使畸形精子的数量增加。精液中异常形态精子大于 20% 为异常,如畸形率超过 40% 则会影响到精液质量,超过 50% 者常可导致男性不育。如果正常形态精子低于 30%,称为畸形精子症(teratospermia)。异常形态精子增多常见于:①生殖系统感染;②精索静脉曲张;③睾丸、附睾功能异常;④放射线损伤;⑤应用某些化学药物,如卤素、重金属、乙二醇、雌激素等。

(7)其他细胞成分:精液中含有非精子细胞成分,主要包括泌尿系统生精细胞、上皮细胞、精囊细胞、少量红细胞和白细胞,精液中还可见到结晶体、卵磷脂小体、淀粉样小体、脂滴等。男性生殖系统任何部位的感染均可从精液中检测到病原生物。精液中细菌毒素可以严重影响精子的生成和精子活动力,导致男性不育。

(三)精液特殊检测

从精液化学成分、免疫学指标和精子功能的变化可以了解睾丸及附属性腺的分泌功能,对男性不育症的诊断、治疗均有重要意义。特殊检测包括精浆果糖测定、抗精子抗体检测、穿透实验、精子低渗膨胀实验等。精液检查项目较多,传统的手工检测由于受检测手段、实验室条件、检验人员的经验水平影响,结果分析有很大的主观性,对精子运动能力的判断缺乏严格的量化标准,导致不同检验人员结果分析相差很大,不同实验室结果缺乏可比性。

(四)计算机辅助精液分析系统

20 世纪 80 年代出现了用于精液分析的计算机辅助精液分析系统(Computer-aided semen analysis,CASA),一定程度上提高了精液检查的准确性。CASA 系统主要由硬件系统和软件系统两部分组成,硬件系统包括显微摄像系统、温控系统、微机处理系统和图像采集系统等。软件系统是专用的精子质量分析软件。

【检测原理】精液标本通过摄像机与显微镜相连,跟踪、确定和采集精子动、静态图像并输入计算机,计算机根据系统设定的精子运动移位、大小和灰度等,分析处理采集到的各种图像,报告并打印结果。CASA 所有参数均按 WHO 规定的标准设定,尤其在精子运动能力分析方面显示出独特的优越性。既可定量分析精子活力、活动率,又可分析精子运动速度和运动轨迹特征。

【方法学评价】CASA 系统精确度高、高效客观,但是设备昂贵;识别精子的准确性受精液中细胞成分和非细胞颗粒的影响;分析结果受系统参数阈值设定的影响,导致精子活率实测值低于真实值;CASA 系统测定的是单个精子的运动参数,仅将可产生一定位移的精子记为活动精子;不能进行精子形态检测系统设置,缺乏对精子群体的了解。

二、前列腺液检验

前列腺是男性生殖器中的最大附性腺,其分泌的前列腺液(prostatic fluid)是精液的重要组成部分,精液中常伴有前列腺液,约占精液的 30%。前列腺液主要包括酶类(纤溶酶、酸性磷酸酶、β- 葡萄糖腺苷酶等)、无机离子(钠、钾、锌、钙等)、免疫物质(免疫球蛋白、补体等)、脂类(磷脂、胆固醇)和一些有形成分(磷脂酰胆碱小体、红细胞、白细胞、上皮细胞、淀粉样小体等)。前列腺液具有维持精液 pH、参与精子能量代谢、抑制细菌生长、促使精液液化等生理功能。

前列腺液检查主要用于前列腺炎、前列腺结核、前列腺肥大和前列腺癌等疾病的辅助诊断与疗效观察,也可用于性传播性疾病(sexual transmitted disease,STD)的诊断。

(一)标本采集和送检

前列腺液标本通常由临床医师进行前列腺按摩术采集。采集前应掌握前列腺按摩禁忌证,如患者疑有前列腺急性炎症、结核、脓肿以及肿瘤时,应禁止或慎重采集标本。标本量少时可以直接涂在载玻片上,量多时弃去第一滴,采集于洁净、干燥的试管中。用于前列腺采集的试管、载玻片在检查后可在 5% 甲酚皂溶液中浸泡 24 小时或 0.1% 过氧乙酸中浸泡 12 小时。若标本用于细菌培养,应无菌采集并立即送检。

（二）一般检查

1. 理学检查

（1）量：正常成人前列腺液量为数滴至 2ml 不等。①增多：比较少见，见于前列腺慢性充血、过度兴奋。②减少：见于前列腺炎、老年男性或者前列腺分泌功能严重不足；若严重减少或采集不到前列腺液，见于前列腺炎性纤维化和某些性功能低下者。

（2）颜色和透明度：正常成人前列腺液呈乳白色、稀薄、有光泽而不透明的液体。①黄色浑浊、脓性黏稠：提示化脓性感染，见于化脓性前列腺炎或精囊炎。②红色：提示有出血征象，见于精囊炎、前列腺炎、前列腺结核、结石及肿瘤等，也可因按摩过度所致。

（3）酸碱度：正常成人前列腺液为弱酸性，pH 6.3~6.5，75 岁以上者 pH 略增高。pH 增高可见于前列腺液中混入较多精囊液等。

2. 显微镜检查

【检测原理】通常采用非染色直接涂片法进行显微镜检查，当直接镜检见到畸形、巨大的细胞或肿瘤细胞时，可用瑞氏染色法、巴氏染色法或苏木素 - 伊红染色法等进行细胞形态学检查，还可将前列腺液直接进行革兰染色或抗酸染色，查找病原微生物。

（1）非染色标本

1）磷脂酰胆碱小体（phosphatidylcholine body）：也称为卵磷脂小体（lecithin bodies），圆形或卵圆形、大小不均、折光性强、形状比血小板略大，观察时注意与血小板区别。磷脂酰胆碱小体瑞氏染色和未染色图片见彩图 5-7。

2）淀粉样小体（starchy body）：圆形或卵圆形、形似淀粉样颗粒、微黄色或褐色、同心圆线纹样层状结构。该小体随着年龄的增长而增多。

3）前列腺颗粒细胞（prostatic granular cell）：体积大、内含较多的磷脂酰胆碱颗粒。

4）白细胞：圆球形、核依稀可见，可成堆出现。

5）红细胞：圆盘状、草绿色。

（2）染色标本：当未染色标本检测到畸形、巨大细胞或怀疑有肿瘤细胞时，应做巴氏染色或者 H-E 染色，有助于前列腺炎和前列腺肿瘤的鉴别；如果 Wright 染色发现嗜酸性粒细胞增多，有助于变态反应或者过敏性前列腺炎的诊断。

【方法学评价】①非染色直接涂片法操作简便、快速，临床较常用。②瑞氏、巴氏或苏木素 - 伊红染色法可清晰辨认细胞结构，适用于细胞学检查。③直接革兰染色或抗酸染色寻找病原微生物，但直接染色法的阳性检出率较低，必要时可先作病原微生物培养，再进行染色镜检。

【参考区间】①磷脂酰胆碱小体：量多，满视野均匀分布；②前列腺颗粒细胞：少于 1 个 /HP；③红细胞：偶见，少于 5 个 /HP；④白细胞：少于 10 个 /HP。

【临床意义】①磷脂酰胆碱小体：前列腺炎时磷脂酰胆碱小体数量减少、成堆或分布不均；炎症较严重时，磷脂酰胆碱小体可被吞噬细胞吞噬而消失。②淀粉样小体：一般无临床意义，可与胆固醇结合形成前列腺结石。③前列腺颗粒细胞：增多伴有大量白细胞见于前列腺炎，也可见于正常老年人。④白细胞：增多并成堆，是慢性前列腺炎的特征之一。⑤红细胞：增多见于前列腺炎、前列腺结石、前列腺结核或肿瘤、前列腺按摩过重。⑥滴虫：查见滴虫，可诊断为滴虫性前列腺炎。⑦精子：一般无临床意义，可因按摩前列腺时，精囊受到挤压而排出精子。⑧结石：可见碳酸钙结石、磷酸精胺结石和磷酸钙 - 胆固醇结石，少量无临床意义。⑨病原微生物：相应感染。

第五节 阴道分泌物常规检验

阴道分泌物（vaginal discharge）是女性生殖系统分泌的液体，主要是由阴道黏膜、宫颈腺体、前庭大腺及子宫内膜的分泌物混合而成，俗称白带（leucorrhea）。幼女和老年女性由于激素水平的影响，阴道上皮抵抗力差，阴道分泌物与育龄期女性不同；青春期后，由于雌激素的影响，阴道的上皮细胞由单层变为复层，上皮增厚，受卵巢功能的影响而呈周期性的变化及脱落并随月经排除。脱落后细胞释放糖原，阴道杆菌将糖原转化为乳酸，使阴道 pH 保持在 4.0~4.5 之间。因此，生理情况下正常健康妇女的阴道具有自净作用，足以防御外界病原微生物的侵袭。

阴道分泌物的检查常用于雌激素水平的判断和女性生殖系统炎症、肿瘤的诊断及性传播性疾病的检查。

一、标本采集和处理

阴道分泌物通常由妇产科医师采集。采集标本的注意事项如下。

1. 采集前 停用干扰检查的药物，检查前 24 小时内禁止盆浴、性交、局部用药及阴道灌洗等，且月经期间不宜进行阴道分泌物检查。

2. 取材 可根据不同的检验目的自不同部位取材，一般采用消毒刮板、吸管、棉拭子自阴道深部或穹隆后部、宫颈管口等部位取材或多点取材，也可用窥阴器扩张阴道后刮取子宫颈口分泌物。将分泌物浸入盛有生理盐水 1~2ml 的试管中，立即送检。也可将其制成生理盐水薄涂片，95% 乙醇固定，经吉姆萨、革兰或巴氏染色，进行病原微生物和肿瘤细胞筛查。

3. 容器和器材 应清洁干燥，不含任何化学药品或润滑剂，阴道窥器插入前可用少许生理盐水湿润。

4. 标本处理 如用作细菌学检查，应无菌操作。检查滴虫时，应注意标本保温（37℃），并立即送检。

二、一般检查

（一）理学检查

正常阴道分泌物为白色稀糊状、无气味，量多少与雌激素水平高低及生殖器官充血程度有关。①临近排卵期，分泌物量多，清澈透明，稀薄似蛋清；②排卵期 2~3 天后，量减少，浑浊黏稠；③行经前，分泌物量又增加；④妊娠期间量较多；⑤绝经后，因雌激素水平降低、生殖器官腺体减少，阴道分泌物也减少。病理情况下，阴道分泌物理学变化及临床意义见表5-11。

表 5-11 阴道分泌物常见理学变化及临床意义

理学变化	临床意义
无色透明黏性，量较多	应用雌激素药物后、卵巢颗粒细胞瘤
泡沫状脓性	滴虫性阴道炎
白带中混有血液	宫颈息肉、子宫黏膜下肌瘤、重度慢性宫颈炎、老年性阴道炎、使用宫内节育器的副反应等
血性白带，有特殊臭味	宫颈癌、宫体癌等恶性肿瘤

续表

理学变化	临床意义
脓性,黄色或黄绿色,有臭味	阴道毛滴虫或化脓性感染、老年(幼女)性阴道炎、子宫内膜炎、宫腔积脓及阴道异物引发的感染
黄色水样	子宫黏膜下肌瘤、宫颈癌、宫体癌及输卵管癌等
豆腐渣样或凝乳状小碎块	假丝酵母菌性阴道炎
灰白色奶油样,稀薄均匀,有恶臭	阴道加德纳菌感染

(二)显微镜检查

1. 阴道清洁度 阴道清洁度(leaning degree of vagina)是指阴道清洁的等级程度。正常情况下阴道内有大量乳酸杆菌,还含有少量棒状菌、表皮葡萄球菌、非溶血性链球菌、肠球菌、大肠埃希菌、加德纳菌、梭杆菌、类杆菌、支原体和假丝酵母菌等,阴道与菌群维持一种平衡状态。当机体抵抗力低下、内分泌水平变化或病原生物感染等破坏这种平衡时,杂菌或其他病原生物增多,并出现大量白细胞和脓细胞,阴道清洁度下降。通过阴道清洁度检查,可了解阴道内有无炎症。各种阴道分泌物涂片见彩图 5-8,上皮细胞见彩图 5-9。

【检测原理】阴道分泌物加生理盐水制成涂片,于高倍镜下观察。根据白细胞(脓细胞)与上皮细胞、乳酸杆菌与杂菌的数量对比进行判断,分级判断标准见表 5-12。

表 5-12 阴道清洁度分级判断标准(个/HP)

清洁度	杆菌	杂菌	白(脓)细胞	上皮细胞
Ⅰ	多	-	0~5	满视野
Ⅱ	中	少	5~15	1/2 视野
Ⅲ	少	较多	15~30	少量
Ⅳ	-	大量	>30	-

【方法学评价】①临床常用湿片法,简便易行,重复性较差,易漏检,阳性率低;②涂片染色法对细胞、细菌形态能观察清楚,结果客观准确,但操作复杂费时。

【参考区间】Ⅰ~Ⅱ度。

【临床意义】①阴道清洁度与女性激素的周期变化有关:育龄期妇女排卵前期,雌激素水平增高,阴道上皮增生,糖原增多,乳酸杆菌繁殖,引起 pH 下降,杂菌消失,乳酸杆菌大量存在,阴道趋于清洁。卵巢功能不足(如幼女和绝经女性)或病原体感染时,阴道易感染杂菌而导致阴道不清洁,清洁度降低,因此,阴道清洁度的最佳判定时间为排卵期。②阴道炎:清洁度为Ⅲ~Ⅳ度时,提示炎症或严重阴道感染,且发现病原生物时(如细菌、真菌或寄生虫),即可诊断为各种病原体引起的阴道炎。③非特异性阴道炎:单纯阴道清洁度差而未发现病原体则为非特异性阴道炎。

2. 阴道毛滴虫 阴道毛滴虫(trichomonas vaginalis,TV)属鞭毛虫纲,是一种致病性厌氧寄生原虫,主要寄生于女性的阴道或男性的尿道。虫体大小(8~45)μm×(5~15)μm,为白细胞的 2~3 倍,顶宽尾尖呈倒置梨形。虫体顶端有 4 根前鞭毛,后端有 1 根尾鞭毛,体侧有波动膜。阴道毛滴虫依靠前后鞭毛和波动膜做螺旋状运动。其生长繁殖的最适 pH 为 5.5~6.0,

适宜温度为 25~42℃。阴道毛滴虫能通过性接触直接传播或公共浴池、游泳池等间接接触而传播,可引起滴虫性阴道炎,滴虫性阴道炎涂片检查见彩图 5-10。

【检测方法及原理】①直接涂片法:用生理盐水悬滴法置于高倍镜下观察。②涂片染色法:涂片后作瑞氏或革兰染色,油镜下观察虫体形态。③培养法:将分泌物接种于培养基内,37℃培养 48 小时后做涂片镜检。④免疫学方法:如胶乳凝集试验、酶联免疫吸附法、单克隆抗体检测和多克隆抗体胶乳凝集法等。

【方法学评价】阴道毛滴虫检查的方法学评价见表 5-13。

表 5-13 阴道毛滴虫检查的方法学评价

方法	优点	缺点
直接涂片法	简便、快速,为临床实验室常用方法	易受检查时间、温度、涂片厚度影响,阳性率较低
涂片染色法	油镜下可观察虫体结构,能提高检出率	易受染色时间和涂片厚度影响
培养法	阳性率高	操作复杂,不宜常规应用
免疫法	操作简易、快速,灵敏度和特异性高,可广泛应用	可出现非特异性反应,操作复杂

【参考区间】阴性。

【临床意义】阴道毛滴虫阳性主要见于滴虫性阴道炎。

3. 阴道加德纳菌　正常情况下阴道内不见或少见阴道加德纳菌(gardnerella vaginalis, GV)。阴道加德纳菌为革兰阴性或染色不定(有时呈革兰阳性)的球杆菌,大小(1.5~2.5)μm×0.5μm。正常情况下,乳酸杆菌 6~30 个/HP 或 >30 个/HP;细菌性阴道炎时,阴道加德纳菌和厌氧菌(细小的革兰阳性或阴性细菌)大量增多,乳酸杆菌 <5 个/HP 或无乳酸杆菌;非细菌性阴道炎时,乳酸杆菌 >5 个/HP,仅见少许阴道加德纳菌。

在阴道分泌物中查见线索细胞(clue cell)是诊断加德纳菌性阴道病的重要指标之一。线索细胞是阴道鳞状上皮细胞黏附了大量加德纳菌及其他短小杆菌,而形成巨大的细胞团。湿片中可见到细胞表面毛糙,有边缘呈锯齿状,斑点和大量细小颗粒,细胞部分溶解、胞核模糊不清(见彩图 5-11),染色后发现上皮细胞上密布大量球杆菌。

细菌性阴道炎(bacterial vaginosis,BV)是由阴道加德纳菌、各种厌氧菌和支原体混合感染引起的阴道炎,是性传播疾病之一。细菌性阴道炎实验室诊断标准为:①阴道分泌物稀薄均匀;②线索细胞呈阳性;③分泌物 pH>4.5;④胺试验阳性。凡线索细胞检查阳性再加上述任意 2 条,细菌性阴道病的诊断即成立。

4. 真菌　阴道真菌呈卵圆形革兰阳性孢子或与出芽细胞相连接的假菌丝,呈链状及分枝状菌丝。阴道真菌 85% 为白色念珠菌,偶见阴道纤毛菌和放线菌等。真菌是阴道正常菌群之一,是条件致病菌,当阴道抵抗力降低或局部环境改变时,容易引起真菌性阴道炎,可通过性接触直接传播,属于性传播疾病范畴。真菌性阴道炎分泌物呈凝乳状或呈"豆腐渣"样,诊断以找到真菌为依据。

【检测原理】①直接涂片法:用生理盐水拭子取材,直接涂片,显微镜下观察有无孢子及菌丝。②革兰染色法:芽生孢子及菌丝经染色后易于观察,可提高阳性率。

【方法学评价】直接涂片法简便快速,应用较广泛;革兰染色法操作复杂,但阳性率高。

【参考区间】阴性。

【临床意义】阴道真菌多是白假丝酵母菌,机体抵抗力低下时可引起真菌性阴道炎。

5. 淋病奈瑟菌 淋病奈瑟菌(neisseria gonorrhoeae)俗称淋球菌(gonococcus),是引起淋病的病原菌,为革兰阴性双球菌,形似双肾形或咖啡豆样,凹面相对排列,可位于中性粒细胞胞质内,也可散在于白细胞之间。人类是淋病奈瑟菌的唯一宿主,可引起男性或女性泌尿生殖系统黏膜的急性或慢性化脓性感染,主要通过性接触直接感染。

淋病奈瑟菌检测方法及评价见表5-14。

表5-14 淋病奈瑟菌检测方法及评价

方法	方法和评价
革兰染色法	油镜下观察淋病奈瑟菌形态;简便,但阳性率较低,形态鉴别上需与其他革兰阴性双球菌鉴别
培养法	专用培养基培养淋病奈瑟菌。涂片检查阴性而可疑者,可做淋球菌培养
协同凝集反应	淋球菌的抗体致敏具有 SPA 的金黄色葡萄球菌可以和分泌物中的淋病奈瑟菌抗原发生凝集反应;操作简易、快速,特异性高,可广泛应用。
荧光抗体染色法	用荧光标记淋病奈瑟菌抗体与宫颈分泌物中奈瑟菌结合,可在荧光显微镜下观察发光物;操作简便,但死菌也呈阳性
PCR 法	使用淋病奈瑟菌引物,对宫颈分泌物中的淋病奈瑟菌进行体外 DNA 扩增;可检测到微量淋球菌的 DNA,灵敏度较高,需防止污染
非放射性标记系统	核酸标记物掺入法和 DNA 探针法;灵敏度高、特异性强、简便快捷,已经成为淋球菌及其抗药性检查的重要方法

【参考区间】阴性。
【临床意义】淋病奈瑟菌主要用于淋病的诊断。

(许 健)

本 章 小 结

正确、合理地采集尿液标本是尿液分析质量保证的重要组成部分,尿液常规检查常采用随机尿或晨尿标本,尿液标本最简便的保存方法是冷藏,有时需要添加适当的防腐剂,如甲醛、甲苯、麝香草酚或浓盐酸等,每种防腐剂用途不同。尿液常规检查包括理学检查、化学检查和有形成分检查,其中理学检查主要包括尿量、颜色、透明度和比重等项目;化学检查的项目较多,包括尿液蛋白、葡萄糖、酮体、胆红素、尿胆原、亚硝酸盐和白细胞酯酶等,每个项目均有多种检查方法可供选择,但每种方法都有各自的优缺点,可能会受到不同因素干扰而出现假阳性或假阴性结果,因此,必须正确分析出现假阳性、假阴性的原因,综合判断结果的可靠性;尿中主要有形成分包括细胞、管型和结晶等,可采用光学显微镜或仪器法进行检测,目前光学显微镜下观察仍然是有形成分检查的“金标准”。尿液检查对泌尿系统疾病、糖尿病以及肝胆疾病等的诊断、预后判断和疗效监测具有重要意义。

粪便标本采集应根据检验目的的不同采用不同的采集方法。粪便常规检查包括理学检查、化学检查和有形成分检查,其中有形成分检查可采用显微镜下观察或粪便分析工作站分析;粪便潜血检查是粪便化学检查的主要内容,可采用化学法或免疫学法进行检查。粪便检查对消化系统疾病有诊断及辅助诊断价值,特别是对消化道出血的鉴别及消化道肿瘤筛检有重要价值。

浆膜腔积液检查标本常留取中段流体分盛于不同的消毒试管(或消毒瓶)内,根据需要可添加适当的抗凝剂予以抗凝,或不加抗凝剂以用于观察凝固现象。浆膜腔积液检查项目主要包括理学检查、化学检查、细胞学检查及病原学检查,其中化学检查的项目很多,但常规检查项目是黏蛋白定性试验;细胞学检查主要包括细胞总数、白细胞计数以及白细胞分类计数。浆膜腔积液检查主要用于浆膜腔积液性质的判断。

脑脊液检查标本分别收集于3个无菌容器中用于不同的检查项目。脑脊液的一般性状和显微镜检查项目与浆膜腔积液检查类似,脑脊液化学检查主要包括蛋白质、葡萄糖和氯化物的检查。脑脊液检查主要用于中枢神经系统疾病的诊断及鉴别诊断。

精液检查包括精液的外观、液化时间以及精子的活动率、活动力、精子数量和形态的检查,主要用于辅助诊断男性生殖系统疾病以及寻找男性不育的原因。

前列腺液检查包括磷脂酰胆碱小体和一些化学成分检查,主要用于前列腺炎和前列腺肿瘤的诊断和辅助诊断。

阴道分泌物检查包括性状、清洁度和病原微生物的检查,主要用于女性生殖系统炎症、肿瘤的诊断和雌激素水平的判断。

第六章 糖尿病与糖代谢紊乱的检验

糖尿病（diabetes mellitus，DM）是一组由于胰岛素分泌不足或（和）胰岛素作用低下而引起的代谢性疾病，其特征是高血糖症。在正常情况下，人体细胞内能量代谢主要由血糖供给，多余的血糖可转化为糖原、脂肪和蛋白质贮存起来。患糖尿病后，由于胰岛素的绝对和相对不足，机体组织不能有效地摄取和利用血糖，造成糖代谢紊乱，最终导致多种器官的损害、功能紊乱和衰竭。糖代谢紊乱是糖类物质及其相关酶、受体和基因突变所致代谢障碍的综合性疾病，涉及蛋白质、脂肪、水和电解质等代谢紊乱。

第一节 糖尿病及糖代谢紊乱的主要检验

糖尿病的检验指标主要包括空腹血糖或随机血糖、口服葡萄糖耐量试验、糖化血红蛋白测定等。这些指标在糖尿病的诊断、分型、疗效评估以及并发症的诊断和鉴别诊断上均有重要意义。

一、空腹血糖

血糖（blood glucose）是指血液中的葡萄糖。空腹血糖（fasting plasma glucose，FPG）是指至少 8 小时内不摄入含热量食物后，测定血浆葡萄糖浓度。如空腹血糖浓度不止一次高于 7.0mmol/L 可诊断为糖尿病。

（一）标本的处理

1. 血浆标本的处理　诊断糖尿病时，临床实验室推荐以血浆为标本测定血糖浓度。由于糖酵解的存在，应该在分离血浆后尽快测定。如果不能及时测定血糖浓度，应对标本加以恰当处理。

室温下，糖酵解可使血糖减少，每小时减幅约 5%~7%。当有白细胞增多或细菌污染时，体外酵解速率会增加。通过向标本中加碘乙酸钠或氟化钠可抑制糖酵解作用，使血葡萄糖在室温下稳定 3 天。氟化钠通过抑制烯醇化酶而防止糖酵解。氟化物也是一种弱的抗凝剂，但在几小时后可有血液凝集出现。因此建议使用氟化物 - 草酸盐混合物，例如每毫升血液加 2mg 草酸钾和 2mg 氟化钠阻止后期凝血现象。高浓度氟离子会抑制脲酶和某些酶活性，因而标本不宜用作脲酶法测定尿素，亦不适用于某些酶的直接测定。草酸钾会使细胞水分外渗，血浆稀释，这种标本不能用于测定其他物质。

2. 其他体液标本的处理　由于临床标本的多样化以及床旁检验（point of care test，POCT）的积极开展，有必要掌握其他体液标本的一些基本处理办法。

对于血细胞比积正常的个体，其空腹全血葡萄糖浓度比血浆葡萄糖浓度大约低 12%~15%。大多数临床实验室采用血浆或血清测葡萄糖浓度，而床旁测定葡萄糖的方法大多数使用的是全血。空腹毛细血管葡萄糖浓度只比静脉血高约 0.1~0.28mmol/L。而在有葡萄糖负荷时,毛细血管的葡萄糖浓度却比静脉血高 2~4mmol/L,因此使用不同的标本应采用不同的参考区间(表 6-1)。

表 6-1 体液空腹葡萄糖浓度参考区间

标本	葡萄糖浓度(mmol/L)
血浆 / 血清	
成人	4.1~5.9
儿童	3.5~5.6
足月新生儿	1.7~3.3
早产新生儿	1.1~3.3
全血(成人)	3.5~5.3
脑脊液(成人)	2.2~3.9
尿液(24 小时尿)	0.1~0.8

脑脊液中可能含细菌或其他细胞,因此应立即进行测定,如果测定不得不推迟,标本离心后应冷藏于 4℃或 −20℃。

收集 24 小时尿标本前,容器中应加 5ml 冰醋酸。另外也可以加入 5g 苯甲酸钾,或加入双氯苯双胍乙烷 +0.1% 叠氮钠 +0.01% 氯化苯甲乙氧胺。在室温下 24 小时后,尿葡萄糖会丢失 40%,故标本应 4℃贮存。

(二)测定方法

目前血糖的测定方法主要采用酶法,基于氧化还原反应的无机化学方法已基本淘汰。

【检测原理】

1. 己糖激酶法 又称 HK 法。葡萄糖和三磷腺苷(ATP)在己糖激酶(hexokinase,HK)催化下,发生磷酸化反应,生成葡萄糖 -6- 磷酸(G-6-P)与二磷酸腺苷(ADP)。G-6-P 在葡萄糖 -6- 磷酸脱氢酶(G-6-PD)的催化下脱氢,生成 6- 磷酸葡萄糖酸(6-PGA),同时使 $NADP^+$ 还原成 $NADPH+H^+$,还原型 NADPH 的生成速度与葡萄糖浓度成正比。在波长 340nm 监测吸光度的升高速率,可计算出血清中葡萄糖浓度。

2. 葡萄糖氧化酶 - 过氧化物酶法 又称 GOD-POD 法。葡萄糖、水和氧气在葡萄糖氧化酶(glucose oxidase,GOD)催化下,生成葡萄糖酸及过氧化氢。在色原性氧受体(如联大茴香胺,4- 氨基安替比林偶氮酚)的存在下,过氧化物酶(peroxidase,POD)催化过氧化氢,氧化色素原,生成有色化合物。有色化合物的生成量与葡萄糖含量成正比。

3. 葡萄糖氧化酶 - 极谱分析法 是 GOD-POD 的改良方法,它以氧电极进行极谱分析,直接测定葡萄糖氧化酶法第一步反应消耗的氧来进行定量,摒弃了特异性不高的第二步反应。结合过氧化氢酶的使用,能有效防止 H_2O_2 转变为 O_2 而影响测定结果。该法可用于血浆、血清、脑脊液及尿液标本的测定,但由于血细胞会消耗氧气,故不能用于全血标本。

4. 葡萄糖脱氢酶法 葡萄糖和 NAD^+ 在葡萄糖脱氢酶(glucose dehydrogenase,GD)作用下,生成葡萄糖酸内酯和 NADH。GD 高特异性催化 β-D- 葡萄糖,因此商品试剂中含有变旋酶,目的是加速反应的变旋过程。该法高度特异,不受各种抗凝剂和血浆中其他物质的干扰。

制作成固相酶,可用于连续流动分析,也可用于离心沉淀物分析。

【参考区间】成人 3.89~6.11mmol/L(HK 法);3.89~6.11mmol/L(GOD-POD 法)。

【方法学评价】

1. HK 法准确度和精密度高,特异性高于 GOD-POD 法,适用于自动化分析,为葡萄糖测定的参考方法。轻度溶血、脂血、黄疸、氟化钠、肝素、EDTA 和草酸盐等不干扰本法测定。

2. GOD-POD 高特异性催化 β-D- 葡萄糖。而葡萄糖 α 和 β 构型各占 36% 和 64%。要使葡萄糖完全反应,必须使 α- 葡萄糖变旋为 β- 构型。某些商品试剂中含有变旋酶,可以加速变旋过程。也可延长孵育时间,通过自发变旋来转化。过氧化物酶的特异性远低于 GOD。尿酸、维生素 C、胆红素、血红蛋白,四环素和谷胱甘肽等可抑制呈色反应(通过与 H_2O_2 竞争色素原受体)。GOD 法也适于测定脑脊液葡萄糖浓度。尿中含较高浓度可干扰过氧化反应的物质(如尿酸),使测定值出现负偏差。因此 GOD 法不能直接用于尿标本测定,可使用离子交换树脂除去尿中干扰物再测定。

【临床意义】

1. FPG 增高:FPG 增高而又未达到诊断糖尿病标准时,称为空腹血糖过高;FPG 增高超过 7.0mmol/L 时称为高糖血症。当 FPG 超过 9.0mmol/L(肾糖阈)时尿糖即可呈阳性。

(1)生理性增高:可见摄入高糖食物后或情绪紧张肾上腺分泌增加时。

(2)病理性增高

糖尿病:病理性高血糖常见于胰岛素绝对或相对不足的糖尿病患者。

内分泌腺功能障碍:甲状腺功能亢进、肾上腺皮质功能及髓质功能亢进以及对抗胰岛素的激素分泌过多都会出现高血糖。

颅内压增高:颅内压增高刺激血糖中枢,如颅外伤、颅内出血、脑膜炎等。

2. FPG 减低:FPG 低于 3.9mmol/L 时为血糖减低,当 FPG 低于 2.8mmol/L 时称为低糖血症。

(1)生理性减低:见于饥饿和剧烈运动。

(2)病理性减低:特发性功能性低血糖最多见,依次是药源性、肝源性、胰岛素瘤等。

二、餐后 2 小时血糖

单纯依靠 FPG 指标诊断糖尿病,会遗漏一部分糖尿病患者,联合应用餐后血糖指标诊断糖尿病更为敏感。正常人进餐后 0.5~1 小时血糖达高峰,2~3 小时恢复至餐前水平。虽血糖已恢复,碳水化合物在餐后 5~6 小时内继续被吸收,糖尿病患者餐后胰岛素分泌峰值延迟、胰高血糖素不下降、肝糖产生及周围组织糖利用异常,致餐后血糖持续升高,2 小时仍明显增高或达高峰,故餐后 2 小时血糖(2-hour plasma glucose,2hPG)作为糖尿病诊断标准敏感性更高,可较真实地反应胰岛 β 细胞的储备功能。

由于影响餐后血糖测定的因素较多,故需掌握正确的测定方法。测 2hPG 应从吃第一口饭开始计时,用同一块表计时并且精确到分,进餐持续时间不宜过长,应控制在 15 分钟左右。针对已服用降糖药物治疗的糖尿病患者,测定 2hPG 的目的是观察药物的疗效,因此需继续按规律服用降糖药物及进餐,以正确反映实际的血糖控制情况。此外,各种应激情况也会影响血糖测定,因此测定期间应避免剧烈运动及情绪波动。

【检测原理】同空腹血糖。

【参考区间】2hPG 正常范围 <7.8mmol/L。

【方法学评价】同空腹血糖。

【临床意义】

1. 反映了胰岛 β 细胞的储备功能,即进餐后食物对胰岛 β 细胞刺激,β 细胞分泌胰岛素的能力。

2. 2hPG 测定不需空腹血糖测定时那样改变进餐、服药时间及规律,故能更客观地反映血糖控制状况。同时监测 2hPG 还可发现可能存在的餐后高血糖。

3. 糖尿病患者的 2hPG 若大于 11.1mmol/L,则易发生眼、肾、神经等糖尿病慢性并发症。对于中年及病情不重者,轻度的高血糖就可对心血管有不利影响,因此应尽可能将 2hPG 控制在 7.8mmol/L 以下,这也有利于减轻胰岛 β 细胞负荷,保护 β 细胞功能。

三、葡萄糖耐量试验

由 WHO 推荐的口服葡萄糖耐量试验(oral glucose tolerance test,OGTT),指口服一定量葡萄糖 2 小时前后,作相关血浆葡萄糖浓度测定,这为空腹血糖高于正常范围但又未达到糖尿病诊断标准者提供了一种标准方法。虽然 OGTT 比空腹血糖更灵敏,但 OGTT 受多种因素影响而导致重复性很差。除非第一次 OGTT 结果显示明显异常,否则应在不同的时间作两次 OGTT 加以判断。OGTT 应严格按照 WHO 推荐的方案执行:对非妊娠成人,推荐葡萄糖负载量为 75g,对于儿童,按 1.75g/kg 计算,总量不超过 75g。将葡萄糖溶于 300ml 水后在 5 分钟内口服完。

OGTT 联合 FPG 可协助诊断糖尿病前期状态:①血浆 FPG<7.0mmol/L,2hPG≥7.8mmol/L 但<11.1mmol/L 为糖耐量减退(IGT);②血浆 FPG≥6.1mmol/L 但<7.0mmol/L,2hPG<7.8mmol/L 为空腹血糖受损(IFG);③FPG 正常,且 2hPG<7.8mmol/L 为正常糖耐量;④FPG≥7.0mmol/L,2hPG≥11.1mmol/L 为糖尿病性糖耐量(图 6-1)。

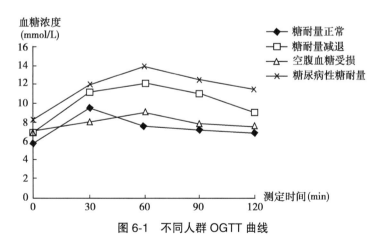

图 6-1 不同人群 OGTT 曲线

OGTT 在诊断糖尿病上不是必需的,不推荐临床常规应用。空腹血糖增加见于大多数糖尿病患者,空腹血糖 <5.6mmol/L 或随机血糖 <7.8mmol/L 足以排除糖尿病的可能,所以临床上首选测定空腹血糖。

静脉注射葡萄糖耐量试验(intravenous glucose tolerance test,IGTT)的适应证与 OGTT 相同。对某些不宜检测 OGTT 的患者,如不能耐受大剂量口服葡萄糖、胃切除术后及其他可致口服葡萄糖吸收不良综合征者,为避免影响葡萄糖吸收的因素,应按 WHO 的方案进行

IGTT。

【检测原理】口服葡萄糖耐量试验是检测人体血液葡萄糖调节功能的一种方法。健康人一次食用一定量葡萄糖后,其血液葡萄糖浓度略有升高,但通常在 2 小时内即可恢复正常,该生理现象称为耐糖现象。当机体神经或内分泌失调引起糖代谢紊乱时,食入大量葡萄糖,血糖浓度明显增高,或降至正常水平所需时间延长,称为糖耐量受损。此期的血糖水平及其所伴其他代谢异常可对器官组织发生损害。

【参考区间】FPG:3.89~6.11mmol/L;2hPG:<7.8mmol/L。

【方法学评价】

1. 葡萄糖耐量试验的葡萄糖剂量可用 100g 或 75g。对比研究结果表明,75g 糖耐量结果比 100g 更明显,受检者不适感轻且少。根据 WHO 推荐的葡萄糖负荷量为 75g。但对体重过低的受检者最好按每千克体重 1.75g,总量不超过 75g,每克溶于 2.5ml 水内服用,以求其准确性。

2. 受检者前三天正常饮食,停用影响 OGTT 的药物,如避孕药、利尿剂、β- 肾上腺能阻滞剂、苯妥英钠、烟酸等。受检者试验前一天晚餐后即不再进食。试验过程中受检者不喝饮料、不吸烟、不进食、不做剧烈运动,也不需要卧床。服用糖皮质激素者不宜做 OGTT。

3. 血样在放置过程中血糖会被细胞分解,导致血糖浓度降低。因此,每次采血后血糖标本应用氟化钠 / 草酸钠抗凝,立即或尽早分离血浆并测定血糖,以求其结果尽量准确。

4. 糖尿病患者应慎做此试验。如果正在使用胰岛素治疗者,则必须在试验前三天停用胰岛素。

5. 对不能承受大剂量口服葡萄糖、胃切除后及其他可致口服葡萄糖吸收不良的患者,应进行静脉葡萄糖耐量试验。

【临床意义】OGTT 在糖尿病的诊断上并非必需的,不推荐临床常规应用。OGTT 主要用于下列情况:①妊娠糖尿病(GDM);②诊断糖耐量受损(IGT);③有无法解释的肾病、神经病变或视网膜病变,其随机血糖 <7.8mmol/L,可用 OGTT 评价,在此时如有异常结果,不代表有肯定因果关系,还应排除其他疾病;④人群筛查,获取流行病学数据。

四、糖化血红蛋白

糖基化指通过非酶促作用将糖基结合到蛋白质的氨基酸基团上的过程。测定糖化血红蛋白(glycated hemoglobin,GHb)可为过去较长时间段的血糖浓度作回顾性评估,而减少短期血糖浓度波动的影响。因此,糖化血红蛋白浓度主要用于评价血糖控制效果,我国目前暂不用于糖尿病的诊断。

成人 Hb 通常由 HbA(97%)、HbA_2(2.5%)和 HbF(0.5%)组成。HbA 由四条肽链组成:包括两条 α 链和两条 β 链。对 HbA 进行色谱分析发现了几种次要的血红蛋白,即:HbA_{1a}、HbA_{1b} 和 HbA_{1c}(统称为 HbA_1),或快速血红蛋白(因它在电泳时迁移比 HbA 快得多),它们糖化的位点是 β 链末端缬氨酸残基。若糖化发生在 β 链的其他位点或 α 链上,即称 HbA_0。HbA_1 和 HbA_0 统称为 GHb。HbA_{1c} 是由葡萄糖与 HbA 的 β 链氨基末端缬氨酸残基缩合而成,约占 HbA_1 的 80%,且浓度相对稳定。为简便实用,临床上常用 HbA_{1c} 代表总的糖化血红蛋白水平。

糖化血红蛋白的测定方法有几十种之多,如高效液相色谱法、手工微柱法、电泳法、亲和层析法、免疫法和酶法等。

【检测原理】

1. 高效液相色谱法　即 HPLC 法,通过与不同带电离子作用来将血红蛋白组分分离,包括血红蛋白 A_{1c} 在内的血红蛋白中的多种成分很快被分离并加以检测,利用几种不同盐浓度所形成的梯度进行分离。洗脱缓冲液通过去除气泡处理及程序控制的电磁阀开关,在动力泵的驱使下,流经注射阀和过滤膜,最后被送到分析柱。在原始管中的全血标本被穿刺针管吸出,在稀释部被溶血与清洗液稀释。之后,稀释的样本被吸嘴吸取,注入到分析管中并被送入分析柱。经分析柱分离后的各种血红蛋白组分的吸光度被检测器检测。

2. 手工微柱法　带负电荷的 Bio-Rex70 阳离子交换树脂与带正电荷的 HbA 及 HbA_1 有亲和力,由于 HbA_1 的两个 β 链 N- 末端正电荷被糖基清除,正电荷较 HbA 少。因此,二者对树脂的亲和力不同。用 pH6.7 磷酸盐缓冲液可首先将带正电荷较少、吸附力较弱的 HbA_1 洗脱下来,用分光光度计测定洗脱液中的 HbA_1 占总 Hb 的百分数,可以计算出 HbA_1 的量。

3. 琼脂凝胶电泳法　血红蛋白及 HbA_1 带正电荷,电泳时向负极移动,因为 HbA 的 β 链 N 末端所带电荷被糖基消除,带电量少于 HbA,等电点低,泳动速度慢,所以 HbA_1 本身带红色,通过分辨率高的微量光密度仪扫描,可以准确地测定出各自组分的含量,用 HbA_1 占血红蛋白的量来表示。

4. 亲和层析法　利用生物高分子能与相应的专一配基分子可逆结合的原理,将配基通过共价键牢固地结合于固相载体上制得亲和吸附系统,带有杂质的高分子分离目的物在一定条件下,能以某种次级键与已固相化的配基结合,而杂质则不吸附,除去杂质后变换条件,又可以使待分离的高分子物质重新解离,获得纯化。糖化血红蛋白的亲和色谱载体是氨基苯硼酸琼脂糖凝胶,当糖化血红蛋白通过载体时,稳定型糖化血红蛋白分子表面含葡萄糖的顺式二糖醇部分与载体固定相上的硼酸基因呈配位特异结合,其非糖化血红蛋白及不稳定型糖化血红蛋白等,随流动相(天门冬酰胺缓冲液)流出,然后用另一种含糖或多羟化合物流动相(山梨糖醇缓冲液)将糖化血红蛋白洗脱下来,利用两部分血红蛋白本身的颜色,在415nm 条件下测定并计算出亲和色谱所测的糖化血红蛋白。

5. 免疫凝聚法　糖化血红蛋白与相应的单抗结合进而发生凝集反应,通过测定吸光度来表示凝集量,可用于全自动生化分析仪上进行测定。

6. 酶法　原理为用特殊蛋白酶分解血红蛋白,3~5 分钟内果糖基氨基酸从血红蛋白分离,果糖基氨基酸氧化酶(FAOD)从果糖基氨基酸产生过氧化氢,过氧化氢经过氧化物酶(peroxidase,POD)与 DA-64 反应,选择 751nm 测吸光度改变求得糖化血红蛋白浓度。

【参考区间】HbA_1:4%~6%(HPLC);4.1%~6.8%(手工微柱法);5.6%~5.7%(琼脂凝胶电泳法);3.8%~6.8%(亲和层析法)。

【方法学评价】

1. 不同的原理测定的结果存在差别,而糖尿病患者治疗目标要求测定值不受测定方法的影响,因此在实验室里应用不同血红蛋白测定方法所获得结果可比性非常重要。

2. HPLC 法可精确分离 HbA_1 各组分,并分别得出 HbA_{1a}、HbA_{1b}、HbA_{1c}、HbA_{1d} 的百分比。本法试剂消耗过多,实验成本过高。但稳定性、重现性良好,操作快速简便的优点,血标本保存于 4℃,在 4 天内测定结果不受影响,是一种良好的临床检验 HbA_{1c} 和进行相关研究的实验方法。

3. 手工微柱法操作简便快速,层析柱价格也较为低廉,但手工操作层析时间和微柱的质量不易控制,易产生操作技术误差,重复性欠佳,检测结果会受到人工因素影响及环境温度的影响。

4. 琼脂凝胶电泳法检测快速,不受血红蛋白及室温影响,而且价格便宜,但对血红蛋白的亚组分分辨率很小,准确性较差。

5. 亲和层析法操作简单、快速、价廉及特异性强,不受异常血红蛋白的干扰,对经翻译以后修饰的血红蛋白和病理血红蛋白的影响相对不敏感。检测结果为糖化血红蛋白总量,不能测试糖化血红蛋白的单一组分。

6. 免疫比浊法重复性较好,但易受脂肪血、黄疸等样本因素影响,抗交叉污染较差,而且要求血红蛋白在一定范围之间才能达到较好的线性。

【临床意义】糖化血红蛋白测定可用于评定糖尿病的控制程度。当糖尿病治疗不佳时,糖化血红蛋白浓度可升高至正常 2 倍以上。因为糖化血红蛋白是血红蛋白生成后与糖类经非酶促结合而成的。它的合成过程是缓慢的,而且是相对不可逆的。其合成速率与红细胞所处环境中糖的浓度成正比。因此,糖化血红蛋白所占比率能反映测定前 1~2 个月内平均血糖水平。目前糖化血红蛋白的测定已成为反映糖尿病较长时间血糖控制水平的良好指标。

五、糖化血清蛋白

糖化血清蛋白(Glycosylated Serum Protein,GSP)是指血中葡萄糖与血浆蛋白(约 70% 为白蛋白)发生非酶促化学反应的产物。各种血清蛋白质与糖的结合过程基本相似,都是蛋白质分子上非离子型的 ε 或 α 氨基与醛糖上的羧基形成不稳定化合物。由于清蛋白在体内的半衰期较短,约 17~19 天,所以 GSP 水平能反映糖尿病患者检测前 2~3 周的平均血糖水平。

【检测原理】

1. 果糖胺法　在碱性溶液中血清白蛋白可以与葡萄糖及其他糖类进行反应,形成酮胺。酮胺与硝基四氮唑蓝(NBT)可以发生还原反应,产生紫红色甲臜,甲臜的生成量与血糖浓度成正比。以具有同样氨基 -1- 脱氧 -2- 酮糖结构的 1- 脱氧 -1- 吗啉果糖(DMF)为标准参照物,比色测定样品的结果。

2. 酮胺氧化酶法　血清中 GSP 首先被特异性蛋白酶 S 水解为糖化氨基酸,后者被酮化氨基酸氧化酶(KAO)氧化后生成过氧化氢,利用过氧化物酶指示系统生成色素,测定此色素的 A 值,得 GPS 含量。

【参考区间】1.9 ± 0.25mmol/L(果糖胺法);1.1~2.2mmol/L(酮胺氧化酶法)。

【方法学评价】

1. 实验条件必须严格控制,如 pH 值、反应温度及反应时间等对实验结果都有影响。

2. DMF 的合成方法　称取无水 D- 葡萄糖 90g(0.5mol),吗啡啉 58g(0.67mol),加蒸馏水 1L,溶解后在 60~70℃水浴上搅拌,开始为黄色糊状物,然后颜色逐渐加深。约 20 分钟后,移去水浴,缓慢地加入丙二酸 18g。整个加入过程需在 10 分钟以上完成。再置水浴并使温度上升至 80℃,不断搅拌,其颜色会逐渐由黄绿色转变为琥珀色。10 分钟后,加入无水乙醇 70ml,维持 75℃ 30 分钟,加入丙酮 70ml。此时可见到结晶析出,此即为 DMF。放 4℃冰箱过夜,收集结晶,并用无水乙醇重结晶 3 次,使产物脱色纯化,干燥备用。DMF 的熔点 146~147℃,分子式 $C_{10}H_{19}O_6N$,分子量为 249。

3. 采用定值冻干糖化血清蛋白作标准,其测定结果更为稳定。

4. 目前用酮胺氧化酶法检测糖化血清蛋白,该法与 HPLC 参考方法有极好的相关性,不受甘油三酯、抗坏血酸、胆红素、尿酸、血红蛋白及葡萄糖的明显干扰。准确度和精密度优于果糖胺法,适用于自动化测定。

【临床意义】

1. 血清白蛋白在血中浓度稳定,半衰期为 19 天,故本试验可有效地反映糖尿病患者近2~3 周内的血糖总水平,亦为近期病情检测的指标。

2. 在稳定的糖尿病患者中,本试验与前述糖化血红蛋白检查之间有较好的相关性。但是,如果在过去数周内,控制发生了显著改变,则相关性亦改变。

3. 本试验不受临时血糖浓度波动的影响,对糖尿病人的诊断和较长时间血糖控制水平的观察,以及同一患者前后连续检测结果的比较具有一定的价值。

第二节　糖尿病及其代谢紊乱的相关指标检测

血糖水平主要受激素的调控,血糖调节物的检测有助于糖尿病及其并发症的诊断。糖尿病诱发体内多种物质代谢紊乱,相关指标的检测有利于糖尿病及其并发症的鉴别诊断和病程监控。

一、胰岛素及 C 肽

1. 胰岛素　目前胰岛素测定尚无高度精确、准确和可靠的方法。放射免疫分析(radioimmunoassay,RIA)是一种可选择的手段,而 ELISA、化学发光等也为一些实验室所采用。测定胰岛素的生物学活性更具生理学意义,但费时费力,难以推广。选择外源性胰岛素治疗的患者会形成抗胰岛素抗体,可与免疫法使用的抗体竞争。PEG(聚乙二醇)可沉淀内源性抗体和它结合的胰岛素,再测定游离胰岛素。用盐酸洗脱与抗体结合的胰岛素,PEG 沉淀抗体,即可测定总胰岛素。除非 1 型糖尿病患者对胰岛素需求量明显变化,否则总胰岛素浓度通常保持恒定。

【检测原理】采用竞争性放射免疫分析方法测定人血清或血浆中胰岛素的含量。将待测样品、标准品或 ^{125}I- 胰岛素标记物与有限量的抗体混合,温育。放射标记的抗原 ^{125}I- 胰岛素标记物与待测样品或与标准品中的抗原同时与有限量的抗体竞争结合。加入免疫吸附剂吸附抗原抗体复合物,离心去除未结合的 ^{125}I- 胰岛素游离部分,测定沉淀物的放射性。胰岛素含量与复合物的放射性强度呈负相关。用 γ 计数仪计数与抗体结合的 ^{125}I。以总放射性结合百分比(B/T%)对标准品浓度在半对数坐标纸上作标准曲线,标本中胰岛素浓度可在标准曲线上得出。

【参考区间】因测定方法不同而有所差异。空腹胰岛素水平在健康正常的非肥胖者为2~25μIU/ml(12~150pmol/L),在葡萄糖耐量试验时胰岛素浓度可高达 200μIU/ml,在非糖尿病中肥胖者较非肥胖者高。

【方法学评价】抗胰岛素抗体与胰岛素原存在部分交叉但其与 C 肽则无交叉反应。因此,在可能存在高浓度胰岛素原的胰岛细胞瘤和某些糖尿病患者,直接测定血浆胰岛素比实际浓度偏高。RIA 最小可检出值为 1μIU/ml。

【临床意义】①对存在空腹低血糖的患者进行评估。②鉴别需胰岛素治疗的糖尿病患者和仅靠饮食即可控制的糖尿病患者。例如:口服葡萄糖 75g 后,若血浆胰岛素水平超过 60μIU/ml 时,发生微血管并发症的可能性不大,这时可以选择靠饮食控制,若胰岛素峰值 <40μIU/ml 时,则需要胰岛素注射治疗而且很可能发生微血管病变。③预测 2 型糖尿病

的发展趋势并可以用于评价患者状况，也可以预测糖尿病易感性。血浆胰岛素水平在 1 型糖尿病患者中已被用于评估剩余内源性胰岛素的分泌状况以反映残余 β 细胞功能。但目前用空腹和刺激后 C 肽测定可代替胰岛素测定。④通过测定血浆胰岛素浓度和胰岛素抗体水平来评估胰岛素抵抗机制。

2. C- 肽　胰岛素原被降解为胰岛素和含 31 个氨基酸的 C 肽（MW 3.6kD）。C 肽没有生物学活性，但为胰岛素的正常结构所必需。C 肽和胰岛素以等分子分泌入血循环，由于 C 肽的半衰期更长（约 35 分钟），因此，禁食后 C 肽的浓度比胰岛素高 5~10 倍。C 肽主要在肾脏降解，部分以原形从尿中排泄。

由于肝脏的代谢可以忽略，且 C 肽不受外源性胰岛素干扰以及不与胰岛素抗体反应，所以与外周血胰岛素浓度相比，C 肽浓度水平可以更好地反映 β 细胞功能。

【检测原理】电化学发光免疫测定（the electrochemiluminescence immunoassay，ECLIA）是一种在电极表面由电化学引发的特异性发光反应。包括电化学和化学发光两个部分。用化学发光剂三联吡啶钌 $[\mathrm{Ru(bpy)_3}]^{2+}$ 标记抗 C- 肽抗体形成二抗、生物素标记一抗、链霉亲和素包被磁珠，通过 Ag-Ab、生物素 - 链霉亲和素的结合反应，形成牢固的 $[\mathrm{Ru(bpy)_3}]^{2+}$- 抗体 -C肽 - 抗体 - 生物素 - 链霉亲和素 - 磁珠复合物，采用磁颗粒分离技术，除去游离的抗体（与生物素结合的和与 $[\mathrm{Ru(bpy)_3}]^{2+}$ 结合的抗体）。根据三联吡啶钌在电极上发出的光强度大小对待测的 C- 肽进行定量分析，发光强度与待测样品浓度成正比。

【参考区间】健康人空腹血清 C 肽为 0.78~1.89ng/ml（0.25~0.60nmol/L），葡萄糖或胰高血糖素刺激后可达 2.73~5.64ng/ml（0.90~1.87nmol/L）。尿 C 肽为（74±26）μg/L。

【临床意义】C 肽测定的主要用途：①最主要用于鉴别空腹低血糖的原因，是由于胰岛素瘤的过度分泌还是因为患者注射胰岛素所致。β 细胞瘤由于胰岛素间歇性分泌过多时，胰岛素可正常但 C 肽浓度升高。胰岛素注射所致低血糖时，胰岛素水平高而 C 肽浓度降低，这是因为药用胰岛素中不含 C 肽，并且外源性胰岛素会抑制 β 细胞的分泌功能。②评估胰岛素分泌水平：基础或刺激性（通过胰高血糖素或葡萄糖）C 肽水平可用于评价患者胰岛素的分泌能力和速度。糖尿病患者在用胰高血糖素刺激后，若 C 肽大于 1.8ng/ml，可能是 2 型糖尿病，若 C 肽水平较低（<0.5ng/ml），则可能是 1 型糖尿病。本试验可确定那些已使用胰岛素治疗但实际仅调整饮食即可控制血糖的患者。尿和空腹血清 C 肽浓度在鉴别 1 型和 2 型糖尿病患者上也有诊断价值。但 C 肽测定对糖尿病人的常规监测意义不大。③监测胰腺手术效果：在全胰腺切除术后，C 肽在血清中检测不到，而在胰腺或胰岛细胞移植成功后 C 肽浓度应该增加。当需要连续评估 β 细胞分泌功能或不能频繁采血时，可测定尿中 C 肽浓度。24 小时尿中 C 肽浓度（非肾衰者，因肾衰可使 C 肽浓度上升）与空腹血清 C 肽浓度的相关性很好，并与葡萄糖负荷后连续测定血样标本的 C 肽浓度的相关性也很好。由于尿 C 肽个体差异大，限制了尿 C 肽作为评价胰岛素分泌能力的检测指标。

二、胰岛素原

胰岛素原（proinsulin）是胰岛素的前体及其在体内的贮存形式，其生物学活性约为胰岛素的 10%。通常血循环中只有少量的胰岛素原（是胰岛素的 3%）。由于肝脏清除胰岛素原的能力仅为清除胰岛素能力的 25%，因此胰岛素原的半衰期比胰岛素长 2~3 倍，并且其血浆浓度在禁食后可达胰岛素血浆浓度的 10%~15%。

【检测原理】由于血浆中胰岛素原浓度低，难获得纯品，准确测定胰岛素原较困难，故抗体制备不易;且多数抗体与胰岛素和 C 肽存在交叉反应(两者浓度都较高)。目前已开始生产基因重组的胰岛素原,并由此制备单克隆抗体,为胰岛素原标准品和检测方法提供了可靠的来源。

【参考区间】放射免疫法:胰岛素原 <3pmol/L。

【临床意义】胰岛素原浓度增加见于以下情况:①胰腺 β 细胞肿瘤:胰岛素、C 肽和胰岛素原浓度的增加见于大多数 β 细胞瘤病人。β 细胞瘤使胰岛素原不能转变为胰岛素,因此部分患者只有胰岛素原的升高。虽然胰岛素原生物学活性很低,但高浓度胰岛素原仍可能导致低血糖。②罕见的家族性高胰岛素原血症,由于胰岛素原转化为胰岛素的能力减弱所致。③存在可能与抗体起交叉反应的胰岛素原样物质。④胰岛素原比例和胰岛素原转化中间体在 2 型糖尿病患者中都会相应增加,并且与心血管危险因子相关联。⑤胰岛素原和裂解产物 32、33 胰岛素原在妊娠期糖尿病(GDM)中有明显升高的趋势。最近报道显示,胰岛素原在胰岛素样物质中所占比率的增加可作为 GDM 筛查的预测指标之一,比年龄、肥胖和高血糖等指标更好。胰岛素原浓度增加也可见于慢性肾衰竭、肝硬化和甲状腺功能亢进患者。

三、酮体的检测

酮体(ketone bodies)由乙酰乙酸、β- 羟丁酸和丙酮组成,最主要来源于游离脂肪酸在肝脏的氧化代谢。正常情况下,长链脂肪酸被肝脏摄取,并重新酯化为甘油三酯而贮存于肝脏内,或被转变为极低密度脂蛋白再次进入血浆。而在未控制的糖尿病患者中,胰岛素的缺乏使得重新酯化作用减弱而脂解作用增强,导致血浆中游离脂肪酸浓度增加。胰高血糖素 / 胰岛素比率增加造成脂肪酸在肝脏中的氧化作用增强。酮体在肝脏生成增加而其在外周组织中代谢减少,导致乙酰乙酸在血液中堆积。其中小部分乙酰乙酸自发性脱羧生成丙酮,而大部分则转变为 β- 羟丁酸。

酮体三种成分的相对比例与细胞的氧化还原状态有关。在健康人,β- 羟丁酸与乙酰乙酸以等分子浓度存在,二者基本构成血清中酮体的整体,丙酮是次要成分。在严重糖尿病患者,机体有大量 NADH 存在,这促进了 β- 羟丁酸的生成,β- 羟丁酸 / 丙酮的比率可增至 6∶1。目前大多数实验室仅检测乙酰乙酸,这将导致实验检测结果与临床表现不相符的情况,即当患者最初有酮症酸中毒时,测定酮体可能仅显示弱阳性;当治疗后,β- 羟丁酸转变为乙酰乙酸,临床却表现为酮症加重。

【检测原理】酮体检查片法(Acetest)和尿酮体试纸条法(Ketostix)都适用于测定尿酮体。其特异性和灵敏度与血清测定时相同。Gerhardt 法利用氯化铁与乙酰乙酸反应,产生玫瑰红 - 红色化合物。由于一些物质如水杨酸盐、酚和安替比林等都可产生类似颜色,因此,该法是非特异性的,阳性反应只表示可能存在乙酰乙酸。要证明其存在,应将尿液加热,使乙酰乙酸分解为丙酮并在将丙酮去掉后的基础上,再重复进行一次试验。如结果为阴性则证明最先出现的颜色是由乙酰乙酸所致。

【参考区间】以丙酮计,血浆酮体定量 <0.05mmol/L,尿酮体 20~50mg/d(定性阴性)。

【临床意义】升高:糖尿病酮症酸中毒(ketoacidosis)、各种原因所致的长期饥饿、妊娠毒血症、饮食中缺少糖类或营养不良等。

(左云飞)

本 章 小 结

　　临床上常见的糖代谢紊乱是指血糖浓度过高或过低。血糖浓度过高通常以糖尿病最为常见。糖尿病是一种由遗传和环境等多因素共同作用所导致的代谢性疾病,其主要特征是由于胰岛素相对或绝对缺乏所导致的长期的高血糖,以及由此而引起机体糖、脂肪和蛋白质三大代谢紊乱。检测糖尿病及糖代谢紊乱产物,有利于糖尿病及其并发症的早期诊断、鉴别诊断、血糖控制效果监测、病程监控、预后评估和指导临床治疗。

第七章 脂质代谢紊乱的检验

血浆脂类包括游离胆固醇（free cholesterol，FC）、胆固醇酯（cholesterol ester，CE）、磷脂（Phospholipid，PL）、甘油三酯（triglyceride）或三酰甘油（triacylglycerol，TG）、糖酯、游离脂肪酸（free fatty acid，FFA）等。血浆中最多的脂质有胆固醇、PL 和 TG，其中胆固醇包括 CE 和 FC，称为总胆固醇（total cholesterol，TC）。血浆脂质总量为 4.0~7.0g/L。血浆脂质不溶或微溶于水，无论是外源性或内源性脂类均以溶解度较大的脂蛋白复合体形式在血液循环中运输。

血浆脂类简称血脂，血脂测定可及时地反映体内脂类代谢状况，也是临床常规分析的重要指标。除可作为脂质代谢紊乱及有关疾病的诊断指标，还可协助诊断其他疾病，如某些肝病、肾病综合征、脑血管病及吸收不良综合征等。

第一节 血浆脂蛋白及其代谢紊乱

由于血浆中 TG 和胆固醇都是疏水性物质，必须与血液中的特殊蛋白质和 PL 等一起组成一个亲水性的球形大分子，才能在血液中被运输，并进入组织细胞。这种球形大分子复合物称为脂蛋白（lipoprotein，LP）。

一、血浆脂蛋白

LP 因结构及组成的差异，有多种形式存在，尽管如此，仍有许多共同之处，一般都是以不溶于水的 TG 和 CE 为核心，表面覆盖有少量蛋白质和极性的 PL、FFA，它们的亲水基团暴露在表面，突入周围水相，从而使脂蛋白颗粒能稳定地分散在水相血浆中（见彩图 7-1）。

（一）血浆脂蛋白的分类

血浆 LP 的构成不均一，难以按理化性质分类。目前，主要依据各种 LP 的水化密度（hydrated density）及电泳迁移率（mobility）的不同进行分类，即超速离心法和电泳法。

1. 超速离心法　超速离心法是根据各种 LP 在一定密度的介质中进行离心时，因漂浮速率不同而进行分离的方法。LP 中有多种比重不同的蛋白质和脂质，蛋白质含量高者，比重大；相反脂类含量高者，比重小。从低到高调整介质密度后超速离心，可依次将不同密度的 LP 分开。通常可将血浆 LP 分为乳糜微粒（chylomicron，CM）、极低密度脂蛋白（very low density lipoprotein，VLDL）、低密度脂蛋白（low density lipoprotein，LDL）和高密度脂蛋白（high density lipoprotein，HDL）四大类。此外，还有中间密度脂蛋白（intermediate density lipoprotein，IDL）的存在。

2. 电泳法　由于血浆 LP 表面电荷量大小及分子量大小不同，在电场中，其迁移速率也不同，由此将血浆 LP 分为 CM、β- 脂蛋白、前 β- 脂蛋白和 α- 脂蛋白四种。

（二）血浆脂蛋白的特征

一般认为血浆 LP 都具有类似的结构,呈球状,其颗粒表面是极性分子,如蛋白质,磷脂,故具有亲水性;非极性分子如甘油三酯、胆固醇酯则藏于其内部。磷脂的极性部分可与蛋白质结合,非极性部分可与其他脂类结合,作为连接蛋白质和脂类的桥梁,使非水溶性的脂类固系在脂蛋白中。磷脂和胆固醇对维系脂蛋白的构型均具有重要作用。

二、载脂蛋白

脂蛋白中的蛋白部分称为载脂蛋白(apolipoprotein,apoprotein,Apo)。载脂蛋白在脂蛋白代谢中具有重要的生理功能。Apo 构成并稳定脂蛋白的结构,修饰并影响与脂蛋白代谢有关的酶的活性。作为脂蛋白受体的配体,参与脂蛋白与细胞表面脂蛋白受体的结合及其代谢过程。

Apo 种类很多,一般分为 5~7 类,其氨基酸序列大多数已阐明,Apo 种类的命名是按 1972 年 Alaupovic 建议的命名方法,用英文字母顺序编码,即 ABC 顺序,每一大类还有亚类。人血浆主要载脂蛋白特征见表 7-1。

表 7-1　人血浆主要载脂蛋白的特征

载脂蛋白	分子量（daltons）	氨基酸残基数	脂蛋白载体	功能	合成部位	血浆浓度（g/L）
A I	29 016	243	HDL,CM	稳定 HDL 结构,LCAT 辅因子,识别 HDL 受体	肝、肠	1.00~1.60
A II	17 414*	77×2	HDL	激活 HTGL,抑制 LCAT,参与识别 HDL 受体	肝、肠	0.30~0.40
A IV	44 465	371	CM,HDL	参与脂肪吸收,胆固醇酯逆向转运,活化 LCAT	肠	0.10~0.18
B100	512 723	4536	VLDL,IDL,LDL	转运 TG、TC,识别 LDL 受体	肝	0.60~1.12
B48	240 800	2152	CM	促进肠 CM 形成,转运外源 TG	肠	
C I	6630	57	CM,VLDL,HDL	激活 LCAT	肝	0.03~0.07
C II	8900	79	CM,VLDL,HDL	LPL 辅因子	肝	0.03~0.05
C III	8800	79	CM,VLDL,HDL	抑制 ApoCII 激活 LPL	肝	0.08~0.12
E	34 145	299	CM,VLDL,HDL	促进 CM 残粒和 IDL 的摄取	肝	0.03~0.06
(a)	187 000~662 000	4529	Lp(a)	抑制纤维蛋白溶解酶活性	肝	0~0.3

*:二聚体;LCAT:卵磷脂胆固醇酯酰转移酶;HTGL:肝脂酶;LPL:脂蛋白脂酶

三、脂蛋白受体

在血液中脂类以脂蛋白形式进行运送,并可与细胞膜上存在的特异受体相结合,被摄取进入细胞内进行代谢。迄今为止报道的受体已有很多种,研究最详尽的是 LDL 受体,其次是清道夫受体和 VLDL 受体。脂蛋白受体在决定脂类代谢途径、参与脂类代谢、调节血浆脂蛋白水平等方面起重要作用。

（一）低密度脂蛋白受体

最初从牛肾上腺分离出 LDL 受体，以后又分离了编码牛 LDL 受体羧基末端 1/3 氨基酸的 cDNA，并初步阐明了牛 LDL 受体的 cDNA，推导出人 LDL 受体的氨基酸序列。

1. LDL 受体结构 LDL 受体是一种多功能蛋白，由 836 个氨基酸残基组成 36 面体结构蛋白，分子量约 115kD，由五种不同的区域构成。从细胞膜内到细胞膜外，其功能结构区域名称依次为：配体结合结构域、EGF 小鼠上皮细胞生长因子（epidermal growth factor，EGF）前体结构域、糖基结构域、跨膜结构域和胞液结构域等。各区域有其独特的功能，见图 7-2。

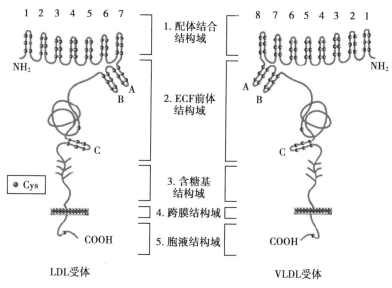

图 7-2 LDL 受体与 VLDL 受体结构示意图

2. LDL 受体功能

（1）受体亲和性：含 ApoB100 的脂蛋白可以与 LDL 受体以高亲和力结合，肠道分泌的 ApoB48 不是 LDL 受体的配体，所以肝脏不能清除完整的 CM。

（2）LDL 受体途径：LDL 受体广泛分布于肝、动脉壁平滑肌细胞、肾上腺皮质细胞、血管内皮细胞、淋巴细胞、单核细胞和巨噬细胞，各组织或细胞分布的 LDL 受体活性差别很大。

LDL 或其他含 ApoB100、E 的脂蛋白如 VLDL、β-VLDL 均可与 LDL 受体结合，内吞入细胞使其获得脂类，主要是胆固醇，这种代谢过程称为 LDL 受体途径（LDL receptor pathway）。该途径依赖于 LDL 受体介导的细胞膜吞饮作用完成（图 7-3）。当血浆中 LDL 与细胞膜上被膜区域（coated region）的 LDL 受体结合（第 1 步），使其出现有被（被膜）小窝（coated pit）（第 2 步），并从膜上分离形成有被（被膜）小泡（coated vesicles）（第 3 步），其上的网格蛋白（clathrin）解聚脱落，再结合到膜上（第 4 步），其内的 pH 值降低，使受体与 LDL 解离（第 5 步），LDL 受体重新回到膜上进行下一次循环（第 6、7 步）。有被小泡与溶酶体融合后，LDL 经溶酶作用，胆固醇酯水解成游离胆固醇和脂肪酸，甘油三酯水解成脂肪酸，ApoB100 水解成氨基酸。LDL 被溶酶体水解形成的游离胆固醇再进入胞质的代谢库，供细胞膜等膜结构利用。

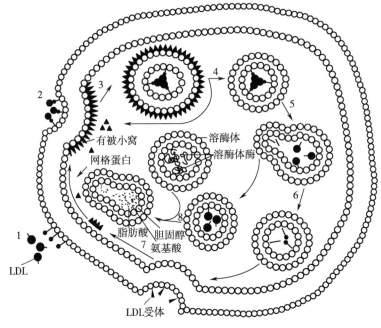

图 7-3　LDL 受体胞吞作用示意图

细胞内游离胆固醇在调节细胞胆固醇代谢上具有重要作用,若胞内浓度升高,可能出现下述情况:①抑制 HMGCoA 还原酶,以减少自身的胆固醇合成;②抑制 LDL 受体基因的表达,减少 LDL 受体的合成,从而减少 LDL 的摄取,这种 LDL 受体减少的调节过程称为下调(down regulation);③激活内质网脂酰基 CoA 胆固醇酰转移酶(Acyl-CoA cholesterol acyltransferase,ACAT),使游离胆固醇在胞质内酯化成胆固醇酯贮存,以供细胞的需要。经上述三方面的变化,用以控制细胞内胆固醇含量处于正常动态平衡状态。

总之,LDL 受体主要功能是通过摄取胆固醇进入细胞内,用于细胞增殖和固醇类激素及胆汁酸盐的合成等。

(二)极低密度脂蛋白受体

在 ApoB100 存在下,LDL 受体可以结合 LDL,有 ApoE 存在时,LDL 受体既可结合 LDL,又可结合 VLDL、β-VLDL。与 LDL 受体不同,还有一种仅与含 ApoE 脂蛋白结合的特异受体存在,有以下临床现象及实验结果可以推测还有另一种受体的存在:①纯合子 FH 患者血中乳糜微粒残粒并不增加;② LDL 受体缺陷的 WHHL 兔 CM 残粒仍正常地被肝摄取;③ LDL 受体下调状态下,CM 残粒可以在肝内异化,FH 的 LDL 受体缺陷者或 WHHL 兔巨噬细胞不能利用 LDL 使之泡沫化,但可利用含 ApoE 脂蛋白的 CM 残粒及 β-VLDL 使其泡沫化,所以推测有对 ApoE 特异结合的另一种受体存在,后利用 cDNA 单克隆证明存在 VLDL 受体。

1. 结构特点　VLDL 受体结构与 LDL 受体类似(见图 7-2)。LDL 受体对含 ApoB100 的 LDL,含 ApoE 的 VLDL、β-VLDL、VLDL 残粒均有高亲和性。VLDL 受体仅对含 ApoE 的脂蛋白 VLDL、β-VLDL 和 VLDL 残粒有高亲和性结合,对 LDL 则为显著的低亲和性。VLDL 受体在肝内几乎未发现,但是广泛分布在代谢活跃的心肌、骨骼肌、脂肪组织等细胞中。

2. 生理功能　LDL 受体受细胞内胆固醇负反馈抑制,VLDL 受体则不受其负反馈抑制;当 VLDL 受体的 mRNA 量成倍增加时,不受 LDL 乃至 β-VLDL 的影响。这是因为 VLDL 的配体关系使 β-VLDL 的摄取不受限制。这对由单核细胞分化而来的巨噬细胞的泡沫化在早期动脉粥样硬化的斑块形成中有重要意义。

VLDL 受体在脂肪细胞中多见,可能与肥胖成因有关。

(三)清道夫受体

遗传性的 LDL 受体缺陷的杂合子是不能摄取 LDL 的,但动脉粥样硬化斑块的巨噬细胞使从 LDL 来的胆固醇大量蓄积并泡沫化,其原因用 LDL 受体途径无法解释,因为从这条途径不可能摄取过多的脂质。Brown 与 Goldstein 等使 LDL 乙酰化,从而导致不受细胞内胆固醇调节的过剩脂质也摄入,并出现异常蓄积,进而推测存在一种 LDL 受体途径以外的脂质摄取途径,使巨噬细胞摄取乙酰化 LDL。Brown 等人提出这种设想并定名为清道夫受体(scavenger receptor,SR),以后许多实验证明了这种推测。现在认为,人体内脂质过氧化反应导致的变性 LDL 可被巨噬细胞无限制地摄取入细胞内,是因为变性 LDL 分子中带有多种分子的负电荷,可与清道夫受体结合。

1. 清道夫受体结构 清道夫受体共有两种亚基,以三聚体形式存在,是分子量为 220kD 的膜糖蛋白;N 末端在细胞膜内侧,C 末端在膜外侧存在,是内翻外"inside-out"型的受体。按照分子结构的差别,该受体至少可分为 6 大类:SR-A、SR-B、SR-C、SR-D、SR-E、SR-F。目前研究最多的是两大类,即 SR-A 和 SR-B。

(1)SR-A:即 A 类清道夫受体,包括 SR-AI、SR-AII、SR-AIII 和胶原样结构的巨噬细胞受体(macrophage receptor with collagenous structure,MARCO)。SR-A I 和 SR-A II 是最早分离纯化和克隆的 SR,其基因定位于 8 号染色体,含 11 个外显子和 10 个内含子。SR-A 有 6 个结构功能区组成,包括胞质区、跨膜区、间隔区、α- 螺旋区、胶原区、C- 端侧特异域。

(2)SR-B:即 B 类清道夫受体,包括 SR-B I、SR-B II 和 CD36。SR-B 和 SR-A 部分配体类同,可以参与修饰 OxLDL、AcLDL,对 LDL、HDL 以及 VLDL 也有较强的亲和性,并参与脂类代谢。

2. 清道夫受体配体 清道夫受体配体谱广泛,包括:①乙酰化或氧化等修饰的 LDL;②多聚次黄嘌呤核苷酸,多聚鸟嘌呤核苷酸;③多糖如硫酸右旋糖酐;④某些磷脂,如丝氨酸磷脂,但卵磷脂不是配体;⑤细菌脂多糖,如内毒素等。其共同特点均为多阴离子化合物。

3. 清道夫受体功能 近年来大量实验证明 LDL 在巨噬细胞、血管内皮细胞和平滑肌细胞可被氧化成氧化 LDL(OxLDL),并通过清道夫受体被巨噬细胞摄取,使其恢复泡沫化成泡沫细胞,从而促进粥样斑块形成。清道夫受体还具有清除血管过多脂质和病菌毒素等其他多方面的功能。

四、脂蛋白代谢中重要的酶类和蛋白质

参与脂质代谢的酶有 LPL,HTGL,LCAT,ACAT,HMG-CoA 还原酶,HMG-CoA 合成酶。脂质代谢过程中还有特殊蛋白质如 CETP 等。

(一)脂蛋白脂肪酶

脂蛋白脂肪酶(lipoprotein lipase,LPL)是脂肪细胞、心肌细胞、骨骼肌细胞、乳腺细胞以及巨噬细胞等实质细胞合成和分泌的一种糖蛋白,分子量为 60kD,含 3%~8% 碳水化合物。活性 LPL 以同源二聚体形式存在,通过静电引力与毛细血管内皮细胞表面的多聚糖结合,肝素可以促进此结合形式的 LPL 释放入血,并可提高其活性。

LPL 在实质细胞的粗面内质网合成,新合成的 LPL 留在核周围内质网,属于无活性酶,由 mRNA 翻译合成的无活性 LPL,称为酶前体,再经糖基化后,才转化成活性 LPL。LPL 的

分泌,目前认为有两种机制,其一是基本型分泌,细胞合成 LPL 后直接分泌,不贮存于细胞内;其二是调节型分泌,某些细胞新合成的 LPL 贮存在分泌管内,一旦细胞受到一个合适的促分泌刺激,LPL 即分泌,此时分泌往往大于合成。所有细胞都具有基本型分泌,只有少部分细胞兼有两种分泌形式。

LPL 生理功能是催化 CM 和 VLDL 核心的 TG 分解为脂肪酸和单酸甘油酯,以供组织氧化供能和贮存。LPL 还参与 VLDL 和 HDL 之间的载脂蛋白和磷脂的转换。ApoCⅡ为 LPL 必备的辅因子,其中的 C 端第 61~79 位氨基酸具有激活 LPL 的作用。

(二) 肝脂酶

肝脂酶(hepatic lipase,HL)或肝脏甘油三酯酶(hepatic triglyceride lipase,HTGL)是结合在细胞表面作为肝素受体的蛋白多糖,分子量为 53kD,基因位于 15 号染色体上。

HTGL 在肝实质细胞中合成,在合成过程中,酶蛋白的糖化及紧随着的低聚糖化修饰过程是分泌 HL 的必要条件。免疫电镜研究表明,HL 位于肝窦状隙内皮细胞表面,在肝素化后,HL 可释放到血浆。激素可调节 HL 的释放,主要是类固醇激素,如雄性激素可升高 HL 酶活性,而雌性激素则相反。怀孕或泌乳时,肝素化后血浆中 HL 活力与血浆的游离胆固醇或类固醇也呈负相关,肾上腺素抑制 HL 酶活性。另外胰岛素和甲状腺素在控制 HL 活力中有作用。

HTGL 与 LPL 在功能上有相似之处,属于与血液循环中内源性 TG 代谢有关的酶之一,然而却是两种不同性质的酶。其特点是:① HL 活性不需要 ApoCⅡ作为激活剂;②十二烷基硫酸钠(SDS)可抑制 HL 活性,而不受高盐浓度及鱼精蛋白的抑制;③主要作用于小颗粒脂蛋白,如 VLDL 残粒、残余 CM 及 HDL,同时又调节胆固醇从周围组织转运到肝,使肝内的 VLDL 转化为 LDL。

HTGL 主要作用于 VLDL、β-VLDL 及 VLDL 残粒中的 TG。HDL 中积累的未酯化胆固醇在 HL 作用下由肝摄取,在 HDL_3 转化为 HDL_2 的过程中可防止肝外组织过量胆固醇的积累,其中 HL 起重要作用。

(三) 卵磷脂胆固醇脂酰转移酶

卵磷脂胆固醇脂酰转移酶(lecithin-cholesterol acyl transferase,LCAT)由肝合成释放入血液,以游离或与脂蛋白结合的形式存在,是一种在血浆中起催化作用的酶,属于糖蛋白,分子量为 6.3kD。

HDL 分子中的 ApoAⅠ可激活 LCAT,使新生 HDL 变成成熟型。LCAT 将 HDL 的卵磷脂的 C2 位不饱和脂肪酸转移给游离胆固醇,生成溶血卵磷脂和胆固醇酯。血浆胆固醇几乎70%~80% 是胆固醇酯,均是 LCAT 催化生成所致。LCAT 常与 HDL 结合在一起,在 HDL 颗粒表面活性很高并起催化作用,对 VLDL 和 LDL 的颗粒几乎不起作用。LCAT 在磷脂代谢中有重要的作用。

LCAT 除肝细胞合成外,在小肠、脾、胰、胎盘、肾上腺等组织细胞发现有 LCAT 的 mRNA,推测也可合成 LCAT。

(四) HMG-CoA 还原酶

HMG-CoA 还原酶(HMG-CoA reductase)是合成胆固醇的限速酶,存在于小胞体膜,分子量为 97kD,属糖蛋白。

HMG-CoA 还原酶催化合成甲基二羟戊酸(mevalonic acid),并生成体内多种代谢产物,称之为甲基二羟戊酸途径。细胞内胆固醇水平调节主要依赖于内源性胆固醇合成途径和

LDL 受体摄取细胞外胆固醇的外源途径两条。Goldstein 和 Brown 阐明其抑制机制认为,细胞内胆固醇(Ch)可作为 HMG-CoA 还原酶的抑制剂使其活性降低,肝细胞膜上的 LDL 受体增加,从血中摄取 Ch 也增加,使血中胆固醇水平降低。设想使 HMG-CoA 还原酶活性降低的药物可使血中胆固醇水平下降,尤其是对 FH 的杂合子患者,凡能使 LDL 受体数锐减的药物均可起治疗作用。

(五)胆固醇酯转移蛋白

血浆胆固醇酯转移蛋白(cholesterol ester transfer protein,CETP)又称为脂质转运蛋白(lipid transfer protein,LTP),从血浆 d>1.21g/ml 组分中精制得到,CETP 的非极性氨基酸残基高达 45%,是一种疏水性糖蛋白,分子量为 74kD。

CETP 促进各脂蛋白之间脂质的交换和转运,在完成和促进胆固醇逆转过程中充当着重要的角色,并与动脉粥样硬化的发生和发展密切相关。

目前认为,血浆中各脂蛋白的胆固醇酯主要通过 LCAT 和 CETP 的共同作用生成。血浆中 CE90% 以上来自 HDL,其中约 70% 的 CE 在 CETP 作用下由 HDL 转移至 VLDL 及 LDL 后被清除。CETP 与 LCAT 一样也能与 HDL 结合在一起。

当血浆中 CETP 缺乏时,HDL 中 CE 蓄积、TG 降低,无法转运给 VLDL 及 LDL,因为从 HDL 将 CE 转运到含 ApoB 脂蛋白上发生障碍,从而出现高 HDL 血症,使 VLDL、LDL 中的 CE 减少,TG 增加。利用酶联免疫方法测血浆中 CETP 活性,此时其活性降低。

五、脂蛋白代谢与相关疾病

(一)脂蛋白代谢

脂蛋白是血液中脂质的运输形式,与细胞膜受体结合后,被摄入细胞内进行代谢。脂蛋白代谢可分为外源性脂质代谢和内源性脂质代谢。

1. 外源性脂质代谢　从食物中摄取的脂质(主要是 TG),在肠内被胰腺分泌的脂酶(Lipase)水解成脂肪酸(FFA)和甘油一酯(MG),由肠黏膜吸收进入细胞内,再重组成 TG 及磷脂。这些新产生的 TG 与少量的胆固醇、磷脂、ApoB48、ApoA Ⅰ 构成巨大分子 CM,经淋巴管再集中至胸导管进入血液循环。CM 在血液中得到从 HDL 转移获得 ApoC 和 ApoE 而变化为成熟型 CM。血液中 CM 的 TG 被微血管上皮细胞分泌的 LPL 水解产生甘油一酯及脂肪酸,被细胞摄取利用或贮存。CM 经 LPL 作用后,剩下的残留物被称为 CM 残粒(CM remnant),随血液进入肝脏迅速被代谢。CM 是由食物而来的外源性脂质进入末梢组织的载体(图 7-4)。

2. 内源性脂质代谢

(1)VLDL 和 LDL 代谢:肝脏是脂质代谢的主要器官,也是合成脂蛋白的起始部位。由内源性 TG(体内合成)、ApoB100、ApoC、ApoE 等在肝脏合成大分子颗粒脂蛋白 VLDL 后释放入血液。VLDL 是内源性脂质进入末梢组织的脂质运输载体。

血液中富含 TG 的脂蛋白(CM、VLDL)的代谢途径基本相同。CM 经 LPL 作用,其内 TG 被水解后变成残粒,由肝细胞的 ApoE(残粒)受体结合摄取进入细胞内代谢。同 CM 一样,VLDL 中的 TG 在血液中经血管壁的 LPL 水解生成脂肪酸被末梢组织利用。失去 TG 之后的 VLDL 转变成 VLDL 残粒(IDL)。IDL 的去向有两条代谢途径:一是直接经肝脏 ApoE 受体结合摄取进入肝细胞内代谢;二是再经 HTGL 作用转变成以 ApoB100 和游离胆固醇为主要成分的 LDL,经末梢组织的 ApoB(LDL)受体(LDLR)结合进入细胞内,进行代谢。

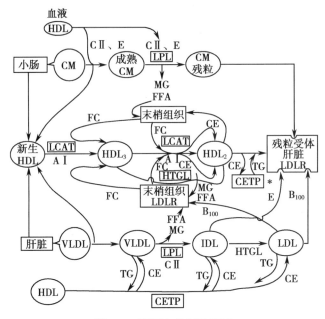

图 7-4　脂蛋白代谢示意图

（2）HDL 代谢：HDL 是含有 ApoA I 、A II 、磷脂和胆固醇的小型 HDL 颗粒，在肝脏和小肠合成，属于未成形的 HDL_n（nascent HDL）。HDL 在 CM、VLDL 颗粒经 LDL 作用分解其内部 TG 过程中，获取表层含有的磷脂和 ApoA I 而产生新生 HDL，再变成圆盘状。又从末梢组织细胞膜获得游离胆固醇（FC），再在 ApoA I 存在下经结合在 HDL 中的 LCAT 作用，生成 CE 进入 HDL 内部形成成熟型 HDL_3，而后接受细胞膜 FC，再经 LCAT 作用后生成 CE 进入内部，变成富含 CE 的球型 HDL_2，一部分经肝受体摄取；另外，HDL_2 在 CETP 介导下，与 VLDL、LDL 进行 CE 交换，同时也转运 TG，以 VLDL、LDL 形式经肝脏摄取，最终使末梢组织的 FC 输送到肝脏（胆固醇逆转运）。HDL_2 中的 TG 经肝脏的 HTGL 作用，再变成 HDL_3，这一相互转变（$HDL_2 \leftrightarrow HDL_3$）使 HDL 在逆转运中再利用，可防止肝外细胞摄取过多的 LDL，从而防止动脉粥样硬化的发生。

3. 磷脂代谢　PL 是细胞膜的主要结构成分，其合成速率的改变对内膜形态的影响较大，神经元的增长速度也会受到影响。PL 是含有磷酸的脂类，按组分不同分为以甘油为骨架的磷酸甘油脂（phosphoglyceride）和以鞘氨醇（sphingosine）为骨架的鞘脂（sphingolipids），鞘脂又称为神经鞘脂，包括鞘磷脂（sphingomyelin）和鞘糖脂（glycosphingolipid），均不含甘油。

（1）神经鞘磷脂的代谢：神经鞘磷脂是人体内含量最多的神经鞘脂，包括含有神经鞘氨类化合物的脂质，主要存在于脑及神经组织中的含神经鞘氨醇及其异构体、衍生物或同系物等脂质内，是构成生物膜的重要成分，其组成成分为鞘氨醇、脂肪酸和磷酸胆碱。神经鞘磷脂的合成分三个阶段：①合成鞘氨醇；②合成神经酰胺（ceramide）；③神经鞘磷脂的合成。溶酶体内含有神经鞘磷脂酶（sphingomyelinase）等多种水解神经鞘磷脂的酶，进行分解代谢。若先天缺乏此酶，神经鞘磷脂不能被水解而堆积在细胞内，则出现神经鞘磷脂贮积症（sphingomyelinosis），主要临床症状为肝、脾肿大和智力障碍。神经鞘磷脂大量贮积在细胞内，易形成泡沫细胞，如先天缺乏神经鞘磷脂酶的尼曼 - 匹克患者，在骨髓细胞中均可见到体积大于红细胞 5~10 倍的泡沫细胞，称为尼曼 - 匹克细胞。

（2）神经节苷脂的代谢：神经节苷脂主要存在于脑灰质中，属于鞘糖脂，是神经鞘脂的重要组成成分。在脑组织中，以神经酰胺为基础，通过核苷二磷酸，逐步代入葡萄糖、半乳糖、唾液酸和乙酰半乳糖胺，即可进一步合成神经节苷脂。溶酶体内含有水解神经节苷脂的 β-N-乙酰氨基半乳糖苷酶 A（hexosaminidase A），进行分解代谢，一旦此酶缺乏，神经节苷脂贮积，出现脂代谢紊乱疾病，临床称为泰氏 - 萨氏病（Tay-Sachs disease）。

（3）脑苷脂的代谢：脑苷脂是神经酰胺的衍生物，属于鞘糖脂，是神经鞘脂的重要组成部分。在肝、脑和乳腺内，特异性的糖基转移酶（glycosyltransferase）使尿苷二磷酸半乳糖（UDP- 半乳糖）的糖基转移至神经酰胺分子上，合成脑苷脂。溶酶体内含有 β- 葡萄糖脑苷脂酶（β-glucosidase），可水解脑苷脂，进行分解代谢。

（二）脂蛋白代谢紊乱

脂蛋白代谢紊乱的常见现象是血中 TC 或 TG 升高，或者是各种 LP 水平异常增高。高脂蛋白血症（hyperlipoproteinemia）是指血浆中 CM、VLDL、LDL、HDL 等脂蛋白有一种或几种浓度过高的现象。一般根据血浆（血清）外观、血 TC/TG 浓度以及血清脂蛋白含量进行高脂蛋白血症分型。按 LP 代谢紊乱的原因可分为原发性和继发性两大类。

1. 原发性高脂血症　是遗传缺陷所致，如家族性高胆固醇血症等。常见高脂蛋白血症分型如下：

（1）WHO 分型法：1967 年，Fredrickson 等用改进的纸上电泳法分离血浆 LP，将高脂血症分为 5 型，即 Ⅰ、Ⅱ、Ⅲ、Ⅳ 和 Ⅴ 型。1970 年，WHO 以临床表型为基础，将原发性高脂血症分为 6 型，将原来的 Ⅱ 型分为 Ⅱa 和 Ⅱb 两型（表 7-2）。

表 7-2　人高脂蛋白血症分型及其特征

	Ⅰ 型	Ⅱ 型		Ⅲ 型	Ⅳ 型	Ⅴ 型
		Ⅱa	Ⅱb			
增加的 LP	CM↑↑	LDL↑	LDL↑ VLDL↑	IDL↑	VLDL↑	CM↑ VLDL↑
血浆脂质	TC 正常或↑ TG↑↑↑	TC↑↑↑ TG 正常	TC↑↑ TG↑↑	TC↑↑ TG↑↑	TC 正常或↓ TG↑↑	TC 正常或↑ TG↑↑↑
Ch/TG	<0.2	>1.6	>1.0	~1	>0.6~1.6	<0.6
病因	LPL 缺失 ApoCII 缺失（外因性高脂血症）	LDL 受体异常	不明	ApoE 异常（E2/2）等	不明（内因性高脂血症）	LPL 缺失（杂合子，部分）（外因性和内因性混合型高脂血症）
临床发病	儿童期	儿童期~成人		成人	成人	儿童期~成人
时期症状	肝、脾大、腹痛、胰腺炎、网膜止血症	肝、脾大、角膜环		肝、脾大（少见）、角膜环	肥胖、腹痛、脾大	肥胖、肝、脾大、腹痛、胰腺炎、网膜止血症
冠状动脉疾病	稀少	发病率最高		发病率高	中等发病率	比较稀少
合并黄色瘤	丘疹	黄色斑块、结节状、腱黄色瘤		手掌条状、结节状发疹		发疹

续表

	I 型	II 型		III 型	IV 型	V 型
		II a	II b			
糖耐量	正常	正常		异常（多见）	异常（多见）	异常（多见）
高尿酸血症	无	无		少见	多见	多见
遗传	隐性遗传	显性遗传		隐性遗传	显性遗传	不明
出现频率	稀少	多见		少见	最多见	稀少
血清静置试验	上层　浑浊 下层　透明	透明	少有浑浊	浑浊 偶呈乳浊	浑浊	上层　乳浊 下层　浑浊

（2）高 HDL 血症：血浆 HDL-胆固醇（HDL-C）含量超过 2.6mmol/L，定义为高 HDL 血症。现已查明，高 HDL 血症是因为 CETP 和 HTGL 等活性异常所致。

（3）遗传性脂代谢的 Apo、受体和酶异常：主要有 ApoAI、ApoB、ApoCII、ApoE、LDL 受体、LPL 与 HTGL、LCAT、CETP 和高脂蛋白（a）血症等的异常。

（4）溶酶体神经鞘脂贮积病：溶酶体含有多种水解酶，可分解多种物质，其中酸性水解酶最丰富。溶酶体因酶的缺陷或破裂等异常均可导致疾病，如溶酶体水解酶遗传性缺陷，细胞内代谢物不能被分解从而引起贮积病。目前报道有 60 余种溶酶体缺陷病，主要是脂质代谢紊乱的疾病。

2. 继发性高脂血症　某些原发性疾病在发病过程中导致脂质代谢紊乱，进而出现高脂蛋白血症，称为继发性高脂血症。引起继发性高脂血症或高脂蛋白血症的病因是多方面的，如继发于其他疾病如糖尿病、肾病、肥胖及某些内分泌疾患以及用药不当等可导致脂质代谢紊乱而引起高脂血症。

3. 低脂蛋白血症　在脂蛋白代谢中，由于某种原因使脂蛋白合成减少或分解代谢旺盛所致，临床也可见到低脂血症。目前所知，前者是低脂蛋白血症的主要原因。临床继发低脂血症多见于内分泌疾患如甲状腺功能亢进、Addison 病等、重症肝病、各种低营养、吸收障碍及恶性肿瘤等。原发性低脂蛋白多见于 ApoA I 缺乏或变异、无 β-脂蛋白血症、家族性低 β-脂蛋白血症、LCAT 缺乏症等。

（三）脂蛋白代谢紊乱与动脉粥样硬化

1. 动脉粥样硬化（atherosclerosis，AS）　它是遗传、环境、年龄及性别等多种因素相互作用的结果，主要损伤动脉内壁膜，是动脉内膜的脂质、血液成分的沉积，平滑肌细胞及胶原纤维增生，伴有坏死及钙化等病变的病理过程。凡能增加动脉壁胆固醇内流和沉积的 LP 如 LDL、β-LDL、小而密 LDL（small dense LDL，SD-LDL）、OxLDL、Lp（a）等，是致 AS 的危险因素。凡能促进胆固醇外运的 LP 如 HDL，则有抗 AS 的作用，称为抗 AS 性因素。

2. AS 的危险因素　主要有高脂血症、高血压、吸烟、性别、内分泌因素以及遗传因素等。其中以高脂血症、高血压、吸烟为主要因素。AS 可能为多种因素联合作用引起。阐述 AS 发病机制的主要学说有脂源性学说、内皮细胞损伤学说、受体缺失学说、细胞因子学说、病毒学说以及癌基因学说等。

3. 引起动脉粥样硬化的脂蛋白　血清脂蛋白代谢异常，通常是脂蛋白的量和质的改变。高脂蛋白血症的异常在动脉粥样硬化斑块形成中起到极其重要的作用。

（1）脂蛋白残粒：富含 TG 的 CM 和 VLDL 经 LPL 水解生成脂蛋白残粒（CM 残粒与 IDL），并转变成富含胆固醇酯和 ApoE 的颗粒沉积于血管壁。Ⅲ型高脂血症出现异常脂蛋白残粒即 β-VLDL。因肝脏的残粒（ApoE）受体结合率降低或缺失等使血液中滞留的 LP 转变成异常脂蛋白 β-VLDL，经清道夫受体介导摄取进入巨噬细胞引起动脉粥样硬化的增强作用。

（2）变性 LDL：LDL 的蛋白组分经化学修饰，使其正常的立体构象发生改变，生物学活性也会发生相应的变化，这种经化学修饰的 LDL 称为变性 LDL 或修饰 LDL（modified LDL）。目前发现的变性 LDL 包括乙酰 LDL（AcLDL）、氧化 LDL（OxLDL）和糖化 LDL（GlyLDL）。其中乙酰 LDL 是 LDL 中的 ApoB100 赖氨酸残基被乙酰化产生修饰 LDL，激活巨噬细胞，并经清道夫受体介导，使巨噬细胞摄取乙酰 LDL 而转变成泡沫细胞，促进 AS 形成。

（3）B 型 LDL：大量的临床和病理研究表明，血中 LDL-C 升高，LDL 被氧化是动脉粥样硬化发生的前提条件。但有部分冠心病（CHD）患者血清中 LDL-C 在正常范围，如果再分析其亚组成分，与健康人可能会有差别，其氧化易感性和被巨噬细胞摄取的量也不同，因而与 CHD 的发生、发展高度相关。LDL 一般分为 A 型和 B 型，其中 B 型是小而密的 LDL。富含 TG 的小而密 LDL（small dense LDL，SD-LDL）不易通过 LDL 受体介导途径从循环中清除，在血浆中停留，且抗氧化性弱，更易被氧化，并被巨噬细胞摄取，促进动脉粥样硬化的发生。

（4）Lp（a）：目前，Apo（a）基因位点中至少已发现有 26 个等位基因与多态性有关，这些等位基因至少表达有 34 种 Apo（a）异构体。Apo（a）的生理功能可能是转运脂质到末梢细胞，Lp（a）是公认的致动脉粥样硬化的独立危险因素，其发病机制还有待更深入的研究。

4. 高密度脂蛋白的抗动脉粥样硬化功能　血液 HDL 水平与 AS 性心脑血管疾病的发病率呈负相关，主要通过参与体内胆固醇酯逆转运起抗动脉粥样硬化作用，包括对 LDL 氧化抑制、中和修饰 LDL 配基活性以及抑制内皮细胞黏附分子的表达等功能。HDL 的抗动脉粥样硬化功能表现为 HDL 及 ApoA I 促进细胞胆固醇外流作用。

第二节　脂蛋白和脂质代谢紊乱的实验室检测

血浆 LP 和脂质测定是临床生物化学检验的常规测定项目，在早期发现与诊断高脂蛋白血症、协助诊断动脉粥样硬化症、评价动脉粥样硬化疾患如冠心病和脑梗死等危险度，监测评价饮食与药物治疗效果等方面有重要的临床意义。

一、血浆 / 血清脂质测定

（一）总脂质测定

血清总脂质主要包括 FC、CE、PL 和 TG 等。血总脂质一般随年龄增加而升高，40 岁以上者显著增加，65~70 岁者反而降低。

【检测原理】

1. 脂质抽提法　脂质存在于血清脂蛋白中，利用甲醇或乙醇使其与蛋白结合的脂质分离，再利用甲醇或乙醇的非极性有机溶剂使脂质溶于其中。Bloor 溶剂（醚：醇为 1：3，V/V）或溶剂 FovCh（氯仿：甲醇为 2：1，V/V）的醚氯仿等非极性溶剂的混合液，可提高切断脂质与蛋白质结合的能力，达到抽提的目的。血清脂质抽提入有机溶剂后，蒸发干固，除去有机溶液,通过加热氧化,再显色定量。

2. 脂质直接测定法　如 Sulfo-phospho-Vanillin 法是加浓硫酸入血清加热,冷却后,加试剂显色(即 SPV 反应)直接测定出血清总脂质。

【参考区间】成人 4.0~7.5g/L;儿童 3.0~6.0g/L。

【方法学评价】血清总脂质测定方法分两大类:一类是抽提法,将血清脂质通过脂质抽提剂抽提入某一介质中,再进行定量,结果准确,但操作烦琐,影响因素多;另一类是直接测定法,即不需要抽提,操作简便。测定方法不同,正常参考值有一定的差异。

【临床意义】血清/血浆脂质测定可作为脂质代谢紊乱及有关疾患的协助诊断,也可用于血总脂增加的原发性胆汁酸肝硬化、肾病综合征或急慢性肝炎以及血总脂减少的重症肝炎、肝硬化等严重肝实质损伤、恶病质、甲状腺功能亢进和吸收不良综合征等的协助诊断。

(二)总胆固醇(total cholesterol,TC)**测定**

血清中胆固醇包括 CE 和 FC,酯型的 CE 占 70%,游离型 FC 占 30%。

【检测原理】

1. 化学法　包括抽提、皂化、洋地黄皂苷沉淀纯化、显色比色四个阶段。

2. 酶法　CE 在胆固醇酯酶(cholesterol esterase,CHE)作用下水解成 FC 和 FFA,FC 再经胆固醇氧化酶(cholesterol oxidase,COD)氧化成 Δ^4 胆甾烯酮和 H_2O_2,再分别定量 O_2 的消耗或者 H_2O_2 的生成量,或者 Δ^4 胆甾烯酮生成量,以作为 FC 的定量依据。

【参考区间】成人 2.80~5.20mmol/L;儿童 <4.40mmol/L。

【方法学评价】化学法包括抽提、皂化、洋地黄皂苷沉淀纯化、显色比色四个阶段。其中 Abell-Levy-Brodie-Kendall(ALBK,AK)法为国际上公认的参考方法。化学法操作较复杂,影响因素多,曾在临床常规使用,由于不易实现自动化现已不用,但此法可作为标准参考方法。酶法测定是目前常规应用方法,快速准确,标本用量少,便于自动生物化学分析仪作批量测定。

【临床意义】TC 增高,CHD 等心血管疾病发生的危险性增高。新生儿 TC 很低,哺乳后很快接近成人水平,之后随年龄而上升,但到 70 岁后不再上升甚至下降;长期高 TC、高饱和脂肪酸摄入可造成 TC 升高;黑人的 TC 水平高于白人;引起 TC 显著升高的主要原因是与 LP 代谢相关酶或受体基因发生突变。

(三)甘油三酯(triglyceride,TG)**测定**

TG 又称为中性脂肪,由于其甘油骨架上分别结合了 3 分子脂肪酸、2 分子脂肪酸或 1 分子脂肪酸,故分别存在甘油三酯(TG)、甘油二酯(DG)和甘油一酯(MG)。血清中 90% 以上是 TG。

【检测原理】血清 TG 测定方法一般分为化学法及酶法。

1. 化学法　包括抽提分离、皂化、甘油糖的氧化、显色定量四个阶段。

2. 酶法测定　酶法测定包括:①TG 的抽提与皂化;②加水分解生成甘油糖定量两个阶段。目前常规检测应用的方法有甘油激酶(glycerol kinase,GK)法和甘油氧化酶(glycerol oxidase,GOD)法。

【参考区间】成人 0.56~1.70mmol/L;儿童 0.36~1.50mmol/L。

【方法学评价】化学法操作较复杂,干扰因素多,准确性差。酶法操作简便,快速准确,并能在自动化生物化学分析仪上进行批量测定。

【临床意义】TG 受生活条件、饮食方式、年龄、性别等影响。如高脂饮食后 TG 升高,一般餐后 2~4 小时达高峰,8 小时后恢复空腹水平;运动不足或肥胖可使 TG 升高;成年后随年龄上升 TG 升高。人群中血清 TG 水平呈正偏态分布。若 TG 轻或中度升高,患冠心病的危险性增加,重度升高者,常可伴发胰腺炎。低 TG 血症常见于无 β- 脂蛋白血症、低 β- 脂蛋白血症、内分泌疾病、癌症晚期、恶病质及肝素等药物的应用等。

(四)磷脂(PL)测定

PL 是含有磷酸基和多种脂质的一类物质的总称。包括卵磷脂(60%)、溶血卵磷脂(2%~10%)、磷脂酰乙醇胺(2%)、鞘磷脂(20%)。

【检测原理】包括测定无机磷化学法和酶法两大类。

1. 化学法 包括抽提、灰化、显色定量三个阶段。

2. 酶法 可分别利用磷脂酶的作用,加水分解,测定其产物,对 PL 进行定量。

【参考区间】成人 1.3~3.2mmol/L。

【方法学评价】化学法操作较复杂,干扰因素多,准确性差。酶法快速、准确,广泛应用于自动化检测。

【临床意义】PL 与 TC 密切相关,两者呈平行变动,但 PL 的增高可能落后于 TC。PL 增高常见于胆汁淤积、原发性胆汁淤积性肝硬化、高脂血症、脂肪肝、肾病综合征等。此外,PL 检测对胎儿继发性呼吸窘迫综合征出现的诊断有重要意义。

(五)游离脂肪酸(FFA)测定

游离脂肪酸(free fatty acid,FFA)为 C10 以上的脂肪酸,主要有油酸(54%)、棕榈酸(34%)、硬脂酸(6%)。另还有少量的月桂酸、花生四烯酸、肉豆蔻酸等。与其他脂质相比,FFA 浓度很低。

【检测原理】有滴定法、比色法、原子分光光度法、高效液相色谱层析(high performance liquid chromatography,HPLC)法和酶法。其中多以酶法测定。

1. 非酶法 包括滴定法、比色法、原子分光光度法、HPLC 法。

2. 酶法 主要用脂肪酶测定。可分别测定产物乙酰 CoA、AMP 或 CoA 进行定量。

【参考区间】成人 0.4~0.9mmol/L;儿童和肥胖成人稍高。

【方法学评价】非酶法检测中滴定法、比色法、原子分光光度法、高效液相色谱层析法,其中前三种方法准确性差,而 HPLC 法仪器昂贵,不便于批量检测。酶法检测快速,结果准确可靠,适于大批量操作。

【临床意义】生理性减低见于饥饿、运动、情绪激动、饭后及用葡萄糖后;病理性增高见于甲亢、未经治疗的糖尿病患者、注射肾上腺素及生长激素后、某些药物如咖啡因等;病理性减低见于甲状腺功能低下、胰岛素瘤、垂体功能低下、艾迪生病及应用某些药物如阿司匹林等。

二、血清 / 血浆脂蛋白和载脂蛋白检测

(一)血清 / 血浆脂蛋白检测方法

脂蛋白(lipoprotein,LP)是一种既有蛋白质又有胆固醇,还有 PL 的复合物,尚无一种理想的定量方法。目前用于测定血浆 LP 的方法有超速离心分离纯化法、电泳分离法、血浆静置实验和血浆 LP 胆固醇测定法。由于胆固醇含量在 LP 中较为稳定,目前以测定 LP 中胆固醇总量的方法作为 LP 的定量依据。即测定 HDL、LDL 或 VLDL 中的胆固醇,分别为高密度脂蛋白胆固醇(high density lipoprotein cholesterol,HDL-C)、低密度脂蛋白胆固醇(low density lipoprotein cholesterol,LDL-C)、极低密度脂蛋白胆固醇(very low density lipoprotein cholesterol,VLDL-C)。对于 Lp(a),除免疫学方法外,也可用电泳法检测血浆 LP(a)中的胆固醇 Lp(a)-C。

1. 超速离心分离纯化法　超速离心法是根据血浆中各种脂蛋白的比重(密度)的差异,在强大离心力作用下进行分离纯化的一种方法。

2. 电泳分离法　不同脂蛋白因蛋白质含量不同,其电荷量不同,故可用电泳方法进行分离,并根据血浆脂蛋白电泳迁移率不同予以判断确认。

3. 血浆静置实验　血浆 4℃,16~24 小时静置,观察血浆浑浊程度,称为血浆静置实验(standing plasma test)。若出现奶油样上层,即 CM 增加,若下层为浑浊者即 VLDL 增加。

4. 血浆脂蛋白胆固醇测定　因为脂蛋白中胆固醇含量较为稳定,因此目前以测定脂蛋白中胆固醇总量的方法作为脂蛋白的定量依据,即测定 HDL、LDL 或 VLDL 中的胆固醇。有沉淀分离法和自动化分析法。

(二)血清/血浆脂蛋白检测

1. 高密度脂蛋白胆固醇　HDL 是血清中颗粒最小、密度最大的一组 LP。

【检测原理】测定 HDL-C 的方法有化学沉淀法、均相测定法、免疫抗体法等。

(1)化学沉淀法:不同的沉淀剂多聚阴离子和 2 价不同金属离子(Mn^{2+}、Mg^{2+}、Ca^{2+}、Ni^{2+}、Co^{2+})在不同 pH 条件下,由于脂蛋白的组成及理化性质不同,使脂蛋白与聚阴离子结合形成复合物沉淀,以分离定量各种脂蛋白。

(2)均相测定法:应用 2 种不同的表面活性剂、多聚阴离子,抑制其表面的游离胆固醇反应。同时,试剂中另一成分与 HDL 形成可溶性复合体,使 HDL-C 直接与酶试剂反应,测定出 HDL-C 含量。

(3)免疫抗体法:包括 PEG 修饰法、免疫分离法。

【参考区间】>0.9mmol/L。

【方法学评价】化学沉淀法操作简便,不需要昂贵的仪器,目前仍为临床常用的检测方法。硫酸葡萄糖-镁沉淀法结合 ALBK 法被美国胆固醇参考方法实验室网络推荐为参考方法。但此法的缺点易受高 TG 影响。目前推荐用双试剂的直接均相测定法作为临床常用的参考方法。此外,PEG 修饰法、免疫分离法也可供选用。

【临床意义】有流行病资料表明,HDL-C 水平与冠心病发病呈负相关,是人体内抗动脉粥样硬化的 LP,被称为"好胆固醇"。随着 HDL-C 水平的减低,缺血性心血管病的发病危险增加。

2. 低密度脂蛋白胆固醇

【检测方法】有直接法和间接法 2 种。

(1)间接法:该法为计算法。1972 年,Friedewald 利用血清中 TC、TG 和 HDL-C 含量按公式推算出 LDL-C 的量。

LDL-C=TC–HDL-C–TG×1/5(以 mg/dl 计)或 LDL-C=TC–HDL-C–TG×1/2.2(以 mmol/L 计)。

(2)直接法:主要利用胆固醇与表面活性剂进行反应达到测定目的。有化学沉淀法、免疫分离法、均相测定法。

【参考区间】成人 2.1~3.1mmol/L;儿童 <2.8mmol/L。

【方法学评价】以往,LDL-C 的测定多用间接法求得,但利用该公式要求各物质的单位一致,且利用这一公式应在下列条件下:①空腹血清不含 CM;②TG 浓度 <4.60mmol/L;③Ⅲ

型高脂血症除外。与直接测定法相比,该法有误差。

直接法如均相测定法是作为临床实验室测定血清 LDL-C 测定的参考方法。

【临床意义】LDL-C 水平增高见于家族性高胆固醇血症、Ⅱa 型高脂蛋白血症。LDL-C 水平与缺血性心血管病发生的相对危险及绝对危险上升趋势及程度与 TC 相似。

3. Lp(a) 该类蛋白是密度介于 HDL 与 LDL 之间,并与两者重叠的一种特殊 LP。

【检测原理】分为定性法和定量法。

(1)定性法:主要有酶联免疫吸附试验(ELISA)。

(2)Lp(a)-C 测定法:主要是免疫比浊法。血清(血浆)中的 Lp(a)与鼠抗人 Lp(a)单克隆抗体起抗原抗体反应,产生浊度,从而根据浊度的测定而定量。

【参考区间】<300mg/L。

【方法学评价】目前尚无公认的血清 Lp(a)检测的参考方法。早期检测血浆 Lp(a)多采用电泳法,由于方法灵敏度差,主要用于定性检测。目前常采用免疫透射比浊法(ITA)、放射免疫测定法(RIA)、免疫散射比浊法(INA)、酶联免疫吸附试验(ELISA)和免疫扩散法(RID)等。免疫浊度法为临床检测的常规方法。

Lp(a)-C 测定法可避免或减少因为抗原 Apo(a)多态性不同所造成的 Lp(a)定量的准确性。测定方法有超速离心法、麦胚血凝素法和琼脂糖凝胶电泳法,后两种方法在临床应用较广。

【临床意义】Lp(a)是公认的致动脉粥样硬化的独立危险因素。其水平高低主要由遗传因素决定,基本不受性别、年龄、饮食、营养和环境的影响。病理性增高见于缺血性心(脑)血管病、心肌梗死、外科手术、急性创伤和炎症、肾病综合征和尿毒症、糖尿病肾病、除肝癌外的恶性肿瘤等。

(三)载脂蛋白检测

血清载脂蛋白(Apo)包括 ApoA Ⅰ、AⅡ、B100、CⅡ、CⅢ、E 和 Lp(a),已属常规检测项目。血清中 Apo 均结合于脂蛋白中,测定时要加用解链剂,使脂蛋白中 Apo 暴露再进行测定。

目前测定血清中载脂蛋白的含量的方法是利用相应的特异性抗体试剂进行测定。现有羊抗人 ApoA Ⅰ、AⅡ、B100、CⅡ、CⅢ、E 和 LP(a)等抗体试剂。

【检测原理】将某一特异抗体加到待测人血清中,即与血清中相应抗原形成抗原抗体复合物,根据复合物的量,即可测出血清中某一 Apo 含量。例如在人血清中加入抗人 ApoA Ⅰ抗体,即与血清中 ApoA Ⅰ(抗原)结合形成复合物,再定量即可测出血清中 ApoA Ⅰ含量。

1. 免疫扩散法 在含载脂蛋白抗体的琼脂糖中加入待测血清,水平置于温箱 24 或 48 小时后,抗原从孔中间向周围扩散,与凝胶中的抗体在合适比例处形成沉淀圈而定量。

2. 免疫火箭电泳 在含载脂蛋白抗体的琼脂糖中加入待测血清,进行电泳。血清中载脂蛋白抗原向正极移动,一定时间后可形成类似火箭的沉淀峰,根据峰的高度或面积的大小进行定量。

3. 免疫比浊法 有免疫透射比浊和免疫散射比浊。载脂蛋白中的特异性抗体与血清中相应的抗原结合形成抗原抗体免疫复合物,并形成微细颗粒,混悬于溶液介质中,光线通过时被吸收一部分,吸收的多少与浑浊颗粒的量成正比,以此对抗原进行定量。

【参考区间】ApoA Ⅰ:1.00~1.60g/L;ApoB:0.60~1.20g/L;ApoE:0.03~0.06g/L。

【方法学评价】免疫扩散法要求在测量圆周大小时一定要精确到 0.1mm。此法适于以抗体为试剂的所有微量蛋白的测定,但易受诸多因素影响,准确性差,已淘汰。免疫火箭电泳法操作简便,试剂用量少,但需严格掌握电泳条件。免疫比浊法快速准确,适于自动生化分析仪上做批量分析,目前应用广泛。

【临床意义】

1. ApoAⅠ　主要存在于 HDL 中,占 HDL_3Apo 的 65%,占 HDL_2Apo 的 62%,在 CM、VLDL 和 LDL 中也有少量存在。ApoA 的主要生理功能是组成脂蛋白并维持其结构的稳定与完整性。

血清 ApoAⅠ水平反映血液中 HDL 的数量,与 HDL-C 呈明显正相关,与冠心病发生危险性呈负相关。是 HDL 的主要 Apo,缺乏时出现严重低 HDL-C 血症。

2. ApoB　分为两个亚类,一个是 ApoB48,主要存在于 CM 中,参与外源性脂质的消化、吸收和运输;另一个是 ApoB100,主要存在于 LDL 中,参与 VLDL 的装配和分泌。

ApoB 水平反映血液中 LDL 的数量。ApoB 浓度增高与冠心病发生呈正相关。有研究提示,ApoB 是多项血脂指标中较好的动脉粥样硬化标志物。ApoB 是 LDL 的主要 Apo,反映LDL 的颗粒数。

3. ApoE　主要由肝脏产生,存在于多种脂蛋白中,是正常人血浆 LP 的重要 Apo,运输并介导某些 LP 与相应的受体。ApoE 的浓度与血浆中 TG 含量呈正相关。

ApoE 及其单核苷酸多态性(SNP)与高脂血症、CHD、阿尔茨海默病以及肝病、人类长寿等有关。

4. ApoB/ApoAⅠ、TC/HDL-C、TG/HDL-C、LDL-C/HDL-C 比 值。ApoB/ApoAⅠ、TC/HDL-C、TG/HDL-C、LDL-C/HDL-C 比值比单项血脂检测更有临床意义,研究发现,TC/HDL-C 比值比HDL-C 更能预示 CHD 的危险,TG/HDL-C 也可作为一个有效指标,ApoB/ApoAⅠ是最具说服力的指标。

三、脂蛋白电泳

【检测原理】不同脂蛋白因蛋白质含量不同,其荷电量不同,故可用电泳方法进行分离,并根据血浆脂蛋白的电泳迁移率不同予以判断、确认。

【参考区间】α- 脂蛋白:26%~45%;β- 脂蛋白:43%~58%;前 β- 脂蛋白:6%~22%。

【方法学评价】电泳支持物一般常用醋酸纤维薄膜、琼脂糖凝胶或聚丙烯酰胺凝胶。由于醋酸纤维薄膜要预处理,很繁杂,外加电泳时间过长,目前已很少使用。临床检验中主要采用琼脂糖凝胶电泳进行分离,快而较为准确,仪器设备要求不高,被广泛采用。聚丙烯酰胺凝胶作为支持物,分离脂蛋白,分离率高又准确,值得推荐给临床使用。

电泳分离法,不论用何种支持物,血浆脂蛋白需用亲脂染料如苏丹黑 B 等进行预染再电泳,电泳完毕,脂蛋白根据荷电量不同,其适移率不同,再置于光密度计进行扫描,计算出各种脂蛋白百分比,该数值乘以血浆总脂量,即可求出 α- 脂蛋白、β- 脂蛋白和前 β- 脂蛋白含量。乳糜微粒停留在原点,无法测出其含量,正常人空腹 12 小时后,血浆中无 CM 存在。也可将电泳完毕的琼脂糖凝胶中的脂蛋白区带切割置于试管中,加水溶解,进行比色,测出各自百分比,但因其是手工半定量法,难以测准,属淘汰之列。

【临床意义】用于高脂蛋白血症的诊断分型参考。

(陈玉玉)

本 章 小 结

　　血浆中脂类均以 LP 形式存在,包括 FC、CE、TG、PL 和 FFA,可用超速离心法和电泳法进行分离。CM 主要运输外源性 TG 和 TC,VLDL 主要运输内源性 TG,LDL 主要将内源性胆固醇运送到肝外,而 HDL 则参与胆固醇的逆向转运。

　　Apo 是构成和稳定 LP 结构的重要组成部分,作为 LP 受体的配体参与 LP 代谢,修饰并参与 LP 代谢相关活性。LP 受体在决定脂类代谢途径、参与脂类代谢、调节血浆脂蛋白水平等方面起重要作用。LDLR、VLDLR 和 SR 是三种研究详尽的 LP 受体。

　　参与脂质代谢的酶有 LPL、HTGL、LCAT、ACAT、HMG-CoA 还原酶、HMG-CoA 合成酶。脂质代谢过程中还有几种特殊蛋白质如 CETP 等。人体脂类代谢以肝脏为中心,以外源性脂类代谢和内源性脂类代谢形式进行,维持人体的脂类正常代谢。脂蛋白代谢紊乱主要表现为高脂蛋白血症和 AS。WHO 将高脂蛋白血症分为六型,这种分型有助于临床选择治疗对策。高脂蛋白血症有原发性和继发性两种。AS 是非常复杂的多基因的遗传性疾病,与遗传、环境、年龄及性别等因素有关。流行病学调查显示,引起 AS 的危险因素有高脂蛋白血症、高血压、吸烟、内分泌紊乱和遗传等。目前,与 AS 有关的脂蛋白有脂蛋白残粒、变性 LDL、B 型 LDL 和 LP(a)。HDL 是具有抗 AS 作用的因素,主要表现为促进细胞胆固醇外流,使胆固醇酯通过转变成胆汁酸从胆道排出,从而维持血浆中胆固醇的正常水平。HDL 在巨噬细胞的抗泡沫化和脱泡沫作用中起重要的作用。

　　临床上常推荐血浆 / 血清 TC、TG、HDL-C、LDL-C 和 LP(a)为检测项目,必要时检测 ApoA I 和 ApoB 含量。

第八章 心脏疾病的检验

随着生活水平的提高,心血管疾病的发病率及死亡率一直居高不下。在发达国家,心血管疾病长期占据疾病死亡率的榜首。根据2012年中国卫生统计年鉴,在我国,心脑血管疾病也是位于城市人口死亡率的第三,且有不断上升的趋势,已经严重威胁到国人的生活水平。心血管疾病的检测有多种手段:体征检查可以从人体表面的一些特异性的改变中发现身体内部的变化;动脉造影、超声、CT可以从器官解剖层面上发现异常;心电图可以从心脏电生理方面检测心脏的变化。当然,检验医学可以通过检测人体内一些比较特异性标志物的出现和消失,对心血管疾病的诊断、预后甚至为临床医生开展个体化治疗提供支持。本章仅针对心肌缺血及损伤和心力衰竭这两种临床常见的心血管病理性变化的实验室检验进行介绍。

第一节 心肌缺血及损伤标记物

冠状动脉粥样硬化导致的动脉狭窄甚至闭塞是引起心肌缺血的重要原因。不管是急性缺血导致的心肌损伤还是慢性缺血引起的心脏病理性代偿反应都充满了危险性。实验室通过检测心肌缺血过程中体内的一些生化指标的变化可以很好地反映相关问题。心肌缺血及损伤时发生变化的生化指标有很多,但是反映心肌缺血及损伤的良好指标应该包括医学中的几种特性:①最重要的是灵敏度和特异性高;②心肌缺血后迅速增高;③循环中稳定性好;④24小时内血中浓度恢复基础水平;⑤容易检测,可很快得到结果;⑥具有较好的分析特性(CV值低);⑦经济。

一、肌酸激酶检测

肌酸激酶(Creatine Kinase,CK)也称为肌酸磷酸激酶(CPK)。CK是心脏中重要的酶,主要存在于线粒体和胞质中。CK的主要作用是在ATP提供能量的条件下,催化肌酸生成磷酸肌酸(CP)和ADP,也可催化逆反应。由此产生的磷酸肌酸含有高能磷酸键,且提供能量的方式较ATP更加方便,是心肌收缩时能量的直接来源。故CK存在于需要大量能量的组织,以心肌和骨骼肌中含量最多,还存在于肾脏远曲小管、脑组织和平滑肌。

【检测原理】CK常用的检测方法有酶偶联法和肌酸显色法。

【参考区间】酶偶联法:37℃时,男性参考区间为38~174U/L,女性参考区间为26~140U/L;肌酸显色法:男性15~163U/L、女性3~135U/L。

【临床意义】

1. CK水平升高　急性心肌梗死(AMI)时CK活性升高显著,在梗死后3~8小时即升高,10~36小时达到最高值,3~4天恢复正常。所以CK是早期诊断AMI的灵敏指标之一,但应该注意连续监测,8小时内CK值未升高不能轻易排除AMI,只有在发病24小时时CK值仍然小于参考值上限才可排除。CK值极度升高多见于全身性疾病,特别是肌肉疾病,如进行性肌营养不良、重症肌无力、多发性肌炎等。CK也可用于判断AMI溶栓后的再灌注情况,如在溶栓治疗后出现再灌注,CK值将升高,但是在这种情况时CK检测的灵敏度不如AMI时,故不能作为判断早期再灌注。在进行心脏手术后也会出现CK值的升高,且升高的程度与手术时肌肉的损伤程度、手术时间和手术作用范围有关。

2. CK水平降低　长期卧床、甲状腺功能减退和进行激素治疗等可导致CK水平减低。值得一提的是CK的水平还与性别、年龄(儿童高于成人)、种族(黑人高于白人)、生理状态有关。且作为AMI的判断指标时还应排除患者具有肌肉损伤、各种神经肌肉疾病、服用海洛因、可卡因、抗抑郁药、怀孕、肿瘤和脑部疾病等。

【方法学评价】CK作为心肌梗死标志物具有以下优点:①快速、经济、有效,能准确诊断AMI,是现今运用最广的心肌损伤标志物之一;②CK的浓度与AMI的范围有一定的关系;③能判断再梗死;④能用于判断再灌注成功率。

缺点有:①特异性较差,与骨骼肌损伤难于鉴别;②AMI发作的6小时前和36小时后敏感性较差;③对微小的损伤不敏感。

二、肌酸激酶同工酶检测

CK是一种二聚体,由M和B两个亚基组成,可以形成CK-BB(CK1)、CK-MB(CK2)和CK-MM(CK3)同工酶。CK2根据电泳时不同的等电点又可分成CK-MB1和CK-MB2两个亚型,CK3可分为CK-MM1、CK-MM2、CK-MM3三个亚型。CK1主要存在于脑组织中,CK2主要存在于心肌组织中,CK3主要存在于骨骼肌和心肌组织中且以CK-MM3为主要存在形式。

【检测原理】检测CK同工酶的方法有很多种,早期使用电泳法和免疫抑制法,但是由于时耗和易受干扰的原因而少用。现今比较良好的方法是应用单克隆抗体的免疫化学法。临床现多用同工酶与总CK的比值来表示。

【参考区间】CK-MB的正常上限是15U/L。

【临床意义】

1. CK-MM增高　CK-MM的升高对诊断早期AMI具有较好的灵敏度,CK-MM3/CK-MM1的比值大于0.5即可诊断为AMI。在其他骨骼肌疾病、重症肌营养不良、肌萎缩等疾病时CK-MM有明显升高。手术、创伤、癫痫发作等也可使CK-MM值上升。

2. CK-MB增高　因CK-MB存在的位置有特殊性,所以CK-MB值的升高对诊断早期AMI具有很高的灵敏度和特异性。CK-MB一般在AMI发病后3~8小时升高,9~30小时达到高峰,48~72小时恢复正常。相比于总CK的检测,CK-MB达到高峰的时间短,恢复的时间快,所以可以更早地诊断AMI,但对持续时间较长的AMI的诊断效果不佳。CK-MB的检测对心肌再梗死具有重要的价值,而且CK-MB高峰出现的时间在一定程度上可以判断AMI的预后,高峰时间出现早者相对于出现晚者具有更好的预后。CK-MB1和CK-MB2亚型对AMI的检测比CK-MB具有更高的特异性和灵敏度,尤其在AMI发病4~6小时时CK亚型有高达92%的灵敏度。

3. CK-BB增高　CK-BB的升高多见于神经系统的相关疾病,且增高程度与脑组织损伤的严重程度、范围和预后有关系。如若排除神经系统的损伤,CK-BB的增高也与肺、肠、前列腺等部位的肿瘤发生相关。

【方法学评价】AMI 发生 6~36 小时内,CK-MB 的敏感性为 92%~96%,所以对于利用总 CK 检测 AMI 敏感性较低的时段,CK-MB 可代替检测。观察再灌注的效果时,在溶栓后几小时内,CK-MB 会继续升高,这称为"冲洗现象",应给予注意。现今临床上倾向利用 CK-MB 代替 CK 作为心肌损伤的常规检查。

三、乳酸脱氢酶的检测

乳酸脱氢酶(Lactate dehydrogenase,LD)是一种在无氧情况下催化乳酸和丙酮酸转化的糖酵解酶,其广泛存在于机体的各个组织细胞的线粒体和胞浆内。在心肌、骨骼肌、肾脏中含量最高,肝脏、脾脏、胰腺、肿瘤等中也有较多的含量,且在红细胞中的含量也非常丰富。

【检测原理】现多用连续检测法。以 L-乳酸和 NAD 为底物为正向反应,是乳酸转化成丙酮酸的反应(简称 LD-L 法);以丙酮酸和 NADH 为底物为反向反应,是丙酮酸转化成乳酸的反应(简称 LD-P 法)。

【参考区间】LD-L 法:109~245U/L;LD-P 法:200~380U/L。

【临床意义】当心肌损伤时,心肌细胞膜破裂,线粒体和胞浆中的 LD 漏出,导致细胞间液和外周血中 LD 值升高。AMI 时 LD 值增高较 CK 晚,8~18 小时开始升高,24~72 小时到达高峰,6~10 天恢复正常。连续测定 LD,对一些就诊较迟且 CK 值已恢复正常的 AMI 患者有一定的参考价值。在一些肝脏疾病、贫血、肺梗死、骨骼肌损伤、休克等疾病中 LD 值均明显升高。由于恶性肿瘤细胞分泌大量 LD,在对机体积液进行检验时,如若发现积液 LD/血清 LD 比值 >1.0 时可判断为恶性积液。

【方法学评价】不同方法测出的 LD 结果差异很大,所以 LD 是常用酶中最难测定的。由于 LD 存在很多组织细胞中,所以它有较高的灵敏性,但特异性较差,单纯用 LD 值升高判断心肌损伤的特异性仅 53%。LD 的另一个缺点是无法评估溶栓疗效,因溶栓治疗可引起溶血,使 LD 含量丰富的红细胞破裂,导致血清 LD 升高。现今临床已经限制 LD 的应用,不作为常规的检测项目,仅对个案检测,主要用于排除 AMI 诊断。

四、乳酸脱氢酶同工酶的检测

乳酸脱氢酶由 M 型和 H 型亚单位构成 5 种同工酶:H4(LD1)、MH3(LD2)、M2H2(LD3)、M3H(LD4)、M4(LD5)。不同组织有其特异性 LD 同工酶,其中 LD1、LD2 主要来自心肌,LD3 主要来自肺和脾组织,LD4 和 LD5 主要来自肝脏,其余来自骨骼肌。

【检测原理】测定 LD 同工酶的方法有电泳法、免疫沉淀法和免疫抑制法,比较常用的是电泳法,其中以琼脂糖凝胶电泳法更多用。

【参考区间】为 LD1(32.7±4.60)%,LD2(45.10±3.53)%,LD3(18.50±2.96)%,LD4(2.90±0.89)%,LD5(0.85±0.55),LD1/LD2<0.7。一般成年人有以下规律:LD2>LD1>LD3>LD4>LD5。

【临床意义】心肌损伤时主要释放 LD 同工酶的 LD1,其次是 LD2,此时血清中 LD1 将显著增加,并可在血清总 LD 浓度尚未改变时出现异常,所以 LD1/LD2 的检测有助于判断 AMI。以 LD1/LD2>1.0 为限。AMI 病人 LD1/LD2 升高的同时伴随着其他 LD 同工酶的出现,如出现 LD5 的升高可指示预后将变差。肝脏组织发生病变时会出现 LD5 的升高,且肝脏实质细胞损伤时 LD5>LD4,如若只是胆道系统发生梗阻为累及肝脏细胞时 LD5<LD4。LD 还与肿瘤生长速度有关,大多数恶性肿瘤患者以 LD5、LD4、LD3 升高为主。骨骼肌疾病时血

清 LD5>LD4。肌萎缩早期 LD5 升高,晚期 LD1、LD2 也有升高。恶性贫血 LD 极度升高,且 LD1>LD2。

【方法学评价】LD 同工酶有组织特异性,所以检测其可以定位病变组织的部位,提高了诊断的特异性,LD1/LD2 对心肌损伤诊断的敏感性为 75%~86%,特异性为 85%~90%,故其意义比检测 LD 大。但应注意的是,部分儿童血清中可见 LD1>LD2。

五、天门冬氨酸转移酶及其同工酶的检测

天门冬氨酸转移酶(aspartate aminotransferase,AST),又被称为谷草转氨酶(GOT),在机体内的分布十分广泛,按含量丰富排列分别为心肌、肝脏、骨骼肌、肾脏。AST 有两种同工酶 AST 和 ASTm,分别存在于可溶性的细胞质和线粒体。

【检测原理】国内外常用连续监测法对 AST 进行检测。

【参考区间】为 <40U/L(37℃)。

【临床意义】AST 在 AMI 发生后 6~12 小时开始升高,24~48 小时达到高峰,持续 5~7 天后降低。正常血清中所含的 AST 同工酶主要是 AST,但发生细胞坏死时血清中以 ASTm 为主。肝脏、肾脏、胰腺损伤时血清中也可出现较高的 AST。AST 和丙氨酸氨基转移酶(ALT)经常一起使用作为急慢性肝炎、肝硬化、肝癌的相关指标。ASTm 也可作为检测急性病毒性肝炎病灶迁延和乙醇中毒的指标。

【方法学评价】红细胞中 AST 约为血清中的 10 倍,轻度溶血即可导致血清中 AST 测定结果升高,故不适合应用于溶栓治疗的评价。AST 不具有组织特异性,单纯的 AST 升高不能作为心肌损伤的诊断标准。加上 AST 敏感度(77.7%)和特异性(53.3%)不高,现今学术界已经不主张利用 AST 作为 AMI 的诊断。

六、心肌肌钙蛋白 T 的检测

心肌肌钙蛋白 T(cardiac troponin T,cTnT)是肌钙蛋白中与原肌球蛋白结合的部分,是收缩蛋白中的调节蛋白,有快骨骼肌型、慢骨骼肌型、心肌型三种。95% 的 cTnT 都是以复合物的形态存在于心肌细肌丝上,另外有 6%~8% 的 cTnT 以游离形式存在于心肌胞浆中。当心肌细胞损伤时,cTnT 释放到循环中,血清里的 cTnT 值便会升高。

【检测原理】最初的 cTnT 检测试剂是由生物素标记的鼠抗人 cTnT 单克隆抗体制备的,最低检测限 0.04μg/L;二代试剂减少了交叉反应,最低检测限为 0.02μg/L;较近出现的电化学发光试剂使用与二代试剂相同的抗体,使检测限达到了 0.01μg/L。如今实验室利用化学发光法能检测出比常规检查方法浓度更低的肌钙蛋白,称为超敏肌钙蛋白(high-sensitivity troponin,hs-Tn)。

【参考区间】利用 ELISA 法检测 cTnT 为 0.02~0.13μg/L,>0.2μg/L 为诊断临界值,>0.5μg/L 可以诊断 AMI。化学发光法检测超敏肌钙蛋白正常值为 4.0~29.2pg/ml。

【临床意义】cTnT 已经广泛应用于 AMI 的检测,在 AMI 发生的 3~6 小时升高,10~24 小时达到最高峰,且高峰值可超过参考值的 30~40 倍,恢复正常需要 10~15 天,cTnT 还常用于判断 AMI 的梗死面积。不稳定性心绞痛是由于冠状动脉痉挛或不完全栓塞引起,常伴有心肌小灶性坏死,不稳定性心绞痛时出现 cTnT 的增高提示有心肌微小损伤。cTnT 还可用于评估溶栓疗法的成功与否,观察冠状动脉是否再通,若溶栓成功 cTnT 呈双峰,且第一个峰高于第二个峰。肾衰竭病人在进行反复透析后可导致心肌缺血性损伤,通过检测 cTnT 浓度

的变化能预测其心血管事件的发生。cTnT 也用于评估围手术期和经皮腔内冠状动脉成形术心肌损伤的程度。在对心肌炎的诊断中,84% 心肌炎患者 cTnT 升高。hs-TnT 被认为能比第四代肌钙蛋白更早发现心梗,且连续检测能进一步提高其检测的灵敏度和特异性。

【方法学评价】cTnT 在对 AMI、微小性心肌损伤、溶栓后再灌注、心肌炎的检测上要优于 CK-MB。但对于单一的急性心肌梗死,CK-MB 的特异性要优于 cTnT,前者是 75%~80%,后者是 40%~60%,这是因为 cTnT 升高的病例包括不稳定性心绞痛、心肌炎等。AMI 发作时 cTnT 的敏感性只有 50%~60%,随着时间延长 cTnT 的敏感性也逐渐增加,到发作后 6 小时敏感性达 90% 以上,而且 5 天内一直维持这样的高敏感性。对不稳定性心绞痛所致的微小性心肌损伤 CK-MB 的阳性率仅 8%,而 cTnT 达到 39%。溶栓成功后双峰的出现能更直观地显示出冠状动脉的复通。所以对于检测心肌损伤,cTnT 是一个具有高价值的指标。应当注意的是骨骼肌疾病和肾衰时 cTnT 也可能升高,故诊断 AMI 时要注意排除假阳性升高的相关疾病。hs-Tn 与普通肌钙蛋白相比具有更高的敏感度,临床上常用的第 4 代肌钙蛋白检测试剂的最低限值为 10pg/ml,而超敏肌钙蛋白能检测到的下限为 3pg/ml,所以越高的超敏肌钙蛋白的表达,诱发心肌损伤与心肌梗死的可能性就越大,加上实验室检测超敏肌钙蛋白的方法简便、快捷,为导向临床及时用药和合理处理提供可靠的依据,使 AMI 的患者能尽早地做出诊断并得到及时的治疗,为降低 AMI 患者死亡率有重要的作用。所以超敏肌钙蛋白更加符合理想心肌损伤标志物的要求,现今实验室已经广泛开展此类检测项目。

七、心肌肌钙蛋白 I 的检测

心肌肌钙蛋白 I(cardiac troponin I,cTnI)是心肌肌钙蛋白中含抑制分子的部分,能抑制肌动蛋白中的 ATP 酶活性,使肌肉松弛。当心肌发生损伤时,cTnI 释放入血液,血清中的浓度与心肌损伤程度有关。

【检测原理】目前检测的 cTnI 多以复合物的形式存在,在 AMI 中 90% 是 cTnC-cTnI 复合物,由于 cTnC 的保护作用,cTnI 的中心区比较稳定,常用来作为抗原决定簇来制备抗体。检测 cTnI 常用 ELISA 法或化学发光法。

【参考区间】正常人 cTnI<0.2μg/L,>1.5μg/L 为诊断临界值。

【临床意义】cTnI 在 AMI 发生后 3~6 小时升高,14~20 小时达到峰值,5~7 天(部分文献中为 5~10 天)恢复正常。与 cTnT 相似,cTnI 也可用于检测溶栓后再灌注的情况和由不稳定性心绞痛引起的微小性心肌损伤,且急性心肌炎的患者血清 cTnI 水平升高,阳性率达 88%,但多为低水平增高。

【方法学评价】cTnI 和 cTnT 是特异性的心肌损伤标志物,它们的敏感度和特异性都优于目前常用的心肌酶。cTnI 与 cTnT 对于检测 AMI 没有太大的区别,只是 cTnI 有更低的初始敏感度(6%~44%)和更高的特异性(93%~99%)。利用 cTnI 检测溶栓后再灌注时,若冠状动脉复通后 30~60 分钟,cTnI 仍然会继续升高,其敏感性约为 80%,高于 CK-MB 和肌红蛋白。cTnI 检测的缺点是在发生心肌损伤的 6 小时内敏感性低,对确定是否应该早期进行溶栓治疗的价值较小,且考虑到 cTnI 的持续时间长,不容易诊断近期发生的再梗死。

八、肌红蛋白的检测

肌红蛋白(myoglobin,MB)是一种氧结合蛋白,和血红蛋白一样含有亚铁血红素,能结合和释放氧分子,所以它可以储存和运输氧。Mb 多存在于心肌和骨骼肌胞质中,正常人血清中含量很低,经过肾脏排泄。故当心肌或骨骼肌发生损伤时,血中和尿中均可以出现 Mb 水平的升高,因此测定 Mb 对心肌或骨骼肌的损伤有诊断意义。

【检测原理】现今主要利用免疫方法检测 Mb,并且分为定性和定量两种。

【参考区间】血肌红蛋白和尿肌红蛋白定性为阴性;ELISA 法 50~85μg/L,RIA 法 6~85μg/L,诊断临界值为 >75μg/L。

【临床意义】在 AMI 发生 0.5~2 小时内升高,适合早期诊断 AMI,5~12 小时达到高峰,持续 18~30 小时恢复正常。AMI 发作 12 小时后,Mb 仍然低于临界值则可以排除 AMI。且鉴于 Mb 恢复正常的时间快,若出现 Mb 持续增高或反复波动,则可以预示心肌梗死的持续存在或再次发生梗死及梗死的范围扩大。Mb 升高也见于挤压综合征、肾脏功能衰竭、某些肌病。近年来有人提出利用 Mb 与碳酸酐酶Ⅲ(carbonic anhydrase Ⅲ,CAⅢ)的比值诊断 AMI,因为 CAⅢ 有较高的特异性,仅在骨骼肌损伤时才升高。

【方法学评价】心肌损伤时,心脏标准物出现的早晚很大部分取决于其分子的大小和在细胞中存在的部位,标志物分子量越小越容易通过细胞间隙到达血液循环,并且在细胞质中拥有高浓度的标志物比存在于线粒体和细胞核内的物质更早出现在血中。Mb 分子量小(17.8kD),小于 CK-MB 和 LD,且存在于细胞质中,在 AMI 发作时升高很快,有利于早期诊断,是迄今出现最早的急性心肌梗死标志物,敏感性为 50%~59%。但其特异性较差(77%~95%),开胸手术、过度体育运动、休克等均能导致 Mb 水平升高,所以单凭 Mb 决定是否使用溶栓治疗有一定的风险。

九、心肌型脂肪酸结合蛋白测定

脂肪酸结合蛋白(fatty acid binding protein,FABP)广泛存在于动物的肠、心、脑、脂肪、骨骼肌等多种细胞内,占细胞内可溶性蛋白总量的 3%~8%。主要参与细胞内脂肪酸的运输,可将脂肪酸从细胞膜上运送到甘油三酯和磷脂合成的位点。至今为止,已发现心型、肝型、脑型、肠型等九种类型。心肌型脂肪酸结合蛋白(h-FABP)是特异性存在于心肌细胞胞质中的可溶性小蛋白,在长链脂肪酸的摄取、转运及代谢调节中发挥重要的作用。

【检测原理】H-FABP 的检测方法有 ELISA 法,微粒增强免疫浊度测定法。但固相免疫层析法是较良好的检测方法。

【参考区间】尚未有相对权威的参考区间,各实验室可根据自己的情况建立参考区间。

【临床意义】AMI 早期由于心肌细胞对缺氧缺血敏感,动员脂肪酸提供能量而导致心肌细胞内 h-FABP 大量增加同时由于心肌细胞缺氧缺血导致心肌细胞膜的通透性增加,且 h-FABP 分子质量小,使 h-FABP 透过细胞膜迅速释放入血。h-FABP 在 AMI 发生 1~3 小时开始升高,8 小时左右达高峰,12~24 小时恢复正常。近年来实验研究证明 h-FABP 除了具有早期预测评估心肌缺血坏死外,在 AMI 早期危险分层中有重要作用,ACS 患者随血清 h-FABP 水平增加死亡和严重心脏事件发生率也随着增加。

【方法学评价】h-FABP 在心肌梗死早期具有较 cTnT 及 CK-MB 敏感性高,较肌红蛋白特异性高的特点。h-FABP 在早期敏感度为 78%。所以 h-FABP 是一个具有较高应用前景的 AMI 早期诊断的标志物。

心肌缺血损伤相关标志物比较见表 8-1。

表 8-1　相关心脏缺血损伤标志物一览表

心肌标志物	分子量（kD）	出现时间（小时）	达峰时间（小时）	恢复时间（小时）
h-FABP	12~15	1~3	8	12~24
Mb	17.8	0.5~2	5~12	18~30
cTnI	22.5	3~6	14~20	120~148
cTnT	39.7	3~6	10~24	240~360
CK	86	3~8	10~36	72~96
CK-MB	86	3~8	9~30	48~72
AST	100	6~12	24~48	120~168
LD	135	8~18	24~72	144~240
LD1	135	8~18	24~72	144~240

第二节　心力衰竭的检测指标

心力衰竭（heart failure）是各种心脏结构或功能性疾病导致心室充盈及（或）射血能力所损而引起的一组综合征。临床上主要表现的是呼吸困难和无力而致体力活动受限和水肿。按不同的分类方法分成：①左心衰、右心衰、全心衰；②急性心衰、慢性心衰；③收缩性心衰、舒张性心衰。长期以来，心衰诊断依靠临床症状和体征或一些物理仪器如超声心动图、X 线等，后发现脑钠肽（brain natriuretic peptides，BNP）和 N 端前脑钠肽（NT-proBNP）也可用于心力衰竭的辅助诊断。

一、BNP 的检测

BNP 主要来自心室和脑的 32 个氨基酸的多肽，在血中，脑钠肽有 BNP 和 NT-proBNP 两种形式存在，其分泌随着心室充盈压的高低变化。

【检测原理】BNP 的检测利用免疫发光分析法或 ELISA 法。

【参考区间】正常人 BNP 为 0~22pmol/L（100pg/L）。

【临床意义】心力衰竭时，心室壁张力增加，心室肌内 BNP 水平升高，使血循环中 BNP 水平升高，其增高的程度和心衰的严重程度呈正相关，与射血分数成反比，且 BNP 随着治疗有效而下降，所以 BNP 水平可作为评定心衰的进程和判断预后及治疗效果的指标。BNP 在对心功能分级中也有很好的指示作用，非慢性心衰患者 BNP 平均水平 111pg/L，心功能 I 级患者 BNP 平均水平 244pg/L，心功能 II 级患者 BNP 平均水平 389pg/L，心功能 III 级患者 BNP 平均水平 640pg/L，心功能 IV 患者 BNP 平均水平 817pg/L。BNP 作为判断单纯呼吸困难患者发生慢性心力衰竭的概率中也是一个良好的指标。

【方法学评价】有调查显示单纯 BNP 诊断慢性心衰的准确率 83.4%，BNP 在 > 临界值 100pg/L 时的敏感性为 90%，特异性 76%。如结合其他实验室检查，诊断准确率可达 90% 以上。BNP 的阴性预测值高达 96%，根据 BNP 可排除 96% 的非心衰患者。对于单纯呼吸困难患者，BNP>230pg/L 者发生慢性心衰相对危险性达 7.0，BNP 达 480pg/L 时 54% 的患者在 6 个月内伴发右心衰竭。

二、NT-proBNP 的检测

脑钠肽前体（proBNP）是心脏为弥补收缩无力而增大时，心壁被拉伸时由心脏释放到血液中的化学物，分泌入血中后分解为 BNP 和 NT-proBNP，两者的生理作用相似，促进尿和尿钠的排泄及血管扩张，两者都可以作为心衰的标志物。但 NT-proBNP 在生物学上不活泼，意味着其在血中存在的时间较长。

【检测原理】现今检测 NT-proBNP 的方法有化学发光分析法、金标法、酶免疫分析法。

【参考区间】正常人 NT-proBNP 值一般 <300pg/ml。

【临床意义】血清中 NT-proBNP 的水平对急性心衰和慢性心衰都有很好的诊断价值。年龄大于 50 岁，NT-proBNP>450pg/ml；年龄 50~75 岁，NT-proBNP>900pg/ml；年龄大于 75 岁，NT-proBNP>1800pg/ml，以上可诊断心力衰竭。在无症状心衰患者中也可发生升高，所以能预示心衰的发生。且对于一些老年患者，当心衰合并肺功能障碍或肺部疾病合并心功能障碍时可用于找出主因，以便近一步开展治疗。与 BNP 相似，NT-proBNP 也可用于心力衰竭的预后评估和危险分层。NT-proBNP 在血中的水平受药物的影响较弱，故 NT-proBNP 另一特点是可以对心衰患者治疗后的转归进行判断。

【方法学评价】NT-proBNP 与 BNP 的比较见表 8-2。

表 8-2　NT-proBNP 与 BNP 比较一览表

特点	NT-proBNP	BNP
大小	32 个氨基酸	76 个氨基酸
生物活性	无，非活性肽	有
来源	由 proBNP 裂解而来	由 proBNP 裂解而来
半衰期	120 分钟	20 分钟
主要清除机制	肾清除	钠尿肽受体
随常态年龄增长	+	++++
诊断实验	实验室检测	实验室或床边检测
是否受重组 BNP 药物影响	否	是
样品类型	血清或血浆	血浆

三、非对称二甲基精氨酸的检测

非对称二甲基精氨酸（asymmetrical dimethylarginine，ADMA）是一种存在于血液中的化合物，是人体细胞的细胞质中发生的蛋白质修饰过程中产生的代谢产物，与精氨酸有密切的关系。ADMA 是一种内源性一氧化氮（NOS）的竞争性抑制剂，其能通过抑制 NOS 减少一氧化氮的合成，导致血管内皮功能紊乱，所以 ADMA 可能是一种导致动脉粥样硬化的危险分子。

ADMA 作为一种心血管疾病的检测物的临床应用仍然在研究当中，是近年来心脏标志物研究中的热点。根据 ADMA 在动脉粥样硬化过程中的作用，及其在动脉粥样硬化患者中的普遍存在，可以将 ADMA 异常升高作为诊断动脉粥样硬化的新标志物。相关研究显示，

ADMA 与 NT-proBNP 一样可以作为先天性心脏病的成人（ACHD）患者最大运动能力评估的参考，但在进行 NYHA 分型时，ADMA 比 NT-proBNP 更加准确。

（曹颖平）

本 章 小 结

随着心脏疾病在人类疾病中所占的比例越来越大，如何早期诊断、确定有效的治疗手段并进行严格地监控治疗过程、判断疾病的预后和转归是临床上治疗心脏疾病的主要问题。长期以来，诊断或检测疾病的手段主要是利用 CT、超声、心电图等，但再良好的检测手段都是有缺陷的，所以联合多种检测手段才能更准确地判断一种疾病。心脏相关的生化指标的出现填补了之前检测手段的不足之处。

心脏标志物是能准确地预示心脏相关病理改变的实验室检测指标。本章讨论了心肌缺血损伤对人类健康的威胁，随着社会的进步，人们观念的改变，对疾病的预判显得尤其重要，心肌缺血损伤的标志物一直是临床上重视的项目。其中具有高特异性和高敏感度的肌钙蛋白为心肌缺血损伤的诊断带来了很重要的改变，它不仅能诊断 AMI 的发生，对不稳定性心绞痛引起的微小性心肌损伤、心肌炎来说也是很有价值的标志物，甚至也能对溶栓效果进行评估。CK-MB 也是一项良好的心肌缺血损伤指标，其对单一性心肌梗死的诊断价值甚至高于肌钙蛋白。Mb 在 AMI 发生后最早升高，且能为早期判断是否进行溶栓治疗提高参考，其价值也不容忽视。脂肪酸结合蛋白和缺血修饰白蛋白的相关研究仍在完善中，但前景也将十分光明。为诊断心力衰竭开发和利用的 BNP 也是一项重要的标志物，它提高了诊断心力衰竭的敏感性，且具有很高的阴性预测值。

近年来，心脏相关标志物的应用为治疗相关疾病提高了很多的帮助，而越来越多的研究和开发使更多的标志物应用于临床，此后必将大大地降低心脏疾病的死亡率。

第九章　诊断酶学和肝胆胰疾病的检验

第一节　酶活性测定

一、概述

（一）酶的组成、结构和功能

1. 酶的本质和特征

（1）酶的化学本质：绝大部分的酶是蛋白质，有些酶是核酸和酶蛋白组成的复合体，极少数酶是核酸。

（2）酶除了具有蛋白质的理化性质、普通催化剂的共同性质外，还具有极高的催化效率，高度的特异性以及催化作用的可调节性等特点。

（3）由酶所催化的反应称为酶促反应，酶催化化学反应的能力称为酶活性，酶催化作用的物质称为底物，酶促反应的生成物称为产物。酶对底物的选择性称为酶的特异性。

2. 酶的结构和功能　酶和一般蛋白质一样，具有一、二、三乃至四级结构，仅具有三级结构的酶称为单体酶（monomeric enzyme），由多个相同或不同亚基以非共价键连接组成的酶称为寡聚酶（oligomeric enzyme），由几种不同功能的酶彼此聚合形成的多酶复合物称为多酶体系（multienzyme），多种不同催化功能存在于一条多肽链中称为多功能酶或串联酶（tandem enzyme）。

酶按其分子组成可分为单纯酶（simple enzyme）和结合酶（conjugated enzyme）。单纯酶是仅由氨基酸残基构成的酶，氨基酸残基数约 100~10 000 个，脲酶、淀粉酶、脂酶、核糖核酸酶等均属此列。体内酶大多数为结合酶，除含蛋白质外，还含有非蛋白质部分，前者称为酶蛋白（apoenzyme），后者称为辅助因子（cofactor）。金属离子是最常见的辅助因子，常见的金属离子有 K^+、Na^+、Mg^{2+}、Cu^{2+}、Zn^{2+}、Fe^{2+} 等。另一些常见的辅助因子是小分子有机化合物，称为辅酶（coenzyme），其作用是参与酶的催化过程，在酶反应中传递电子、质子或基团。其中与酶蛋白共价结合的辅酶又称为辅基（prosthetic group）。

（二）同工酶

同工酶是指催化相同化学反应，但酶蛋白的分子结构、理化性质及免疫学性质不同的一组酶。

同工酶存在于同一种属或同一个体的不同组织或同一细胞的不同亚细胞结构中，使不同的组织、器官和不同的亚细胞结构具有不同的代谢特征，这为同工酶用来诊断不同器官的疾病提供了理论依据。

（三）酶的活性浓度单位

1. 酶活性单位

（1）国际单位：1963 年，国际酶学委员会推荐采用国际单位统一表示酶活性的大小，即在 25℃ 及其他最适条件下,每分钟能催化 1μmol 底物转变的酶量为一个国际单位。1965 年又将温度由原 25℃ 提高到 30℃,其他条件依旧。到 1976 年对酶活性单位的定义为:在特定的条件下,1 分钟内使底物转变 1μmol 的酶量为一个国际单位,以 IU 表示,1IU=1μmol/min,目前国内外大多数临床实验室常省略国际二字,即常将 IU 简写为 U。

(2) Katal 单位:1979 年国际生化协会为了使酶活性单位与国际单位制(SI)的反应速率相一致,推荐用 Katal 单位(也称催量,可简写为 Kat)。即在规定条件下,每秒时间内催化转化 1 摩底物的酶量,$1Katal=1mol \cdot s^{-1}$。我国法定计量单位制中的酶催化活性单位为 Katal,其对血清中酶量而言过大,故常用单位为 μKatal 或 nKatal。$1Katal=60 \times 10^6 U$,$1U=1μmol \cdot min^{-1}=16.67nmol \cdot s^{-1}=16.67nKatal$。

2. 酶活性浓度单位　临床上测定的不是酶的绝对量而是浓度。酶活性浓度以每单位体积所含的酶活性单位数表示。

(1) 表示方法:目前在临床化学中,各国学者几乎都习惯用 U/L 来表示体液中酶催化浓度。$1U/L=16.67nKatal/L$。

(2) 酶活性浓度单位的计算:用连续监测法进行酶活性测定时,不需作标准管或标准曲线,根据摩尔吸光系数很容易进行酶活性浓度的计算。摩尔吸光系数(ε)的定义为:在特定条件下,一定波长的光,光径为 1cm 时,通过所含吸光物质的浓度为 1.00mol/L 时的吸光度。如用连续监测法测定在线性范围内每分钟吸光度的变化(ΔA/min),以 U/L 表示酶活性浓度时,则可按下式进行计算:

$$\frac{U}{L} = \frac{\Delta A}{min} \times \frac{V \times 10^6}{\varepsilon \times v \times L}$$

式中:V—反应体系体积(ml);ε—摩尔吸光系数($cm^2 \cdot mol^{-1}$);v—样品量(ml);L—比色杯光径(cm)。

(四)血清酶

1. 血浆酶的来源　根据酶的来源及其在血浆中发挥催化功能的情况,可将血浆酶分为血浆特异酶和非血浆特异酶。血浆特异酶是指那些作为血浆蛋白的固有成分,在血浆中发挥特定的催化作用的酶。如:部分凝血因子、纤溶酶原、胆碱酯酶、铜氧化酶和脂蛋白脂肪酶。非血浆特异酶是指那些在血浆中浓度很低,且在血浆中很少发挥作用的酶。又可分为:①外分泌酶:来源于消化腺或其他外分泌腺的酶,如胰淀粉酶,胰脂肪酶等;②细胞酶:存在于各组织细胞中进行代谢的酶,血液中浓度极低,此类酶在细胞内外浓度差异悬殊,病理情况下极易升高,常用于临床诊断。如 ALT、AST、LD、CK 等。

2. 血清酶的去路

(1) 半衰期:指酶失活至原来活性一半时所需时间称半衰期。半衰期长的酶,在血清中持续时间长。

(2) 血清酶的失活和排泄:具体途径尚不十分明了,但一般认为血清酶在血管内经蛋白酶分解成小肽和氨基酸,经小肠黏膜排至肠腔。

二、酶活性测定技术

(一)连续监测法测定酶活性

连续测定酶促反应过程中某一反应产物或底物的浓度随时间变化的多点数据,求出酶反应初速度,间接计算酶活性浓度的方法称为连续监测法。

1. 直接法 在不终止酶促反应条件下,直接通过测定反应体系中底物或产物理化特性的变化(如吸光度、荧光、旋光性、pH、电导率、黏度等),计算出酶活性浓度。只有底物与产物之间,在理化性质等方面有显著差异时,才能使用直接法。

2. 间接法 采用酶偶联反应是间接法测定酶活性的主要技术特点。

(1)最简单的酶偶联反应(单底物反应且只有一个工具酶)模式为:

$$A \xrightarrow{E_x} B \xrightarrow{E_i} C$$

Ex:被测定酶;C:被检测物质;Ei:指示酶。

Ex 催化的反应称为始发反应,产生被检测物质 C 的反应称为指示反应。

(2)如果一些酶促反应找不到合适的指示酶与其直接偶联,此时往往还可在始发反应和指示反应之间加入另一种酶,将二者连接起来,此反应称为辅助反应,模式为:

$$A \xrightarrow{E_x} B \xrightarrow{E_a} C \xrightarrow{E_i} D$$

一般习惯将最后一个酶称指示酶 Ei,其他外加的酶称为辅助酶(Ea)。

3. 偶联反应中存在几个时相

(1)预孵育期:反应一开始只存在底物 A,不存在指示酶的反应。

(2)延滞期:加入底物启动反应,在启动后的一段短时间内,产物 B 开始出现并逐渐增加,但仍处于较低水平,指示酶反应速度也较低,不能代表测定酶的反应速率 Vx。

(3)稳态期:产物 B 增加到一定程度时,Ex 和 Ei 催化的反应速率相同,达到了稳态期。此阶段特定波长处(如 340nm)吸光度才会有明显的线性变化。

(4)底物耗竭期:由于底物消耗,反应速度又减慢。

图 9-1 表示酶偶联法测定 ALT 吸光度值的变化的扫描图谱。

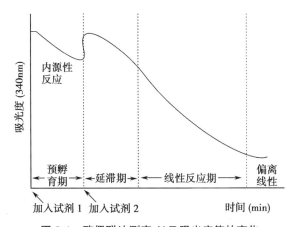

图 9-1 酶偶联法测定 ALT 吸光度值的变化

(二)终点法

在代谢物酶促反应中,随着时间的延续,待测物浓度逐渐减少而产物逐渐增多,一定时间后反应趋于平衡,测定反应达到平衡后待测物(底物)或产物变化的总量,即终点法。

1. 直接法 如果待测物与产物在理化性质上有可直接进行检测的差异,如吸收光谱不同,则可直接测定待测物或产物本身信号的变化量来进行定量分析。

2. 酶偶联法 如果酶促反应的底物或产物无可直接检测的成分,则可将反应某一产物偶联到另一个酶促反应中,从而达到检测的目的,即为酶偶联法。

第二节 肝胆疾病的临床生化检验

一、概述

(一)肝脏的主要生物化学功能

1. 合成与分泌 合成除 γ- 球蛋白外几乎所有血浆蛋白质。还可合成并分泌胆汁酸,调节胆固醇的水平。

2. 加工和储存 接受来自消化道吸收的各种物质,并进行加工和储存。

3. 生物转化 加工处理体内产生和外界进入的非营养物质。

4. 激素灭活 降解体内产生的多种激素,如甲状腺激素、类固醇激素等。

(二)肝脏疾病时的主要代谢紊乱

1. 蛋白质代谢异常 ①血浆蛋白质浓度下降,由于肝脏的储备能力及蛋白质半衰期较长,故急性肝损害时,多种血浆蛋白质浓度变化不大,只有当肝脏持续受损时,血浆蛋白才降低,但此时 γ- 球蛋白反而增高,出现白蛋白 / 球蛋白(A/G)比值降低,甚至倒置。②血氨升高,晚期肝病患者,尿素合成能力下降,血氨增高。③血浆氨基酸比例失衡,芳香族氨基酸(如苯丙氨酸、酪氨酸、色氨酸)主要在肝内代谢,故肝损伤表现为支链氨基酸和芳香族氨基酸比值下降。

2. 糖代谢异常 主要表现为磷酸戊糖途径和糖酵解途径相对增强,有氧氧化和三羧酸循环运转失常,血糖浓度异常,糖耐量曲线异常。

3. 脂质代谢变化 主要表现为脂质消化吸收异常,肝脂肪氧化分解降低,脂肪合成增多,脂蛋白合成障碍形成脂肪肝。此外肝功能障碍时,可出现胆固醇酯 / 胆固醇下降,脂蛋白电泳谱异常,胆汁淤积。

二、肝胆疾病生物化学检测指标

(一)血清酶测定

1. 血清转氨酶及其同工酶 转氨酶是一组催化氨基在氨基酸与 α- 酮酸间转移的酶,参与体内多种非必需氨基酸的合成。其中,丙氨酸氨基转移酶(alanine aminotransferase,ALT)和天门冬氨酸氨基转移酶(aspartate aminotransferase,AST)是最主要的两种。

AST 分布多个器官,按含量多少顺序为心 > 肝 > 骨骼肌 > 肾。肝细胞中的 AST 约 70% 存于线粒体中。AST 包括 ASTs 和 ASTm 两种同工酶,肝细胞轻度损伤时,主要是胞质中 ASTs 入血;严重损伤时,线粒体破坏,大量 ASTm 释放入血。

ALT 以肝组织含量最多,其次为肾,心等。肝细胞中 ALT 是血清的 7000 倍,故肝脏损伤时,血清 ALT 迅速升高。同样 ALT 有 2 种同工酶,分别分布于胞质(ALTs)和线粒体(ALTm)中。

ALT 和 AST 的检测方法有多种,但目前主要用连续监测法进行测定。

【检测原理】

速率法测定 ALT 的反应式为:

$$L\text{-}丙氨酸 +\alpha\text{-}酮戊二酸 \underset{}{\overset{ALT}{\rightleftharpoons}} L\text{-}谷氨酸 +L\text{-}丙酮酸$$

$$L\text{-}丙氨酸 +NADH+H^+ \xrightleftharpoons{LD} L\text{-}乳酸 +NAD^+$$

速率法测定 AST 的反应式为：

$$L\text{-}门冬氨酸 +\alpha\text{-}酮戊二酸 \xrightleftharpoons{AST} L\text{-}谷氨酸 +L\text{-}草酰乙酸$$

$$L\text{-}草酰乙酸 +NADH+H^+ \xrightleftharpoons{MD} L\text{-}苹果酸 +NAD^+$$

在 340nm 处,连续监测 NADH 的消耗量,从而计算出 ALT 和 AST 的活性。

【参考区间】ALT:男性为 5~40U/L,女性为 5~35U/L;AST:8~40U/L。

【方法学评价】连续监测是 IFCC 的推荐方法,是目前公认的国际参考方法。由于肝细胞富含 ALT 和 AST,当肝细胞变性坏死时,可引起血清中转氨酶显著升高,因此,血清转氨酶检测一直被认为是反映肝细胞损害的标准试验;进一步检测 AST/ALT 和 AST 的同工酶,可提高血清转氨酶测定的临床诊断价值。

【临床意义】ALT 是反映肝损伤的一个非常灵敏的指标,急性肝炎时 ALT 升高与病情发展相平行,且肝炎恢复期后才降至正常,是判断急性肝炎是否恢复的良好指标。

AST 主要存于心肌细胞中,肝细胞中含量也丰富,随着 CK-MB、肌钙蛋白等心肌损伤标志物的出现,AST 在诊断急性心肌梗死中渐渐退出主导地位。急性肝炎时 AST 升高不如 ALT 早;而慢性活动性肝炎和肝硬化时,由于肝细胞坏死,线粒体中 AST 大量释放,导致 AST/ALT 比值升高大于 1,甚至大于 2。

2. 血清碱性磷酸酶　碱性磷酸酶(alkaline phosphatase,ALP)是一种含锌的糖蛋白,在碱性环境中(最适 pH 为 10 左右)可以水解各种天然及人工合成的磷酸单酯化合物底物。ALP 广泛存在于各器官组织中,其含量以肝脏为最多,其次为肾脏、胎盘、小肠、骨骼等。血清中 ALP 主要来自肝脏和骨骼。生长期儿童血清内 ALP 大多数来自成骨母细胞和生长中的软骨细胞,少量来自肝。

ALP 的测定方法有多种,概括有两大类,即化学法和连续监测法。常用的化学法有鲍氏法、金氏法和皮氏法。目前国内应用较多的方法为连续监测法。

【检测原理】连续监测法以磷酸对硝基苯酚为底物,2-氨基 -2-甲基 -1-丙醇或二乙醇胺为磷酸酰基的受体物质,增进酶促反应速率。磷酸对硝基苯酚在碱性溶液中为无色,在ALP 催化下,磷酸对硝基苯酚分裂出磷酸基团,生成游离的对硝基苯酚,后者在碱性溶液中转变成醌式结构,呈现较深的黄色,在波长 405nm 处监测吸光度增高速率,计算 ALP 活性单位。

【参考区间】男性:1~12 岁 <500U/L;12~15 岁 <750U/L;25 岁以上 40~150U/L。女性:1~12 岁 <500U/L;15 岁以上 40~150U/L。

【方法学评价】速率法检测时,ALP 的酶促反应速率在不同缓冲体系中差异很大,因此,用不同缓冲液测定 ALP 活性时,其参考区间不同,且一般用血清或肝素抗凝血浆测定 ALP 活性。

【临床意义】

(1)肝胆疾病:阻塞性黄疸、急性或慢性黄疸性肝炎、肝癌等患者血清 ALP 均有不同程度的增高。

(2)骨骼疾病:由于骨的损伤或疾病使成骨细胞内所含高浓度的 ALP 释放进入血液中,引起血清 ALP 活性增高。

（3）营养不良、严重贫血、重金属中毒等 ALP 也有不同程度的升高。

3. 血清 γ- 谷氨酰基转移酶 γ- 谷氨酰基转移酶（γ-glutamyltransferase，γ-GT 或 GGT），主要催化 γ- 谷氨酰基从谷胱甘肽转移到另一个肽或氨基酸分子上。组织含量按多少排列依次为肾、胰、肺、肝。但血清中的 γ-GT 主要来自肝胆。检测方法多采用连续监测法。

【检测原理】以 L-γ- 谷氨酰 -3- 羧基 - 对硝基苯胺（GCNA）为底物，以双甘肽为 γ- 谷氨酰基受体，在 γ-GT 作用下，谷氨酰基转移到双甘肽上，同时释放出黄色的 2- 硝基 -5- 氨基苯甲酸，在 405nm 处连续监测吸光度值。

$$GCNA+ 双甘肽 \xrightarrow{GGT} 2- 硝基 -5- 氨基苯甲酸 +L-γ- 谷氨酸 - 甘氨酰甘氨酸$$

【参考区间】男性为 11~50U/L；女性为 7~32U/L。

【方法学评价】血清 γ-GT 升高主要见于胆汁淤积和肝内占位性病变；与 ALP 比较，其特点是骨病时不升高。由于 γ-GT 在体内分布广泛，且易受药物（如苯巴比妥、酒精等）诱导而增高，因此，它对肝病诊断的特异性不及 ALP。红细胞中几乎无 γ-GT，因此溶血对其测定影响不大。

【临床意义】γ-GT 是肝胆疾病检出阳性率最高的酶，主要用于胆汁淤积及肝占位性病变的诊断。

（1）阻塞性黄疸：肝内外阻塞性黄疸患者血清 γ-GT 均显著升高，其幅度与阻塞程度呈正相关。

（2）病毒性肝炎和肝硬化：此类患者 γ-GT 亦可呈中度升高，但不及阻塞性黄疸明显。

（3）药物性、酒精性肝病：γ-GT 显著性升高是酒精性肝病的重要特征。

（4）肝癌：肝癌患者 γ-GT 活性显著升高。

4. 血清 5'- 核苷酸酶和 α-L- 岩藻糖苷酶 血清 5'- 核苷酸酶（5'-nucleotidase，5'-NT）是一种催化核苷 -5'- 单磷酸水解成为核苷和无机磷酸盐的酶。检测 5'-NT 可以辅助诊断各种肝胆疾病以及肝肿瘤及消化道肿瘤。目前主要采用连续监测法测定 5'-NT 的活性。

α-L- 岩藻糖苷酶（α-L-fucosidase，AFU）为溶酶体酸性水解酶，广泛分布于人体组织（肝、脑、肺、肾等）细胞溶酶体中，血清和尿液中含有一定量，其主要生理功能是参与含岩藻糖苷的糖蛋白、糖脂等生物活性大分子物质的分解代谢。检测 AFU 主要辅助诊断原发性肝癌。目前主要采用连续监测法测定 AFU 的活性。

（二）血清总胆红素、直接胆红素和间接胆红素测定

1. 胆红素的正常代谢（图 9-2）

（1）胆红素的来源：①衰老红细胞破坏、降解：血红蛋白分子中的辅基 - 血红素在肝、脾和骨髓等网状内皮系统降解产生胆红素，是胆红素主要来源途径；②无效红细胞生成：造血过程中，作为造血原料的血红素，在未成为成熟红细胞成分之前，有少量分解而形成；③其他非血红蛋白的血红素辅基分解，如肌红蛋白、细胞色素、过氧化氢酶等降解产生。

（2）胆红素在血液中的转运：胆红素难溶于水，需与清蛋白结合，运输至肝。此外部分胆红素与清蛋白共价结合，在血中滞留时间长，称 δ 胆红素。

（3）肝对胆红素的摄取、转化和排泄。

1）摄取：胆红素与肝细胞膜上载体蛋白结合，摄入膜内，经主动转运进入胞质，与 Y 蛋白和 Z 蛋白结合（可防止其返回血液）；

2）转化：胆红素在肝细胞内滑面内质网上与尿苷二磷酸 -α- 葡萄糖醛酸反应生成水溶性强的结合物——胆红素葡萄糖醛酸单酯和双酯（又称结合胆红素）；

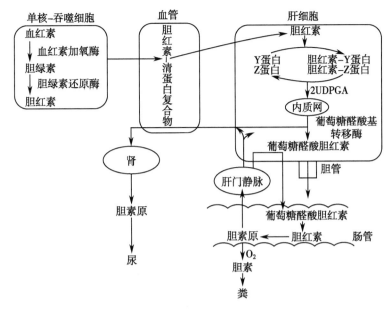

图 9-2　胆红素代谢概况

3）排泄:结合胆红素通过毛细胆管膜上的转运载体,被排至毛细胆管中。

4）胆红素在肠管中的变化及其肠肝循环:结合胆红素,随胆汁进入肠道,在肠道细菌的 β- 葡萄糖醛苷酶作用下,脱去葡萄糖醛酸转变成未结合胆红素。然后在厌氧菌的作用下还原成胆素原,最后接触空气氧化成胆素,随粪便排出,构成粪便的主要颜色。

在小肠下段,约有 10%~20% 的胆素原,被肠黏膜重吸收入肝,再排入胆道,构成肠肝循环;约 2%~5% 重吸收的胆素原,进入体循环,出现尿中,氧化为尿胆素,构成尿的主要颜色。

2. 胆红素代谢紊乱与黄疸

（1）黄疸的概念:凡能引起胆红素生成过多,或肝细胞对胆红素的摄取、结合和排泄过程发生障碍等因素均可使血中胆红素增高,而出现高胆红素血症。胆红素是金黄色色素,当血清中浓度高时,则可扩散入组织,组织被黄染,称为黄疸。

（2）黄疸的成因与发生机制

1）胆红素生成过多,原因主要包括溶血,脾功能亢进,恶性贫血等。

2）肝细胞处理胆红素能力下降,肝脏摄取、转化、排泄胆红素发生障碍,常导致未结合和结合胆红素均升高。

3）胆红素在肝外排泄障碍,各种原因引起的胆汁排泄受阻。最常见病因为肝内胆管结石,胆总管结石和胆管癌等。

3. 胆红素的实验室检查　重氮盐改良的 J-G 法（Jendrassik-Grof method,J-G）和胆红素氧化酶法是临床最常用的方法。其中胆红素氧化酶法原理如下。

【检测原理】胆红素呈黄色,在 450nm 附近有最大吸收峰。胆红素氧化酶（BOD）催化胆红素氧化,A_{450nm} 下降,下降程度与胆红素被氧化的量相关。在 pH8.0 条件下,未结合胆红素及结合胆红素均被氧化,因而检测 450nm 吸光度的下降值可反映总胆红素含量。在 pH3.7~4.5 缓冲液中,胆红素氧化酶催化单葡萄糖醛酸胆红素、双葡萄糖醛酸胆红素及大部分 δ- 胆红素氧化,非结合胆红素在此 pH 条件下不被氧化。用配制于人血清中的二牛磺酸胆红素（ditaurobilirubin,DTB）作标准品,检测 450nm 吸光度的下降值可反映结合胆红素的含量。

【参考区间】血清总胆红素(STB):新生儿:0~1天,34~103μmol/L;1~2天,103~171μmol/L;3~5天,68~137μmol/L。成人:3.4~17.1μmol/L;结合胆红素(CB):0~6.8μmol/L;未结合胆红素(UCB):1.7~10.2μmol/L。

【方法学评价】胆红素测定对肝脏疾病诊疗有重要价值,但对于判断肝细胞损害程度不灵敏。血清胆红素水平与黄疸类型密切相关,可根据胆红素水平并结合临床症状鉴别诊断黄疸为溶血性、肝细胞性或阻塞性。胆红素氧化酶法特异性高,灵敏度好,适合全自动生化分析仪分析。

【临床意义】

(1)判断有无黄疸、黄疸程度及演变过程。

(2)根据各类胆红素升高程度辅助鉴别黄疸类型(表9-1)。

表9-1 三种类型黄疸的实验室鉴别诊断

指标	正常	溶血性黄疸	肝细胞性黄疸	阻塞性黄疸
血清胆红素总量	<17.1μmol/L	>17.1μmol/L	>17.1μmol/L	>117.1μmol/L
结合胆红素	0~13.7μmol/L		↑	↑↑
游离胆红素	<17.1μmol/L	↑↑	↑↑	↑
尿三胆				
尿胆红素	–	–	++	++
尿胆素原	少量	↑	不一定	↓
尿胆素	少量	↑	不一定	↓
粪便颜色	正常	深	变浅或正常	完全阻塞时白陶土色

(三)血清总蛋白和血清白蛋白测定

1. 血清总蛋白(total protein,TP) 蛋白质是人体中含量和种类最多的物质,人体干重的45%是蛋白质。肝脏是机体蛋白质代谢的主要器官,肝脏合成蛋白质约占人体每天合成的蛋白质总量的40%以上。

临床实验室测定血清总蛋白的方法有多种,各种方法性能和应用情况不同,最常用的是双缩脲法(biuret method),以下将重点介绍。

【测定原理】蛋白质中两个相邻肽键(—CO—NH—)在碱性溶液中与二价铜离子作用产生稳定的紫红色络合物。此反应与双缩脲(两个尿素缩合物 $H_2N—OC—NH—CO—NH_2$)在碱性溶液中与 Cu^{2+} 作用形成紫红色反应相似。因此将蛋白质与碱性铜反应的方法称为双缩脲法。

【参考区间】随年龄增大有所增高,60岁后则稍有下降。新生儿:46~70g/L;数月到2岁:51~75g/L;3岁及以上:60~80g/L。成人:64~83g/L(直立行走)和60~78g/L(卧床)。

【方法学评价】

(1)特异性:因至少含两个 -CO-NH- 基团才能与 Cu^{2+} 络合,故氨基酸及二肽无反应,三肽以上才能反应,体液小分子肽含量极低,对蛋白质来说可忽略不计。

（2）呈色一致性：因呈色强度与肽键数量即蛋白质含量成正比，因此各种蛋白质呈色强度基本相同，在目前所有总蛋白测定方法中最好。

（3）临床应用：本法检测范围为 10~120g/L，灵敏度不高，但很适合血清总蛋白浓度测定，绝大多数正常和病理血清总蛋白均在其检测范围内。

【临床意义】

（1）血清总蛋白浓度降低：

1）蛋白质合成障碍：当肝功能严重受损时，蛋白质合成减少，以白蛋白降低最为显著。

2）蛋白质丢失增加：严重烧伤，大量血浆渗出，大出血，肾病综合征长期丢失蛋白质，溃疡性结肠炎可从粪便中长期丢失一定量的蛋白质。

3）营养不良或消耗增加：营养失调、低蛋白饮食、维生素缺乏或慢性肠道疾病所引起的吸收不良使体内缺乏合成蛋白质的原料。长期患消耗性疾病，如严重结核病、恶性肿瘤和甲状腺功能亢进等，均可导致血清总蛋白浓度降低。

4）血浆稀释：如静脉注射过多低渗溶液或各种原因引起的水钠潴留。

（2）血清总蛋白浓度增高：

1）蛋白质合成增加：大多见于多发性骨髓瘤患者，此时主要是异常球蛋白增加，使血清总蛋白增加。

2）血浆浓缩：见于急性脱水（如呕吐、腹泻、高热等），外伤性休克（毛细血管通透性增大），慢性肾上腺皮质功能减退（尿排钠增多引起继发性失水）。

2. 血清白蛋白（albumin，ALB） 血清白蛋白由肝脏实质细胞合成，在血中的（半寿期）约为 20 天，是血清中含量最多的蛋白质，占蛋白总量的 57%~68%。其合成率主要由血清中白蛋白水平调节，并受食物中蛋白质含量的影响。正常情况下白蛋白在肾小球中滤过量甚微，均为血清中白蛋白量的 0.04%，即使如此，每天从肾小球滤过液中排出的白蛋白总量可达 3.6g，其中多数白蛋白可被肾小管重新吸收，终尿中仅为滤过液中的 1/30~1/40。

目前测定白蛋白的方法有电泳法、免疫法和染料结合法，免疫法特异性好、灵敏度高，且白蛋白易纯化，因而其抗血清容易制备，但成本较高，适合于尿液和脑脊液等微量白蛋白的测定。染料结合法最多用，白蛋白具有与阴离子染料溴甲酚绿（bromocresol green，BCG）和溴甲酚紫（bromocresol purple，BCP）结合的特性，而球蛋白基本不结合这些染料，能自动化检测。其中 BCG 法最常用，虽然 α 和 β 球蛋白与 BCG 也能起慢反应，但缩短反应时间即能去除此非特异性反应。

【测定原理】白蛋白在 pH4.2 的缓冲液中带正电荷，在有非离子型表面活性剂存在时，可与带负电荷的染料溴甲酚绿结合形成蓝绿色复合物，在波长 628nm 处有吸收峰，其颜色深浅与白蛋白浓度成正比，与同样处理的白蛋白标准比较，可求得白蛋白含量。

【参考区间】随年龄有所变化，0~4 天：28~44g/L；4 天~14 岁：38~54g/L，此后下降。成人：34~48g/L；>60 岁为 32~46g/L；走动者比卧床者平均高 3g/L。

【方法学评价】

（1）BCG 法具有操作简便、重复性好、能自动化的优点。

（2）特异性：BCG 与白蛋白为快反应，在 30 秒内反应基本完全，而血清中 α- 球蛋白和 β- 球蛋白也能起慢反应。因此，常采用缩短反应时间来避免此非特异性反应，自动化分析仪均能在反应 30 秒内进行吸光度检测，因而使 BCG 法变得很实用，为国内大多数临床实验室所采用。

【临床意义】

（1）血清白蛋白浓度增高，常见于严重脱水所致的血浆浓缩。

（2）血清白蛋白浓度降低：在临床上比较重要和常见，通常与总蛋白降低的原因大致相同。急性降低主要见于大出血和严重烧伤，慢性降低见于肾病蛋白尿、肝功能受损、肠道炎症性疾病、结核病、慢性出血、营养不良等。血清白蛋白低于 20g/L，临床上出现水肿。

（3）A/G 比值：某些患者（如肝硬化）可同时出现白蛋白减少和球蛋白升高的现象，严重者 A/G 比值 <1.0，这种情况称为 A/G 比值倒置。

（4）文献报道还有极少见的因白蛋白合成障碍，血清中几乎没有白蛋白的先天性白蛋白缺乏症。

（四）血清总胆汁酸测定

1. 胆汁酸的代谢　胆汁酸（bile acid）是胆汁中存在的由胆固醇转变生成的一类 24 碳胆烷酸的羟基衍生物。在肝细胞内以胆固醇为原料合成的胆汁酸称为初级胆汁酸（primary bile acid），包括胆酸（cholic acid，CA）和鹅脱氧胆酸（chenodeoxycholic acid，CDCA）。初级胆汁酸在肠道中经肠菌酶作用生成次级胆汁酸（secondary bile acid），包括脱氧胆酸（deoxycholic acid，DCA），石胆酸（lithocholic acid，LCA）等。在胆汁中，初级胆汁酸和次级胆汁酸均以钠盐或钾盐的形成存在，即为胆汁酸盐（bile salts）。上述胆汁酸又称为游离型胆汁酸，在和甘氨酸或牛磺酸结合后，称为结合型胆汁酸。人胆汁中的胆汁酸以结合型为主。

在肝细胞内，胆固醇经 7α- 羟化酶（7α-hydroxylase）的催化生成 7α- 羟胆固醇，再经氧化、异构、还原和侧链修饰等，逐步进行 12α- 羟化和烷基的氧化。生成初级游离胆汁酸（CA、CDCA），两者可以是游离型的，也可与甘氨酸或牛磺酸结合生成相应的初级结合型胆汁酸。胆汁酸随胆汁排入肠道，发挥乳化作用，促进脂类物质消化吸收。当胆汁酸到达回肠和结肠上段时，受细菌的作用，先被水解生成游离胆汁酸，再经 7α- 脱羟化酶作用，CA 和 CDCA 分别转变为 DCA 和 LCA，生成次级游离胆汁酸。

在肠道中约有 95% 的胆汁酸可被肠黏膜细胞主动或被动重吸收，重吸收的胆汁酸经门静脉入肝，在肝细胞内游离胆汁酸被重新合成为次级结合型胆汁酸，与新合成的初级结合型胆汁酸一同再随胆汁排入小肠，这样便构成了胆汁酸的肠肝循环。

2. 血清总胆汁酸测定　常用的测定方法有高效液相色谱法、放射免疫分析法、酶免疫分析法。酶法中又可分为酶荧光法、酶比色法和酶循环法。其中酶比色法可用于手工操作，亦可用于自动分析，应用较广。目前总胆汁酸测定主要采用 3-α- 羟类固醇脱氢酶和黄递酶偶联的方法。

【测定原理】在 3α- 羟类固醇脱氢酶（3α-HSD）作用下，各种胆汁酸 C3 上 α 位的羟基（3α-OH）脱氢形成羰基（3α=O），同时氧化型 NAD 还原成 NADH。随后，NADH 上的氢由黄递酶催化转移给硝基四氮唑蓝（NTB），产生甲臜，用磷酸中止反应。甲臜的产量与总胆汁酸成正比，在 540nm 波长比色，与同样处理的标准品比较，计算其含量。

【参考区间】总胆汁酸：1~7μmol/L。

【方法学评价】胆汁酸的合成、分泌、重吸收及加工转化等均与肝、胆、肠等密切相关，因此，肝、胆或肠道疾病必然影响胆汁酸代谢，而胆汁酸代谢异常势必影响到上述脏器功能及胆固醇的代谢水平。血清胆汁酸测定可作为一项灵敏的肝清除功能试验，尤其适用于可疑有肝脏疾病，但其他生化指标正常或有轻度异常的患者诊断。此外，动态监测餐后血清 TBA 水平可以观察急性肝炎的慢性过程或慢性肝炎的纤维化过程。

【临床意义】

（1）测定血清中胆汁酸可反映肝胆系统是否正常，肝、胆疾病时周围血循环中的胆汁酸水平明显升高。急性肝炎早期和肝外阻塞黄疸时可增至正常值100倍以上，对肝胆系统疾病的诊断具有特异性。

（2）可敏感地反映肝胆系统疾病的病变过程，肝胆疾病时血清胆汁酸浓度的升高与其他肝功能试验及组织学变化极为吻合；在肝细胞仅有轻微坏死时，血清胆汁酸的升高，常比其他检查更为灵敏。

（3）应用熊去氧胆酸（UDCA）负荷试验，即口服UDCA后测定负荷前后患者血清总胆汁酸含量，结果发现慢性活动性肝炎、肝硬化及脂肪肝患者在负荷后血清总胆汁酸显著增高，表明此类患者清除胆汁酸的能力显著下降。

（五）血清氨测定

机体内代谢产生的氨，以及消化道吸收来的氨进入血液，构成血氨。氨具有毒性，脑组织对氨的作用尤为敏感，体内氨有三个主要来源，即各组织器官中氨基酸及胺分解产生的氨，肠道吸收的氨，以及肾小管上皮细胞分泌的氨。体内的氨主要在肝中经鸟氨酸循环合成尿素解毒。只有少部分氨在肾以铵盐形式由尿排出。因此，除门静脉血液外，体内血液中氨的浓度很低。严重肝病患者尿素合成功能降低，血氨增高，引起脑功能紊乱常与肝性脑病的发病有关。

检测方法可分为直接法和间接法。直接法指不需从全血中分离氨，包括酶法和氨电极法；间接法指先从全血中分离出氨再进行测定，包括微量扩散法、离子交换法。目前应用较多的是谷氨酸脱氢酶速率法。

【检测原理】血浆氨的酶法测定基于下列反应

$$\alpha\text{-酮戊二酸} + NH_4^+ + NAD(P)H \rightleftharpoons \text{谷氨酸} + NAD(P)^+ + H_2O$$

在过量 α-酮戊二酸、NAD(P)H 和足量谷氨酸脱氢酶（GLDH）条件下，酶促反应的速率，即 NAD(P)H 转变成 NAD(P)$^+$ 使 340nm 吸光度的下降率与反应体系中氨的浓度成正比关系。

【参考区间】18~72μmol/L（酶法）。

【方法学评价】血氨检测结果的准确性主要取决于标本收集是否符合要求，床边取血后应立即分离血清尽快进行检测，同时防止外源性氨的污染，由于80%~90%的肝性脑病患者有血氨增高，有的甚至增高到正常的2倍以上，且血氨增高与神经精神症状严重程度相平行，因此常对肝性脑病的患者进行血氨水平检测，作为临床依据。

【临床意义】主要用于肝性脑病的监测和处理；可用于儿童 Reye 综合征的诊断；血氨降低见于低蛋白饮食、贫血。

第三节　胰腺疾病的临床生化检验

一、概述

胰腺具有内分泌和外分泌两种功能。其内分泌功能主要与代谢调节有关，胰腺外分泌功能为通过腺泡细胞和小导管细胞产生和分泌具有消化作用的胰液。

1. **胰岛的内分泌**　散布于胰腺的腺泡组织之间的细胞群呈岛状，称为胰岛。其分泌的肽类激素在糖类、脂类、蛋白质代谢调节及正常血糖水平维持中发挥重要作用。

人胰腺中约有 100 万~200 万个胰岛。胰岛细胞至少可分为 5 种功能不同的细胞类型，A 细胞，占胰岛细胞的 20%，分泌胰高血糖素(glucagon)；B 细胞数量最多，约占 75%，分泌胰岛素(insulin)；D 细胞占胰岛细胞的 5% 左右，分泌生长抑素(生长激素释放抑制素)，D1 细胞可能分泌血管活性肠肽(vasoactive intestinal peptide,VIP)；PP 细胞数量很少，分泌胰多肽(pancreatic polypeptide,PP)。

2. 胰腺的外分泌功能　胰液无色无臭，pH7.8~8.4，正常每日分泌量约 1~2L。胰液主要含有水，电解质和各种消化酶。

（1）电解质：包括多种阳离子如 Na^+、K^+、Ca^{2+}、Mg^{2+} 和多种阴离子如 HCO_3^-、Cl^-、SO_4^{2-}、HPO_4^{2-}。

（2）消化酶：胰淀粉酶、蛋白水解酶、脂类消化酶、核糖核酸酶和脱氧核糖核酸酶等多种酶。

二、胰脏疾病生物化学检测指标

（一）血清淀粉酶测定

淀粉酶(amylase,AMY)　主要由唾液腺和胰腺分泌，属水解酶类，催化淀粉及糖原水解。淀粉酶分为 α、β 两类，β 淀粉酶又称淀粉外切酶，仅作用于淀粉的末端，每次分解一个麦芽糖。人体中的淀粉酶属 α- 淀粉酶，又称淀粉内切酶，不仅作用于末端，还可随机地作用于淀粉分子内部的 α-1,6- 糖苷键支链的糊精。血清中的淀粉酶主要有两种同工酶，即同工酶 P(来源于胰腺)和同工酶 S(来源于唾液腺和其他组织)；另一些少量的同工酶为两者的表型或翻译后的修饰物。同工酶可用以提高淀粉酶诊断胰腺炎的特异性。

检测方法多使用分子组成确定的淀粉酶底物，辅助酶与指示酶组成的淀粉酶检测系统，可以改进酶促反应的化学计量关系，更好地控制和保持酶水解条件的一致性。这些底物为小分子寡聚糖(含 3~7 个葡萄糖单位)和对硝基苯酚 - 糖苷等。其中麦芽戊糖和麦芽庚糖，是极好的淀粉酶底物，试剂稳定，水解产物确定，化学计量关系明确。

【测定原理】α- 淀粉酶催化对硝基苯麦芽庚糖苷水解成游离寡糖和对 - 硝基苯寡糖苷，对-硝基苯寡糖苷又在α-葡萄糖苷酶催化下，进一步水解为对硝基苯酚，在405nm连续监测。

【参考区间】<220U/L。

【方法学评价】血、尿淀粉酶总活性测定用于急性胰腺炎等疾病的诊断已有很长的历史，但由于淀粉酶来源广，故该指标在诊断中特异性稍差。现在认为测定 P 型淀粉酶的活性及其占淀粉酶总活性的比例是诊断急性胰腺炎的可靠指标。

【临床意义】

（1）评价胰腺外分泌功能的一种辅助诊断指标。

（2）急性胰腺炎发病后，2~3 小时，AMY 开始升高，多在 12~24 小时达峰值，2~5 天下降，如持续性升高达数周，常提示胰腺炎有反复。

（二）血清脂肪酶测定

1. 脂肪酶生化特性　脂肪酶(lipase,LPS)又称甘油三酯酶，其专一性不高，是一种单链蛋白。可被巯基化合物、胆汁酸、Ca^{2+} 及辅脂肪酶等激活剂激活，而被重金属、丝氨酸所抑制。血清中 LPS 主要来源于胰腺的腺泡细胞。

2. LPS 的测定　测定 LPS 的方法有多种，如比浊法(以橄榄油悬液为底物)，分光光度法和荧光光度法。

【测定原理】酶偶联显色比色法采用人工合成底物 1,2- 二月桂基 -rac- 丙三氧基 -3- 戊二酸(试卤灵)酯设计的连续监测法,具有简便、快速、灵敏、稳定和抗干扰能力强等特点。

【参考区间】1~54U/L。

【方法学评价】

(1)由于早期测定脂肪酶的方法缺乏准确性、重复性、曾限制了其在临床上的广泛应用。1986 年,Hoffmann 等首先将游离脂肪酸的酶法测定原理用来测定脂肪酶,使脂肪酶的测定方法有了较大的改进,其准确性、重复性以及实用性得到了很大的提高。

(2)由于血清脂肪酶的检测原理、试剂和测定方法不同,各种方法测定结果相差悬殊,临床应用上需予以注意。

【临床意义】

(1)主要用于诊断胰腺疾病,血清 LPS 在急性胰腺炎时,其活性升高的时间早、上升幅度大、持续时间长,诊断价值优于 AMY。

(2)在急性胰腺炎发作后 2~12 小时,血清 LPS 可显著升高,24 小时至峰值,48~72 小时可能恢复正常,但随后又可持续升高 8~15 天。

(3)在酗酒、乙醇性胰腺炎、慢性胰腺炎、胰腺癌、肝胆疾患等血清 LPS 也可有不同程度的升高。

(姚余有)

本 章 小 结

酶是能催化生物体内化学反应的一类物质,大多数酶是蛋白质,少数为核糖核酸,体内大多数酶为结合酶。

酶活性浓度测定是酶学分析最为常用的方法。根据酶促反应中底物的减少量或产物的生成量可计算出酶活性的高低。按反应时间分类,可分为定时法和连续监测法两大类。其中连续监测法是目前临床实验室最常用的方法。

肝脏是人体最大的多功能实质性器官,几乎参与体内一切物质代谢。

胆红素由卟啉类化合物在体内分解代谢生成,经血液运输到肝脏,经过肝脏生物转化形成结合胆红素,随胆汁从胆道排泄。未经过肝脏代谢处理的称为未结合胆红素,在肝细胞内与葡萄糖醛酸结合的胆红素称为结合胆红素。当胆红素生成过多,或肝细胞处理胆红素能力下降,或胆红素的排泄存在障碍时,均可导致血中胆红素浓度增高,出现高胆红素血症,称黄疸。黄疸按病变部位可分为肝前性、肝性和肝后性黄疸。按照病因可分为溶血性黄疸、肝细胞性黄疸和梗阻性黄疸。

胆汁酸是在肝细胞内以胆固醇为原料合成的一类胆烷酸的总称,是清除胆固醇的主要方式,其生理功能是促进脂类消化吸收和调节胆固醇代谢。按生成部位分为初级胆汁酸和次级胆汁酸;根据是否结合甘氨酸或牛磺酸分为结合型胆汁酸和游离型胆汁酸。因胆汁酸的生成和代谢与肝胆有密切关系,故测定血清总胆汁酸是反映肝细胞损害和肝清除功能的一个敏感指标,它不仅用于临床诊断,而且还能反映病情和估计疾病预后。反之,发生肝、胆、肠疾病可导致胆汁酸代谢异常。

临床上用于检测肝胆疾病的生物化学指标很多,用于反映肝细胞合成功能的主要指标有血清总蛋白、白蛋白、前白蛋白和胆碱酯酶测定等。它们都是由肝脏合成释放或分泌的活性物质,当肝脏合成功能下降时,以上指标将发生改变,其改变程度与肝脏合成功能损害程度相关。

胆红素的相关测定主要用于黄疸的诊断及黄疸类型的鉴别诊断,可反映肝脏的排泄功能。

检验肝胆疾病常用的酶有 ALT、AST、γ-GT、ALP 等。按临床用途,肝胆疾病血清酶学检查可分为:①反映肝实质细胞损害为主的酶类主要有 ALT、AST 等;②反映胆汁淤积为主的酶类主要有 γ-GT、ALP 等;③此外还有反映肝纤维化为主的酶类和反映肝癌的酶类。

胰腺的内分泌功能主要与代谢调节有关。胰腺的外分泌功能分泌具有消化作用的胰液,胰液主要是含有水、电解质和多种重要的消化酶,包括胰淀粉酶、胰蛋白酶、糜蛋白酶、胰脂肪酶和磷脂酶 A_2 等。测定淀粉酶、脂肪酶可以用以辅助诊断胰腺是否出现异常。

第十章　肾脏疾病的实验诊断

　　肾脏最基本的功能是泌尿,其过程包括肾小球滤过、肾小管选择性重吸收和排泄。肾脏通过生成尿液,不仅可以排泄机体代谢的终产物,如尿素、尿酸、肌酐等,还可排泄进入体内的外源性异物如药物及毒物;同时调节机体水、电解质及酸碱平衡,维持内环境的稳定。此外肾脏也兼有内分泌功能,如分泌肾素、前列腺素、促红细胞生成素、活性维生素 D 等。

　　肾脏疾病常用的实验室检测包括尿液检查和肾功能检查。尿液检查已在本书有关章节讲解,本章主要讲解肾小球功能检查、肾小管功能检查、肾血流量检测。

第一节　肾小球功能检查

　　肾小球的主要功能是滤过,评估滤过功能的重要参数是肾小球滤过率(glomerular filtration rate,GFR)。GFR 指单位时间内(分钟)经肾小球滤出的血浆液体的量。正常成人流经肾脏的血液量为 1200~1400ml/min,其中血浆量为 600~800ml/min,产生的滤液(原尿)为 120~160ml/min,说明流经肾的血浆约有 1/5 由肾小球滤入囊腔生成原尿。肾小球滤过率与肾血浆流量的比值称为滤过分数。肾小球滤过率和滤过分数是衡量肾功能的指标。

　　肾小球有效滤过面积减小、滤过功能降低或肾小球有效滤过压发生变化,都能改变肾小球滤过率。

　　肾小球滤过膜总面积约 $1.5\sim2m^2$。正常情况下,全部肾小球都处于活动状态,因而滤过面积保持稳定。病理情况下,如急性肾小球肾炎,肾小球毛细血管内皮增生、肿胀、基膜肿胀加厚,会引起毛细血管腔狭窄甚至完全闭塞,致使有效滤过面积减小,滤过率降低,出现少尿甚至无尿。

　　　　肾小球有效滤过压 = 肾小球毛细血管压 −(血浆胶体渗透压 + 肾小囊内压)

　　组成有效滤过压的三个因素中任一因素发生变化,都能影响有效滤过压,从而改变肾小球滤过率。动脉血压在 10.7~24.0kPa(80~180mmHg)范围内变动时,肾血流量存在自身调节能保持相对稳定,肾小球毛细血管血压无明显变化。但如果动脉血压下降到 10.7kPa(80mmHg)以下时(如大失血),超出了肾血流量自身调节范围,肾小球毛细血管血压将相应下降,使有效滤过压降低,肾小球滤过率减少而引起少尿,当动脉血压降至 5.3~6.7kPa(40~50mmHg)时,可导致无尿。高血压病晚期,因入球动脉发生器质性病变而狭窄时,亦可使肾小球毛细血管血压明显降低,引起肾小球滤过率减少而导致少尿,甚至无尿。人体血浆胶体渗透压在正常情况下不会出现明显波动。只有在血浆蛋白浓度降低时,才引起血浆胶体渗透压下降,从而使肾小球有效滤过压和滤过率增大,尿量增多。正常情况下肾小囊内压比较稳定。当发生尿路梗阻时,如肾盂结石、输尿管结石或肿瘤压迫等,可引起患侧囊内压升高,使有效滤过压降低,滤过率减少。此外,有的药物,如某些磺胺,容易在小管液酸性环境中结晶析出,或某些疾病发生溶血过多使滤液含血红蛋白时,其药物结晶或血红蛋白均可堵塞肾小管而引起囊内压升高,导致肾小球有效滤过压和滤过率下降。

肾小球滤过率尚不能直接测定,临床常应用肾血浆清除率(clearance,C)试验间接反映GFR。肾清除率系指双肾在单位时间内,能将若干毫升血浆中所含的某物质全部排出的量,结果以毫升/分(ml/min)或升/24小时(L/24h)表示,计算式为:

$$C_\Delta=(U_\Delta \times V)/P_\Delta$$

C_Δ 为清除率(ml/min),U_Δ 为尿中某物质的浓度,V为每分钟尿量(ml/min),P_Δ 为血浆(清)中某物质的浓度。

利用清除率可分别测定GFR、肾血流量、肾小管对各种物质的重吸收和分泌作用。各种物质经肾排出的方式大致分为四种。

(1)全部由肾小球滤过,肾小管既不吸收也不分泌,如菊粉,可作为GFR测定的理想物质,能完全反映GFR。

(2)全部由肾小球滤过,肾小管不重吸收但有很少排泌,如肌酐等,可基本反映GFR。

(3)全部由肾小球滤过后,又被肾小管全部吸收,如葡萄糖等,可作为肾小管最大吸收率测定。

(4)除肾小球滤出外观,大部分由肾小管周围毛细血管向肾小管分泌后排出,如对氨马尿酸、碘锐特等,可作为肾血流量测定。

菊粉清除率被视为GFR评判的"金标准"。测定方法是,静脉滴注一定量的菊粉以保持血浆浓度恒定,然后分别测得每分钟尿量(V,ml/min),尿中菊粉浓度(U,mg/100ml),血浆中菊粉浓度(P,mg/100ml),菊粉清除率可用公式计算:C=U×V/P。由于菊粉清除率试验操作复杂,主要用于科研工作。目前在临床普遍应用的是内生肌酐清除率试验。

一、内生肌酐清除率测定

【检测原理】肌酐是肌酸的代谢产物,在成人体内含肌酐约100g,其中98%存在于肌肉,每天更新约2%。人体血液中肌酐的生成可有内、外源性两种,如在严格控制饮食条件和肌肉活动相对稳定的情况下,血浆肌酐的生成量和尿的排出量较恒定,其含量的变化主要受内源性肌酐的影响,而且肌酐大部分是从肾小球滤过,不被肾小管重吸收,排泌量很少,故肾脏在单位时间内,把若干毫升血浆中的内生肌酐全部清除出去,称为内生肌酐清除率(endogenous creatinine clearance,Ccr)。

【检测方法】

1. 标准24小时留尿计算法

试验前病人连续3天低蛋白饮食(<40g/d),并禁食肉类,避免强烈运动。第4天清晨8时将尿液排尽,然后收集并记录24小时的尿量(第5天清晨8时尿液必须留下),每升尿液加入甲苯5ml防腐。抽静脉血3ml。同时测定血浆中的肌酐浓度及混合尿中的肌酐浓度。按下列公式可算出24小时的肌酐清除率。

校正 Ccr= 实际 Ccr × 1.73m² / 受试者体表面积

2. 4小时留尿改良法 因留24小时尿不方便,易导致留尿不准,且需加防腐剂等。在严格控制条件下,24小时内血浆肌酐和尿液肌酐含量较恒定,为方便临床和受试者,可用4小时尿及空腹取血进行肌酐测定,再按上述公式计算清除率。

3. 血肌酐计算法 以血肌酐值为基础,根据患者年龄、性别、身高、体重、种族等各种参数,通过公式计算肾小球滤过率估算值(estimated glomerular filtration rate,eGFR)。常用的计算公式有:

(1) MDRD 简化方程:GFR$[$ml/(min·1.73m^2)$]$=186× 血肌酐(μmol/L)$^{-1.154}$× 年龄(岁)$^{-0.203}$×0.742(女性)×1.233(中国)。

(2) Cockcroft-Gault 公式:C$_{Cr}$$[$ml/(min·1.73m^2)$]$=(140– 年龄)× 体重(kg)×72^{-1}× 血肌酐(μmol/L)$^{-1}$×0.85(女性)。

(3) Connhan-Banatp 公式:GER$[$ml/(min·1.73m^2)$]$=0.43× 身高(cm)× 血肌酐(μmol/L)$^{-1}$。

(4) Schwonty 公式:C$_{Cr}$$[$ml/(min·1.73m^2)$]$=0.55× 身高(cm)× 血肌酐(μmol/L)$^{-1}$。

式 10-1

上述公式计算中,MDRD 简化方程和 Cockcroft-Banatp 公式用于成人估算 GFR,Connhan-Banatp 公式和 Schwonty 公式用于儿童估算 GFR。

【参考区间】成人 Ccr:80~120ml/min,此外还应考虑年龄因素,新生儿 25~70ml/min,2 岁以内小儿偏低,健康人在中年以后每 10 年平均下降 4ml/min。性别差异在中年期以后渐明显,女性下降的幅度大于男性。西咪替丁、甲苯嘧啶也可使 Ccr 下降。

【临床意义】

1. 判断肾小球损害的敏感指标　当 GFR 降低到正常的 50%,Ccr 可低至 50ml/min,但血肌酐和尿素氮尚在正常范围内。

2. 评估肾功能损害程度　根据 Ccr 一般将肾衰竭分为 4 期:第 1 期(肾衰竭代偿期)Ccr 为 51~80ml/min;第 2 期(肾衰竭失代偿期)Ccr 为 20~50ml/min;第 3 期(肾衰竭期)Ccr 为 10~19ml/min;第 4 期(尿毒症期或终末期肾衰竭)Ccr<10ml/min。另一种分类是 Ccr 51~70ml/min 为轻度损害;31~50ml/min 为中度损害;<30ml/min 为重度损害。

3. 指导治疗　Ccr 在 30~40ml/min 时开始限制蛋白质摄入;<30ml/min 时氢氯噻嗪类利尿剂常无效,要改用呋塞米、依他尼酸钠等袢利尿剂;≤10ml/min 应采取肾替代治疗。用药指导:一般认为,Ccr 在 50~70ml/min 时为肾功能不全代偿期,而 20~50ml/min 为失代偿期,用药应十分谨慎,特别是主要由肾排泄的药物,应根据 Ccr 的下降程度及时调节药物剂量及用药间隔时间。一些具有明显肾毒性的化学疗法药物要慎用。

4. 肾移植术是否成功的一种参考指征　如移植物存活,Ccr 会逐步回升,否则提示失败。一度上升后又下降,提示发生排异反应。

5. 肾前性少尿与少尿性急性肾衰竭的鉴别诊断　前者内生肌酐清除率高,后者内生肌酐清除率降低。

二、血肌酐测定

【检测原理】

(1) 酶法:肌酐经肌酐水合酶催化生成肌酸,肌酸与肌酸激酶、丙酮酸激酶、乳酸脱氢酶偶联反应,使 NADH 变成 NAD,在波长 340nm 处吸光度值降低,其降低程度与肌酐浓度成正比。

(2) Jaffe 反应法(苦味酸法):肌酐与碱性苦味酸产生 Jaffe 反应,生成橘红色的苦味酸复合物,在波长 510nm 处的吸光度值,与肌酐含量成正比。

【参考区间】血清肌酐:成人男性 62~115μmol/L,成人女性 53~97μmol/L(Jaffe 反应速率法)。

【方法学评价】酶学方法虽成本较高,但特异性高,结果准确,适用于各种自动分析仪,亦可用于干化学方法或电化学方法。酶法因特异性好,其参考区间略低于苦味酸法。建议各实验室最好建立本地区的参考区间。

Jaffe 反应并非仅对肌酐特异,还与许多化合物生成 Jaffe 样色原,如蛋白质、葡萄糖、抗坏血酸、丙酮、乙酰乙酸、丙酮酸、胍和头孢类抗生素。这类化合物的干扰程度与所选择的反应条件有关。根据肌酐与非肌酐物质的 Jaffe 反应动力学特点,利用"窗口期"肌酐动力学反应,选择适宜的速率监测时间,避开干扰物质对肌酐与苦味酸反应的干扰,可有效提高特异性,操作简便,适用于各种自动分析仪。

【临床意义】

(1)评价肾小球滤过功能:①急性肾衰竭:血 Cr 明显进行性升高为器质性损害指标,可伴少尿和非少尿。②慢性肾衰竭:血 Cr 升高程度与病变严重性一致:肾衰竭代偿期,血 Cr<178μmol/L;肾衰竭失代偿期,血 Cr>178μmol/L;肾衰竭期,血 Cr>445μmol/L。

(2)鉴别肾前性和肾性少尿:器质性肾衰竭血 Cr 常超过 200μmol/L,肾前性少尿,血 Cr 多不超过 200μmol/L。

(3)BUN/Cr(单位为 mg/L):①器质性肾衰竭 BUN/Cr≤10∶1;②肾前性少尿,肾外因素所致氮质血症 BUN/Cr 常 >10∶1。

(4)生理变化:老年人、肌肉消瘦者 Cr 偏低,一旦血 Cr 上升,就要警惕肾功能减退。

三、血清尿素测定

尿素是蛋白质代谢的终末产物,在肝脏生成。血清尿素(serum urea)的浓度取决于蛋白质摄入量、分解代谢及肾脏的排泄能力。尿素可自由通过肾小球滤过,30%~40% 肾小管重吸收,肾小管少量排泌。在蛋白质摄入量、分解代谢比较稳定的情况下,其血浓度取决于肾脏的排泄能力。因此血清尿素浓度测定可以反映肾小球滤过功能。

【检测原理】

1. 尿素酶法　①酶偶联速率法:尿素在尿素酶催化下,水解生成氨和二氧化碳。氨在 α-酮戊二酸和还原型辅酶 I 存在下,经谷氨酸脱氢酶(GLDH)催化,生成谷氨酸,同时,NADH 被氧化成 NAD,可在 340nm 波长处监测吸光度下降的速率,计算样品中尿素的含量。②尿酶-波氏比色法:尿素酶水解尿素产生氨,氨离子在碱性介质中与苯酚及次氯酸反应,生成蓝色的吲哚酚,吲哚酚的生成量与尿素含量成正比,在波长 560nm 比色测定。

2. 二乙酰一肟显色法　在酸性反应环境中加热,尿素与二乙酰缩合,生成色原二嗪(diazine),称为 Fearon 反应。因为二乙酰不稳定,通常由反应系统中二乙酰一肟与强酸作用,产生二乙酰。二乙酰和尿素反应,生成红色的二嗪。

【参考区间】成人血清尿素 2.9~8.2mmol/L。

【方法学评价】空气中氨气对试剂或玻璃器皿的污染、使用铵盐抗凝剂、血氨升高时,可使酶法测定尿素结果偏高。二乙酰一肟显色法有轻度褪色现象(每小时小于 5%。加热显色经冷却后,应及时比色。

【临床意义】

1. 器质性肾功能损害时血尿素增高　急性肾衰肾功能轻度受损时血尿素可无变化,GFR 降至 50% 以下血尿素才升高。对慢性肾衰竭,血尿素增高程度与病变严重性一致。肾衰竭代偿期:血尿素 <9mmol/L;肾衰竭失代偿期:血尿素 >9mmol/L;肾衰竭期:血尿素 >20mmol/L;

尿毒症期:血尿素 >21.4mmol/L。

2. 肾前性少尿 各种原因导致的肾血流量减少时,血尿素升高,Cr 升高不明显,BUN/Cr>10:1,称为肾前性氮质血症。

3. 蛋白质分解或摄入过多 如急性传染病、高热、上消化道大出血、大面积烧伤、严重创伤、大手术后、甲亢、高蛋白饮食等,血尿素升高,Cr 一般不高。

4. 作为肾衰竭透析充分性指标。

四、血胱抑素 C 测定

胱抑素 C(cystatin C,CysC)也称半胱氨酸蛋白酶抑制剂 C,是一种低分子量、碱性非糖化蛋白质,分子量为 13.3kD,由 122 个氨基酸残基组成,可由机体所有有核细胞产生,产生率恒定。CysC 不和其他蛋白形成复合物,能自由通过肾小球滤过,在近曲小管全部重吸收并迅速代谢分解。CysC 血清浓度变化不受炎症、感染、肿瘤及肝功能等因素的影响,与性别、饮食、体表面积、肌肉量无关。血清浓度与 GFR 的相关性好,是检测早期肾功能损害的指标之一。

【检测原理】CysC 血清浓度多采用胶乳颗粒增强免疫比浊法检测。

【参考区间】成人血清 CysC 0.6~2.5mg/L。

【方法学评价】胶乳颗粒增强免疫比浊法检测重复性好,速度快,血中胆红素、血红蛋白和甘油三酯等物质对测定的干扰小,已有国产商品试剂盒,可在生化自动分析仪上测定。

【临床意义】血清 CysC 浓度与 GFR 的相关性好,与肾功能损害程度高度相关,能够准确反映人体 GFR 的变化,较血清 BUN、Cr 有更高的敏感性和特异性。

五、血、尿 β_2- 微球蛋白测定

β_2- 微球蛋白(β_2-microglobulin,β_2-MG)是由淋巴细胞、血小板、多形核白细胞产生的一种小分子球蛋白,分子质量为 11800,由 99 个氨基酸组成的单链多肽。它是细胞表面人类白细胞抗原(HLA)的 β 链(轻链)部分,与免疫球蛋白稳定区的结构相似。广泛存在于血浆、尿液、脑脊液、唾液以及初乳中。正常人 β_2-MG 的合成率及从细胞膜上的释放量相当恒定,β_2-MG 可以从肾小球自由滤过,99.9% 在近端肾小管吸收,并在肾小管上皮细胞中分解破坏,因此,血清 β_2-MG 的升高可反映肾小球滤过功能受损情况。

【检测原理】多采用胶乳颗粒增强免疫比浊法检测。

【参考区间】成人血清 1~2mg/L。成人尿 β_2-MG 低于 0.3mg/L,或以尿肌酐校正为 0.3mg/g 肌酐以下。

【方法学评价】

1. 胶乳颗粒增强免疫比浊法检测重复性好,速度快,标本浑浊可能干扰测定结果,应离心后取上清液测定。

2. β_2-MG 在 pH5.2 以下尿中极易分解破坏,故尿收集后应及时测定,若需贮存,应将尿调至 pH6.5~7.0 冷冻保存。

3. 因尿液中 β_2-MG 稳定性差,欧洲一些国家已建议淘汰此项检验,代之以尿 α_1- 微球蛋白或视黄醇结合蛋白检测。

【临床意义】

1. 评估肾小球滤过功能 在 CCr 低于 80ml/min 时,血 β_2-MG 即可出现升高,比血肌酐

更灵敏。若同时出现血清和尿 β_2-MG 升高,且 β_2-MG<5mg/L,则可能肾小球和肾小管功能均受损。

2. IgG 肾病、SLE 活动期、恶性肿瘤以及多种炎性疾病如肝炎、类风湿关节炎等可致 β_2-MG 升高。

3. 肾移植患者血、尿 β_2-MG 明显增高,提示机体发生排斥反应,因 β_2-MG 合成加速,虽肾清除增多,而血 β_2-MG 仍增高。一般在移植后 2~3 天血 β_2-MG 上升至高峰,随后逐渐下降。肾移植后连续测定血、尿 β_2-MG 可作为肾小球和肾小管病变的敏感指标。

4. 尿液 β_2-MG 升高是肾近曲小管重吸收功能受损的非常灵敏和特异的指标。在急性肾小管损伤或坏死、慢性间质性肾炎、慢性肾功能衰等情况下,均可使尿 β_2-MG 显著升高。

5. 因肾小管重吸收 β_2-MG 的阈值为 5mg/L,只有血 β_2-MG<5mg/L 时,尿 β_2-MG 升高才反映肾小管损伤。

第二节　肾小管功能检查

一、近端肾小管功能检查

1. α_1- 微球蛋白检测　α_1- 微球蛋白(α_1-microglobulin,α_1-MG)是肝细胞和淋巴细胞产生,分子量为 26 000kD,α_1-MG 有游离型及与免疫球蛋白、清蛋白结合型。游离型 α_1-MG 可自由通过肾小球,原尿中 α_1-MG 99% 被近端肾小管上皮细胞重吸收并分解,仅有微量从尿中排出。

【检测原理】多采用胶乳颗粒增强免疫比浊法检测。

【参考区间】血清游离 α_1-MG 10~30mg/L,成人尿 α_1-MG<15mg/24h,或 <20mg/g 肌酐。

【方法学评价】胶乳颗粒增强免疫比浊法检测重复性好,速度快,标本浑浊可能干扰测定结果,应离心后取上清液测定。

【临床意义】

(1)尿 α_1-MG 增高见于多种原因所致近端肾小管功能损害,因肾小管上皮细胞对 α_1-MG 重吸收障碍先于 β_2-MG,因此,尿 α_1-MG 比 β_2-MG 更能反映肾脏早期病变,是近端肾小管损伤的标志蛋白。

(2)血 α_1-MG 增高可评估肾小球滤过功能。Ccr 低于 100ml/min 时血 α_1-MG 出现升高,比血 β_2-MG 更灵敏。

(3)由于 α_1-MG 由肝细胞产生,严重肝实质性病变,可导致血清 α_1-MG 降低。

2. 尿视黄醇结合蛋白检测　视黄醇结合蛋白(retinol binding protein,RBP)是肝脏合成并分泌至血液中的一种低分子蛋白,分子量约为 22kD,游离型 RBP 可通过肾小球滤过,在近端肾小管几乎全部被重吸收并分解,仅有微量从尿中排出。

【检测原理】采用胶乳颗粒增强免疫比浊法检测。

【参考区间】成人尿 RBP 为 0.04~0.18mg/L。

【方法学评价】标本浑浊可能干扰测定结果,应离心后取上清液测定。

【临床意义】尿 RBP 浓度与肾小管间质的损害程度明显相关,可作为肾近端小管损害程度的判断和指导治疗的指标。

二、远端肾小管功能检查

远端肾小管和集合管的主要功能是在抗利尿激素和醛固酮的作用下,参与机体尿液浓缩稀释,同时调节机体水、电解质及酸碱平衡,维持内环境的稳定。当肾脏病变时,远端小管和集合管受损,对水、钠、氯的重吸收发生变化,髓质部的渗透压梯度遭到破坏,影响尿的浓缩和稀释功能。

1. 昼夜尿比密试验又称莫氏试验(Mosenthal test)

【检测原理】尿比密是在4℃条件下尿液与同体积纯水的重量之比,它与尿中溶解物质的浓度与固体总量成正比。受试日正常进食,但每餐含水量控制在500~600ml,三餐外不再饮任何液体。上午8时排空膀胱后至晚8时止,每2小时收集尿1次共6次,晚8时及次晨8时收集在1个容器内,分别测定尿量及比密。

【参考区间】24小时尿量为1000~2000ml,12小时夜尿量不应超过750ml,昼尿量与夜尿量之比3~4:1;夜尿或昼尿中至少1次尿比密应在1.018以上,最高比密与最低比密之差不应少于0.009。

【方法学评价】尿中蛋白、糖、药物等晶体性和胶体性物质可使结果偏高;大量出汗可使尿量减少而比密升高。

【临床意义】

(1)夜尿>750ml或昼尿量与夜尿量之比降低,而尿比密及变化率仍正常,为浓缩功能受损早期改变,可见于间质性肾炎、慢性肾小球肾炎、高血压肾病和痛风肾病早期损害时。夜尿增多及尿比密无1次>1.020或最高比密与最低比密之差<0.009,提示稀释-浓缩功能严重受损;若比密固定在1.010~1.012称等渗尿,表明肾只有滤过功能,稀释-浓缩功能丧失。

(2)尿量少而比密高,固定在1.018左右(差值小于0.009),多见于急性肾小球肾炎及其他影响减少GFR的情况,因原尿生成减少而稀释-浓缩功能相对正常所致。

(3)尿量明显增多(>4L/24h)而尿比密均低于1.006,为尿崩症典型表现。

2. 尿渗量(尿渗透压)测定 尿渗量(urine osmol,Uosm)亦称尿渗透压,是反映单位容积尿中溶质分子和离子的颗粒数。尿渗量用于评价肾脏的浓缩稀释功能。

【检测原理】冰点下降法,1渗量的溶质可使1kg水的冰点下降1.86℃,冰点下降的程度与溶质渗量成比例。

$$渗量(osm/kgH_2O) = 测得溶液冰点下降度(℃)/1.86$$

1.86为水的摩尔冰点下降常数。

【参考区间】禁饮后尿渗量为600~1000mOsm/(kg·H$_2$O),平均800mOsm/(kg·H$_2$O);血浆渗量为275~375mOsm/(kg·H$_2$O),平均300mOsm/(kg·H$_2$O);尿渗量/血浆渗量比值为(3~4.5):1。

【方法学评价】尿比密易受溶质微粒大小和数量的影响,而尿渗量受溶质离子数影响,不能离子化的物质如蛋白、糖对尿渗量的影响较少,故尿渗量测定能真正反映肾浓缩和稀释功能。

【临床意义】

(1)判断肾浓缩功能:禁饮尿渗量在300mOsm/(kg·H$_2$O)时称为等渗尿,若<300mOsm/(kg·H$_2$O)时称为低渗尿。在禁止饮水8小时后,尿渗量<600mOsm/(kg·H$_2$O),而且尿/血浆渗量比值<1,表明肾脏浓缩功能障碍。见于慢性肾盂肾炎、多囊肾尿酸性肾病等慢性肾

间质性病变;也可见于慢性肾炎后期,急、慢性肾衰竭累及肾小管和间质。

（2）一次性尿渗量检测用于鉴别肾前性、肾性少尿:肾前性少尿时,尿渗量常 > 450mOsm/（kg·H$_2$O）,肾小管坏死致肾性少尿时,尿渗量常 <350mOsm/（kg·H$_2$O）。

（周有利）

本 章 小 结

肾脏不仅是机体最重要的排泄器官,而且是重要的内分泌器官。对维持机体内环境的稳定起着极为重要的作用。肾脏疾病是临床常见病、多发病,种类较多,病因、发病机制、病理改变、病程和预后不尽相同。如原发性、继发性和遗传性肾小球疾病、肾小管间质疾病、肾感染性疾病、肾血管疾病和肾功能不全等。肾有强大的贮备能力,早期肾病变没有或极少有症状和体征,早期诊断很大程度上依赖于实验室检查。

肾脏疾病常用的实验室检测包括尿液一般检查和肾功能检查。肾小球滤过功能检查包括内生肌酐清除率测定、血肌酐测定、血清尿素测定、血胱抑素 C 测定、血 β$_2$- 微球蛋白测定;近端肾小管功能检查包括尿 β$_2$- 微球蛋白检测、尿 α$_1$- 微球蛋白（α$_1$-MG）检测、尿视黄醇结合蛋白检测;远端肾小管功能检查包括昼夜尿比密试验、尿渗量测定。肾小球屏障功能检查如尿微量白蛋白检查请参见第四章糖尿病与糖代谢紊乱相关内容。

肾脏疾病实验室检测项目较多,检查目的和临床意义各不相同,只有充分了解肾脏疾病和肾功能检查指标特点,才能合理应用各种临床实验室检查指标。

应用肾功能指标评估肾功能时还应注意:①肾脏功能具有强大的贮备能力,肾功能检查结果正常时,并不能排除肾脏功能性或器质性损害;②注意肾外因素影响,如心衰、休克、尿路梗阻等;③损伤或病变可原发于肾脏,也可继发于全身疾病,如糖尿病、高血压、SLE、药物或化学毒性等,对临床上有可能发生肾脏损害的各种情况应及时选择有关肾脏早期损伤标志物进行检测,以期早发现、早治疗。

第十一章 水、电解质与酸碱平衡失调的检验

正常状态下机体体液的各种成分处于相对稳定的状态,保证各项生理代谢活动正常进行。当发生肺部疾病、肾脏疾病或其他一些疾病时,会引起体液成分的变化,甚至导致体液平衡紊乱。通过体液成分的测定,可以帮助了解体液平衡的状态,达到诊断和鉴别诊断的目的。

第一节 水、电解质平衡的检验

体内水、电解质的平衡是维持生命的基础。在人体内组织液中,对保持水分和渗透压平衡的重要电解质包括钾离子(K^+)、钠离子(Na^+)、氯离子(Cl^-)和碳酸氢根离子(HCO_3^-)等。此外钙离子(Ca^{2+})、镁离子(Mg^{2+})等对于肌肉功能以及一些酶活性的发挥起着重要作用。HCO_3^-对血液酸碱平衡有重要影响,将在本章第二节讨论,本节重点介绍重要的金属离子和氯离子检测。

体液中金属电解质检测可以采用原子分光光度法、火焰光度法以及分光光度法、离子选择电极法等,其中离子选择电极(ion-selective electrode, ISE)法简便、灵敏,适于自动化,已经成为临床实验室测定电解质最常用的方法。离子选择电极的基本原理相似,即由对待测离子敏感的测试电极和参比电极组成的一对电极。测试电极外覆盖着对待测离子敏感的电极膜,电极接触样品时,待测离子会透过电极膜,引起电极电位变化,通过电位计被放大和记录,电位变化值与样品中待测离子浓度相关。

一、血清钾测定

钾是细胞内最主要的阳离子,对生命活动非常重要,其生理功能主要表现在维持细胞的正常代谢与酸碱平衡、细胞膜应激性和心肌正常功能。体内钾约98%分布在细胞内,2%在细胞外,血钾仅占总量的0.3%左右。

血清钾浓度高于5.5mmol/L称为高钾血症(hyperkalemia),血清钾浓度低于3.5mmol/L称为低钾血症(hypokalemia)。高钾血症对机体的影响主要表现为肌无力和心肌兴奋传导异常,引起心室颤动和心跳停止。低钾血症临床表现可出现肌无力,精神异常,昏迷,心率增快,期前收缩,严重者出现呼吸肌麻痹、心室扑动或颤动,心力衰竭,心搏骤停。严重的高钾血症和低钾血症均可危及生命。

【检测原理】血钾的测定方法很多,较常用的有离子选择电极法、火焰光度法、分光光度法(又分为酶法和大环发色团法)等。

1. 离子选择电极法 钾离子选择电极是一种电化学敏感器,它能选择性地对钾离子产生响应,通过与参比电极构成电化学测量回路,可测定溶液中钾离子活度。钾电极的离子选

择性材料是含缬氨霉素的 PVC 膜,当电极置于测量样品中,敏感膜与溶液界面的离子发生交换或扩散而产生膜电位,通过与参比电极相比较测得电极电位。电位大小与标本中钾离子活度的关系符合 Nernst 方程,可计算出样品中的钾离子活度。

2. 火焰光度法 火焰光度分析通过测定被测离子的发射光强度来对待测离子进行定量。样品中钾原子接受火焰的热能而激发,处于激发态原子不稳定,会发射出特定波长(767nm)射线,发射光线的强度与样品中钾离子浓度成正比。

【参考区间】3.5~5.5mmol/L。

【方法学评价】

1. 血钾测定标本可以是血清、血浆或全血,血浆和全血使用肝素锂抗凝。

2. 血浆或全血测定结果常比血清低 0.2~0.5mmol/L,原因是血液凝固时血小板破裂会释放出 K^+。

3. 测血钾时,血清或血浆标本应及时分离,不能溶血。细胞内钾浓度显著高于细胞外,即使轻微溶血也会引起血钾明显升高。

【临床意义】

1. 血清钾增高常见于以下情况

(1)摄入过多:大剂量口服或输注含钾溶液、输入大量库存血液等。

(2)排出减少:急性或慢性肾衰竭、肾上腺皮质功能减退症、远端肾小管泌钾障碍,如 SLE、肾小管酸中毒等。

(3)细胞内钾向细胞外转移:组织挤压伤、重度溶血、大面积烧伤等;缺氧和酸中毒等。

2. 血钾减低常见于

(1)丢失过多:①消化液丢失,如严重腹泻、呕吐、胃肠引流和肠瘘等;②肾脏排泄增多,如肾衰竭多尿期、肾上腺皮质功能亢进、服用排钾利尿剂、醛固酮增多症等。

(2)摄入不足:长期低钾饮食、禁食和厌食等。

(3)分布异常:胰岛素的应用、碱中毒、低钾性周期麻痹等。

二、血清钠测定

钠和氯是维持细胞外渗透压的主要离子,具有重要生理意义。钠的生理功能表现在参与水代谢、保证体内水平衡、调节体内水分与渗透压和酸碱平衡;对 ATP 的生产和利用、肌肉运动、心血管功能、能量代谢都有影响,并能增强神经肌肉兴奋性等。体内钠主要分布于细胞外液,占 44%~50%,其次为骨骼,占 40%~47%,细胞内液钠含量较低,仅占 9%~10%。血清钠浓度低于 135mmol/L 为低钠血症,血清钠高于 145mmol/L 为高钠血症。低钠血症可出现倦怠、淡漠、无神,严重失钠可出现恶心、呕吐、血压下降,甚至痛性肌痉挛。

【检测原理】血钠测定方法很多,较常用的有离子选择电极法、火焰光度法、分光光度法(又分为酶法和大环发色团法)等。

1. 离子选择电极法 钠离子选择电极表面是二氧化硅基质中氧化钠和氧化铝分子构成的玻璃膜,对钠离子敏感。

2. 分光光度法(酶法) β- 半乳糖苷酶的活性依赖 Na^+,在有 Na^+ 存在的条件下,水解邻硝基酚 -β-D- 半乳吡喃糖苷(ONPG),生成有色产物邻硝基酚,产生邻硝基酚的量与样品中 Na^+ 浓度呈正比,在 420nm 波长比色定量。

【参考区间】135~145mmol/L。

【方法学评价】

1. 血钠测定标本可以是血清、血浆或全血,使用的抗凝剂不得带入钠离子。

2. ISE 法测定血钠分为直接测定和间接测定。直接测定法将样本不经稀释直接测定,结果反映血清水相中的离子活度,不受高蛋白血症和脂血症影响;而间接法则是将样本和校准液用特定离子强度与 pH 的稀释液稀释后再进行测定,结果反映样品中的钠离子浓度,但受到样本中脂类和蛋白质影响。

【临床意义】血清钠浓度低于 135mmol/L 为低钠血症,血清钠超过 145mmol/L 为高钠血症。

1. 血清钠降低常见于:

(1)钠摄入不足:在肾功能正常情况下,由于摄入钠不足而致低钠血症较为少见。大量出汗时,只补充水分而不补充电解质,可引起血钠降低。

(2)钠丢失增加:①消化道失钠,如幽门梗阻、胃肠手术造瘘、引流等胃肠道疾患时,因呕吐、腹泻等导致大量钠随消化液一同丢失。②肾排钠增加,如严重肾盂肾炎、肾小管严重损害、肾上腺皮质功能不全、糖尿病、应用利尿剂治疗等造成钠从尿液排出过多,均可导致低钠血症。③皮肤失钠,如大量出汗时钠通过汗液丢失;或大面积烧伤时,钠随渗出液而丢失。

2. 血清钠增高常见于

(1)钠排出减少:肾上腺皮质功能亢进(如库欣综合征、原发性醛固酮增多症等)由于皮质激素的保钠作用,使肾小管对钠的重吸收增加,出现高钠血症。

(2)血液浓缩:严重脱水时水分大量丢失而钠丢失少也可出现血钠增高;中枢性尿崩症时 ADH 分泌量减少,尿量大增,若供水不足,也可导致血钠增高。

三、血清氯测定

氯离子是细胞外液的主要阴离子,对维持细胞电势差和渗透压平衡具有重要意义。血清氯的测定可采用汞滴定法、分光光度法、库仑 - 安培计滴定法等,目前使用最广泛的是 ISE 方法。

【检测原理】

1. 氯离子选择电极法　氯离子选择电极表面由 AgCl 和 Ag_2S 粉末混合物压制成的敏感膜覆盖,当将氯离子选择性电极浸入含 Cl^- 溶液中,可产生相应膜电势。以氯离子选择性电极为指示电极,甘汞电极为参比电极,测量电池电动势,与氯离子活度的对数呈线性关系。

2. 电量滴定法　在恒定电流和不断搅拌条件下,以银丝为阳极,不断生成银离子,银离子与样品中氯离子结合生成氯化银沉淀,溶液中没有游离银离子,当标本中氯离子与银离子作用完全后,溶液中出现游离银离子,溶液电导明显增加,使仪器的传感装置和计时器立即切断电流并自动记录滴定所需时间,与标准液的滴定时间比较即可计算样品氯离子浓度。

【参考区间】95~105mmol/L(3.37~3.73g/L)。

【临床意义】

1. 血清氯增高常见于

(1)高钠血症,为保持体内正负电荷平衡而出现氯排出减少。

(2)失水大于失盐,大量输注生理盐水等情况。

2. 血清氯降低在临床上较为多见,常见于

(1)氯化物异常丢失,如严重呕吐、腹泻可导致氯随消化液丢失。

（2）氯摄入减少，如大量出汗后未补充食盐；慢性肾炎、心力衰竭等疾病患者长期忌盐饮食。

（3）抗利尿素分泌增多的稀释性低钠、低氯血症，如艾迪生病。

四、血清钙测定

血液中钙几乎全部存在于血浆中，所以血钙主要指血浆钙。血钙以离子钙和结合钙两种形式存在，约各占 50%。结合钙中绝大部分是与血浆白蛋白结合，小部分与柠檬酸、重碳酸盐等结合。血浆钙中只有离子钙直接发挥生理作用，结合钙虽不直接发挥生理效应，但与离子钙之间处于动态平衡，维持着离子钙浓度恒定。血清钙水平受甲状旁腺素（PTH）、1,25-二羟维生素 D_3、降钙素等激素调节，肾脏对血钙调节也发挥重要作用。

血钙测定方法很多，不同方法测定结果不同。血清中总钙（游离钙和结合钙）可用分光光度法，离子钙可采用离子选择电极法测定。

【检测原理】

1. 分光光度法测定血清总钙　某些化合物或染料能选择性地与钙结合引起特定波长吸光度值变化，变化值与钙浓度相关，据此可对血清中钙进行定量。常用的钙结合染料有邻 - 甲酚酞络合酮（OCPC）、甲基麝香草酚蓝、偶氮胂Ⅲ等。邻 - 甲酚酞络合酮比色法测定血清总钙的原理是在碱性溶液中，OCPC 与钙离子结合生成红色化合物，在 570~580nm 测定吸光度值。样品经加酸处理，可使结合钙转变为离子钙，故而测定结果为血清总钙。

2. 离子选择电极法测定血清离子钙　钙离子选择电极能选择性地对钙离子产生响应。当电极与样品中钙离子接触，引起电位变化，电位变化量与钙离子活度的对数成正比。

【参考区间】血清总钙 2.25~2.75mmol/L，血清离子钙 1.10~1.34mmol/L。

【临床意义】

1. 血清钙增高常见于

（1）钙吸收增加，如：①原发性甲状旁腺亢进，促进骨钙吸收，肾脏和肠道对钙吸收增强，使血钙增高；②某些恶性肿瘤如肾癌、支气管腺癌等可产生 PTH，促进骨钙吸收释放入血而使血清钙增高；③维生素 D 中毒，可促进肾脏和肠道对钙重吸收而引起高钙血症；④肾上腺皮质功能降低，不能有效拮抗维生素 D 和甲状旁腺素的作用，使肠道内钙吸收增加而出现高血钙。

（2）骨骼中钙转移入血，如骨髓增殖性疾病引起骨质脱钙进入血中，出现高血钙。

2. 血清钙降低主要原因为钙摄入下降，常见于

（1）甲状旁腺功能低下，如甲状腺手术中误切了甲状旁腺、特发性甲状旁腺功能低下，放射性治疗甲状腺癌时伤及甲状旁腺等。

（2）维生素 D 缺乏，如食物中维生素 D 缺乏，阳光照射少，消化系统疾患导致的维生素 D 缺乏。

（3）长期低钙饮食或钙吸收不良，如严重乳糜泻时，食物中钙与未吸收的脂肪酸结合，生成钙皂排出体外。

（4）严重肝病、慢性肾病等导致 1,25- 二羟胆钙化醇合成发生障碍，小肠钙吸收不良。

五、血浆渗透压测定

溶剂通过半透膜由低浓度溶液向高浓度溶液扩散的现象称为渗透，阻止渗透所需施加

的压力,即为渗透压。渗透压也可以理解为溶质分子通过半透膜的一种吸水力量,其大小取决于溶液中溶质颗粒数目多少,与溶质分子量和颗粒大小无关。血浆渗透压包括血浆蛋白等大分子形成的胶体渗透压和血浆中各种无机离子所产生的晶体渗透压。血中晶体数量显著高于胶体的数量,所以血渗透压主要来自晶体渗透压。

血浆晶体渗透压对维持细胞内外水分的正常交换和分布、红细胞形态和功能有重要作用。血浆胶体渗透压的主要生理作用是调节毛细血管内外水分分布,对维持血浆容量具有重要作用。人体的渗透压感受器位于下丘脑视上核及其周围区。血浆渗透压变化可刺激渗透压感受器,引起神经垂体 ADH 释放的变化,从而调节肾远曲小管和集合管对水的重吸收,维持体内渗透压恒定。测定血浆渗透压有利于疾病诊断。当某些疾病影响到细胞内外水分和电解质的交换时,血浆渗透压可发生变化。

【检测原理】目前血浆渗透压测定最常采用冰点下降法。冰点下降法是一种间接测定渗透压摩尔浓度的方法。在理想的稀溶液中,冰点下降符合 $\Delta T_f = K_f \cdot m$,式中,ΔT_f 为冰点下降值,K_f 为冰点下降常数(水为溶剂时 K_f 为 1.86),m 为溶质的总重量摩尔浓度。而渗透压符合 $Po = Ko \cdot m$,式中,Po 为渗透压,Ko 为渗透压常数,m 为溶液的总重量摩尔浓度。由于两式中的浓度等同,可以用冰点下降法测定溶液渗透压摩尔浓度(即产生渗透压的物质总摩尔浓度)。

常用的渗透压摩尔浓度测定仪通常采用冰点下降的原理设计,由制冷系统、用来测定电流或电位差的热敏探头和振荡器(或金属探针)组成。测定时将测定探头浸入供试溶液中心,并降至仪器的冷却槽中。启动制冷系统,当供试溶液温度降至凝固点以下时,仪器采用振荡器(或金属探针)诱导溶液结冰,自动记录冰点下降的温度。仪器显示的测定值可以是冰点下降的温度,也可以是渗透压摩尔浓度(Osmolality,Osm),通过标准曲线或标准管比较而定量。

【参考区间】290~315mOsm/L。

【临床意义】血浆渗透压变化主要由血浆晶体渗透压变化所致,与机体电解质和酸碱平衡调节有关。血浆渗透压升高常见于血浆中电解质浓度增加,原因有:①高钠血症;②血液浓缩,如大量出汗失水等。而血浆渗透压降低常见于:①高钠血症;②血液稀释,如水排出障碍、水中毒等。

血浆中钠离子对血浆渗透压具有举足轻重的作用,根据电中性原则,必然有相应的阴离子存在,所以血浆渗透压也粗略地用式 11-1 计算。

$$\text{血浆渗透压}(mOsm/L) = 2(C_{Na} + C_K) + \frac{C_G}{180} + \frac{C_{BUN}}{28} \qquad \text{式 11-1}$$

式中,C_{Na} 和 C_K 分别为 K^+ 和 Na^+ 浓度,mmol/L;C_G 和 C_{BUN} 分别为血糖和尿素氮含量,mg/L。

血浆渗透压实测值与上述计算值之间的差异称为渗差,正常渗差小于 10mOsm/L。下列情况可导致渗差大于 10mOsm/L:①体内产生异常代谢产物,如乳酸、丙酮酸等;②输注了计算公式中未包括的物质,如甘露醇、抗生素等。

第二节　血气分析与酸碱平衡

血液的重要功能在于不断向身体输送氧气、并把身体产生的二氧化碳和代谢产物运送到肺和排泄系统,最终将代谢废物排出体外,维持体内环境稳定。生命不止,机体不断地产生酸性或碱性物质进入血液。机体所处环境及代谢状态不同,体内酸性物质及碱性物质产生的量相应地不同,会影响到血液酸碱度。血液酸碱度对维持血液正常功能至关重要。为维持体液正常酸碱平衡,保证机体正常生理代谢,机体通过一整套调节酸碱平衡体系,使血液 pH 维持在 7.35~7.45 之间。机体酸碱平衡调节体系通过血液中存在的多种缓冲成分、呼吸系统和排泄系统等联合发挥作用。

血液酸碱度与血液二氧化碳关系密切,临床上常将血气分析和酸碱平衡检验联合进行。血液 pH 测定和血气分析是临床上抢救危重病人的重要生化指标,目前血气分析和酸碱度测定都采用电极法,将氧气敏感电极、二氧化碳敏感电极和对 pH 敏感的玻璃电极与参比电极一起组合形成血气分析系统。常见的血气分析仪通过直接测定 pH、二氧化碳分压和氧分压,并通过这三个参数计算其他血气分析指标。

一、血 pH 测定

体液酸碱度通过测定 pH 来反映。不同来源的体液,其 pH 不同,动脉血 pH 为 7.35~7.45,细胞内液约 6.8~7.0,肾小管壁细胞 pH 约 7.1,骨骼肌细胞在静止和运动时 pH 分别为 6.9 和 6.4 左右。

血液 pH 是临床检验的重要指标,对评价体内酸碱平衡状态非常重要。pH 是指氢离子浓度的负对数,测定 pH 实质是测定样品中的 $[H^+]$。目前,血液 pH 测定主要使用仪器进行,方法原理为电极电位法。

【检测原理】pH 电极头部是对 H^+ 敏感的玻璃膜,当它浸入溶液时,被测溶液的 H^+ 与玻璃电极进行离子交换,导致电极电势变化,电极电势的变化符合 Nernst 方程,可计算出样品中 $[H^+]$,换算成 pH。

【参考区间】动脉血 pH 参考区间为 7.35~7.45。

【临床意义】血液 pH 超出正常参考值范围称为酸碱平衡紊乱。血液 pH 测定是判断体内酸中毒或碱中毒的重要指标。根据 Henderson-Hasselbalch 方程(简称为 H-H 方程),血液 pH 符合

$$pH=pKa+\log\frac{[HCO_3^-]}{[H_2CO_3]}$$

式中,pKa 为碳酸解离常数。由 H-H 方程可知,血液 pH 决定于血液中 HCO_3^- 和 H_2CO_3 浓度,血中 H_2CO_3 浓度很低,且与溶解的 CO_2 成正比,可用二氧化碳分压代替 $[H_2CO_3]$,H-H 方程变化为

$$pH=pKa+\log\frac{[HCO_3^-]}{\alpha \times PCO_2}$$

式中,α 为二氧化碳的溶解常数,PCO_2 为血二氧化碳分压。该方程说明血液 pH 决定于血液中 HCO_3^- 和二氧化碳分压,根据测定的 $[HCO_3^-]$ 和 PCO_2,也可计算血液 pH。

H-H 方程说明,单独讨论血液 pH 的临床意义非常有限,需要与其他血气分析指标和酸碱平衡指标结合方具有更好价值。

【方法学评价】

1. 温度影响血液中二氧化碳溶解常数和 pKa,因而 pH 测定时要求恒定温度。

2. 血液接触空气会导致血中二氧化碳的交换,影响 pH 测定结果,血样采集到测定的整个过程必须注意隔绝空气。

二、血二氧化碳分压测定

血二氧化碳分压（partial pressure of carbon dioxide，PCO_2）指物理溶解在血中的 CO_2 所产生的张力。PCO_2 是衡量肺泡通气情况的重要指标，是酸碱平衡中反映呼吸因素的重要指标。

PCO_2 是临床上判断呼吸功能和酸碱平衡状态的重要参数。① PCO_2 联合 PO_2 可判断呼吸衰竭的类型和程度，如 Ⅰ 型呼吸衰竭时动脉血 $PO_2<8kPa$、$PCO_2<4.67kPa$，Ⅱ 型呼吸衰竭则 $PO_2<8kPa$、$PCO_2>6.67kPa$；② PCO_2 用于判断是否有呼吸性酸碱平衡失调，呼吸性酸中毒时 $PCO_2>6.67kPa$，呼吸性碱中毒则 $PCO_2<4.67kPa$；③ PCO_2 用于判断有无代谢性酸碱平衡失调，代谢性酸中毒 PCO_2 下降，代谢性碱中毒 PCO_2 升高；④ PCO_2 判断肺泡通气状态，当二氧化碳产生量（VCO_2）不变，PCO_2 升高提示肺泡通气不足，PCO_2 下降则提示肺泡通气过度。

【检测原理】血二氧化碳分压测定采用电极法。二氧化碳分压测定电极为一种特殊的玻璃电极，基本结构为对 pH 敏感的玻璃膜外包围着一层碳酸氢钠溶液，溶液外侧再包一层选择性气体可透膜。气体可透膜只能让 CO_2 自由穿透，而 H^+、HCO_3^- 等带电离子不能穿透。当血样与电极接触，血中 CO_2 渗透进入膜内，扩散到碳酸氢钠溶液，使其 pH 发生改变被玻璃电极检测到，pH 的改变程度反映 CO_2 含量。由于气体可透膜仅能允许 CO_2 透过，因此测定的是血中物理溶解形式的 CO_2，即 PCO_2。

【参考区间】动脉血 4.67~6.0kPa，静脉血 5.30~7.30kPa。

【临床意义】

1. PCO_2 增高提示存在肺泡通气不足，表明体内 CO_2 潴留。临床上 PCO_2 增高常见于

（1）原发性 PCO_2 增高，见于各种原因导致的呼吸功能降低如：①颅内占位病变等引起呼吸中枢抑制；②各种原因引起的气管阻塞、呼吸肌麻痹、慢性阻塞性肺气肿、支气管扩张、气胸、大量胸腔积液、胸廓畸形及 ARDS、肺水肿等。

（2）继发性 PCO_2 增高，见于代谢性碱中毒。

2. PCO_2 降低提示肺泡通气过度，表明体内 CO_2 排出过多。临床上 PCO_2 降低常见于

（1）原发性 PCO_2 降低，常见于各种原因导致的通气过度，如高热、分离转换性障碍、水杨酸中毒、革兰阴性杆菌败血症、中枢神经疾病、使用人工辅助呼吸不恰当导致通气过度。

（2）继发性 PCO_2 降低，常见于代谢性酸中毒。

三、血氧分压测定

氧从肺泡进入血液后，少部分物理溶解在血中，绝大部分进入红细胞中与 Hb 结合形成 HbO_2。血浆中物理溶解的氧气所产生的张力称为血氧分压（partial pressure of oxygen，PO_2）。虽然与 Hb 结合是氧在血中运送的主要形式，但 PO_2 影响 Hb 和 O_2 的结合。Hb 和 O_2 的结合是一种可逆结合，当血液中 PO_2 升高时，Hb 和 O_2 结合形成 HbO_2，PO_2 降低时，HbO_2 离解形成 Hb，释放 O_2。

血液氧分压测定常采用动脉血进行，即动脉血氧分压（PaO_2）。PaO_2 测定通常采用电极法。

【检测原理】PO_2 电极属于氧化还原电极，称为 Clark 氧电极，对氧的测定基于电解氧的原理。Clark 氧电极以铂金丝（Pt）为阴极、Ag/AgCl 参比电极为阳极而组成，两极之间以磷酸

盐缓冲液沟通,电极由聚丙烯膜包裹。聚丙烯膜不能透过离子,只允许 O_2 透过。在两电极间施以恒定电压,使透过的 O_2 在 Pt 阴极被还原,导致阳极与阴极产生电流,电流强度与血中 PO_2 成正比。

【参考区间】PaO_2 正常参考区间为 10.6~13.3kPa。

【临床意义】PaO_2 是判断缺氧程度和呼吸功能的敏感指标。呼吸衰竭时,PaO_2 常低于 7.31kPa,当 PaO_2 低于 4kPa 可危及生命。

1. PaO_2 降低常见于下列原因引起的肺通气和换气功能障碍

(1)通气血流比例失调,如灌注弥散障碍、肺动脉狭窄、肺动脉压改变、肺静脉瘘或肺内分流增多等。

(2)肺泡氧分压降低所致,如高原生活(吸入气氧分压减低)、气道阻塞、中枢性或周围性呼吸肌麻痹、胸廓畸形、胸膜肥厚粘连引起的通气换气障碍等。

(3)血红蛋白带氧能力降低,如贫血、血红蛋白病及异常血红蛋白增多等。

(4)循环障碍或心脏血管畸形。

2. PaO_2 升高的主要原因有

(1)换气过度,如换气过度综合征、辅助呼吸过度等。

(2)吸入氧浓度增高,如高压氧环境、纯氧吸入等。

四、血氧饱和度测定

血氧饱和度(oxygen saturation,$SatO_2$)指血液在一定 PaO_2 下,血液中氧含量所占氧容量的百分率。

$$SatO_2 = \frac{氧含量}{氧容量} \times 100\%$$

其中血液氧含量(blood oxygen content)是指在特定条件下,单位体积血中实际所含有的氧气量,包括物理溶解的氧气和与血红蛋白结合的氧气。氧容量(oxygen capacity)则指特定条件下,单位体积血液所能容纳氧气的最大量,包括物理溶解的氧量加上所有血红蛋白被氧所饱和时血红蛋白结合的氧气量。由于通常物理溶解在血液中的氧量极少,可忽略不计。因此血氧含量,血氧容量均可用 Hb 氧含量和 Hb 氧容量所代替。上述公式可简化成

$$SatO_2 = \frac{HbO_2}{HbO_2 + Hb} \times 100\%$$

血红蛋白与氧的结合处于动态平衡,受血液 pH、PO_2 影响,PO_2 越高,则 $SatO_2$ 越高。常用血红蛋白氧解离曲线(简称氧解离曲线)表示氧分压与 Hb 氧饱和度关系,氧解离曲线呈"S"型,可分为上、中、下三段(图 11-1)。

氧解离曲线上段,曲线较平坦,相当于 PO_2 由 13.3kPa,变化到 8.0kPa 时,说明在这段期间 PO_2 变化对 Hb 氧饱和度影响不大,只要 PO_2 不低于 8.0kPa,Hb 氧饱和度仍能保持在 90% 以上,血液仍有较高载氧能力,不致发生明显的低氧血症。氧解离曲线中段较陡,是 HbO_2 释放 O_2 的部分。表示 PO_2 在 8.0~5.3kPa 范围内稍有下降,Hb 氧饱和度下降较大,进而释放大量 O_2,满足机体对 O_2 的需要。氧解离曲线下段,相当于 PO_2 为 5.3~2.0kPa,曲线最陡,表示 PO_2 稍有下降,Hb 氧饱和度就可以大大下降,使 O_2 大量释放出来,以满足组织活动增强时的需要。

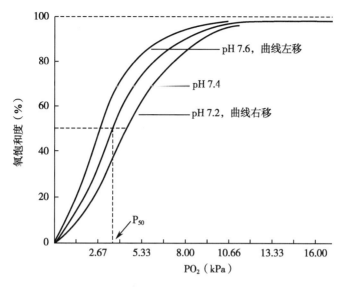

图 11-1　血红蛋白氧解离曲线

氧解离曲线代表了 O_2 的贮备,PO_2 分压较高(曲线上段)时,血液能携带足够 O_2,PO_2 较低(曲线中、下段)时,随着 PO_2 降低,血液能释出足够 O_2 供组织利用。

在氧解离曲线中,当氧饱和度为 50% 时所对应的氧分压称为 P_{50},能更好地反映 Hb 与 O_2 的亲和力。当温度升高、pH 下降或 2,3- 二磷酸甘油酯升高时,氧解离曲线向左移,P_{50} 减小,氧更易与 Hb 解离,反之当温度下降、pH 升高或 2,3- 二磷酸甘油酯下降时,氧解离曲线向右移,P_{50} 增大,氧与 Hb 结合更牢固,不易解离。

【检测原理】血氧饱和度不是直接测量参数,而是通过 Hb、HbO_2 等测量参数换算而得。近年来,一种基于光化学法测定血氧饱和度的测试仪因具有无创的优势、简便快速,逐渐流行。其原理是基于动脉血对光的吸收量随脉搏而变化,氧合血红蛋白和去氧血红蛋白对不同波长的入射光吸收率不同,皮肤、肌肉、骨骼、静脉血和其他组织的光吸收不随波长变化,通过测定 660nm 和 940nm 波长的光吸收值,计算出氧合血红蛋白和去氧血红蛋白的量,即可计算出 $SatO_2$。

【参考区间】95%~98%。

【临床意义】动脉血 $SatO_2$ 与 PO_2 意义相同,用于反映体内有无缺氧。

1. $SatO_2$ 降低常见于

(1)肺通气不足而导致的氧供应不足,此种情况下还可见 PaO_2 和 SaO_2 均降低。

(2)血液携氧能力下降,如一氧化碳中毒、高铁血红蛋白血症时,血红蛋白结合 O_2 能力降低,此时 PaO_2 正常,而 SaO_2 下降。

2. 临床上 $SatO_2$ 升高主要见于高压氧治疗而致的氧中毒。

五、肺泡 - 动脉氧分压差测定

肺泡 - 动脉氧分压差($A-aDO_2$)是指肺泡气氧分压与动脉血氧分压之间的差值。$A-aDO_2$ 是判断肺换气功能的一个指标。在心肺复苏中,又是反映预后的一项重要指标。$A-aDO_2$ 不是直接测定的指标,而是依据测得的 PaO_2、$PaCO_2$ 及 PIO_2(吸入氧分压)等数据通过式 11-2 计算得到。

$$A-aDO_2=PAO_2-PaO_2=(PIO_2-PCO_2\times\frac{1}{R})-PaO_2 \qquad 式\ 11-2$$

$$PIO_2=FIO_2\times(PB-6.266)$$

式中，PAO_2 指肺泡氧分压；PaO_2 为动脉血氧分压；PIO_2 为吸入气氧分压，kPa；FIO_2 为吸入氧浓度；PB 为大气压，kPa；6.266 为 37℃时水蒸气压，kPa；R 为呼吸商，取值为 0.8。

【参考区间】人体 $A-aDO_2$ 随年龄增长而上升，儿童 $A-aDO_2$ 参考值为 0.66kPa；成人 $A-aDO_2$ 参考值为 1.06kPa；老年人 $A-aDO_2$ 参考值 3.2kPa。

【临床意义】$A-aDO_2$ 是判断肺换气功能的一个依据。$A-aDO_2$ 显著增大表示肺功能严重减退，见于肺淤血和肺水肿等。联合 $A-aDO_2$ 与 PaO_2 测定结果，有助于鉴别疾病状态

（1）$A-aDO_2$ 显著增大，同时 PaO_2 明显降低，吸纯氧后 PaO_2 低于 79.8kPa，一般由肺内短路所致，如肺不张和成人呼吸窘迫综合征。

（2）$A-aDO_2$ 中度增加，一般吸入纯氧可获得纠正，如慢性阻塞性肺疾病。

（3）若 $A-aDO_2$ 正常，PaO_2 降低，提示基础病因多半不在肺，很可能为中枢神经系统或神经肌肉病变引起肺泡通气不足。

（4）PaO_2 降低，而 $PaCO_2$ 与 $A-aDO_2$ 正常时，原因可能是吸入的空气中氧浓度低，应当考虑高原性低氧血症。

六、实际碳酸氢盐及标准碳酸氢盐测定

实际碳酸氢盐（actual bicarbonate，AB）指血浆中 HCO_3^- 的实际浓度，是代谢性酸碱中毒的重要指标，但也受呼吸因素影响而继发改变。AB 有时候也用"[HCO_3^-]"表示。

标准碳酸氢盐（standard bicarbonate，SB）是指在 37℃时，用 $PaCO_2$ 为 5.332kPa 及 PO_2 为 13.33kPa 的混合气体平衡后测得的血浆 HCO_3^- 含量。由于排除了呼吸因素影响，此参数是反映代谢性酸碱中毒的重要指标。

【检测原理】AB 和 SB 测定方法相同，主要通过计算得到。也可以采用 CO_2 结合力量气法或盐酸滴定法测定 HCO_3^- 含量，但方法精确性较差。目前多根据测得的血 pH 和 $PaCO_2$，按式 11-3 计算 AB，按式 11-4 计算 SB。

$$[AB]=\alpha\times PaCO_2\times antilg(pH-pKa) \qquad 式\ 11-3$$

$$[SB]=\alpha\times40\times antilg(pH-pKa) \qquad 式\ 11-4$$

式中，α 为 CO_2 的溶解常数，在 37℃时为 0.03；pKa 为碳酸的一级解离常数，在 37℃时为 6.1。

【参考区间】AB 或 SB 的参考值为：22~27mmol/L。

【临床意义】正常情况 AB 与 SB 基本相等，相差值在 1mmol/L 范围内，表示呼吸功能正常。若二者差异超出 1mmol/L，表示肺呼吸功能异常，或经过肺代偿的酸碱平衡紊乱，AB>SB 为呼吸性酸中毒，AR<SB 为呼吸性碱中毒。

七、缓冲碱测定

缓冲碱（buffer base，BB）指血中具有缓冲作用的阴离子总和，包括 HCO_3^-、Hb、血浆蛋白（Pr^-）及少量有机酸根和无机磷酸根。BB 代表血液中所有成分的碱储备。BB 受血浆蛋白、Hb 以及呼吸和电解质等多种因素影响，一般认为它不能确切反映代谢性酸碱平衡状态。如果在标准状态（一个大气压，PCO_2 为 5.33kPa，pH7.40，Hb 完全氧合）下，测定 BB 称为正常

缓冲碱(normal buffer base, NBB)。BB 可分成全血缓冲碱(buffer base of blood, BBb)和血浆缓冲碱(buffer base of plasma, BBp)。BBb 包括 HCO_3^-、Hb 和 Pr^-；BBp 主要为血浆中 HCO_3^- 和血浆 Pr^-。

【检测原理】缓冲碱不是直接测量参数,是通过测定样品中阴离子后计算而得,BBb= HCO_3^-+Hb+Pr^-；BBp=HCO_3^-+Pr^-。

【参考区间】全血缓冲碱(BBb)为 45~54mmol/L；血浆缓冲碱(BBp)为 41~43mmol/L。

【临床意义】BBp 增加,常见于代谢性碱中毒；BBp 下降则见于代谢性酸中毒。

八、碱剩余测定

碱剩余(base excess, BE)是指在 37℃、$PaCO_2$ 为 5.33kPa 时,将 1L 全血 pH 调整到 7.40 所需的强酸或强碱的量,以毫摩尔数表示。当血液 pH 大于 7.40 时,需加入强酸调整,此时的 BE 规定为正值；反之,血液 pH 小于 7.40 时,需加入强碱调整,BE 规定的负值。BE 是代谢性酸碱中毒的客观指标。

【参考区间】–3~+3mmol/L。

【临床意义】BE 是酸碱平衡与失调分析中反映代谢性因素的重要指标。若 BE>+3mmol/L,表示碱过多,提示代谢性碱中毒；若 BE<–3mmol/L,表示碱不足,提示代谢性酸中毒。当存在呼吸疾病时,也可由于肾脏的代偿作用而出现 BE 的增减。

九、阴离子间隙测定

阴离子间隙(anion gap, AG)指未测定阴离子与未测定阳离子之差。常规检测测定的阴离子为 Cl^- 和 HCO_3^-,阳离子为 Na^+。未测定阴离子(unmeasured anion, UA)指常规检测测定的阴离子以外的阴离子,包括无机酸(磷酸、硫酸等)离子、有机酸(乳酸、乙酰乙酸等)离子；未测定阳离子(unmeasured cation, UC)指除 Na^+ 外其他阳离子,包括 Ca^{2+}、Mg^{2+} 等,在计算 AG 时,通常不考虑 K^+。AG 实质上是指血清中未被测定的阴离子,指除 Cl^- 和 HCO_3^- 外,平衡 Na^+ 所需的阴离子总量。正常情况下,机体内 K^+、Ca^{2+}、Mg^{2+} 等 UC 浓度较低且相对稳定,所以 AG 主要反映 UA 变化。

【检测原理】根据电荷平衡原则,血液中阴阳离子总量应相等,即 Na^++UC=Cl^-+HCO_3^-+UA,因而 AG 值可通过式 11-5 计算。

$$AG(mmol/L)=UA-UC=Na^+-(Cl^-+HCO_3^-)$$ 式 11-5

【参考区间】8~16mmol/L,平均值 12mmol/L。

【方法学评价】从计算公式中可以看出,血钠浓度可影响 AG 值,因此临床评价 AG 时必须考虑钠离子浓度,排除导致钠离子变化的非病理因素,如导致血钠升高因素——高钠盐水治疗、脱水治疗,使用大量含有钠盐的抗生素或大量输血带入大量枸橼酸钠等。

【临床意义】AG 是评价酸碱紊乱的重要指标之一,能用于鉴别不同类型的代谢性酸中毒,对混合性酸碱失衡诊断也有重要价值。

1. AG 升高表明固定酸增加,常见于肾衰竭、酮症酸中毒和乳酸中毒等,是代谢性酸中毒的表现。此时可测定的 HCO_3^- 被未测定阴离子代替,而 Cl^- 大多数情况下正常,即为高 AG 型代谢性酸中毒。

2. 肠瘘、胆瘘、肾小管病变等因 HCO_3^- 丢失而引起的代谢性酸中毒,HCO_3^- 减少由 Cl^- 增加代偿,AG 值变化不大,这种现象称为高氯型代谢性酸中毒。

十、二氧化碳总量测定

血浆二氧化碳总量(total carbon dioxide,TCO_2)指血浆中各种形式 CO_2 的总和,包括 HCO_3^- 和物理溶解状态的 CO_2。TCO_2 测定可用血气酸碱分析仪间接求得,简便可靠。血中 CO_2 大部分(95%)以 HCO_3^- 的形式存在,少量(5%)是物理溶解的 CO_2,极少量以碳酸、蛋白质氨基甲酸酯及 CO_3^{2-} 的形式存在。TCO_2 受呼吸因素和代谢因素共同影响,但主要反映代谢因素。现代血气分析仪通过测定 PCO_2 和实际碳酸氢盐(AB),按式 11-6 计算 TCO_2。

$$TCO_2 = AB + 0.03PCO_2 \qquad \text{式 11-6}$$

TCO_2 测定的传统方法是根据 Vansiyke 设计的量积法和量压法,必要时亦可采用,其他测定方法还有光度法,Conway 微量扩散法及酶法。Vansiyke 量积法或量压法的原理是将血样通入反应室,加入乳酸,在真空状态下振荡,使血样中 HCO_3^- 被乳酸中和释放出 CO_2,且物理溶解状态的 CO_2 也释放,通过收集释放出的 CO_2,测定其体积或产生的压力,从而反映 CO_2 总量。

【参考区间】24~29mmol/L。

【临床意义】TCO_2 增高,提示 CO_2 潴留,HCO_3^- 增多;TCO_2 降低,说明 CO_2 减少,HCO_3^- 减少。

1. TCO_2 增高常见于

(1)代谢性碱中毒,如呕吐、肾上腺功能亢进、缺钾或过度使用碱性药物等。

(2)呼吸性酸中毒,如肺纤维化、肺气肿、呼吸麻痹、支气管扩张、气胸、呼吸道阻塞等。

2. TCO_2 降低常见于

(1)代谢性酸中毒,如糖尿病酮症酸中毒、尿毒症、休克、严重腹泻、脱水等。

(2)呼吸性碱中毒,如呼吸性中枢兴奋、呼吸加快等。

十一、血气分析的方法评价

(一)血液标本的采集和保存

血液标本收集对血气分析至关重要,标本采集或标本处理不当引起的误差甚至远大于仪器分析产生的误差,应予重视。

1. 采样前,对受试对象做好解释,减轻其紧张感,使其在穿刺时处于安静舒适状况,必要时可在穿刺部位实施局部麻醉。即使短暂的屏气或急促呼吸也会造成测定结果异常,所以尽可能使受试对象呼吸稳定。对正在采用吸氧治疗的病人,采血时需注明氧气流量,以备计算出病人每分钟吸入的氧含量;对体外循环的病人,应在血液得到混匀后再行采血。

2. 血气分析主要采用动脉血或动脉化毛细血管血,较少使用静脉血。

(1)动脉血采集常通过桡动脉、肱动脉、股动脉以及足背动脉进行采血。注意拔针后将注射器外推使血液充满针尖空隙,排出针尖第一滴血,以防气泡滞留在血液中,切勿回吸。

(2)采集动脉化毛细血管血时,采血部位用 45℃左右的热水热敷,利于循环加速,局部毛细血管扩张,此时毛细血管血液中 PO_2 或 PCO_2 值与毛细血管动脉端血液相近,该过程称为毛细血管动脉化。动脉化毛细血管采血部位可选取指尖、耳垂、婴儿足跟、踇趾或头皮等,刺破皮肤后弃去第一滴血,迅速用肝素化的毛细玻璃管收集血液直至充满。

3. 血气分析标本为全血或血浆,采血时需要使用抗凝剂。血气分析血样的抗凝常用肝素类抗凝剂(肝素钠或肝素锂)。

（1）动脉血管采血使用密封良好、无死腔的玻璃注射器进行,采血前采用 5mg/ml 肝素湿润。

（2）动脉化毛细血管采血采用经肝素处理的玻璃毛细管进行。处理方法为 1mg/ml 肝素溶液充满毛细管后,置 60~70℃烘干。

4. 血气分析标本采集后,接触空气会造成测定结果偏差。为保障测定结果反映机体真实情况,血样采集后需要密封、隔绝空气。

（1）采集动脉血时,注射器抽血后排出第一滴血,立即用橡皮帽或橡皮泥封住针头以隔绝空气,然后将注射器放在手掌中双手来回搓动,使血液与肝素混合。

（2）动脉化毛细血管血采集后,管内放置一根钢针,两端用橡皮泥封口,然后用小磁铁在管外移动以带动钢针,使血液与肝素充分混合。

5. 全血标本采集后,血中细胞尤其是白细胞及网织红细胞能继续代谢,不断消耗 O_2 产生 CO_2,所以血液标本采集后不宜存放,应尽可能在短时间内测定。倘若血标本采集后不能在 30 分钟内检测,应将标本放入冰水中保存,放置时间不可超过 2 小时。

（二）样品测定

目前,血气分析几乎都采用血气分析仪进行。血气分析厂商和型号都很多,不同仪器的结构、性能和操作大同小异,按操作说明书进行操作。

1. 仪器标定　绝大多数血气分析仪都采用电极法直接测定 pH、PaO_2 和 $PaCO_2$,再通过这些参数计算其他如 $SatO_2$ 等参数。所有用电极法进行分析的仪器,使用前均需对电极进行标定。一般先用两种 pH 标准缓冲液对 pH 电极定标,再用混合后的两种不同含量的气体对 PaO_2 和 $PaCO_2$ 电极定标。现代血气分析仪的标定一般由仪器自动完成,但标定用的液体或气体浓度必须准确,定标数据必须稳定,才能保证测定结果可靠。

2. 仪器的保养与维护　血气分析仪的电极系统是仪器的重要部件,需定期保养,以保证测定结果真实准确。

（1）pH 电极的玻璃膜可因血样中蛋白质黏附而影响测定结果的准确性,使用中发现电极反应迟钝时,可用胃蛋白酶盐酸溶液浸泡半小时后用 pH 标准缓冲液冲洗;若处理后仍无改善,可检查参比电极是否被血液污染,必要时更换电极。

（2）PO_2 和 PCO_2 电极的透气膜性能对测定结果影响很大,出现渗漏可造成电极内电解质组成改变,使测定结果出现误差,使用中应注意检查,出现膜损坏时应及时更换电极。

第三节　酸碱平衡紊乱的分析

根据 H-H 方程,血液 pH 由其中 HCO_3^- 和 H_2CO_3 浓度之比决定,正常血中该比值为 20∶1,血液 pH 维持在 7.4 左右。若血浆中 $[HCO_3^-]∶[H_2CO_3]$ 大于 20∶1,血浆 pH 则升高或高于正常值上限 7.45,称为碱中毒（alkalosis）;若血浆中 $[HCO_3^-]∶[H_2CO_3]$ 小于 20∶1,血浆 pH 则下降或低于正常值下限 7.35,称为酸中毒（acidosis）。

体内 HCO_3^- 的改变主要由机体代谢情况变化而引起,所以人们将由 HCO_3^- 升高或降低而导致的酸碱平衡紊乱称为代谢性碱中毒或酸中毒;H_2CO_3 的变化主要因呼吸功能变化而引起,H_2CO_3 升高或降低而导致的酸碱平衡紊乱称为呼吸性酸中毒或碱中毒。

发生酸碱平衡紊乱后,机体通过血液缓冲体系、肺呼吸及肾脏排泄的调节作用,恢复 $[HCO_3^-]/[H_2CO_3]$ 至正常水平,该过程称为代偿。经过代偿后若血液 pH 维持在正常参考值区间,这种情况称为代偿性酸中毒或代偿性碱中毒;倘若情况严重,经代偿后 pH 仍不能回归到正常参考值区间,这种情况称为失代偿性酸中毒或失代偿性碱中毒。

一、单纯性酸碱平衡紊乱

单纯性酸碱平衡紊乱指单一类型的酸碱平衡紊乱,分为 4 种类型,即代谢性酸中毒、代谢性碱中毒、呼吸性酸中毒和呼吸性碱中毒。它们的共同特征是 pH 值与酸或碱中毒一致,HCO_3^- 和 PCO_2 呈同向变化,原发改变明显。

1. 代谢性酸中毒(metabolic acidosis)　由于原发性 HCO_3^- 下降引起,血液 pH 低于正常或有下降趋势。代谢性酸中毒形成的原因主要有:①固定酸摄入或产生增加,病因有糖尿病酮症酸中毒、乳酸酸中毒等;②酸性产物排出下降,如肾衰竭、醛固酮缺乏等;③ HCO_3^- 丢失过多,如十二指肠液大量丢失、远端肾小管 H^+ 梯度建立障碍或近端肾小管对 HCO_3^- 重吸收障碍导致的酸中毒。

代谢性酸中毒实验室检验结果为血液 pH 下降(机体代偿也可不下降)、血浆 HCO_3^- 原发性下降、PCO_2 呈代偿性下降。在固定酸增多者可见 AG 和 K^+ 增高,而 HCO_3^- 丢失过多者则有 AG 正常 K^+ 下降而 Cl^- 增高。

2. 代谢性碱中毒(metabolic alkalosis)　是由于原发性 HCO_3^- 升高引起的,血液 pH 高于正常或有升高趋势。其产生原因有:①酸性物质大量丢失,例如呕吐、胃肠减压等原因造成消化液丢失;②碱性物质摄入过多,如某些疾病的治疗使用大量碱性药物;③ HCO_3^- 重吸收增加,如 Cl^- 大量丢失导致肾小管对 HCO_3^- 重吸收增加以及低钾血症患者由于排 H^+ 保 Na^+ 导致肾小管对 HCO_3^- 重吸收增加,还有一些原发性皮质激素增多症引起排 H^+ 保 Na^+ 导致 HCO_3^- 重吸收增加。

代谢性碱中毒实验室检验结果为血液 pH 升高(机体代偿也可不升高)、血浆 HCO_3^- 原发性升高、PCO_2 呈代偿性上升。

3. 呼吸性酸中毒(respiratory acidosis)　是由于原发性 PCO_2 升高引起的,血液 pH 低于正常或有下降趋势。产生原因有:①呼吸中枢抑制,如药物使用或感染等引起的中枢神经系统抑制;②肺和胸廓疾病,见于气胸、肿瘤压迫、慢阻肺、肺纤维化等。

呼吸性酸中毒实验室检验结果为血液 pH 下降(机体代偿也可不下降)、血浆 PCO_2 原发性升高、HCO_3^- 呈代偿性升高。

4. 呼吸性碱中毒(respiratory alkalosis)　是由于原发性 PCO_2 降低引起的,血液 pH 高于正常或有上升趋势。产生原因有:①非肺部原因导致的呼吸中枢刺激,如肝脏疾病导致的代谢性脑病、某些 CNS 感染、甲状腺功能亢进、水杨酸中毒、精神紧张等;②肺功能紊乱,见于肺炎、哮喘、肺栓塞等;③辅助呼吸设备使用而导致的通气过度。

呼吸性碱中毒实验室检验结果为血液 pH 升高(机体代偿也可不升高)、血浆 PCO_2 原发性下降、HCO_3^- 呈代偿性降低。

二、混合型酸碱平衡紊乱

混合型酸碱平衡紊乱指两种或以上单纯性酸碱平衡紊乱同时存在的现象。

若两种类型的酸中毒或两种类型的碱中毒同时存在,称为相加型二重酸碱平衡紊乱,如代谢性酸中毒合并呼吸性酸中毒、代谢性碱中毒合并呼吸性碱中毒。相加型二重酸碱平衡紊乱可导致血 pH 明显降低,PCO_2 和 HCO_3^- 变化较为复杂,严重者出现 PCO_2 和 HCO_3^- 反向变化。代谢性酸中毒合并呼吸性酸中毒主要见于严重肺心病、严重肺水肿、窒息、甲醇中毒等病人；代谢性碱中毒合并呼吸性碱中毒则见于临终前病人、严重肝病伴呕吐或利尿失钾病人、败血症患者等。

若某种酸中毒和一种碱中毒同时存在，称为相抵型二重酸碱平衡紊乱，包括代谢性酸毒伴呼吸性碱中毒、代谢性酸中毒伴代谢性碱中毒、呼吸性酸中毒伴代谢性碱中毒。相抵型二重酸碱平衡紊乱由于酸中毒和碱中毒相抵，血 pH 变化不明显，但可出现其他酸碱指标变化，而且临床检测已经是机体代偿后的结果，代偿前的变化情况很难观察到。

当三种类型的单纯性酸碱平衡紊乱同时出现，称为三重酸碱平衡紊乱。这种类型较为少见，但更加复杂。如酒精中毒病人因呕吐所致代谢性碱中毒、因酒精代谢产生的乳酸与酮症酸中毒和肝病所致的呼吸性碱中毒同时存在；肺功能不全病人也可因 CO_2 潴留、缺氧以及利尿剂使用而失 K^+，从而有呼吸性酸中毒、代谢性碱中毒和代谢性酸中毒同时存在。

（王国庆）

本 章 小 结

血气、血液电解质、酸碱平衡对维持机体生理代谢功能极其重要，临床上通过电解质测定、血气分析了解血液酸碱平衡状态，对疾病诊治提供参考。

血液中电解质种类众多，本章重点介绍了对于维持血液渗透压、酸碱平衡有重要意义的钠、钾、氯、钙等。机体酸碱平衡受呼吸功能、肾脏排泄功能以及血液电解质综合影响，不同疾病可能导致不同类型的酸碱平衡紊乱。鉴别酸碱平衡紊乱类型对于疾病鉴别诊断有帮助。

血气指标、血酸碱平衡指标以及部分血电解质指标相互影响，在判断检验结果时，需要互相结合、综合考量。

第十二章　内分泌疾病的检验

内分泌系统是由各内分泌腺及散布全身的内分泌细胞共同构成的信息传递系统,通过释放具有可传递信息的高效能生物活性物质——激素来调节靶细胞(或者靶组织、靶器官)的活动。在维持机体内环境稳定、调节新陈代谢、促进组织细胞分化成熟、正常生长发育和功能活动以及调控生殖器官的生长、发育和生殖活动等方面发挥重要作用。

内分泌腺主要包括腺垂体、甲状腺、甲状旁腺、胰岛、肾上腺、性腺以及松果腺和胸腺等。散在的内分泌细胞则广泛分布于体内许多组织器官中(例如,摄取胺前体脱羧细胞,amine precursor uptake and decarboxylation cell,APUD 细胞)。在脑组织中,尤其是下丘脑中存在兼有内分泌功能的神经元。

内分泌系统功能的实现依赖激素。依化学性质不同,激素分为四大类:①胺类,主要为酪氨酸衍生物,包括甲状腺激素、儿茶酚胺类激素和褪黑素等;②多肽类激素,主要包括下丘脑激素、降钙素、胰岛素以及胃肠激素等;③蛋白质类,主要有生长激素、催乳素、促甲状腺素、甲状旁腺激素等;④脂类激素,包括类固醇激素、固醇激素和脂肪酸衍生物。激素通过内分泌方式、旁分泌方式、自分泌方式和(或)神经分泌方式传递信息,发挥相应的生物学功能,其作用具有特异性、高效性、协同性和拮抗性。

内分泌系统疾病可分为激素缺乏性疾病和激素过多综合征。激素缺乏性疾病常见原因表现为:内分泌腺体功能减退,包括原发性内分泌腺功能减退、继发性内分泌腺功能减退,先天性内分泌腺体的功能低下;继发于腺体外因素所致的激素缺乏;激素的反应低下等。激素过多综合征可见于内分泌腺体功能过高、异位性产生激素的肿瘤、医源性、靶组织敏感性高、自身免疫性疾病以及继发于全身性疾病的激素高分泌状态所引起。

内分泌疾病的实验室诊断主要包括:①测定激素浓度,多用免疫标记技术,包括放射免疫法(RIA)、化学发光免疫法(CLIA)、电化学发光法(ECLIA)、时间分辨荧光免疫法(TRFIA)、酶联免疫法(ELISA)等。②动态观察激素水平,测定激素分泌的正常节律,如促肾上腺皮质激素、皮质醇的昼夜波动,促黄体素和促卵泡素的节律等。③激素调节功能检查,包括兴奋试验(检查对促激素的反应)和抑制试验(检查反馈抑制功能),在鉴别生理性变化和病理性改变,明确病理变化的性质方面有较大意义。注意不同的方法学所测定的数值有时有所不同,应具体分析。本章在简要介绍下丘脑、垂体、甲状腺、肾上腺以及性腺内分泌的基础上,重点阐述临床常用激素的检测及其临床意义。

第一节　下丘脑-垂体内分泌功能检测指标

一、下丘脑-下丘脑促垂体区的内分泌

下丘脑神经元具有内分泌功能,可以分泌肽类激素或神经肽,故统称为肽能神经元。垂

体的微静脉及其两端的毛细血管网共同构成的垂体门脉系统,是下丘脑与腺垂体功能联系的结构基础,又称下丘脑促垂体区。分泌两种性质的调节激素,即释放激素和释放抑制激素。所分泌的肽类激素的主要作用是调节腺垂体活动,因此又称为下丘脑调节肽。目前已知的调节激素有 9 种,其名称及主要功能见表 12-1。

表 12-1 下丘脑 - 下丘脑促垂体区分泌的激素一览表

激素名称	英文缩写	主要功能
生长激素释放激素	GHRH	促进腺垂体分泌 GH,GHRH 呈脉冲式释放
生长抑素	GHRIH/SS	抑制腺垂体生长素的基础分泌;抑制其他刺激腺垂体分泌 GH 的因素所引起的反应;可抑制 TSH、LH、FSH、PRL 及 ACTH 等的分泌
促甲状腺激素释放激素	TRH	作用于腺垂体,促进促甲状腺激素(TSH)释放,TRH 也促进催乳素的释放
促肾上腺皮质激素释放激素	CRH	促进腺垂体合成和释放 ACTH 及 β- 内啡肽
促性腺激素释放激素	GnRH	促进腺垂体合成和分泌促性腺激素
催乳素释放因子	PRF	促进腺垂体催乳素的分泌
催乳素释放抑制激素	PIH	抑制腺垂体催乳素的分泌
促黑素释放因子	MRF	促进腺垂体 MSH 的释放
促黑素细胞激素释放抑制因子	MIF	抑制腺垂体 MSH 的释放

二、垂体分泌的激素

垂体位于颅底蝶鞍,由茎状垂体柄与下丘脑相连,可分为腺垂体和神经垂体,垂体分泌的激素相应分为腺垂体激素和神经垂体激素,其名称及主要功能见表 12-2。

表 12-2 垂体分泌的激素及主要功能

激素名称	英文缩写	主要功能
腺垂体激素		
生长激素	GH	刺激肝及骨骼肌、肾、心、肺等器官靶组织产生生长介质
催乳素	PRL	促进乳腺的发育及泌乳
促黑激素	MSH	刺激黑色素细胞,生成黑色素
促甲状腺激素	TSH	促进甲状腺激素合成及释放
促肾上腺皮质激素	ACTH	促进肾上腺皮质激素合成和释放
卵泡刺激素	FSH	促进卵泡或精子生成
黄体生成素	LH	促进排卵和黄体生成、刺激孕激素、雄激素分泌

激素名称	英文缩写	主要功能
神经垂体激素		
血管升压素	VP	失血时升高和维持血压;生理情况下表现为抗利尿
缩宫素	OT	促进子宫收缩,乳腺泌乳

三、内分泌疾病相关垂体激素的检测

(一)生长激素及相关指标检测

1. 生长激素概述　　生长激素(growth hormone,GH)是由腺垂体嗜酸细胞分泌的含 191 个氨基酸残基、分子量约为 21.5kD 的单链多肽激素。其化学结构与 PRL 及人胎盘绒毛分泌的泌乳素有一定的同源性。血液中有数种分子量不同,但均有 GH 活性的异构体存在,绝大部分 GH 与生长激素结合蛋白结合后输送到各靶组织发挥作用。其半衰期仅 20~30 分钟,血液中 GH 迅速被体内广泛存在的肽酶水解。

GH 的分泌主要受下丘脑释放的 GHRH 和 GHIH 调控。GH 的分泌呈脉冲式,并存在明显的昼夜节律,主要在夜间熟睡 1 小时后开始有数次较大的脉冲式分泌,白天仅在餐后 3 小时左右各有一次较小的脉冲式释放。

生长发育期 GH 分泌不足或功能障碍可导致生长激素缺乏症(GH deficiency,GHD),又称垂体性侏儒(pituitary dwarfish);生长激素分泌过多可导致巨人症及肢端肥大症。

2. 血浆 GH 测定

【检测原理】利用化学发光免疫夹心法。用针对 GH 的一株单克隆抗体标记 N-(4- 氨丁基)-N- 乙基异鲁米诺【N-(4-Aminobutyl)-N-ethylisoluminol,ABEI】,另一株单克隆抗体标记异硫氰酸荧光素(fluorescein isothiocyanate,FITC)。将标本、ABEI 标记的单克隆抗体,FITC 标记的单克隆抗体及包被羊抗 FITC 抗体的磁性微粒混匀,形成双抗体夹心免疫复合物。外加磁场沉淀 FITC 标记的复合物,清洗沉淀复合物,加入发光底物,检测相对光强度(RLU)。GH 浓度与 RLU 成正比。

【参考区间】成人:0.06~5.0μg/L。

【方法学评价】

(1)GH 分泌有昼夜规律性,夜间达高峰,因此测定要定时采集标本。血清应在样本采集后 3 小时分离,12 小时内检测,不能检测的标本须放置 −20℃或更低温度保存。

(2)由于 GH 特有的脉冲式分泌及半衰期短的特点,不能单凭 GH 测定做出 GH 功能紊乱的有关诊断。诊断时,应把 GH 值作为对其他检测数据的一种辅助资料,分析诊断结果时应与其他临床和实验室数据结合解释。

(3)血清样本应无溶血、无纤维蛋白、红细胞或其他颗粒。

(4)含有人抗鼠抗体的病人血清可能会导致假性升高或降低。

【临床意义】GH 增高最常见于垂体肿瘤所致的巨人症或肢端肥大症,也可以见于异源性 GHRH 或 GH 综合征;GH 减低主要见于垂体性侏儒症、垂体功能减退症、遗传性 GH 缺乏症、继发性 GH 缺乏症等。

3. GH 相关指标——血清(浆)IGF-1 及 IGFBP-3 测定

【检测原理】因 GH 诱导靶细胞产生的生长调节素的化学结构与胰岛素相似,故又称为胰岛素样生长因子(insulin-like growth factors,IGF)。IGF-1 主要在肝细胞合成,介导 GH 作用的细胞因子,分子量约 7.5kD。血液中的 IGF-I 几乎全部和 IGF 结合蛋白等血浆蛋白结合,其中 80% 左右与 IGF 结合蛋白 3(insulin-like growth factors binding protein 3,IGFBP-3)结合。而 IGFBP-3 和 IGF-1 的合成均呈 GH 依赖性,并且血中半衰期长,不会呈脉冲式急剧改变。因此单次检测其血清(浆)浓度可了解一段时间内的 GH 平均水平。现推荐血清(浆)IGFBP-3 和 IGF-1 的检测,作为 GH 紊乱诊断的首选实验室检查项目,检测方法以免疫法为主。

【参考区间】以 ELISA 法为例:

检测指标	年龄范围(岁)	参考区间(μg/L)
IGF-1	0~5	49~327
	6~8	52~345
	9~11	74~551
	12~15	143~996
	16~20	127~903
	21~40	109~358
	41~45	87~267
	>55	25~55
IGFBP-3	0~5	700~5200
	6~7	1300~6100
	8~12	1600~8900
	13~17	3100~9500
	>18	900~2200

【方法学评价】

(1)严重溶血、黄疸、脂血标本影响测定结果。

(2)肝、肾疾病会影响血清 IGF-1 水平,评估结果应加以注意。IGFBP-3 可被血浆蛋白酶溶解,取样后应及时测定。

(3)如样本浓度超过线性范围高限时,要用稀释液稀释后重做。

【临床意义】IGFBP-3 或 IGF-1 显著降低,应考虑 GH 缺乏症;异常升高应考虑巨人症或肢端肥大症。针对青春期前 GH 缺乏症的诊断,IGFBP-3 优于 IGF-1。IGF-1 测定配合 GH 测定,可直接诊断遗传性 IGF 生成障碍。

(二)泌乳素检测

泌乳素(prolactin,PRL)是由垂体嗜酸细胞分泌的 198 个氨基酸残基组成的单链多肽。PRL 的分泌具有昼夜节律,一般晚上 11 时至第二天早晨 5 时达到高峰,半衰期为 15~20 分钟。常用的测定方法有 RIA、CLIA、ECLIA 法等。

【检测原理】采用两步免疫检测法,即将灵活的检测模式与化学发光微粒子免疫检测技术相结合。第一步,混合样本和泌乳素抗体(小鼠单克隆抗体)包被的磁性微粒子。样本中的泌乳素与泌乳素抗体包被的微粒子结合。冲洗后,加入泌乳素抗体(小鼠,单克隆)吖啶酯标记结合物。向反应混合物中加入预激发液和激发液;测量产生的化学发光反应,以相对发光单位(RLU)表示。样本中的泌乳素含量与光学系统检测到的 RLU 值成正比。

【参考区间】男性:3.46~19.40μg/L;女性:5.18~26.53μg/L。

【方法学评价】

1. 如果不能在 24 小时内检测,必须分离出血清或血浆,并放置 −20℃保存。

2. 禁用微生物污染的样本,严重溶血的样本;血清和血浆样本不应含有纤维蛋白、红细胞、或其他颗粒物质;避免反复冻融。

3. 人血清中的异嗜性抗体可以与试剂免疫球蛋白发生反应,干扰体外免疫检测。

【临床意义】升高见于垂体泌乳素瘤、下丘脑病变、女性乳溢 - 闭经综合征、男性性功能低下等;降低见于腺垂体功能减退。

(三)卵泡刺激素

卵泡刺激素(follicle stimulating hormone,FSH)由腺垂体细胞分泌,是刺激卵泡发育的重要激素。FSH 在促性腺激素释放激素的调控下呈脉冲式释放。促进女性排卵,男性精子成熟。测定的方法包括 TRFIA、CLIA 及 ECLIA 法。

【检测原理】两步免疫检测法,原理同泌乳素检测。

【参考区间】男性:0.95~11.95IU/L;正常月经周期女性:卵泡期:3.03~8.08IU/L,月经中期:2.55~16.69IU/L,黄体期:1.38~5.47IU/L,绝经后女性:26.72~133.41IU/L。

【方法学评价】见泌乳素检测相关部分。

【临床意义】FSH 与 LH 联合测定是判断下丘脑 - 垂体 - 性腺轴功能的常规检测方法。

二者增高见于垂体促性腺激素细胞腺瘤、卵巢排卵功能早衰、性腺发育不全等;二者降低见于下丘脑 - 垂体病变引起,包括垂体性闭经、下丘脑性闭经、不完全性(假性)性早熟症儿童。

(四)促黄体生成素

促黄体激素(luteinizing hormone,LH)由腺垂体分泌,在正常情况下下丘脑 - 垂体 - 性腺系统通过促性腺激素释放激素刺激 LH 与卵泡刺激素脉冲式释放。LH 促进女性卵泡成熟及雌激素的合成继而引起排卵;促使睾丸间质细胞增殖并合成雄激素促进男性精子成熟。一般测定采用 RIA、CLIA,二者均能定量测定。

【检测原理】采用两步免疫检测法。第一步,将样本和促黄体生成素 β 亚基抗体包被的磁性微粒混合。冲洗后加入促黄体生成素 α 亚基抗体吖啶酯标记结合物,形成反应混合物。再次冲洗后向反应混合物中加入预激发液和激发液;测量产生的化学发光反应,以相对发光单位(RLU)表示。样本中的促黄体生成素含量与光学系统检测到的 RLU 值成正比。

【参考区间】男性:0.57~12.07IU/L;正常月经周期女性,卵泡期:1.80~11.78IU/L,中期高峰:7.59~89.08IU/L,黄体期:0.56~14.00IU/L,绝经后女性:5.16~61.99IU/L。

【方法学评价】见泌乳素检测相关部分。

【临床意义】见促卵泡激素。

(五)促甲状腺激素

促甲状腺激素(thyroid stimulating hormone,TSH)是腺垂体分泌的重要激素,其生理作用是刺激甲状腺细胞的发育、合成与分泌甲状腺激素。TSH 的分泌受促甲状腺释放激素的兴奋性和生长抑素的抑制性影响,并受甲状腺素的负反馈调节。测定方法包括 TrFIA、CLIA、

ECLIA 等。

【检测原理】同促黄体生成素测定原理。首先将样本 βTSH 抗体包被的磁性微粒子和 TSH 稀释液混合。冲洗后加入吖啶酯标记的 αTSH 抗体结合物。然后向反应混合物中加入预激发液和激发液,测量产生的化学发光反应,以相对发光单位(RLUs)表示。样本中的 TSH 含量与光学系统检测到的 RLU 值成正比。

【参考区间】0.35-4.94mU/L。

【方法学评价】见促卵泡激素。

【临床意义】TSH 是诊断原发性和继发性甲状腺功能减退症的最重要指标。FT$_4$、FT$_3$ 和 TSH 是评估甲状腺功能的首选指标。

1. TSH 增高常见于原发性甲减、异源性 TSH 分泌综合征、垂体 TSH 不恰当分泌综合征、单纯性甲状腺肿、垂体性甲状腺功能亢进、甲状腺激素抵抗综合征等;TSH 增高也可见于应用多巴胺拮抗剂、含碘药物等。

2. TSH 减低常见于甲状腺功能亢进、继发性甲状腺功能减退(TRH 分泌不足)、腺垂体功能减退、皮质醇增多症、肢端肥大症等。

(六)促肾上腺皮质激素测定

促肾上腺皮质激素(adrenocorticotropic hormone,ACTH)是腺垂体分泌的含有 39 个氨基酸的多肽激素,其生理作用是刺激肾上腺皮质增生,合成与分泌肾上腺皮质激素,对 ALD 和性腺激素的分泌也有促进作用。ACTH 的分泌受促肾上腺皮质激素释放激素的调节,并受血清皮质醇浓度的反馈调节。另外,ACTH 分泌具有昼夜节律性变化,上午 6~8 时为分泌高峰,午夜 22~24 时为分泌低谷。

【检测原理】以 ECLIA 法为例。将待测标本、生物素化抗 ACTH 单抗和钌标记的抗 ACTH 另一位点的单抗在反应体系中混匀,形成双抗夹心法的抗原抗体复合物。加入链霉亲和素包被的磁珠微粒与之结合,在磁场的作用下,微粒通过电磁作用吸附在电极表面。去除各种游离成分。电极加压后产生的光信号与标本中的 ACTH 在一定的范围内成正比。

【参考区间】7.2~63.3pg/ml。

【方法学评价】

1. 不要使用血浆及溶血的样本;血液样本须在 2 小时内离心。

2. 批号不同的试剂不能混用,每批试剂应分别制作标准曲线。

【临床意义】

1. ACTH 增高常见于原发性肾上腺皮质功能减退症、先天性肾上腺皮质增生、异源性 ACTH 综合征、异源性 CRH 肿瘤等。另外,ACTH 还可以作为异源性 ACTH 综合征的疗效观察、预后判断及转归指标。

2. ACTH 减低常见于腺垂体功能减退症、皮质醇增多症、医源性皮质醇增多症等。ACTH 结合其他指标可以用于鉴别肾上腺皮质功能亢进症和减退症。

(七)抗利尿激素测定

抗利尿激素(antidiuretic hormone,ADH)又称为血管升压素(vasopressin,VP),是下丘脑的视上核神经元产生的一种含有 9 个氨基酸的多肽激素。其主要生理作用是促进肾远曲小管和集合管对水的重吸收,即具有抗利尿作用,从而调节有效血容量、渗透压及血压。检测方法有 RIA、ELISA 等。

【检测原理】采用 RIA 法,本法分三个步骤,即抗原与抗体反应、结合物(B)和游离物(F)分离和放射性测定。将标本(非标记抗原)、标记抗原和抗血清顺序定量加入小试管内,置室温作用 24 小时,使其充分竞争结合。分离 B、F,测定 B 和(或)F 放射性强度。以标准抗原的不同浓度为横坐标,以测到的相应放射性强度为纵坐标作图。放射性强度可任选 B 或 F,亦可采用计算值 B/B+F、B/F 或 B/B$_0$(B$_0$ 为反应开始时放射性强度)。便可在标准曲线上查出相应的受检抗原浓度。

【参考区间】1~10mU/L;11~30μU/24h。

【方法学评价】

1. 吸烟者、应激状态(如烧伤、饥饿、手术等)可使血浆抗利尿素升高;寒冷、饮酒可使血浆抗利尿素降低。

2. 标本应作双份测定,取其平均值,每次测定均需作标准曲线图。

3. 分离 B/F 的方法较多,第二抗体沉淀法,特异性沉淀,分离完全,非特异性结合力低。但第二抗体用量较大,成本较高。此外血清浓度、抗凝剂的有无因素可在一定程度上影响结果。聚乙二醇(PEG)沉淀法,PEG 制备方便、价廉、分离快速,缺点是非特异沉淀物较多,分离不完全。第二抗体 - 聚乙二醇沉淀法:本法既有 PEG 法的快速沉淀优点,且保持第二抗体特异性沉淀的作用,又减少第二抗体用量,并降低 PEG 浓度,使非特异沉淀物减少。活性炭吸附法简便,但不具有特异性。

【临床意义】ADH 增高常见于抗利尿激素分泌过多综合征、腺垂体功能减退症、肾性尿崩症、脱水等,也可见于产生异源性 ADH 的肺癌或其他肿瘤;ADH 减低常见于中枢性尿崩症、肾病综合征、输入大量等渗溶液、体液容量增加等,也可见于妊娠期尿崩症。

第二节　甲状腺内分泌功能检测

甲状腺位于气管上端的两侧,呈蝴蝶形。甲状腺由许多大小不等的滤泡组成。甲状腺主要通过分泌甲状腺激素和降钙素发挥其生物学功能。在机体的生长发育,营养物质代谢以及提高神经系统的兴奋性等方面发挥重要作用。本节重点叙述甲状腺激素及甲状腺功能的实验室检查。

一、甲状腺激素概述

甲状腺激素包括甲状腺素(3,5,3',5'-tetraiodothyronine,T$_4$)和三碘甲状腺原氨酸(3,5,3'-triiodothyronine,T$_3$)。甲状腺激素生物学合成包括:①碘的摄取和活化:甲状腺滤泡上皮细胞通过胞膜上的"碘泵",主动摄取、浓集血浆中的 I$^-$。进入细胞中的 I$^-$ 在过氧化酶催化下,氧化为形式尚不清的活性碘。②酪氨酸的碘化及缩合:活性碘使核糖体上的甲状腺球蛋白酪氨酸残基碘化,生成一碘酪氨酸(MIT)或二碘酪氨酸(DIT)。在过氧化酶催化下,1 分子 MIT 与 1 分子 DIT 缩合成 1 分子 T$_3$,而 2 分子 DIT 缩合成 1 分子 T$_4$。含 T$_3$、T$_4$ 的甲状腺蛋白随分泌泡进入滤泡腔内以胶质状的形式贮存。

当机体需要时,在 TSH 作用下,甲状腺腺泡细胞摄取甲状腺球蛋白胶质小滴,在蛋白酶的作用下裂解甲状腺球蛋白,释放 T$_4$、T$_3$,扩散入血。

循环中 T$_3$ 和 T$_4$ 99% 以上与血浆蛋白结合,以甲状腺激素结合球蛋白(thyroxine binding globulin,TBG)为主。仅有极微量甲状腺激素游离(T$_3$ 占血浆中总量 0.1%~0.3%,T$_4$ 占

0.02%~0.05%），且具有生物学活性。如果 T_4 在 5 位上脱碘则生成反 T_3（reverse T_3，rT_3），基本上没有甲状腺激素的生理活性。

甲状腺激素降解的主要部位为肝、肾和骨骼肌。80% 的 T_4 在外周组织在脱碘酶的作用下脱碘转化为 T_3，这实际上是一个活化的过程。T_3 经再脱碘作用转变成二碘、一碘以及不含碘的甲状腺氨酸。

二、甲状腺激素的检测

（一）甲状腺素和游离甲状腺素测定

甲状腺素是含有四碘的甲状腺原氨酸，以与 TBG 结合的结合型甲状腺素和游离型甲状腺素（free thyroxine，FT_4）两种形式存在，而 FT_4 含量极少。T_4 不能进入外周组织细胞，只有转变为 FT_4 后才能进入组织细胞发挥其生理作用，故 FT_4 较 T_4 更有价值。临床上采用 RIA、TRFIA 或 ECLIA 测定总甲状腺素（total thyroxine，TT_4）和游离甲状腺素。

1. 总甲状腺素的测定

【检测原理】采用 ECLIA 法。将待测标本、生物素化 T_4 竞争性地结合钌标记的抗 T_4 抗体【试剂中含有 8- 苯胺 -1- 萘磺酸（ANS）可将结合状态下的 T_4 游离出来】。反应后，加入链霉亲和素包被的磁珠微粒与生物素化 T_4 与相应抗体形成的复合物结合，在磁场的作用下，微粒通过电磁作用吸附在电极表面。吸弃各种游离成分。电极加压后产生的光信号与标本中的 TT_4 在一定的范围内成反比。

【参考区间】成人血清：66.0~181.0nmol/L。

【方法学评价】

（1）标本如不能及时测定，应置 $-20℃$ 保存，并避免反复冻融，待测标本上机前应恢复至室温，避免过度震摇产生气泡。

（2）不同批号的试剂不能混用，每批试剂应分别做标准曲线。

【临床意义】TT_4 是判断甲状腺功能状态最基本的体外筛检指标。

（1）TT_4 增高主要见于甲亢、先天性甲状腺结合球蛋白增多症、原发性胆汁性肝硬化、甲状腺激素不敏感综合征、妊娠以及口服避孕药或雌激素等。

（2）TT_4 减低主要见于甲减、缺碘性甲状腺肿、慢性淋巴细胞性甲状腺炎、低甲状腺素结合球蛋白血症等。

2. 游离甲状腺素测定

【检测原理】采用 ECLIA 法。将待测标本、生物素化 FT_4 竞争性地结合钌标记的抗 FT_4 抗体。反应后，加入链霉亲和素包被的磁珠微粒与生物素化 FT_4 与相应抗体形成的复合物结合，在磁场的作用下，微粒通过电磁作用吸附在电极表面，吸弃各种游离成分。电极加压后产生的光信号与标本中的 FT_4 在一定的范围内成反比。

【参考区间】10.3~25.7pmol/L。

【方法学评价】同甲状腺素的测定。

【临床意义】FT_4 不受血浆 TBG 的影响，直接测定 FT_4 对了解甲状腺功能状态较 TT_4 更有意义。

（1）FT_4 增高见于甲亢，诊断灵敏度明显优于 TT_4。另外，FT_4 增高还可见于甲亢危象、甲状腺激素不敏感综合征、多结节性甲状腺肿等。

（2）FT$_4$减低主要见于甲减,应用抗甲状腺药物、糖皮质激素、苯妥英钠、多巴胺等,也可见于肾病综合征等。

（二）三碘甲状腺原氨酸和游离三碘甲状腺原氨酸测定

T$_4$在肝脏和肾脏中经过脱碘后转变为T$_3$,T$_3$的含量是T$_4$的1/10,但其生理活性为T$_4$的3~4倍。与TBG结合的结合型T$_3$和游离型T$_3$(free tetraidothyro-nine,FT$_3$)之和为总T$_3$(TT$_3$)。临床上采用RIA、TrFIA或ECLIA测定。

【检测原理】同TT$_4$和FT$_4$测定。

【参考区间】TT$_3$:1.6~3.0nmol/L;FT$_3$:6.0~11.4pmol/L。

【方法学评价】同TT$_4$和FT$_4$。

【临床意义】

1. TT$_3$增高见于甲亢。TT$_3$是诊断甲亢最灵敏的指标,也是诊断T$_3$型甲亢的特异性指标。

2. TT$_3$减低见于甲减。甲减时TT$_3$可减低,但不是诊断甲减的灵敏指标。另外,TT$_3$减低也可见于低T$_3$综合征、肢端肥大症、肝硬化、肾病综合征和使用雌激素等。

3. FT$_3$增高见于甲亢。FT$_3$对诊断甲亢非常灵敏,早期或具有复发前兆的Graves病的患者较FT$_4$明显。T$_3$型甲亢时T$_3$增高较T$_4$明显。FT$_3$增高还可见于甲亢危象、甲状腺激素不敏感综合征等。

4. FT$_3$减低见于低T$_3$综合征、慢性淋巴细胞性甲状腺炎晚期、应用糖皮质激素等。

（三）反三碘甲状腺原氨酸测定

反三碘甲状腺原氨酸(reverse T$_3$,rT$_3$)是T$_4$在外周组织经5-脱碘酶脱碘而生成。生理情况下,血清rT$_3$含量极少,基本没有活性,但是鉴别甲减与甲状腺激素异常的非甲状腺病的重要指标之一。常采用RIA法、CLIA以及ELISA法测定。

【检测原理】采用RIA法,同抗利尿激素测定。

【参考区间】0.40~1.05nmol/L。

【方法学评价】

1. 严重溶血、血脂标本会干扰测定。

2. 一个月内接受了放射性治疗的病人的标本不可用。

3. 标本采集后尽早进行试验,若不能马上进行,可将标本放于-20℃保存,但应避免反复冻融。

4. 不同批号中的试剂不能混用;在加分离剂前,将分离试剂充分摇匀。

【临床意义】

1. rT$_3$增高见于甲亢,诊断符合率为100%。当用甲状腺激素治疗甲减时,rT$_3$、T$_3$正常说明用药量合适;若rT$_3$、T$_3$增高,而T$_4$正常或偏高,提示用药过量。rT$_3$增高也可见于低T$_3$综合征。

2. rT$_3$减低见于甲减,对轻型或亚临床型甲减诊断的准确性优于T$_3$、T$_4$。应用抗甲状腺药物治疗时,rT$_3$减低较T$_3$缓慢,当rT$_3$、T$_4$低于参考区间时,提示用药过量。

（四）甲状腺素结合球蛋白（TBG）测定

【检测原理】采用RIA法,同抗利尿激素测定。

【参考区间】15~34mg/L。

【方法学评价】防止标本溶血;及时分离血清,如不及时测定,可冷冻贮存。

【临床意义】TBG 增高见于甲减、肝脏疾病以及其他疾病(如 Graves 病、甲状腺癌、风湿病、先天性 TBG 增多症等);TBG 减低常见于甲亢、遗传性 TBG 减少症、肢端肥大症、肾病综合征、恶性肿瘤、严重感染等。

(五)甲状腺自身抗体

临床常用于辅助诊断自身免疫性甲状腺疾病的指标,有抗甲状腺过氧化物酶抗体(thyroid peroxidase antibody,TPOAb)、甲状腺球蛋白抗体(thyroglobulin antibody,TgAb)、甲状腺微粒体抗体(thyroid microsomal antibody,TMAb)和 TSH 受体抗体(thyrotrophin receptor antibody,TRAb)等。测定方法包括间接免疫荧光法、ELISA、RIA 以及 ECLIA 等。参考区间因方法学不同而异。

TPOAb 升高见于免疫性甲状腺疾病,主要有毒性弥漫性甲状腺肿(又称 Graves 病,GD)和慢性淋巴性甲状腺病(又称桥本甲状腺炎)。如果 TPOAb 抗体升高长时间超过正常值两倍以上,有桥本甲状腺炎的可能。

TGAb、TMAb 高水平增加可见于慢性淋巴性甲状腺病。

TRAb 是鉴别甲亢、诊断毒性弥漫性甲状腺肿的指标之一。新诊断 GD 患者 75~96%TRAb 阳性。

第三节 肾上腺内分泌功能检测

肾上腺位于肾的上方,左右各一,由肾上腺皮质和髓质组成。肾上腺皮质分泌类固醇激素,肾上腺髓质细胞分泌儿茶酚胺类激素,在交感神经 - 肾上腺髓质系统参与的机体应激反应中具有重要的作用。

一、肾上腺内分泌

(一)肾上腺皮质的内分泌

肾上腺皮质激素均属于类固醇激素,简称为皮质激素。最外层的球状带细胞分泌盐皮质激素,参与机体水和无机盐代谢,主要包括醛固酮、11- 去氧皮质酮、11- 去氧皮质醇;中间层束状带细胞分泌糖皮质激素,参与机体物质代谢,主要是皮质醇;内层的网状带细胞主要分泌少量性激素。胆固醇是合成肾上腺皮质激素的基本原料。进入血液的皮质激素,大多数与皮质类固醇结合球蛋白或称皮质激素运载蛋白结合,15% 与血浆白蛋白结合,5%~10% 为游离型。皮质激素主要在肝内降解。

(二)肾上腺髓质的内分泌

肾上腺髓质的嗜铬细胞主要分泌肾上腺素、去甲肾上腺素和多巴胺,属儿茶酚胺类物质。肾上腺素促进糖原分解,使血糖显著升高。肾上腺素和去甲肾上腺素都能动员脂肪,而且可使机体氧耗量增加,产热量增加,基础代谢率升高。

二、肾上腺内分泌功能检测

(一)血清皮质醇测定

皮质醇(cortisol,Cor)也称为"氢化可的松"、氢皮质素或化合物 F(compound F),主要由肾上腺皮质束状带及网状带细胞所分泌。进入血液后,90% 的皮质醇与皮质醇结合蛋白或清蛋白结合,游离状态的皮质醇极少。血液中 5%~10% 的游离皮质醇(free cortisol)从尿液中排出。皮质醇的分泌有昼夜节律性变化,上午 8 时左右分泌最多,以后逐渐下降,至午夜 0 时最少。检测方法可采用 RIA、CLIA 与 ECLIA 等。

【检测原理】ECLIA 法。将标本和钌标记的皮质醇与生物素化的抗皮质醇抗体竞争结合形成复合物。加入链霉亲和素包被的磁珠微粒,将生物素化复合物结合至磁珠微粒上。微粒通过电磁作用吸附在电极表面,未结合物质被除去。电极加压后使复合体化学发光,发光强度与标本中 Cor 含量成反比。

【参考区间】血清皮质醇:上午 7~10 时,71.0~536.0nmol/L;下午 16~20 时,64.0~340.0nmol/L。

【方法学评价】

1. 如不能及时测定,标本应置 −20℃存放,并避免反复冻融,待测标本上机前应恢复至室温,避免过度震摇产生气泡。

2. 不同批号的试剂不能混用,每批试剂应分别做标准曲线。

3. 测定须注意明显的昼夜节律变化,否则无法进行比较。

【临床意义】血清皮质醇增高常见于皮质醇增多症、双侧肾上腺皮质增生或肿瘤、异源性 ACTH 综合征等,且血清浓度增高失去了昼夜变化节律;血清皮质醇减低常见于肾上腺皮质功能减退症、腺垂体功能减退等,但其存在节律性变化。

(二)尿 17- 羟皮质类固醇测定

尿液 17- 羟皮质类固醇(17-hydroxycorticosteroid,17-OHCS)是肾上腺糖皮质激素和盐皮质激素的代谢产物,因盐皮质激素分泌量很少,尿液中的浓度很低,故尿液 17-OHCS 浓度主要反映糖皮质激素的分泌功能。由于糖皮质激素的分泌有昼夜节律性变化,因而测定 24 小时尿中 17-OHCS 水平以显示肾上腺糖皮质激素的变化。

【检测原理】分光光度法,17-OHCS 在酸性环境条件下与盐酸苯肼作用,生成黄色复合物(porter-silber 呈色反应)。用氢化可的松为标准,同样处理,显色 410nm 处比色而求得其含量。

【参考区间】男性:13.8~41.1μmol/24h;女性:11.0~27.6μmol/24h

【方法学评价】

1. 标本留取前 2 天停服中药、维生素 B、四环素等可致尿液变黄的药物与饮料,以免导致假阳性。

2. 尿液中的 17-OHCS 大多以葡萄糖醛酸酯或硫酸酯形式存在,因此均需在抽提后加酸水解以释放出游离的 17-OHCS。

3. 应注意 24 小时尿量的准确记录和试验中所需尿量的量取。

【临床意义】17-OHCS 增高见于肾上腺皮质功能亢进症,如库欣综合征、异源性 ACTH 综合征、原发性色素性结节性肾上腺病以及原发性肾上腺皮质肿瘤等;17-OHCS 减低常见于原发性肾上腺皮质功能减退症,如 Addison 病,腺垂体功能减退症等。

(三)尿液 17- 酮皮质类固醇测定

17- 酮皮质类固醇(17-ketosteroids,17-KS)是雄激素代谢产物的总称。女性、儿童尿液 17-KS 主要来自肾上腺皮质,而男性 17-KS 约 2/3 来自肾上腺皮质,1/3 来自睾丸。因此,女性、儿童尿液 17-KS 含量反映了肾上腺皮质的内分泌功能,而男性尿液 17-KS 含量反映了肾上腺和睾丸的功能状态。

【检测原理】分光光度法。17-KS 在碱性条件下,与间二硝基苯作用,生成红色化合物,520nm 处测定吸光度进行定量。

【参考区间】男性：28.5~61.8μmol/24h；女性：20.8~52.1μmol/24h。

【方法学评价】

1. 由于所显色泽不够稳定，比色操作应在10分钟内完成，大批标本测定时应分批显色。

2. 如尿液不能及时测定，应置于冰箱中，以免17-KS破坏。

3. 标本留取前2天停服可致尿液变橙红色的药物，以免干扰实验导致假阳性。

4. 注意尿量的控制，包括24小时尿量的留取和试验用尿量的量取。

【临床意义】

1. 17-KS增高多见于肾上腺皮质功能亢进症、睾丸癌、腺垂体功能亢进、女性多毛症等。若17-KS明显增高，多提示肾上腺皮质肿瘤及异源性ACTH综合征等。

2. 17-KS减低多见于肾上腺皮质功能减退症、腺垂体功能减退、睾丸功能低下等，也可见于肝硬化、糖尿病等慢性消耗性疾病。

3. 17-KS在反映肾上腺皮质功能方面不如17-OHCS，但11-β羟化酶、3-β羟化酶缺乏时，17-OHCS多正常，而17-KS增高；当肾上腺癌伴有库欣综合征时，17-KS较17-OHCS增高更明显。

（四）血浆醛固酮测定

醛固酮（aldosterone，ALD）是肾上腺皮质球状带细胞所分泌的一种盐皮质激素，作用于肾脏远曲小管，具有保钠排钾、调节水和电解质平衡的作用，ALD浓度有昼夜变化规律，并受体位、饮食及肾素水平的影响。

【检测原理】采用CLIA法。将待测标本、FITC标记的ALD、ABEI标记的ALD单抗以及包被羊抗FITC抗体的磁性微粒混匀后反应形成两类不同免疫复合物。外加磁场沉淀，去掉上清液，清洗沉淀复合物，加入发光底物，监测相对光强度（RLU），ALD浓度与RLU成一定反比关系。

【参考区间】卧位：30~160ng/L；立位：70~300ng/L。

【方法学评价】样本要求为无溶血，无纤维蛋白、红细胞或其他颗粒的血清；样本采集后3小时内分离血清，24小时内检测，不能检测的应−20℃或更低温度保存。

【临床意义】增高见于原发性醛固酮增多症、继发性醛固酮增多症以及长期服用避孕药等药物；减低见于肾上腺皮质功能减退症、垂体功能减退、高钠饮食、妊娠高血压综合征、原发性单一性醛固酮减少症以及应用普萘洛尔、利血平、甲基多巴和甘草等药物。

第四节　性腺内分泌功能检测

性腺主要指男性的睾丸、女性的卵巢。睾丸可分泌男性激素睾丸酮（睾酮），卵巢可分泌卵泡素、孕酮、松弛素和女性激素。

一、血浆睾酮测定

睾酮（testosterone）是男性最重要的雄激素（androgen）。血浆睾酮浓度可反映睾丸的内分泌功能，血液中约98%的睾酮为结合型，游离睾酮仅占2%。只有游离睾酮可进入细胞，发挥生理效应。睾酮分泌具有昼夜节律性变化，上午8时为分泌高峰。因此，测定上午8时的睾酮浓度对评价男性睾丸分泌功能具有重要价值。测定方法可采用RIA法、TRFIA、CLIA法。

【检测原理】采用 CLIA 一步法。将样本、抗睾酮(小鼠,单克隆)包被的顺磁性微粒子、睾酮吖啶酯标记结合物混合。样本中的睾酮与睾酮吖啶酯标记结合物通过竞争与抗睾酮包被的微粒子相结合,形成抗原 - 抗体复合物。冲洗后,向反应混合物中加入预激发液和激发液。检测化学发光强度,以相对发光单位(RLU)表示。样本中的睾酮含量与光学系统检测到的 RLU 值成反比。

【参考区间】女性:90~1300ng/L;男性:1.56~8.77μg/L。

【方法学评价】

1. 不能使用热灭活样本、混合样本、严重溶血样本、明显受微生物污染样本。

2. 血清和血浆样本不应含有纤维蛋白、红细胞、或其他颗粒物质。

3. 如果不能在 24 小时内检测,必须分离出血清或血浆,置于 −20℃或更低温度保存,避免反复冻融。

4. 人血清中的异嗜性抗体可以与试剂免疫球蛋白发生反应,干扰体外免疫检测。

【临床意义】

睾酮增高主要见于睾酮间质细胞瘤、男性性早熟、先天性肾上腺皮质增生症、肾上腺皮质功能亢进症、多囊卵巢综合征等,也可见于女性肥胖、中晚期妊娠及应用雄激素等。

睾酮减低主要见于 Klinefelter 综合征(原发性小睾丸症)、睾丸不发育症、kallmann 综合征(嗅神经性发育不全综合征)、男性 Turner 综合征等,也可见于睾丸炎症、肿瘤、外伤、放射性损伤等。

二、血浆雌二醇测定

雌二醇(estradiol,E_2)是雌激素的主要成分,由睾丸、卵巢和胎盘分泌,或由雌激素转化而来。其生理功能是促进女性生殖器官的发育和副性征的出现,并维持正常状态。另外,E_2 对代谢也有明显的影响。测定可采用 RIA 法、TRIFA、CLIA 法。

【检测原理】同血浆睾酮测定。

【参考区间】男性:11~44ng/L;正常月经周期女性:卵泡期:21~251ng/L,月经中期:38~649ng/L,黄体期:21~312ng/L,绝经后女性:<10~28ng/L。

【方法学评价】见血浆睾酮测定。

【临床意义】

1. E_2 增高常见于女性性早熟、男性女性化、卵巢肿瘤以及性腺母细胞瘤、垂体瘤等,也可见于肝硬化、妊娠期。男性随着年龄增长,E_2 水平也逐渐增高。

2. E_2 减低常见于各种原因所致的原发性性腺功能减退,如卵巢发育不全,也可见于下丘脑和垂体病变所致的继发性性腺功能减退等。E_2 减低也可见于卵巢切除、青春期延迟、原发性或继发性闭经、绝经、口服避孕药等。

三、血浆黄体酮测定

黄体酮(progesterone)又称孕酮,是由黄体和卵巢所分泌,是类固醇激素合成的中间代谢产物。黄体酮的生理作用是使经雌激素作用的、已处于增殖期的子宫内膜继续发育增殖、增厚肥大、松软和分泌黏液,为受精卵着床做准备,这对维持正常月经周期及正常妊娠具有重要作用。

【检测原理】见血浆睾酮测定。

【参考区间】男性:<0.1~0.2μg/L;正常月经周期女性:卵泡期:<0.1~0.3μg/L,黄体期:1.2~15.9μg/L,绝经后女性:<0.1~0.2μg/L;孕妇:孕早期:2.8~147.3μg/L,孕中期:22.5~95.3μg/L,孕晚期:27.9~242.5μg/L。

【方法学评价】见血浆睾酮测定。

【临床意义】黄体酮增高常见于葡萄胎、妊娠高血压综合征、原发性高血压、卵巢肿瘤、多胎肿瘤、先天性肾上腺皮质增生等;黄体酮减低常见于黄体功能不全、多囊卵巢综合征、胎儿发育迟缓、死胎、原发性或继发性闭经、无排卵型子宫功能性出血等。

(贾天军)

本 章 小 结

内分泌系统由内分泌腺和散在的内分泌细胞组成。通过下丘脑-垂体-内分泌腺(细胞)-激素系统的反馈调节维持机体的稳定,也是内分泌的主要调控机制。下丘脑是"总指挥",垂体是"总开关",二者出现异常影响是全身性的,会累及多个腺体或器官。内分泌系统功能的实现依赖激素。多数激素并非每日均衡分泌,而存在生理性节律或脉冲式分泌。有些激素(例如甲状腺激素)与血浆蛋白结合率高,其血浆(清)总浓度受相应结合蛋白浓度影响大,但只有游离激素才能发挥作用。故了解各类激素的分泌调控机制、分泌方式和血浆运输特点,有助于正确选择不同内分泌疾病的实验室检测指标。

测定激素浓度方法很多,现在多用免疫标记技术,包括 RIA、CLIA、ECLIA、TRFIA、ELISA 等。大多具有市售试剂盒,不同的检测方法以及同一检测方法、不同的厂家提供的产品的检测数值会有所不同,分析时应加以区别,建议各实验室或各地区建立自己的参考区间。

腺垂体主要分泌 ACTH、TSH、FSH、LH、PRL、GH,影响肾上腺皮质、甲状腺、性腺三个靶腺轴功能;神经垂体主要分泌 ADH 和缩宫素。临床疑似垂体瘤的实验室检测指标有 PRL、GH、TSH、ACTH、Cor 等。GH 是垂体分泌的重要激素之一,GH 增高引起巨人症或肢端肥大症,垂体分泌 GH 不足引起垂体性侏儒症等。但由于 GH 分泌的脉冲释放和半衰期短特点,单独检测 GH 异常无多大意义,一般多检测相关 IGF-1 和 IGFB-3。

甲状腺功能紊乱是内分泌病中最常见者,常用的检测指标包括 TSH、甲状腺激素(T_3、T_4、FT_3、FT_4 以及 rT_3)以自身抗体(见免疫学检验)。TSH 是首选筛查项目,FT_4、FT_3,尤其是 FT_3 成为评估甲状腺功能中甲状腺激素测定常规项目。甲状腺功能亢进时,若 TSH 未低于正常,提示为垂体性甲亢;轻型甲亢、早期甲亢 T_4 不如 T_3 灵敏;T_3、T_4、rT_3 三者升高水平在甲亢是一致的,若 rT_3 先于 T_3、T_4 的升高,可作为发病早期或复发的参考指标,常受 TBG 影响;FT_3、T_4 不受 TBG 影响,这是诊断甲亢的重要指标;rT_3 和 T_3 也可用作抗甲状腺药物治疗用药剂量的评价;若血清甲状腺自身抗体 TGAb、TPOAb、TMAb 滴度显著增高,对桥本甲亢有诊断价值。TRAb 是诊断毒性弥漫性甲状腺肿的重要指标。甲状腺功能减退时,如 TSH 升高,T_3、T_4 低于正常,通常为原发性甲减;如 TSH 升高,T_3、T_4 正常,可能为亚临床甲减;如果 T_3、T_4 低于正常,而 TSH 未明显增高,可能为继发性甲减。

　　肾上腺皮质功能紊乱诊断指标有 Cor、17-OHCS、17-KS 以及 ALD。首选指标是皮质醇，分析时需结合 ACTH 血浆测定水平。

　　衡量内分泌性腺功能异常的检测指标有睾酮、黄体酮和雌二醇。分析时考虑垂体分泌的促性腺激素 FSH 和 LH 的水平，以及女性不同的生理周期。

第十三章　遗传性疾病的检验与产前实验诊断

随着科学的进步,对急性传染病、流行病的控制取得了很大进展,因此遗传病对人类的危害已变得愈来愈明显。我国是人口大国,也是出生缺陷高发国家,全国每年新增出生缺陷患儿约 90 万例,出生缺陷发生率约为 5.6‰。出生缺陷已经成为我国婴儿死亡和残疾的主要原因。从人群的患病率来估计,约有 3%~5% 的人患某种单基因病,15%~20% 的人患某种多基因病,约 1% 的人患染色体病。总的估计,人群中约有 20%~25% 的人患某种遗传病。体细胞遗传引起的恶性肿瘤构成了我国不同地区人群中死亡原因第一位或第二位。因此,遗传性疾病的准确检验和实验诊断十分重要。本章将介绍遗传病常见的实验室检查。

第一节　遗传性疾病概述

遗传病(genetic disease,inherited disease)是遗传物质改变所导致的疾病。遗传物质包括细胞中的染色体、染色体上的基因或 DNA。

一、遗传病的危害

据统计,自然流产(spontaneous abortion)约占全部妊娠的 7%,其中约有 50% 是染色体畸变所造成的。在中国每年约有 90 万新生儿带有出生缺陷,很多遗传病尚无可靠、有效的治疗方法,因此,产前筛查及产前诊断是降低发病率的主要途径。在患病的婴儿中,除一部分出生时就有缺陷;还有一部分是在出生后,由于携带的致病基因的表达而逐渐出现各种遗传病,例如进行性肌营养不良症(Duchenne 型)、甲型血友病、脊髓小脑性共济失调症等。每个人一生中约有 3%~5% 的可能性患某种遗传病。

即使未受遗传病所累的人,也并非与遗传病无关。据估计,人群中平均每个人都携带有 5~6 个隐性有害的基因,他们虽未患遗传病,却可将这些有害基因向后代传递,所以称为致病基因的携带者(carrier)。据统计,每个人都是 5~6 种有害基因的携带者,这就是遗传负荷(genetic load)。人群的遗传负荷对人群的未来,即我们子孙后代的健康是不利的,而且由于工业化的发展,我国正面临环境污染的威胁,环境污染将增高基因突变率,这会使我国人群受到严重遗传负荷的影响。

二、遗传病的分类

依据遗传物质的突变方式和传递方式的不同,可将遗传病分为以下几类:

(一)单基因病

单基因病是单基因突变所致。人类的体细胞中染色体是成对的,位于其上的基因也是成对的。如果一种遗传病的发病涉及一对基因,这个基因就称为主基因(major gene),它所导致的病就称为单基因病。如血友病 A 等。单基因病包括以下几类：

1. 常染色体显性遗传病　主基因位于 1~22 号常染色体上,杂合时即可发病。

2. 常染色体隐性遗传病　主基因位于 1~22 号常染色体上,纯合时才发病;杂合时并不发病。

3. X 连锁显性遗传病　主基因位于 X 染色体上,杂合或半合时均可发病。

4. X 连锁隐性遗传病　主基因位于 X 染色体上,纯合或半合时发病,杂合时不发病。

5. Y 连锁遗传病　主基因位于 Y 染色体上,有致病基因即发病,这类疾病呈全男性遗传病。

6. 线粒体病　线粒体中也含有 DNA,称 mtDNA。mtDNA 也编码某些基因,这些基因的改变也可导致某些疾病,称为线粒体病。这类疾病通过母亲传递。

（二）多基因病

有些疾病的发生需要遗传基础和环境因素的共同作用才发病,这类疾病称为多基因病,也称为多因子病(multifactorial disease,MF)。其遗传基础不是一对基因,而是涉及许多对基因,这些基因称为微效基因(minor gene)。近年来的研究表明,多基因病中也可能有主基因的参与。常见的多基因病包括各种先天畸形、高血压、哮喘、糖尿病等。

（三）染色体病

染色体病(chromosomal disease)是指染色体的数目异常或结构畸变引起的一类疾病。人的体细胞中共有 23 对染色体,这些染色体上共有约 5 万 ~10 万对基因,因此,每条染色体上约载有上千个基因。各染色体上的基因有严格的排序,而且基因间的毗邻关系也是较恒定的。由于染色体病往往涉及许多基因,所以常表现为复杂的综合征(syndrome)。这些综合征包括多发畸形、智力低下和生长发育迟缓及特征性的皮肤纹理改变。染色体畸变如果涉及第 1~22 号染色体,称为常染色体病;如果涉及性染色体 X、Y 染色体的称性染色体病。常见的常染色体病如 21 三体综合征,也称 Down 综合征。

（四）体细胞遗传病

体细胞遗传病是指体细胞中遗传物质改变所导致的疾病。由于它是体细胞中遗传物质的改变,对生殖细胞大多没有影响,所以一般不向后代传递。各种肿瘤的发病中都涉及特定组织中的染色体和癌基因或抑癌基因的变化,所以是体细胞遗传病。一些先天畸形也属于体细胞遗传病。

三、遗传病的诊断

遗传病的诊断很复杂,既需要高水平的医生,也离不开先进的辅助诊断的仪器设备和相关实验室检查。医生要有丰富的临床经验、全面的遗传学理论和实验室检查相关知识。遗传病的实验室检查包括生物化学检验、细胞遗传学检查和基因检查等方面。

（一）生物化学检查

生物化学检查包括一般的临床生物化学检验和遗传病的特异检查。依不同类型的遗传病所选择的生物化学检查也不同,主要有各种蛋白电泳技术、酶活性检测与代谢产物检测等。

（二）细胞学检查

细胞遗传学检查是较早应用于医学遗传病诊断的实验室检查。染色体检查或称常规核型分析是确诊染色体病的主要方法,主要采用显带技术。

染色体检查的适应证：

1. 出现过多个先天畸形的家庭成员。

2. 多发性流产的夫妇。

3. 根据症状和体征疑为 21 三体综合征的小儿及其双亲。

4. X 染色体和 Y 染色体数目异常者。

5. 有明显体态异常，精神发育不全，特别是伴有先天畸形者。

6. 有性腺发育不全征或先天性睾丸发育不全征的症状和体征者。

7. 原发性闭经和不育男性。

8. 有两性外生殖器畸形者。

9. 身材高大，性情粗暴的男性。

10. 恶性血液病患者。

（三）基因诊断

基因诊断是在基因水平对人体的状态或疾病进行诊断。它是以遗传物质 DNA 或 RNA 为检查对象，利用分子生物学技术，通过检查基因的结构改变或表达量的增减来诊断疾病的方法。基因诊断主要用于先天遗传性疾病诊断、基因突变性疾病（如肿瘤）诊断、产前诊断等。

遗传性疾病往往有基因突变或存在连锁不平衡，因此可以通过基因突变检测技术或利用 DNA 多态性连锁分析诊断遗传性疾病。如：镰状细胞贫血、血友病、地中海贫血、脆性 X 综合征等均可应用分子生物学技术对其进行基因诊断（表 13-1）。

表 13-1 遗传病基因诊断的主要内容

方法	诊断内容
基因突变检测	点突变、基因片段的缺失或插入、基因重排等不同类型基因突变的检测
基因连锁分析	致病基因尚不清楚，很难用基因突变进行检测诊断的遗传疾病
基因表达分析	如 mRNA 定量检测及 mRNA 长度分析等，在基因表达水平上为基因功能是否正常提供了直接依据

随着科技的进步，实验设备更新换代，计算机软件分析发展迅速，遗传学理论和实践的结合越来越紧密，这一切都大大地推动了遗传病实验室检测手段的发展，对遗传病的诊断起到了至关重要的作用。

第二节 染色体病及产前检查

染色质是间期细胞核内疏松的 DNA 蛋白质纤维，染色体则是细胞分裂期高度螺旋化的 DNA 蛋白质纤维，是染色质结构紧密盘绕折叠的结果。染色质和染色体是同一物质存在于细胞分裂不同时期的状态。目前发现的人类遗传性疾病有 3500 多种，其中只有一小部分有明显染色体异常。

一、人类的染色体核型

1960 年，在美国丹佛市召开了第一届国际细胞遗传学会议，讨论并确定正常人核型

（karyotype）的基本特点，即 Denver 体制。Denver 体制是识别和分析人类各种染色体病的基础。人类细胞遗传学命名的国际体制 ISCN2005，是从 1960 年起，9 次人类细胞遗传学国际命名会议的主要决议文本，是人类细胞遗传学的国际法规。

人类染色体数目、结构和核型分析

1. 染色体的数目、 根据 ISCN 国际体制，将人类体细胞的 46 条染色体，按其长度和着丝粒位置，分为 23 对、A~G7 个组。其中 1~22 对（共 44 条）染色体为男、女共有，称常染色体；另外一对与性别有关，在组成上男、女不同，称为性染色体。女性的性染色体为 XX，男性的性染色体为 XY。一个体细胞中的全部染色体所构成的图像称为核型。将待测细胞的全部染色体，按照 Denver 体制配对、排列后，分析确定其是否与正常核型完全一致，就是核型分析。

2. 染色体的结构 一个典型的中期染色体由两条姐妹染色单体组成，两条单体借着丝粒相连，着丝粒将染色体分成短臂和长臂。根据染色体大小递减的次序和着丝粒的位置，把分裂中期细胞的 46 条染色体分为 A、B、C、D、E、F、G7 组（表 13-2）。

表 13-2　人类染色体分组及形态

组号	染色体号	形态大小	着丝粒位置
A	1~3	最大	中央着丝粒（1、3 号），亚中着丝粒（2 号）
B	4~5	次大	亚中着丝粒
C	6~12，X	中等	亚中着丝粒
D	13~15	中等	近端着丝粒
E	16~18	小	中央着丝粒（16 号），亚中着丝粒（17、18 号）
F	19~20	次小	中央着丝粒
G	21~22，Y	最小	近端着丝粒

3. 核型分析及书写格式 核型书写有统一的格式，书写顺序为：染色体总数（包括性染色体）；性染色体组成（正常女性为 XX，正常男性为 XY）；染色体异常。各项之间以逗号分开。性染色体以 X 或 Y 表示，染色体变异以小写英文字母表示。如 del 表示缺失，der 表示衍生染色体，dup 表示重复，e 表示交换，i 或 iso 表示等臂染色体，ins 表示插入，inv 表示倒位，r 表示环状染色体，t 表示易位。+ 表示增加，- 表示丢失，p 表示短臂，q 表示长臂。

染色体上的定位是根据染色体的带纹特点，将染色体以 4 个符号定位，如：2q23，中间的英文小写 p 或 q 分别代表染色体的短臂或长臂，英文字母前的一位或两位数字代表第 n 号染色体，英文字母后的第一个数字代表第几区，英文字母后的第二个数字代表第几带。

例如：核型分析结果为 46,XY,t(11;17)(q22;p11)，表示 46 条染色体，男性核型，分别在 11 号染色体的长臂 2 区 2 带和 17 号染色体的短臂 1 区 1 带发生断裂并相互易位。

二、细胞培养和染色体标本制作

（一）人体外周血细胞培养及染色体标本制作

在正常情况下，人外周血中没有分裂象的细胞，只有在异常情况下才能发现。植物血凝素（phyto-hemagglutinin，PHA）是人类 T 淋巴细胞有丝分裂的刺激剂，在 PHA 作用下，可以使休眠期（G₀期）的淋巴细胞转化为淋巴母细胞进行有丝分裂。利用 PHA 的这一特性,淋巴细胞经过含有 PHA 的培养液中培养,在体外便可获得丰富的含有有丝分裂的生长活跃的细胞群体,加秋水仙素使淋巴细胞终止在分裂中期,经细胞学处理,便可得到所需的人类染色体标本。

（二）人体骨髓细胞培养及染色体标本制作

骨髓细胞经培养一般均能获得较多的有丝分裂细胞群。染色体标本制作同外周血标本的制作。

（三）人羊水细胞培养及染色体标本制作

妊娠 16~20 周时,无菌条件下做经腹部羊膜囊穿刺术,抽取羊水。羊水细胞培养后即可按外周血方法行显带处理。

（四）绒毛膜细胞培养及染色体标本制作

在无菌条件下取得妊娠 10~13 周绒毛组织少许,经分离、培养后,即可加入秋水仙素收获细胞。常规显带,核型分析。

（五）脐带血细胞培养及染色体标本制作

脐带血的培养及染色体标本制作方法与外周血相同。注意做排除母体细胞污染的鉴定。

（六）皮肤成纤维细胞的培养及染色体标本制作

消毒活检钳取绿豆大小带有生发层细胞的一小块皮肤,经成纤维细胞培养,收获、传代和染色体制作均同羊水细胞法。

三、染色体显带方法

染色体显带（chromosome banding）技术是采用特殊的染液和染色方法,使染色体产生明暗相间的带型,形成不同的染色体条带带型,以此作为鉴别染色体的方法。不同染色体的染色带的数目、部位、宽窄和着色深浅均不同。染色体显带技术包括 Q 带、G 带、R 带、C 带、T 带、N 带,各带的染色试剂以及在染色体上所呈现的区带特征如下:

Q 带:喹吖因荧光染色技术,显示中期染色体经喹吖因氮芥染色以后,在紫外线照射下所呈现的亮带和暗带,一般富含 AT 碱基的 DNA 区段表现为亮带,富含 GC 碱基的区带表现为暗带。Q 显带技术是最早建立的显带技术,它在观察染色体多态方面有重要的用途。但 Q 带保存时间短,而且需要在荧光显微镜下进行观察,因而,限制了 Q 显带技术的应用。

G 带:Giemsa 带,将中期染色体制片经胰酶或碱、尿素、去污剂等处理后再用 Giemsa 进行染色后所呈现与 Q 带相似的染色体区带。在光学显微镜下,可见 Q 带亮带相应的部位,被 Giemsa 染成深带,而 Q 带暗带相应的部位被 Giemsa 染成浅带。G 显带克服了 Q 显带的缺点,G 带标本可长期保存,而且可在光学显微镜下观察,因而得到了广泛的应用,是目前进行染色体分析的常规带型（图 13-1、图 13-2）。

R 带:中期染色体放在高温（通常为 87℃）的磷酸盐离子溶液中处理,以吖啶橙或 Giemsa 染色,显示与 G 带明暗相间带型正好相反,所以又称反带（reversed band）。G 带浅带如果发生异常,不易发现和识别,而 R 显带技术可以将 G 带浅带显示出易于识别的深带,所以 R 显带对分析染色体 G 带浅带部位的结构改变有重要作用。

C 带:主要显示着丝粒结构异染色质以及其他染色体区段的异染色质部分。C 显带也可使第 1、9、16 号和 Y 染色体长臂的异染色质区染色。因而,C 带可用来分析染色体这些部位的改变。

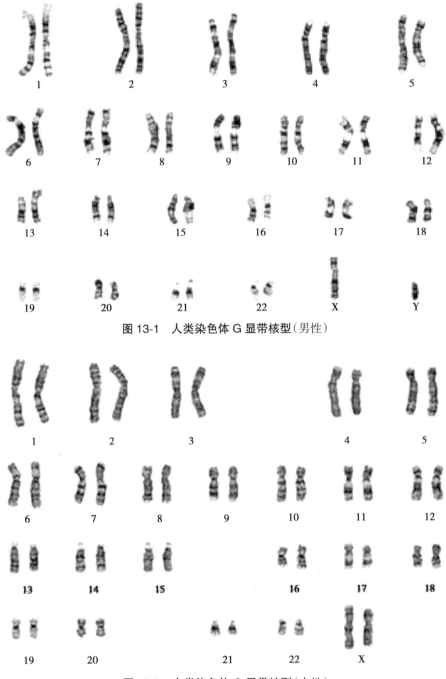

图 13-1 人类染色体 G 显带核型（男性）

图 13-2 人类染色体 G 显带核型（女性）

T 带：又称末端带，是染色体端粒部分经吖啶橙染色后所呈现的区带，用来分析染色体端粒。

N 带：又称 Ag-As 染色法，主要用于核仁组织区的酸性蛋白质染色。

高分辨染色显带技术

分裂中期一套单倍染色体一般显示 320 条带。70 年代后期，采用细胞同步化方法和改进的显带技术，获得细胞分裂前中期、晚前期或早前期的分裂象，可以得到带纹更多的染色体,能显示 550~850 条带,甚至 2000 条带以上。这种显带技术称为高分辨显带技术。

四、染色体异常及染色体病

染色体异常包括数目畸变和结构畸变两类。染色体异常发生的常见原因有电离辐射、化学物品接触、微生物感染和遗传等。临床上染色体检查的目的就是为了发现染色体异常和诊断由染色体异常引起的疾病。可引起染色体或染色单体断裂,导致染色体结构异常的化学物质,称为断裂剂(clastogen)。

(一)染色体数目异常

正常人体细胞有 23 对染色体,其中 23 条来自父方,另 23 条来自母方,即含有两个染色体组或称为二倍体(2n)。以二倍体为标准,出现染色体单条、多条或成倍的增减称为染色体数目畸变,染色体数目畸变分为整倍体型和非整倍体型。整倍体型为整组染色体增减,有单倍体、三倍体和四倍体;非整倍体型只有少数几条染色体增减。比二倍体数目少的称为亚二倍体,比二倍体数目多的称为超二倍体。非整倍体多数是在细胞分裂时染色体不分离、染色体丢失引起的。表 13-3 中列了一些较常见的染色体数目异常。

表 13-3　较常见染色体数目异常

病名	染色体变化	频率	主要症状
常染色体数目异常			
Down 综合征	+21	1/800~1/600	智能障碍,发育迟缓,呆滞面容,贯通手,肌张力低
Edward 综合征	+18	1/8000~1/3500	严重智力低下,摇篮足,小头,耳畸形
Patau 综合征	+13	1/10 000~1/4000	严重智力低下,小头,小眼,唇、腭裂,多指(趾)
性染色体数目异常			
Turner 综合征	多为 45,X 或 45XO	1/5000~1/2500	矮小,有女性外生殖器,但性发育不全,原发性闭经,乳房不发育
Klinefelter 综合征	47,XXY	1/800	有男性生殖器,但阴茎和睾丸小,女性样乳房
XYY 综合征(Poly-Y 综合征)	47,XYY	1/1000	身材特别高,性格异常,暴躁粗鲁,常有攻击性侵犯行为
X 三体综合征(Poly-X 综合征)	47,XXX 或 48,XXXX 和 49,XXXXX	1/1000	智力低下,性紊乱,无月经,不孕

(二)染色体结构异常

染色体结构异常是指染色体或染色单体经过断裂 - 重换或互换机理可产生染色体畸变(chromosome aberration)及染色单体畸变(chromatid aberration)。在有丝分裂中期,细胞遗传学观察可区分的染色体型畸变有:

1. 缺失(deletion,del)　某一染色体的片段丢失称为缺失。

2. 倒位(inversion,inv)　在一条染色体或染色单体上发生两处断裂,其中间节段旋转 180° 后再重接。如果被颠倒的是有着丝点的节段,称为臂间倒位;如被颠倒的仅是长臂或短臂范围内的一节段,称为臂内倒位。

3. 相互易位(reciprocal transposition,t)　两条染色体发生断裂后形成的两个断段,相互交换、连接而形成的二条衍生染色体。

4. 重复(duplication,dup)　在同一染色体上某一节段含 2 份或 2 份以上称为重复。

5. 其他　微小体、无着丝点环、环状染色体、双着丝点染色体、断裂、裂隙、辐射体。

随着分子生物学和染色体检测技术的提高,人们发现许多白血病与染色体异常(如染色体易位、缺失、重排等)有关。

研究发现急性髓细胞白血病(acute myeloblastic leukemia,AML)核型异常检出率高,这些异常核型多是染色体数目异常或特异性染色体重排形成。如急性早幼粒细胞白血病 APL 型,90% 以上患者可见到 t(15;17)(q22;q12)的特异性染色体异常,17q 上的维 A 酸 α 受体(RARA)和 15q 上的早幼粒细胞白血病(promyelocytic leukemia,PML)基因互相易位,形成 PML-RARA 及 RARA-PML 两种融合基因,是 APL 的特异性分子标志。

慢性髓细胞白血病(chronic myeloblastic leukemia,CML)典型的特点是 95% 以上具有 Ph 染色体,Ph 染色体为 t(9;22)(q34;11)染色体易位,是 9 号染色体长臂 3 区 4 带处的 c-abl 易位至 22 号染色体长臂 1 区 c-bcr 断裂点,易位后重组形成 bcr-abl 融合基因,其基因产物 P210 具有较高的蛋白酪氨酸激酶(protein tyrosine kinase,PTK)活性,现被认为是引起癌变的主要原因。

五、染色体荧光原位杂交

荧光原位杂交(fluorescence in situ hybridization,FISH)是在 20 世纪 80 年代末在放射性原位杂交技术的基础上发展起来的一种非放射性分子细胞遗传技术,以荧光标记取代同位素标记而形成的一种新的原位杂交方法,是分子生物学和细胞遗传学相结合的一项技术。FISH 的基本原理是用特殊的荧光素标记 DNA 探针,在染色体、细胞或组织切片标本上进行 DNA 杂交,以检测细胞内 DNA 或 RNA 特定序列的存在与否。这种方法在不需要改变核酸结构和分布格局的情况下,研究核酸片段的位置、相互关系,因此称为原位杂交。

用不同荧光颜色标记的多种探针同时进行多色 FISH,或用不同的标记物配比标记不同的染色体(SKY),或用两种标记物分别标记病人和正常人的 DNA 标本(比较基因组杂交,CGH),通过计算机图像处理系统,可获得更加生动的彩色染色体图像(见彩图 13-3)。

这种方法具有安全、快速、灵敏度高、能同时显示多种颜色等优点,不但能显示中期分裂象,还能显示于间期细胞。

第三节　单基因遗传病的检测

基因突变的类型多种多样,除了缺失、插入、倒位、动态突变和一些高发的点突变可以通过基因分析直接检测,在临床上可以进行诊断之外,大多数基因突变需要烦琐的分析才能确定突变。基因诊断在临床上的应用主要是产前诊断(以先证者为线索)。

患病的个体在其出生前采用各种方法进行的诊断称为产前诊断,也叫宫内诊断。产前诊断适用的人群包括:

1. 超过 35 岁的高龄孕妇。

2. 夫妇自身染色体组成正常,但已生育过一个(或一个以上)染色体异常的孩子,再次妊娠时。

3. 夫妇双方至少有一人为染色体结构异常者。

4. 家族中已出现某种遗传性疾病,而这种遗传病可以通过分子生物学技术、细胞遗传学技术或生化技术予以确诊的。

5. 某些 X 连锁的遗传病(可以依据胎儿性别来推测)。

6. 孕早期受到过致畸、致突变、致癌剂作用或服用过"可疑"药物的孕妇。

根据取材和检查手段的不同,产前诊断方法一般分两大类,即创伤性和非创伤性方法。前者主要包括羊膜腔穿刺、绒毛取样、脐血取样、胎儿镜及胚胎活检等;后者有超声波检查、母体外周血血清标志物和胎儿细胞检测等。目前产前诊断仍以创伤性方法为主,以羊膜腔穿刺和绒毛取样两种最常用。产前诊断是生化遗传学、细胞遗传学、分子遗传学和临床实践相结合的产物,临床应用受到一定限制,主要原因在于单个细胞的遗传诊断困难,诊断的准确性受到多种制约,需要生殖医学与遗传学技术的结合等,而分子生物学诊断技术的发展与优势使产前诊断有所拓展,基因水平的诊断也有利于提高检测的灵敏性、特异性。

单基因遗传病是产前诊断的主要适应病种,特别是针对 X 连锁遗传病,如血友病 A、血友病 B、进行性肌营养不良、脆性 X 综合征等,通过产前诊断可明确胎儿选择,有效减低遗传病患儿的出生率。

一、脆性 X 综合征

脆性 X 综合征(fragile X syndrome,FraX)是单基因 X 连锁显性遗传病,在遗传性智力发育迟缓疾病中发病率仅次于 21 三体综合征,发病率占全部儿童的 0.05%,占非特异性智力低下患者的 2%~6%,在 X 连锁智力低下患者中占 40%。发病率因性别不同而有差异,男性高于女性。男性患者的特征是脸长,前额、下颌和耳朵凸出,青春期后大多出现巨睾,有中到重度智力低下。受累女性的智力受损程度较男性为轻,女性携带者发病率高达 1/700~1/354,占智力低下人群的 1%~10%。1991 年 Verker 等分离并克隆了致病基因,即脆性 X 智力低下 1 号(fragile X mental retardation-1,FMR-1)基因。

(一)分子生物学特点

FMR-1 基因位于 X 染色体长臂的 2 区 7 带(即 Xq27.3),长 38kb,包含 17 个外显子和 16 个内含子,对应 mRNA 长 4.4kb,编码脆性 X 智力低下蛋白(fragile X mental retardation protein,FMRP)。在 FMR-1 基因 5′ 端第一外显子的非翻译区发现了一段数目可变的 $(CGG)_n$ 三核苷酸串联重复序列,其上游 250bp 处存在一个 CpG 岛。正常人 $(CGG)_n$ 序列的拷贝数为 6~50。如果拷贝数在 50~200 之间时,为前突变。当拷贝数大于 200 时,FMR-1 基因 5′ 端发生高度甲基化,基因转录被关闭,导致 FMRP 合成减少。99% 的 FMR-1 基因突变表现为 CGG 重复扩展伴异常甲基化,点突变或缺失引起的 FraX 不到 1%。嵌合体存在于约 15%~20% 的 FMR-1 基因突变者,可表现为两种形式:①细胞嵌合体,即患者体内同时存在前突变 / 全突变细胞系;②甲基化嵌合体,即只有部分全突变伴有甲基化。完全无甲基化的全突变个体偶然可见。

(二)分子生物学检验

1. Southern 印迹杂交　是目前诊断 FraX 的主要方法。样本 DNA 采用 *EcoRI* 和 *EagI* 限制性内切酶在含有 20mmol/L 氯化镁的缓冲液中进行双酶切。酶切产物在 0.8% 琼脂糖凝胶电泳,*HindIII* 作为分子量标准,溴酚蓝迁移距离为 20cm。电泳产物转印到 BiodyneB 尼龙膜上,在 0.5mol/L NaOH/0.5mol/L NaCl 溶液中变性,用中和液(pH7.5 0.5mol/L Tris,2xSSC)冲洗转印膜。StB12.3 探针与尼龙膜上的 DNA 杂交,经放射自显影确定各条带的位置。

可确认全突变与前突变,适用于患者及携带者的诊断及家族内追踪突变情况。但该法技术繁杂,价高费时,不适用于普通群体及高危群体的筛查。

2. PCR　通过 PCR 产物大小计算 CGG 重复拷贝数对异常扩增作出诊断。常规 PCR 只能有效扩增 CGG 小于 200 的正常及前突变等位基因,对于大于 200 的全突变等位点基因则不能进行有效扩增而呈现阴性。根据扩增片段长度区分正常个体和携带者,若样品无法扩增,则再进一步 Southern 印迹杂交检测。也可采用 PCR-ASO 法,用 CGG 寡核苷酸探针对 PCR 产物进行分析,正常人 FMR-1 基因扩增产物分子量较小,而 FraX 患者的 PCR 产物分子量较大,与正常人对照即可做出明确诊断。

PCR 法价廉且迅速,适于携带者筛查、产前诊断和群体筛查等。

3. 微卫星序列分析　FMR-1 基因两侧有 3 个二核苷酸重复序列 FraXAC1、FraXAC2、DXS548 可作为遗传连锁标记。Richards 等利用(AC)$_n$ 重复序列,采用 PCR 扩增 FraXAC2 分析杂合率高达 80%。

该法简便、信息量大、遗传标记与 FraX 位点稳定等优点,缺点是需要先症者及杂合子母亲标本做参照。

(三) 分子生物学检验的临床意义

通过分子诊断 FMR-1 基因突变开展患者判定、携带者筛查、产前诊断和群体筛查等。美国医学遗传学协会建议对以下人群开展 FMR-1 基因的分子诊断。

1. 有智力低下、发育迟缓或自闭症的男性或女性患者,特别是有任何 FraX 体格或性格阳性征象;或有 FraX 家族史;或男性或女性亲属中有未诊断的智力低下。

2. 有下述情况寻求生育咨询者:有 FraX 家族史;未诊断的智力低下家族史。

3. 已明确母亲为突变携带者的胎儿。

4. 细胞遗传学检查结果与表型不一致者,包括临床高度提示 FraX 但细胞遗传学检查阴性,或细胞遗传学检查阳性但临床症状不典型的个体。

二、血友病

血友病(hemophilia)是最为常见的由于凝血因子缺陷所致的凝血机制异常而引起的遗传性出血疾病,是由于基因缺陷而使机体某一凝血因子蛋白表达降低或缺失而造成的。其临床表现为反复自发性或轻微损伤后长时间出血倾向。

血友病分为 A、B 两种类型,属于 X 连锁隐性遗传,患者多数为男性,同一家系的女性可能是致病基因携带者。在遗传性出血疾病中,血友病 A 发病率最高,约占先天性出血疾病的 85%;而血友病 B 仅占百分之十几。血友病 A(hemophilia A,HA)或称血友病甲、凝血因子Ⅷ(coagulation factor Ⅷ,F Ⅷ)缺乏症,是由于血浆中第 8 因子(F Ⅷ)缺乏所致。血友病 B(hemophilia B,HB)或称血友病乙、凝血因子Ⅸ缺乏症,是由于缺乏凝血第 9 因子(FⅨ)。

(一) 分子生物学特点

凝血因子Ⅷ由 F Ⅷ基因编码。F Ⅷ基因位于 X 染色体长臂末端(Xq28),全长 186kb,包括 26 个外显子和 25 个内含子。在 F Ⅷ基因第 22 号内含子内,有一个基因内基因 A1,功能不详。它有两个同源基因,位于 X 染色体的末端(A2、A3)。A1 基因可与这两个 A 基因中的任一个发生同源重组,使得 F Ⅷ基因 1~22 号内含子倒位至 X 染色体长臂远端,而 23~26 号外显子仍处于原位。由此被分裂的两部分基因不能被剪接到一起，凝血因子 VI VIII II 的合成受到严重障碍，FVIII 功能完全丧失导致重型血友病 A。引起血友病的严重程度与突变位点相关。在点突变中，由无义突变导致的血友病均为重型血友病 A，错义突变则大多导致中型和轻型血友病 A，还有少数的点突变会影响到 mRNA 的剪接，包括供受体部位 GT/AG 发生突变，这大多导致重型血友病 A；如保守序列发生突变或由于突变而产生新的剪接位点，则大多数导致轻型血友病 A。F VIII 基因的插入突变和缺失突变主要导致重型血友病 A。

血友病 B 为编码 FIX 基因缺陷，导致 FIX 含量缺乏或结构异常，从而凝血功能障碍。FIX 基因位于 Xq26.3-27.2，全长 33.5kb，含 8 个外显子，侧翼序列含调控区域，内含子占整个基因的 95%。FIX 基因突变的种类繁多，现已发现约 700 余种，包括点突变、碱基缺失和插入，突变涉及整个基因的每个位置，FIX 基因的缺失范围可由 1 个碱基到整个基因，包括小缺失、部分缺失和全部缺失，无论哪一种缺失，临床上均表现为重型血友病 B。在插入突变引起的血友病 B 中，即使插入 1 个碱基造成移码突变，或是插入数 kb 长的大片段序列，都会引起重型血友病 B。

（二）血友病 A 的分子生物学检验

1. PCR　长距离 PCR 是基因倒位检测的首选方案。该法标本用量少，简便迅速、不需要同位素。在未能得到先症者的样品，或供连锁分析的家系成员尤其是其母亲或携带者未能提供杂合信息的情况下，长距离 PCR 技术亦能进行携带者检测和产前诊断。

2. DNA 测序　该方法准确，但是操作烦琐。

（三）血友病 B 的分子生物学检验

1. Southern 印记杂交。

2. DNA 测序。

3. 基因芯片。

（四）分子生物学检验的临床意义

确定患者遗传缺陷的分子生物基础，为临床医师遗传咨询提供实验室支持。

三、血红蛋白病

人类的血红蛋白（hemoglobin，Hb）是存在于红细胞中具重要生理功能的蛋白质，由珠蛋白和血红素组成。血红蛋白病（hemoglobinopathy）是由于编码血红蛋白的基因异常而发生的一类遗传性贫血，是常见的遗传性溶血性疾病。主要分为两大类：一是异常血红蛋白病，是由于珠蛋白结构异常所致，如镰状细胞贫血；另一类是珠蛋白生成障碍性贫血（也称地中海贫血）。成人正常血红蛋白是由两条 α 珠蛋白链和两条 β 珠蛋白链各结合一个血红素组成，正常成人红细胞中表达出等分子的 α 和 β 珠蛋白链，并按 1：1 的比例组成 $\alpha_2\beta_2$ 血红蛋白四聚体。这两种珠蛋白由对应的 α 珠蛋白基因和 β 珠蛋白基因编码。人类珠蛋白基因存在 α 珠蛋白基因簇和 β 珠蛋白基因簇。A 珠蛋白基因与 α 类珠蛋白基因共同组成 α 珠蛋白基因簇，定位于 16p13.33，含有七个与珠蛋白表达有关的基因，全长约 30kb。B 珠蛋白基因与 β 类珠蛋白基因串联组成 β 珠蛋白基因簇，定位于 11p15.5，包括六个基因，全长约 60kb。

（一）镰状细胞贫血

1. 分子生物学特点　镰状细胞贫血（sicklemia）是由于 β 珠蛋白基因中最常见的错义突变引起的溶血性贫血，属常染色体隐性遗传病。该病在我国广东、广西、福建、浙江等地均有发现。镰状细胞贫血患者由于 β 珠蛋白基因中存在单个碱基的突变，结果使 β 珠蛋白链的氨基酸合成改变,改变后的异常血红蛋白称为镰状血红蛋白(HbS),导致血氧结合能力降低,红细胞发生镰状改变,无法变形,不能通过直径比红细胞小的毛细血管,引起微循环阻塞。

β珠蛋白基因中第 6 位密码子的突变还可引起血红蛋白 C 病(HbC 病),该病为常染色体显性遗传病,高发于西非黑人。因 HbC 的氧亲和力较低,氧化后易在红细胞内形成结晶体,红细胞变形性降低,不易通过微循环,易被单核吞噬细胞系统(肝、脾等)破坏,从而产生溶血性贫血。

2. 镰状细胞贫血的分子生物学检验　基于 β珠蛋白基因的点突变,镰状细胞贫血常用的分子生物学检验方法主要有

1)限制性酶谱分析:这是检测镰状细胞贫血最常用的方法,所需 DNA 样品量少,灵敏度高,能检测出纯合子与杂合子,适用于临床检验。

2)等位基因特异性寡核苷酸(allele-specific oligonucleotide,ASO)探针杂交:只能检测特定突变基因位点,检测范围小。

3)ASO-PCR:ASO 探针点杂交和 PCR 技术结合,先将含有突变点的 β珠蛋白基因进行体外扩增,然后再与 ASO 探针作点杂交,这不仅大大节约了时间,而且只需极少量的基因组 DNA 就可进行。只能检测到核酸探针所对应的特定突变基因位点,对于新的突变类型则须重新设计探针才能检测。

3. 分子生物学检验的临床意义　镰状细胞贫血的分子生物学检验针对发生突变的 β珠蛋白基因展开,采用直接诊断策略,直接判定突变类型,区分出杂合子或纯合子,也可发现新的突变类型,可用于镰状细胞贫血的早期诊断和产前诊断。

(二)珠蛋白生成障碍性贫血

珠蛋白生成障碍性贫血是由于珠蛋白合成速率降低造成的贫血,主要发生于地中海沿岸等热带和亚热带地区,也称为地中海贫血(thalassemia)或海洋性贫血,我国南方地区是高发区,其中异常血红蛋白病约占 0.3%,其余绝大部分是珠蛋白生成障碍性贫血致病基因的携带者。

1. α珠蛋白生成障碍性贫血分子机制　α珠蛋白生成障碍性贫血是由于 α珠蛋白基因的缺乏或基因缺陷使 α珠蛋白链合成速度明显降低或几乎不能合成引起的,是一种常染色体显性遗传性血液病。

2. α珠蛋白生成障碍性贫血的分子生物学检验

(1)PCR:是鉴别缺失型 α珠蛋白生成障碍性贫血的首选方法。

(2)Southern 印迹杂交:可检测基因的缺失情况。

(3)等位基因特异 PCR(Allele-specific PCR,AS-PCR):在 PCR 反应体系中设计正常引物和突变引物两对引物,根据扩增结果,可直接判断有无突变。此技术适用于小片段 DNA 电泳分析,具有微量清晰、准确可靠的优点,适用于中国人非缺失型 α珠蛋白生成障碍性贫血的分子诊断和产前诊断,方法简便、易于推广。

(4)单链构象多态性(single-strand conformation polymorphism,SSCP):主要用于非缺失型 $α_2$珠蛋白基因突变筛查,依据单链 DNA 在非变性聚丙烯酰胺凝胶电泳体系中的构象来鉴定 DNA 序列改变的一项技术。该技术操作简便、应用广泛,但此法影响因素多、重复性差。

(5)裂口 PCR(gap-PCR):通过 PCR 扩增后产物带出现的差异筛查 α珠蛋白生成障碍性贫血。该法具有简便、快速、准确的特点。

3. β珠蛋白生成障碍性贫血及其分子机制 β珠蛋白生成障碍性贫血是常见的常染色体遗传性血液病之一,是珠蛋白生成障碍性贫血中发病率最高的类型。是由于 11 号染色体上的 β珠蛋白基因功能下降或缺失所致的一类遗传性溶血性疾病。其分子机制都是由于 β珠蛋白基因中的核苷酸取代导致。

4. β珠蛋白生成障碍性贫血的分子生物学检验

(1) PCR- 反向点杂交(reverse dot blot hybridization, RDB):这是目前国内对 β珠蛋白生成障碍性贫血诊断率最高的方法。是将特异的探针分别固定到硝酸纤维素膜或尼龙膜上,再将经 PCR 特异性扩增的产物(在 PCR 引物 5' 端预先进行生物素标记,使扩增产物相应标记有生物素)与之杂交,这样待检样本就会与具有同源序列的探针结合,经洗涤去除未结合的 DNA 样本,由于待测的 DNA 样本具有生物素类的标记物,结合了待测 DNA 的探针点上就带有生物素类的标记物,再经相应的显色反应就能显出杂交信号。这种以膜上固定探针取代固定靶 DNA 的方式,一次杂交反应可以检测多种靶序列,具有快速简便、敏感度高和特异性强的特点。该法具有快速、简便、高敏感度和高特异性的优点,但是 RDB 实验的稳定性和重复性有待提高。

(2) PCR-ASO:该法可用于 β珠蛋白生成障碍性贫血的分子诊断及基因分型。优点是灵敏、准确,缺点是一次杂交只能检出一种突变,对具有高度异质性的 β珠蛋白生成障碍性贫血往往需要多次更换探针才能确诊,且还需同位素标记探针。

(3) AS-PCR:这种方法与 PCR-ASO 法相比,具安全、简便之优点,可通过设计多对引物进行多重 AS-PCR 反应来诊断突变类型。

(4) 基因芯片:可一次诊出多个基因位点的突变,是更加简便、快速、微量化、一次能平行筛查的新方法,具有成本低、诊断时间短等优势。

(5) 突变寡核苷酸延伸(mutant oligonucleotide amplification, MOEA):MOEA 技术利用巢式 PCR 结合微型电泳,能检出 β珠蛋白基因有无突变,并区分纯合子和杂合子。此法简便易行、诊断明确,且避免了 ASO 杂交,便于推广应用。

5. 分子生物学检验的临床意义 β珠蛋白生成障碍性贫血目前尚无有效的治疗方案,分子生物学检验适用于产前诊断,对于早期发现和诊断非常重要。

四、进行性肌营养不良

(一) 概述

进行性肌营养不良是常见的 X 连锁隐性遗传病,主要发生于男性,发病率为 1/3500 个新生男婴,患儿的主要表现为肌肉进行性加重萎缩和无力,累及机体近端肌肉,腱反射消失,肌肉假性肥大。因臀中肌无力而行走时呈鸭步,腹肌和髂腰肌无力而致下蹲起立时出现高尔斯征(Gower's sign)。病情中后期呈明显的全身肌肉萎缩,此时肌组织已经被结缔组织替代,并有脂肪浸润。60%~90% 的患儿伴有心肌受累,发病至 10 年左右常常卧床不起,多于 20 岁左右因心肌、呼吸肌萎缩导致心肺功能衰竭等严重并发症而死亡。发病机制皆为抗肌萎缩蛋白(Dystrophin)的缺乏。Dystrophin 是抗肌萎缩蛋白基因(DMD 基因)的产物。

(二) 分子生物学特点

DND 基因定位于 Xp21.2-21.3 区域,包括 79 个外显子和 78 个内含子,全长约 2300kb,是目前已知人类最大的基因,cDNA 全长约 11kb,占 X 染色体全长的 1.5%,编码产物含 3685

个氨基酸。基因缺失是 DMD 发生的主要原因(约占 60%~70%),基因重复约占 5%~10%,点突变约占 20%,微小缺失和插入约占 8%,这些突变分散在整个基因中。DMD 基因缺失集中在两个热点区域:一个在该基因的 5′ 端,约占总缺失的 22%~27%,另一个在中央区,约占总缺失的 54%~60%。

(三)分子生物学检验

1. Southern 印迹杂交　该法操作复杂,实验流程长。

2. 多重 PCR　经 18 对引物的多重 PCR 扩增可检出 98% 的 DMD 基因缺失患者。

3. 逆转录 PCR　DMD 基因的 cDNA 总长约 11kb,可通过 RT-PCR 对其 cDNA 全长进行检测,从而确定突变的发生位置和性质。仅用数对引物就可对所有外显子进行突变筛检,能大大缩减工作强度。

4. STR 连锁分析　可用于对患者的女性亲属进行携带者的判断,也可以检测女性患者,需注意的是所选 STR 位点必须与突变位点紧密连锁,由于 DMD 基因庞大,重组率高达10%,因此通过连锁分析作间接诊断会有一定比例的失误。

(四)分子生物学检验的临床意义

患者诊断明确以后,应对家系进行遗传咨询,以判断致病基因携带者和进行产前诊断。常用的遗传标记主要是基因内 STR 位点,根据先证者的这些位点的基因型判断家系中与DMD 连锁的染色体单倍型,由此判断被检者是正常个体还是携带者或患者。

五、苯丙酮尿症

(一)概述

苯丙酮尿症(phenylketonuria,PKU)是常染色体隐性遗传病,是氨基酸代谢异常中最常见的疾病,是由于苯丙氨酸羟化酶缺陷导致代谢异常,使得苯丙氨酸不能转化为酪氨酸,在体内大量蓄积导致。PKU 的发病率有明显的种族和地区差异,白种人发病率高,黄种人发病率较低。苯丙氨酸是人体代谢过程中必需的氨基酸之一,在苯丙氨酸羟化酶(phenylalanine hydroxylase,PAH)的作用下转化为酪氨酸,在苯丙氨酸羟化过程中除了 PAH 外,还需要辅酶四氢生物蝶呤(tetrahydrobiopterin,BH4)等的参与。大约 98%~99% 的苯丙酮尿症是由于PAH 基因突变导致,另有 1%~2% 是由于 BH4 缺乏导致。

(二)分子生物学特点

PAH 基因定位于染色体 12q22-24.1,大约由 90kb 碱基组成。PAH 基因编码区包含 13个外显子。其基因突变位置多变、突变类型多样、突变呈明显的异质性。

(三)分子生物学检验

1. SSCP　此技术能较好地检测 PAH 基因外显子 5 的突变,可用于产前诊断。该方法简便、快速、适合大样本突变筛查,但无法明确碱基突变的具体位置和突变类型,也无法区分基因突变和多态现象。

2. 靶突变分析　针对常见突变位点进行 PCR 测序分析,其检出率较低,为 30%~50%。

3. ASO　用于检测点突变,但本法只能检测已知突变,操作复杂,费时且假阴性率较高。

4. 突变扫描　可以检测几乎所有 PAH 点突变。

5. 序列分析　可检测出约 99% 外显子的突变。

6. 连锁分析　主要用于先证者家系的产前诊断。

（四）分子生物学检验的临床意义

PKU 是可以治疗的遗传病，早期诊断、早期治疗是预后的关键。

（常　东）

本 章 小 结

遗传病主要分为单基因遗传病、多基因遗传病、染色体病和体细胞遗传病。可以通过生物化学、细胞遗传学和分子生物学技术辅助诊断遗传病。本章介绍了人类染色体核型；介绍了较常见的染色体病，包括染色体数目异常和结构畸变，包括常染色体病和性染色体病；介绍染色体病的实验室检查和产前检测：包括外周血、骨髓、羊水、绒毛膜、脐带血和皮肤成纤维细胞的培养和染色体标本的制作及 G 显带、Q 显带、C 显带、R 显带和高分辨染色显带等细胞遗传学技术；介绍了细胞分子遗传学技术：荧光原位杂交。本章以血红蛋白病、脆性 X 综合征、血友病、进行性肌营养不良、苯丙酮尿症为例，介绍了单基因遗传病的遗传基础、分子生物学特点、分子生物学检测方法和临床意义。

第十四章　个体化医疗的分子医学诊断

20世纪80年代中期,人类基因组计划(human genome project,HGP)被提出,并于1990年正式启动。2001年发布了HGP工作草图。HGP为人类的疾病与健康研究带来了根本性的变革,为从基因水平进行临床医学诊断奠定了基础。

随着人类基因组计划的完成和后基因组学研究的不断深入,人们逐渐认识到人类的绝大多数疾病都与基因密切相关,基因信息涉及遗传、变异、生长、分化等多个过程,也与遗传性疾病、肿瘤、慢性非传染性疾病等多种疾病的发病机制有关。越来越多与人类疾病有关的基因被定位,很多疾病发生的遗传学基础得以阐明。因此,从基因水平探测、分析病因和疾病的发病机制,并采用针对性的手段进行治疗,是近年来基础和临床医学研究的新方向。分子诊断(molecular diagnosis)即通过对基因序列、结构和表达方面的全面分析,为特定疾病的诊疗和预后提供依据。个体化医疗(personalized medicine)是基于个体基因信息对疾病进行诊断、治疗、预后和风险评估的一种新兴医疗手段,已成为21世纪医学发展的必然趋势。分子医学诊断技术是个体化医疗的核心和基础。目前分子诊断技术处于迅猛发展阶段,极大地促进了个体化医疗的发展。

第一节　常用临床分子诊断技术

1953年,J.D.Watson和F.H.Crick提出了DNA双螺旋的结构模型,使遗传学研究深入到分子水平,开启了分子生物学时代,奠定了分子遗传学和分子生物学基础,为临床分子诊断提供了可能性。1985年Kary Mullis发明了聚合酶链式反应(polymerase chain reaction,PCR)方法,并因此获得1993年度诺贝尔化学奖。PCR技术的出现极大地推动了临床分子诊断的发展。

临床分子诊断是在临床诊断过程中通过运用分子生物学方法检测患者体内特定遗传物质的结构或表达水平的变化而作出诊断。在感染性疾病、遗传性疾病、肿瘤、心血管疾病、代谢性疾病、线粒体疾病等疾病的个体化检测中均有应用。

常用的临床分子诊断技术主要包括PCR、实时荧光定量PCR、核酸分子杂交、基因芯片、核酸恒温扩增技术、DNA序列分析等。本节主要介绍以上常用的临床分子诊断技术。

一、聚合酶链式反应

聚合酶链式反应,简称PCR,可以在体外对特定的DNA片段进行快速扩增。PCR具有以下特点:特异性强,可根据不同的引物及模板扩增特定的DNA片段;灵敏度高,模板的量可低至10^{-12}~10^{-10}g;操作简单、快速,一次反应可在2小时左右使DNA扩增10^7~10^8倍;产物鉴定回收方便,扩增产物可进行琼脂糖凝胶电泳分析后回收;对模板纯度要求低,不需要分离纯化病毒、细菌等,甚至可直接使用临床标本。

（一）基本原理

PCR 是一种体外扩增特定 DNA 片段的技术,模拟 DNA 体内复制的过程,按照半保留复制的原则,以待扩增 DNA 片段为模板,按照碱基配对原则设计两条引物,在耐热 DNA 聚合酶催化下特异地合成所需的片段。PCR 反应体系主要包括以下成分:特异的 DNA 模板,与待扩增 DNA 模板互补的上下游引物,耐热 DNA 聚合酶,四种三磷酸脱氧核苷酸(deoxyribonucleoside triphosphate,dNTPs)以及适当的缓冲液。

PCR 技术的基本步骤与 DNA 天然的复制过程类似,主要包括高温变性—低温退火—适温延伸三个基本反应步骤。

1. 变性(denaturation)　在较高的温度下(如 94℃),反应体系中的双链 DNA 受热变性,两条链之间的氢键断裂,作为模板的双链 DNA 解离形成两条单链 DNA(约需 30 秒)。变性不完全是导致 PCR 失败的最主要原因。为保证充分变性,通常在变性之前进行预变性,预变性温度高于变性温度,可选择 95℃,3~5 分钟。

2. 退火(annealing)　双链 DNA 解离为单链 DNA 后,迅速将反应体系的温度降至一个较低的温度,此时两条引物分别与正义链及反义链 DNA 模板互补结合,DNA 的复制由此开始。退火的温度和时间主要与以下因素有关:引物的长度、碱基组成及浓度。退火的目的是为了使模板 DNA 与引物结合。通常退火温度高,产物的特异性强,但扩增效率下降;退火温度低,扩增效率高,但特异性下降。一般退火温度为 40~60℃,时间为 30~60 秒,最佳的退火温度可以通过设置梯度实验获得。可用引物的解链温度(Tm)估计退火温度(Ta),Ta 一般比 Tm 低 5℃左右。计算公式:Ta=Tm−5℃ =4(G+C)+2(A+T)−5℃。A、T、C、G 分别代表相应碱基的个数。

3. 延伸(extending)　此阶段是延伸合成子链 DNA 的过程。在 DNA 聚合酶的催化作用下,以引物结合点为起点,以四种 dNTPs 为原料,按碱基互补配对和半保留复制原理,子代 DNA 由 $5' \rightarrow 3'$ 合成且与模板 DNA 互补。引物的延伸温度取决于 DNA 聚合酶的生物学活性,一般在 70~75℃,常用 72℃。延伸的时间取决于靶序列的长度及所使用的聚合酶的性质。一般 1kb 以内的 DNA 片段,延伸 1 分钟足够。3~4kb 的靶基因需 3~5 分钟;扩增 10kb 需延伸至 15 分钟。延伸时间过长会导致拖尾(smear),延伸时间过短会得不到扩增产物或会有一些短的非特异性产物优先生成。对低浓度模板的扩增,延伸时间要适当延长。

DNA 复制是一个不断循环的过程,每完成一个循环需 2~4 分钟,每次循环新合成的子代 DNA 成为下次循环的模板,因此 PCR 技术在 2~3 小时内就能将目的基因扩增几百万倍。PCR 反应使 DNA 扩增量呈指数上升,反应最终的 DNA 扩增量可用 $N_f=N_0(1+Y)^n$ 计算。N_f 代表靶序列的最终拷贝数,N_0 为最初拷贝数,Y 表示平均每次的扩增效率,n 代表循环次数。扩增效率理论值为 100%,扩增初期 DNA 扩增量以 2^n 指数形式增长,随着 PCR 产物的逐渐积累,扩增的 DNA 片段不再呈指数增加,而进入线性增长期或静止期,即出现"停滞效应",因此 PCR 循环数一般为 30~40 个循环,增加循环数容易产生非特异性扩增。图 14-1 展示的是 PCR 的原理。

（二）PCR 反应的基本成分

PCR 反应的基本成分包括模板、引物、耐热 DNA 聚合酶、dNTPs 和缓冲液,同时这五种基本成分也是影响 PCR 反应的主要因素。

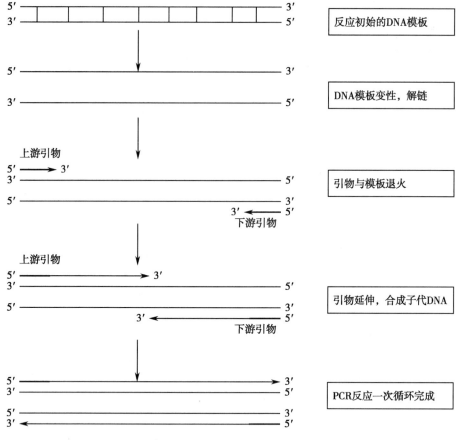

图 14-1　PCR 技术原理示意图

1. 模板　即 PCR 反应合成子代 DNA 的初代 DNA,可来源于培养的细胞或者微生物,也可来源于临床标本或者动植物体的器官、组织、分泌排泄物,甚至可取自考古标本。进行 PCR 反应的模板一般是 DNA 或者 cDNA,当模板是 RNA 时,需要先逆转录为 cDNA。模板的量、模板的纯化程度及模板的长度均对 PCR 反应有重要影响。

(1) 模板量:PCR 反应灵敏度很高,微量(pg)的 DNA 模板便可扩增出大量的子代 DNA,但模板浓度过低会降低 PCR 产物的浓度。然而,过高浓度的 DNA 模板可能会导致非特异性扩增,也会影响与引物的结合以及增加对体系内酶、Mg^{2+} 的竞争从而导致扩增产物浓度过低甚至无法扩增出目的 DNA。

(2) 模板的纯度:PCR 反应需要去除影响 DNA 扩增的相关蛋白酶、核酸酶以及 Taq DNA 聚合酶抑制剂以及能结合 DNA 的蛋白酶等。通常采用 SDS 和蛋白酶 K 来消化处理标本以纯化 DNA。

(3) 模板的长度:一般情况下,小片段模板的扩增效率优于长片段。

2. 引物　引物是人工合成的两条与待扩增 DNA 序列互补的寡核苷酸链,是 DNA 复制的起始点,分为上游引物和下游引物。上游引物与 DNA 反义链互补结合,与正义链序列相同。下游引物与 DNA 正义链互补结合,与正义链序列反向互补。上下游引物间的距离决定了拟扩增片段的长度。PCR 对引物质量的要求很严格。

设计引物时,与引物互补的模板 DNA 序列为已知,上下游引物之间的序列可以未知。

引物设计可通过 Oligo 7 或者 Primer Premier 6.0 软件帮助完成，或通过美国国立生物信息中心（National Center for Biotechnology Information，NCBI）网站的引物设计功能（Primer-BLAST）来实现。引物设计一般需遵循以下原则

（1）引物的长度：一般在 15~30bp，常用为 20bp 左右。引物过短，可能会使引物与 DNA 模板的结合不够牢固，且容易发生错配现象，导致非特异性扩增；引物过长易在引物内形成二级结构。

（2）引物的扩增跨度：以 200~500bp 为宜，特定条件下可扩增长至 10kb 的片段。实时荧光定量 PCR 一般扩增 50~150bp 的片段。

（3）引物的碱基组成：引物中四种碱基的分布应尽量均衡。为避免形成二级结构以及引物二聚体，引物内、引物间不应出现互补序列。

（4）引物的 3′ 端与 5′ 端：引物 3′ 端应要求严格配对，特别是最末端 5~6 个碱基，否则易导致 PCR 的失败。为提高引发效率，3′ 端碱基尽量设计为 G 或 C，但应尽量避免 "NNGC" 或 "NNCG" 末端，以避免发夹结构和引物二聚体的产生。引物的 5′ 端一定要添加几个碱基（2~6 个）作为固定，以防止 5′ 末端在消化时移动，还可根据实验需要添加不与模板互补的序列，如引入限制性酶切位点、启动子或者突变等，也可以进行修饰。

3. 耐热 DNA 聚合酶　1956 年 Arthur Kornberg 和他的同事在大肠杆菌中最早发现了 DNA 聚合酶 Ⅰ，此后，又陆续在其他原核生物及微生物中发现了 DNA 聚合酶。DNA 聚合酶主要有三种功能：聚合作用，可以将 dNTP 按与模板序列互补的顺序逐个添加到子代 DNA 的 3′ 端；$3′ \rightarrow 5′$ 外切酶活性——校对作用，从 $3′ \rightarrow 5′$ 方向识别并切除错配的子代 DNA 末端的核苷酸；$5′ \rightarrow 3′$ 外切酶活性——切除修复作用，可以从 5′ 端水解核苷酸，切除错配的核苷酸。

（1）*Taq* DNA 聚合酶：*Taq* DNA 聚合酶是目前 PCR 反应中主要应用的耐热酶，是发现的耐热 DNA 聚合酶中活性最高的一种，达 200,000U/mg。可在 74℃下延伸 DNA，同时在 95℃ 时仍具有酶活性。具有 DNA 聚合酶及 $5′ \rightarrow 3′$ 外切酶活性，但缺乏 $3′ \rightarrow 5′$ 校正外切酶活性。与 Klenow 酶相比，*Taq* DNA 聚合酶提高了退火温度、增加了到达平台期的循环次数，从而提高了 PCR 的特异性及产物量；同时，*Taq* DNA 聚合酶可增加 DNA 序列的扩增长度，使长片段 PCR 成为可能。

影响 *Taq* DNA 聚合酶在 PCR 中发挥作用的因素主要有两个：一是 *Taq* DNA 聚合酶的使用量，一般使用量在 1~2U/100μl（比活性为 20U/pmol）范围内，过多会产生非特异性条带，过少则会降低 PCR 产物量。二是 Mg^{2+} 的活性，*Taq* DNA 聚合酶是 Mg^{2+} 依赖性酶，其活性对 Mg^{2+} 的浓度非常敏感。Mg^{2+} 浓度过高会抑制 *Taq* DNA 聚合酶的活性，过低会降低 PCR 产物的量。

（2）其他耐热 DNA 聚合酶：包括 *Th* DNA 聚合酶、*Pfu* DNA 聚合酶、*Vent* DNA 聚合酶、*Sac* DNA 聚合酶、*Bca Best* DNA 聚合酶等。

4. 三磷酸脱氧核苷酸　四种 dNTPs 是 PCR 反应所需的原料。PCR 反应中，dNTPs 应为 50~200μmol/L，过高会抑制 *Taq* 酶的活性，且易发生错配；而浓度过低则会降低 PCR 产物的量。反应体系中四种 dNTPs 的浓度要相同，否则也容易发生错配。

5. 缓冲体系　标准的 PCR 缓冲体系一般包括 10mmol/L 的 Tris-HCl（20℃，pH 8.3~8.8），50mmol/L 的 KCl 以及 1.5mmol/L 的 Mg^{2+}。Tris-HCl 缓冲液有助于维持 PCR 反应时的溶液酸碱度。50mmol/L 的 KCl 溶液有利于改善扩增的产物质量。Mg^{2+} 对 PCR 扩增的特异性和

产量有显著的影响,Mg²⁺浓度过高,可使反应特异性降低,出现非特异扩增,浓度过低会降低 *Taq* DNA 聚合酶的活性,使反应产物减少。同时,DNA 模板、引物以及 dNTPs 均可与 Mg²⁺ 结合降低 Mg²⁺ 的浓度从而影响 PCR 反应。高浓度的 EDTA 等螯合剂以及磷酸根等带负电荷离子基团也可与 Mg²⁺ 结合降低其浓度。

此外,缓冲液中还含有酶保护剂,如小牛血清白蛋白(BSA)、明胶、Tween-20、二硫基苏糖醇等,以防止 DNA 聚合酶变性,加入保护剂对 PCR 循环数较多的扩增反应效果尤其明显。

(三)PCR 实验过程

PCR 过程主要包括三部分,试剂的准备、基本的操作以及产物的鉴定分析。

1. 试剂的准备 缓冲液(10×PCR buffer),四种 dNTPs 混合液,*Taq* DNA 聚合酶,上、下游引物。

2. 基本操作 包括加样以及 PCR 程序的设定。在反应体系中依次加入上、下游引物、DNA 模板、dNTPs 混合物、*Taq* 酶、10×PCR 缓冲液,用 ddH₂O 补足反应体系的体积。将上述反应液混匀瞬时离心,放入 PCR 仪中。设定反应循环。以扩增 1kb 序列为例,一般设定预变性 95℃,3~5 分钟;变性 94℃,30~60 秒;退火 55℃,30~60 秒;延伸 72℃,1 分钟,循环数一般为 25~30 个循环;终延伸 72℃,5~10 分钟。

3. PCR 产物分析 凝胶电泳分析是最常用的初步鉴定 PCR 产物的方法,包括琼脂糖凝胶电泳分析和聚丙烯酰胺凝胶电泳分析。初步鉴定后可进行酶切后电泳分析以进一步鉴定。选择合适的内切酶进行酶切,经电泳分离后,获得预期大小的片段,可以对 PCR 产物进行进一步分析鉴定。最终的鉴定需依赖核酸序列分析。

(四)几种重要的 PCR 衍生技术

1. 逆转录 PCR 逆转录 PCR(reverse transcription-PCR,RT-PCR),又称反转录 PCR,是将 RNA 逆转录反应和 PCR 反应联合应用的一种技术。RT-PCR 可用于检测细胞中基因的表达水平、细胞中 RNA 病毒的含量,并且可直接克隆 cDNA。具有灵敏度高,操作简便快捷的优点。

2. 原位 PCR 原位 PCR(in situ PCR)是在经特殊处理的单个细胞内进行的针对靶 DNA 的 PCR 反应,结合了具有细胞定位能力的原位杂交和高度灵敏特异的 PCR 技术的特点。它可检测出该细胞或者组织中是否存在待测的 DNA 或者 RNA,实现了在分子和细胞水平上对发病机制以及临床转归的研究。

3. 巢式 PCR 巢式 PCR(nested primers-polymerase chain reaction,NP-PCR),又称套式 PCR,通过设计两对引物——外侧引物和内侧引物——实现对模板的两次扩增以获得更理想的结果。首先使用外侧引物对含有目的片段的较大的 DNA 片段进行第一次 PCR,然后使用位于外侧引物内侧的内侧引物以第一次 PCR 扩增获得的 DNA 片段为模板进行第二次扩增,从而获得所需目的片段。分为巢式 PCR 和半巢式 PCR 两种。具有高特异性和灵敏性。

4. 免疫 PCR 免疫 PCR(Immuno PCR,Im-PCR)是利用抗原抗体反应的特异性和 PCR 扩增反应的高灵敏性而建立的一种微量抗原检测技术,是在酶联免疫吸附试验(Enzyme-linked immunosorbent assay,ELISA)的基础上建立起来的新方法,用 PCR 扩增代替 ELISA 的酶催化底物显色。将与抗原结合的特异抗体通过连接分子与 DNA 结合,再经 PCR 扩增,由此定量检测抗原,其敏感性高于 ELISA 和放射免疫分析(Radioimmunoassay,RIA)。首先是待测抗原与抗体的结合,然后被吸附于固相载体上,在相应引物存在下,经 PCR 扩增,以实现对特异性抗原的检测。具有特异性强、灵敏度高、操作简便等特点。

5. 重组 PCR　重组 PCR（recombinant PCR）是将突变碱基、插入或缺失片段、或另一种物质（如报告基因）的基因片段均设计在引物中，先分段对模板扩增，除去多余的引物后，将产物混合，再用一对引物对其进行 PCR 扩增，其产物是一重新组合的 DNA。重组 PCR 主要用于位点专一碱基置换、DNA 片段的插入或缺失、报告基因的插入以及 DNA 片段的连接。

6. 实时荧光定量 PCR　实时荧光定量 PCR（real-time fluorescent quantitative PCR，Real-time PCR）技术，是指将荧光基团加入到 PCR 反应体系中，利用 PCR 扩增反应中每一个循环产物荧光信号的累积实时监测整个 PCR 进程，最后对未知模板进行相对或绝对定量分析的方法。实时荧光定量 PCR 可用于对各种基因表达进行定量分析，并可对基因进行分型。

7. 多重 PCR　多重 PCR 是指在同一反应体系中加入 2 对以上引物，同时扩增一份待测 DNA 样品的不同靶区域的多个核酸片段，其反应的基本原理与普通 PCR 相同。可在同一反应体系中同时检测多种病原微生物或对有多个型别的目的基因进行分型，因此具有高效、经济、简便的优点，可为临床提供快速和准确的信息，但特异性有所降低。

（五）PCR 技术的主要用途

1. 克隆目的基因　克隆目的基因是 PCR 技术的主要用途，PCR 的其他用途都是在此基础上发展起来的。PCR 技术可对来自培养的细胞或者微生物的目的基因进行克隆，也可对来自临床病理组织的目的基因进行克隆，甚至可以对考古标本中的目的基因进行克隆。

2. 基因的体外突变　可通过"引物修饰"在 DNA 模板上引入碱基突变、插入或缺失。碱基错配要在引物的 5' 端引入，3' 端要与模板严格配对。与传统的定点突变的方法相比，PCR 法制备突变体时不需要单链 DNA 中间物，因此实验中不需要制备单链 DNA，缩短了实验时间。通过体外突变，可进而研究突变位点的生物学活性。

3. 基因重组　除了酶切、连接的方法可实现基因重组外，重组 PCR 可较容易的实现这一目的，而且该技术能将两个基因紧密的连接在一起。其应用十分广泛，如基因的定点突变、人工合成基因、启动子与目的基因的串联、两个不同表达盒的连接等。

4. 检测基因突变　DNA 碱基突变可以引起多种疾病，如肿瘤、免疫性疾病和遗传病等，因此，检测基因突变对于临床诊断和研究具有重要意义。目前检测基因突变的方法很多，其中以 PCR 方法为基础的方法主要有聚合酶链反应 - 单链构象多态性（polymerase chain reaction-single strand conformation polymorphism，PCR-SSCP）、聚合酶链反应 - 限制性片段长度多态性（polymerase chain reaction-restriction fragment length polymorphism，PCR-RFLP）、等位基因特异性寡核苷酸（allele-specific oligonucleotide，ASO）、变性梯度凝胶电泳（denatured gradient gel electrophoresis，DGGE）。

PCR-SSCP 的原理是将扩增后的 DNA 片段经过变性处理，形成单链，由于序列不同，单链构象就有差异，在中性聚丙烯酰胺凝胶电泳中的迁移率不同，通过与标准物的对比，即可检测出有无突变。

PCR-RFLP 是一种较为简便的分析基因多态性的方法。该技术的基本原理是当 DNA 片段发生突变（包括插入、缺失或重复）导致 PCR 扩增后的基因组 DNA 经特定的限制性内切酶酶解后的片段长度或数目发生改变，其改变可以经凝胶电泳区分，进而确定 DNA 的多态性。

ASO 分析技术是以一段 20bp 左右的寡核苷酸片段为探针检测固定于膜上的 PCR 扩增产物，探针中包含碱基突变。检测过程中可使用多种突变类型的探针，同时以野生型探针作对照，如出现阳性杂交带，表明样品中存在与该 ASO 探针相对应的点突变。

DGGE 是在普通聚丙烯酰胺凝胶电泳基础上,加入变性剂(尿素和甲酰胺)梯度,从而能够把同样长度但序列不同的 DNA 片段区分开来。该技术依赖于由 DNA 序列组成决定的 DNA 的解链区域(meltingdomains, MD)。

5. DNA 和 RNA 的微量分析 PCR 技术对模板的量要求很低,一滴血、一根毛发就可满足 PCR 的检测要求,因此可对核酸进行微量分析。

6. DNA 测序 DNA 序列分析技术是现代生命科学研究的核心技术之一,现在几乎所有的 DNA 测序都采用 PCR 法,其中双脱氧核苷酸链终止法(Double DNA nucleotide chain termination method),也叫做 Sanger 法,是目前使用最普遍的 DNA 序列分析技术。

二、实时荧光定量 PCR 技术

实时荧光定量 PCR(real-time fluorescent quantitative PCR,简称 Real-time PCR)技术,是指将荧光基团加入到 PCR 反应体系中,利用 PCR 扩增反应中每一个循环产物荧光信号的累积实时监测整个 PCR 进程,最后对未知模板进行相对或绝对定量分析的方法。该技术自 1996 年推出后,其应用得到了迅猛发展,实现了分子诊断技术的飞跃。与传统的 PCR 相比,实时荧光定量 PCR 可以对 PCR 扩增反应中每个循环产物进行定量分析,可以分析未经 PCR 信号放大之前的起始模板量,具有特异性强、自动化程度高等特点。

(一)基本原理

PCR 反应过程中,初期扩增产物按指数式增长,随着反应体系中成分的消耗使得扩增产物按线性方式增长最后进入平台期,从而导致模板的起始量与终点的信号强度间没有可靠的相关性。只有在 PCR 指数扩增阶段,PCR 产物量的对数值与起始模板量之间才存在线性关系,所以可选择 PCR 的指数扩增阶段进行定量分析。在实时荧光定量 PCR 反应中,利用荧光信号可以对整个 PCR 过程进行实时监测,并且利用监测到的荧光信号可以绘制成一条荧光扩增曲线,选取荧光曲线指数期某一点作为阈值可用以推断样本中的起始拷贝数。

为了准确获得样品中模板的起始拷贝数,在实时荧光定量 PCR 技术中引入了两个非常重要的概念——荧光阈值和 CT 值,定量的依据就是 CT 值与样品中模板的起始拷贝数的对数成线性反比关系。与 PCR 的终产物定量相比,CT 值具有更强的重现性。

1. 荧光阈值(threshold) 在荧光扩增曲线指数增长期设定一个荧光强度标准,即 PCR 反应前 15 个循环的荧光信号作为荧光本底信号,荧光阈值的缺省设置是 3~15 个循环的荧光信号的标准偏差的 10 倍。

2. CT 值(Cycle threshold) CT 值的含义是 PCR 扩增过程中荧光信号强度达到阈值所需要的循环数,即荧光扩增曲线与阈值线交点所对应的循环数。倍比稀释已知拷贝数的标准品与对应的 CT 值可以绘制出标准曲线,其中 CT 值作为纵坐标,拷贝数的对数值作为横坐标。因此,只要获得未知样品的 CT 值,即可从标准曲线上计算出该样品的起始拷贝数。

(二)实时荧光定量 PCR 的两类方法

实时荧光定量 PCR 产物的荧光标记包括非特异性荧光标记(SYBR Green I)和特异性荧光标记(TaqMan 探针为例)两类。

1. SYBR Green I 染料法 SYBR Green I 染料是一种结合于 DNA 双链沟槽中的荧光染料,当其游离存在时具有很低的荧光本底,当反应体系中存在 dsDNA 时,SYBR Green I 能特异性的与之结合并发出荧光。在 PCR 反应过程中,随着 DNA 双链的产生,SYBR Green I 染料逐渐插入到双链 DNA 的沟槽中,因此荧光信号的增加与 PCR 产物的增加完全同步。在反应结束时做熔解曲线分析以排除非特异性扩增,熔解曲线出现单一峰时显示无非特异性荧光出现,结果定量准确。熔解曲线出现杂峰说明有非特异性产物污染,提示结果定量不准确。

(1)SYBR Green I 染料法的优点:①结合 DNA 模板没有选择性,可适用于任何 DNA 模板;②无需设计、合成复杂探针,实验成本低,使用方便;③操作简单,具有很高的灵敏性,优于常规 PCR 方法;④熔解曲线分析,可以鉴定有无杂带和引物二聚体产生。

(2)SYBR Green I 染料法的缺点:①易产生假阳性,对引物的特异性要求较高;②不能用于复合 PCR 扩增。

2. TaqMan 探针法 TaqMan 探针法利用与靶序列特异杂交的探针来指示扩增产物的增加。TaqMan 探针是一种水解性寡核苷酸杂交探针,根据需要扩增的靶序列设计而成,因此只能与待检测序列结合,与染料法相比提高了实验的特异性。

(1)TaqMan 探针的工作原理:TaqMan 探针与目标序列上游引物和下游引物之间的序列配对。探针的 5' 端标记有报告基团(Reporter,R),如 FAM、VIC 等,其 3' 端标记有荧光淬灭基团(Quencher,Q),在探针结构完整的情况下,报告基团 R 发射的荧光能量被淬灭基团 Q 吸收,无荧光。报告基团 R 与淬灭基团 Q 分开后才会发出荧光。Taq 酶具有 5'→3' 外切核酸酶活性,可水解探针,这样就保证每完成一次扩增就有一个 TaqMan 探针分解释放荧光。实现了荧光信号的累积与 PCR 产物形成完全同步。

(2)TaqMan 探针的优点:①对目标序列有很高的特异性,不存在假阳性。特别适合于单核苷酸多态性分析(Single nucleotide polymorphism analysis,SNP);②可以在一个反应中进行两个基因的定量,重复性比较好。

(3)TaqMan 探针的缺点:①只适合于一个特定的目标序列,设计复杂;②反应成本较高,需要委托生物公司进行标记。

(三)实时荧光定量 PCR 的定量方法(绝对定量和相对定量)

实时荧光定量 PCR 定量的数学基础:Log(起始拷贝数)与 CT 值呈线性关系,根据样品扩增的 CT 值可计算出样品中所含的模板量。

1. 绝对定量——绝对标准曲线法 绝对定量是用已知的标准曲线计算未知样本的量,可以检测样本中起始拷贝数的精确量。此方法是将已知浓度的标准品进行倍比稀释与其对应的 CT 值绘制成标准曲线,在相同的条件下目的基因测得的 CT 值同标准曲线进行比较,从而得到目的基因的精确量。标准样品的种类可以分为以下几种:①含有和待测样品相同扩增片段的克隆质粒;②含有和待测样品相同扩增片段的 cDNA;③ PCR 产物;④含有和待测样品相同扩增片段的体外转录 RNA。标准品的拷贝数可通过 260nm 的吸光度值与 DNA 或 RNA 的分子量换算得出。

【计算举例】以 SYBR Green I 染料法为例,绘制病毒(RNA 病毒为例)在细胞中的生长曲线。其步骤如下:

(1)样本的采集:根据病毒生长特性,确定采样间隔。进行 RNA 的提取,及逆转录反应。样本放于 −80℃保存,避免反复冻融。

(2)制备实时荧光定量 PCR 反应体系及设定反应程序。

(3)标准曲线的绘制:将标准品 10 倍梯度稀释与样本一起进行实时荧光定量 PCR 检测,仪器会自动给出标准曲线(图 14-2、图 14-3)。

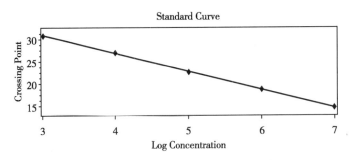

图 14-2　实时荧光定量 PCR 标准曲线

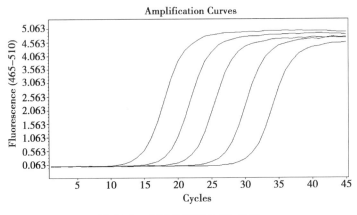

图 14-3　标准品荧光 PCR 曲线

标准曲线公式：CT=-3.811logcopies+41.687，曲线的相关系数 R=0.998，扩增效率 =83.0%

（4）对细胞中病毒 RNA 量的检测，每个时间点设 2 个复孔（表 14-1）。

表 14-1　细胞中病毒 RNA 量的检测

	0h		12h		24h		36h		48h		60h		72h		84h	
CT	28	28	27	27	23	23	19	19	15	15	14	14	13	13	13	13
平均 CT	28		27		23		19		15		14		13		13	

（5）根据样本的 CT 值计算样本的 log 拷贝数，然后以 log 拷贝数为纵坐标，时间为横坐标绘制病毒在细胞中的生长曲线（图 14-4）。

2. 相对定量——相对标准曲线法　相对标准曲线法检测的是未知样本中起始拷贝数的相对量，它是将目的基因与某个参照物相比较得出的。在有些检测中我们往往不需要知道样本中目的基因的精确量，只需要知道不同组间目的基因的相对表达差异即可，此时任何数量充足并表达目的基因和内参基因的 DNA 都可以作为标准品，对所有的标准品只要知道其相对稀释度即可。为了消除组间细胞数、上样量差异等非特异性因素的影响，必须对实验进行标准化处理，所以在反应中需要同时扩增内参基因。内参基因一般选择在不同处理方式下、不同细胞、不同细胞周期中表达恒定的管家基因（如 β-actin、GAPDH 等）。

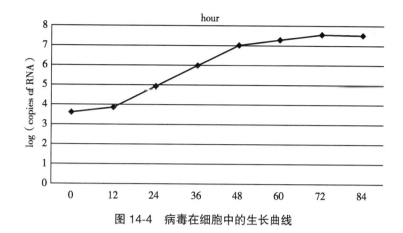

图 14-4　病毒在细胞中的生长曲线

相对标准曲线的计算过程:以一系列已知不同稀释度的标准品分别绘制目的基因和内参基因的标准曲线,以两条标准曲线中同组的目的基因的量与内参基因的量的比值作为目的基因标准化量,最后以实验组中目的基因的标准化量与对照组中目的基因的标准化量的比值作为定量的最后结果。

【计算举例】检测一个实验因素对细胞处理前后目的基因的表达差异变化。其步骤如下
(1) 目的基因与内参基因需各作一条标准曲线(图 14-5)。

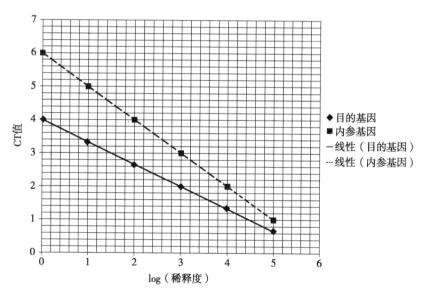

图 14-5　目的基因与内参基因的标准曲线

(2) 根据 CT 值计算目的基因与内参基因的浓度,以稀释度表示,并标准化目的基因的量(表 14-2)。

表 14-2　目的基因及内参基因浓度

	目的基因		内参基因	标准化量
未处理组	100	÷	6000	0.016667
处理组	300	÷	4000	0.075

（3）以未处理样本作为对照样本,所有样本与对照样本的比值作为最后的定量结果,即表达倍数差异变化。结果显示处理组样本目的基因的表达是未处理组的 4.5 倍（0.075/0.016667）。

3. 相对定量——比较 CT 法　比较 CT 法不需要标准曲线的绘制,它同样引入了内参基因作为标准化处理依据。此方法的前提是目的基因与内参基因的扩增效率基本一致,可以通过并列生成两条扩增曲线查看是否平行或是分别制作两条标准曲线查看斜率是否一致来确定扩增效率是否一致。比较 CT 法的计算过程如下：

（1）目的基因需要均一化数据从而去除样本间加样量不同带来的误差,即目的基因的 CT 值减去内参基因的 CT 值得到目的基因的标准化 CT 值（ΔCT 值 $=CT_{目的基因}-CT_{内参基因}$）。

（2）选择一个对照样本作为比较的依据。实验组样本以及对照组样本与该对照组样本进行比较得到目的基因的比较 CT 值（$\Delta\Delta CT$ 值 $=\Delta CT_{实验样本}-\Delta CT_{对照样本}$）,一个循环（CT=1）的不同相当于起始模板 2 倍的差异。

（3）最后得出目的基因的量 $2^{-\Delta\Delta CT}$（倍数变化）即实验组目的基因的表达相当于对照组的变化倍数。

【计算举例】检测某一实验因素对细胞处理前后目的基因的表达差异变化。其步骤如下

（1）将内参基因和目的基因各进行一个 PCR 反应,通过观察指数期是否平行来判断两者的扩增效率是否一致（图 14-6）。

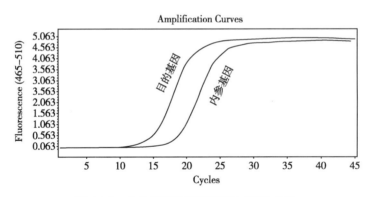

图 14-6　内参基因和目的基因的 PCR 曲线

（2）对未知样本的目的基因进行定量,每个样本设计三个复孔。

（3）目的基因通过内参基因进行数据归一化处理,以未处理组样本为对照样本,计算所有样本与对照样本的 CT 值差,最后根据公式 $2^{-\Delta\Delta CT}$ 得出目的基因的表达倍数变化（表 14-3）。

表 14-3　目的基因进行数据归一化处理

	目的基因 CT	内参基因 CT	ΔCT	$\Delta\Delta CT$	$2^{-\Delta\Delta CT}$
未处理组	20	15	5	0	1
处理组	16	15	1	-4	16

目的基因需要进行归一化数据处理,以消除样本间细胞数、加样量的不同而带来的误

差,即 ΔCT 值 =CT$_{目的基因}$ −CT$_{内参基因}$。以未处理组作为对照,观察处理组目的基因的表达变化情况,即 2$^{-\Delta\Delta CT}$(ΔΔCT 值 =ΔCT$_{实验样本}$ −ΔCT$_{对照样本}$)。结果显示处理组样本目的基因的表达是未处理组的 16 倍。

(四)实时荧光定量 PCR 的应用

实时荧光定量 PCR 技术实现了 PCR 从定性到定量的飞跃,近几年来其应用得到了迅猛发展。目前其应用主要包括:对各种基因表达进行定量分析;进行基因分型;单核苷酸多态性分析(SNP);DNA 甲基化分析。

三、分子杂交技术

分子杂交(molecular hybridization)是指具有互补序列的核酸单链通过碱基配对形成杂合双链核酸分子的现象。杂交过程遵循碱基配对的原则,具有高度的特异性,可利用已知序列的核酸探针来检测特异性的靶序列。

(一)基本原理

核酸分子是由四种脱氧核糖核酸通过磷酸二酯键连接而成的线性或者环状分子。两条核酸链之间通过氢键作用按照碱基互补配对的原则形成双链结构,并且双链结构具有变性和复性的特点,这种特性形成了分子杂交技术的基本理论基础。在一定条件下,将探针和待检测的核酸分子变性之后,缓慢冷却,使其复性,如果在探针和待检测的核酸分子中存在某些相对应的序列,则会形成杂交的核酸分子。核酸分子的杂交可以发生在 DNA 和 DNA 之间、DNA 和 RNA 之间或 RNA 和 RNA 之间。并且核酸探针分子和靶序列之间并不需要完全匹配就能够形成杂交分子。

除了核酸分子可以利用分子杂交技术之外,蛋白质的检测也可以应用分子杂交技术。在蛋白质分子中,不同的亚基之间也能够形成非共价键的结合,这就构成了蛋白质分子杂交的基础。蛋白质分子杂交技术通常用来研究结构和功能相似的蛋白之间的亲缘关系。

(二)分子杂交的方法

核酸分子杂交方法根据作用相的不同,可分为固相杂交(solid-phase hybridization)、液相杂交(liquid hybridization)和原位杂交(hybridization in situ)三类。原位杂交实际上是固相杂交的另一种形式。

固相杂交指的是将一条核酸链固定在固体支持物上,而另一条链在溶液之中参与杂交。主要包括 Southern 印迹法、Northern 印迹法和斑点杂交。液相杂交指的是参与反应的两条核酸链均在溶液中发生杂交的方法。原位杂交是一种直接针对组织或者细胞中特定 DNA 或 RNA 进行杂交的一种方法。

1. Southern 印迹法 Southern 杂交首先由 Ed.Southern 于 1975 年创立,该方法是先将待测的核酸分子固定在固相支持物上,然后用相应的探针进行退火,而后进行检测靶序列的杂交的技术。Southern 印迹法可用来进行基因组中特定基因的定性和定量分析、基因突变分析以及多态性分析,并可以对经限制性内切酶切割后的 DNA 片段中是否存在与探针同源的序列进行检测。临床和实验室检验中常用于 DNA 病毒的鉴定。

2. Northern 印迹法 Northern 杂交与 Southern 杂交的主要区别是 Northern 印迹的检测对象为 RNA,其电泳在变性条件下进行,以去除 RNA 中的二级结构,保证 RNA 完全按分子大小分离。

3. 斑点杂交 斑点杂交是指将 DNA 或 RNA 样品直接点在硝酸纤维素滤膜上,经过加热,将核酸分子固定,然后与核酸探针分子杂交,以检测样品中是否存在特异的 DNA 或 RNA。同一种样品经不同倍数的稀释,还可以得到半定量的结果。

4. 液相杂交技术　液相杂交是核酸探针与待测核酸样本在溶液中进行杂交反应,使之退火成为杂交分子,从而检测样本中靶序列的一种杂交技术,其特点是杂交反应在溶液中完成,不涉及固相支持物的参与。吸附杂交是最先应用的液相杂交方法,主要是羟基磷灰石吸附法。随后发展出亲和吸附杂交和磁珠吸附杂交技术。另外,还有发光液相杂交、液相夹心杂交和复性速率液相分子杂交等液相杂交的方法。

5. 原位杂交　原位杂交是指利用杂交技术,通过已标记探针检测组织或细胞中特定 DNA 或者 RNA 分子序列的一种检测方法。针对样本来源的不同,可以直接在细胞内或者组织内进行原位杂交。对分散在若干个琼脂平板上的少数菌落(100~200)进行克隆筛选时,可采用本方法。将这些菌落归并到一个琼脂主平板以及已置于第二个琼脂平板表面的一张硝酸纤维素滤膜上。经培养一段时间后,对菌落进行原位裂解。平板应贮存于 4℃直至得到筛选结果。

（三）分子杂交的过程

分子杂交的过程主要包括分子探针的制备和靶序列的检测两部分。

核酸探针的制备　用于研究或诊断的核酸分子探针,其性质和序列都是已知的,并且为了跟踪检测探针分子的去向,需要对探针分子进行标记。一般而言,根据不同的分类标准,核酸分子探针有不同的分类。根据探针分子性质的不同,分为双链 DNA 探针、单链 DNA 探针、RNA 探针和寡核苷酸探针等;根据标记物是否具有放射性,分为放射性探针和非放射性探针;根据探针标记的部位可以分为均匀标记探针和末端标记探针。常用的核酸探针种类包括 DNA 探针、RNA 探针、cDNA 探针、寡核苷酸探针。

核酸探针的标记方法包括放射性标记、非放射性标记和吖啶酯标记。

放射性标记方法包括切口平移法、随机引物合成标记法、末端标记法。非放射性标记方法包括直接标记法和间接标记法。间接标记法中的生物素 - 亲和素标记系统是一种常用的高灵敏度的检测系统,已被广泛应用在各种生物学检测系统中。

四、生物芯片技术

（一）基本原理

生物芯片(biochip)是将大量生物探针分子固定于支持物上,与标记的样品分子进行杂交,通过检测每个探针分子的杂交信号强度,进而获取样品分子的数量和序列信息的一种技术。该技术是将核酸杂交理论及半导体工业技术相结合而发展起来的一种微型生物化学分析系统,它利用微电子、微机械、微加工等加工技术,在硅片、尼龙膜或者玻璃等各种固体支持物上制造生物分子微阵列,进而根据生物大分子之间特异性的结合,实现对基因、蛋白质、细胞和其他生物组分的检测。生物芯片因其高通量、微型化和自动化的特点被各个领域广为重视。

（二）生物芯片的分类

根据不同的分类标准,生物芯片可以从不同方面分为不同的种类。

1. 根据载体材料分类　据此可将生物芯片分为陶瓷芯片、半导体硅芯片、玻璃芯片及特定孔径的滤膜(例如硝酸纤维膜、尼龙膜等)。特定孔径的滤膜属于有机合成物载体,其他是无机载体。

2. 根据点样方式分类 据此可将其分为微矩阵芯片、原位合成芯片和电定位芯片。

3. 根据作用方式分类 据此可将生物芯片分为主动式芯片和被动式芯片。

4. 根据载体上的生物探针分子分类 根据固定在载体上的生物探针分子不同,可将生物芯片分为基因芯片、蛋白芯片、组织芯片和细胞芯片。

基因芯片又名 DNA 芯片、DNA 微阵列,是指通过寡核苷酸阵列原位合成或显微打印,将数以万计的 DNA 探针片段有序地固化于支持物上,产生二维 DNA 探针阵列,然后根据碱基互补配对原理与标记的样品进行杂交,通过检测杂交信号来获取样品分子的数量和序列信息的技术。

蛋白芯片是将多种蛋白固定于固相载体上,利用蛋白间的特异的免疫结合反应(例如抗体和抗原的特异性结合)检测蛋白指标的变化及确切含量的蛋白检测技术。

细胞芯片和组织芯片是指将细胞或者个体组织以规则阵列方式排布于载体表面进行研究的技术。

(三)生物芯片的制作

生物芯片的制作方法大体可以分为原位合成法和合成点样法。

1. 原位合成法 包括光引导合成技术和压电打印法(也称喷印合成)。

光引导合成技术将照相平板、固相化学、光敏保护基团三项技术结合,多使用无机片基合成寡核苷酸和寡肽。原位合成法合成寡核苷酸每次只能合成一种碱基,所以芯片上每层碱基的合成都需要四次。

压电打印法(喷印合成)的原理类似喷墨打印机,装置内配有芯片喷头和墨盒,制作 DNA 芯片时,墨盒内的四种碱基合成试剂依不同的位点序列将碱基喷印到芯片上的特定位置,再将碱基连接。

2. 合成点样法 合成点样法包括接触式打印法和非接触式喷印法。该法首先在芯片外液相合成探针分子,再以高速阵列仪机械点样,在载体上形成微阵列。接触式打印法将针头蘸取样品液,然后针头接触载体并被吸附固定。非接触式喷印法吸入样品后,通过热喷印、压电晶体喷印和注射泵推进喷印等方法将样品固定到载体表面。

(四)生物芯片的杂交和信号

生物芯片杂交信号检测系统主要包括杂交信号的产生、信号的收集和传输、信号处理和成像。

生物芯片与样品杂交后,产生杂交信号,信号分为生物素(biotin)、同位素(isotopes)和荧光素(fluorescein)等。

收集信号之前,应先用洗液洗去未杂交的混杂分子,然后使用光电倍增管等原件增强杂交信号,最后使用落射荧光显微镜、激光共聚焦扫描显微镜、光纤 DNA 生物传感器等收集杂交信号。

图像的处理可以借助于图像分析软件(如 Biodiscovery、ImageGene、ScanAlyze 等)。图像处理的基本内容包括去除图像噪声、芯片单元分割、提取背景强度、提取芯片单元荧光强度等。

数据的分析分为三个基本步骤:数据标准化、数据筛选和模式鉴定。数据的标准化是为了使比较的数据具有可比性;进而进行数据筛选删去没有信息的基因,即去除表达水平低于用户定义阈值的基因或者实验过程中表达水平不变的基因;最后鉴定数据的模式,给数据赋予生物学解释。

（五）几种常用的生物芯片

1. 基因芯片　基因芯片是指通过寡核苷酸阵列原位合成（in situ synthesis）或显微打印，将数以万计的 DNA 探针片段有序地固化于支持物上，产生二维 DNA 探针阵列，然后与标记的样品进行杂交。

基因芯片大体可分为三种类型：固定在聚合物载体（例如尼龙膜，硝酸纤维膜等）上的核酸探针或者 cDNA 片段，这种芯片上探针密度较低，所以对样品及实际的需求量较大；点样法固定在玻璃板上的 DNA 探针阵列，该法芯片上点阵密度比前者高得多，但是难以批量生产；玻璃等硬质表面上直接合成的寡核苷酸探针阵列，使用该法芯片密度高，试剂用量少，可实现批量生产。

基因芯片技术的基本步骤包括载体选择、芯片制备、待测样品准备、基因芯片杂交、杂交信号检测和检测结果的分析等。

2. 蛋白芯片　蛋白芯片是将多种蛋白固定于固相载体上，利用蛋白间特异的免疫结合反应（例如抗体和抗原）检测蛋白指标的变化及其确切含量的蛋白检测技术。

将蛋白质有序地固定在载体上制成芯片，与标记了特定荧光的待测蛋白和芯片杂交，洗去未能互补结合的成分，利用荧光扫描仪或者激光共聚焦技术测定荧光强度，进而达到测定各种蛋白质功能的目的。

五、核酸恒温扩增技术

核酸恒温扩增技术是继 PCR 发明和广泛应用以后推出的一系列新型的核酸扩增技术。恒温扩增技术主要包括转录介导扩增技术（transcription mediated amplification，TMA）、环介导等温扩增技术（loop-mediated isothermal amplification，LAMPA）、滚环扩增技术（Rolling Circle Amplification，RCA）、链置换扩增技术（strand displacement amplification，SDA）、核酸序列依赖性扩增技术（nucleic acid sequence-based amplification，NASBA）、解链酶扩增技术（helix dependent amplification，HAD）和实时荧光核酸恒温扩增检测技术（Simultaneous Amplification and Testing，SAT），具有快速、高效、特异的优点。

（一）TMA 技术

TMA 技术由美国 Gen-Probe 公司研发，最早是利用 RNA 聚合酶和逆转录酶在 42℃等温反应条件下进行 RNA 转录和 DNA 合成过程来扩增核糖体 RNA（ribosome RNA，rRNA）的。

TMA 技术反应过程中使用 2 种酶（T7 RNA 聚合酶和逆转录酶）和 2 条引物。其中 1 条引物为启动子引物，含有 T7 RNA 聚合酶可以识别的启动子序列。反应开始后，启动子引物与靶序列结合，逆转录酶以 rRNA 为模板从引物的 3′ 端开始合成第一条 cDNA 链，形成 RNA-DNA 杂交分子。随后杂交分子中的 RNA 被逆转录酶的 RNase H 活性降解，形成单链 DNA，其上含有 T7 RNA 聚合酶识别的启动子序列。该单链 DNA 可以与第二条引物结合，在逆转录酶的作用下，以该 DNA 链为模板合成 cDNA 第二条链，产生一条双链 DNA 分子。T7 RNA 聚合酶识别 DNA 链中由启动子引物引入的启动子序列，以 DNA 为模板转录合成靶序列 RNA。每个 DNA 模板可产生 100~1000 个 RNA 拷贝，这些 RNA 均可作为 TMA 的起始模板，重复上述反应步骤，产物可呈指数方式增加，在 1 小时内产物的量可达到 10^{10} 拷贝。

TMA 扩增的 RNA 产物可通过杂交保护分析（hybridization protection assay，HPA）检测。在反应产物中加入一种吖啶酯修饰的 DNA 探针，该探针能与靶序列杂交形成双螺旋结构，使掺入的吖啶酯受到保护不被灭活，而没有杂交形成双链的吖啶酯探针被灭活。向反应管内加入过氧化氢酶和碱后会产生发光信号,其强度与靶序列的量呈正比,可对RNA进行定量分析。

(二) LAMP 技术

LAMP 技术是由 Notomi 等人于 2000 年在 Nucleic Acids Res 杂志上公开的一种恒温核酸扩增方法,该方法针对靶基因的 6 个区域设计 2 对特异性引物,在链置换 DNA 酶(Bst DNA polymerase)的作用下,在 60~65℃的恒温条件下,扩增 30~60 分钟,可以产生环状结构的引物在链置换 DNA 酶的链置换合成活性作用下在靶序列两端引物结合处循环,不断地产生环状单链结构,引物在等温条件下引发新链合成,从而使靶基因得到高效扩增。该技术操作简单、特异性高、灵敏度高,对仪器设备要求不高,产物易检测,可通过分析反应过程中产生的焦磷酸镁白色沉淀或通过荧光染料来检测结果。但由于 LAMP 采用了多条引物,因此引物间有可能发生互补形成非特异性扩增,造成假阳性结果,而且无法进行多重扩增反应。

在 LAMP 的基础上人们又建立了对 RNA 分子快速等温扩增的逆转录 LAMP 技术(RT-LAMP),其扩增原理与 LAMP 类似,只是在反应体系中加入逆转录酶。

LAMP 反应结果的分析可以通过以下途径:

1. 浊度分析 LAMP 反应过程中会产生大量白色焦磷酸镁沉淀,产生肉眼可见的浑浊,而且沉淀产生的量与 DNA 产物的量呈线性关系,因此可以通过对反应产物浊度的分析推算 DNA 的产量。对浊度的分析有两种方法:肉眼观察法和浊度仪检测法。肉眼观察法无需任何仪器,快速、方便,可作为一个简单的定性方法。浊度仪检测法可以实现对 LAMP 扩增过程的实时监控,检测结果较肉眼观察法准确,并可以追溯模板的量。

2. 琼脂糖凝胶电泳检测 由于 LAMP 反应的最终产物是茎环 DNA 混合物,因此,LAMP 扩增产物在 2% 琼脂糖凝胶电泳中呈现的是典型的梯状条带。

3. 荧光染料检测 通过添加荧光染料进行染色,检测 LAMP 产物。有研究者在 LAMP 扩增产物中加入荧光染料 SYBR Green I,该染料可掺入双链 DNA 中,有目的 DNA 的阳性管颜色变为绿色,没有目的 DNA 的阴性对照管颜色没有变化。

六、DNA 序列测定

DNA 序列测定是指 DNA 一级结构的测定,即 DNA 分子中核苷酸的排列顺序的测定。该技术建立在高分辨率变性聚丙烯酰胺凝胶电泳基础之上,可分离相差仅 1 个碱基的 DNA 片段。1977 年 Sanger 和 Maxam-Gilbert 分别提出了双脱氧链终止法和化学降解法,为发展快速的 DNA 测定方法奠定了基础。以 Sanger 法为原理的自动测序是目前应用最广法的测序方法。Maxam-Gilbert 建立的化学降解法操作比较复杂,不适宜于自动检测,因此目前应用并不广泛。近年来新建立了焦磷酸测序技术,并推出了以该技术为基础的自动测序仪,主用用于 DNA 的 SNP 分析或突变检测,检测的片段长度一般较短,约 200 个碱基左右。DNA 序列测定是目前最可靠的 DNA 序列分析方法。

(一) Sanger 双脱氧链终止法

在 4 个反应体系中,均加入待测序的模板 DNA、引物、4 种脱氧核苷酸(dNTP)、DNA 聚合酶,并在 4 个反应体系中分别加入 1 种标记过的双脱氧核苷酸(ddNTP),即 A 反应体系中加入 ddA、T 反应体系中加入 ddT、G 反应体系中加入 ddG、C 反应体系中加入 ddC。在反应过程中,引物与模板退火形成双链,在 DNA 聚合酶的作用下,按照碱基配对原则,沿 5′→3′方向进行延伸。在反应过程中,ddNTP 可随机的连接到 DNA 链中,由于其 3′端不含羟基,无法与下一个核苷酸反应形成磷酸二酯键,导致延伸反应终止。因此在反应结束后,在每个反应体系中的反应产物是一系列不同长度的核苷酸片段的混合物,这些核苷酸片段有相同的 5′ 端(即引物的 5′ 端)和 3′ 端(相同的 ddNTP)(图 14-7)。在手工测序中,用同位素 ^{32}P 或 ^{35}S 标记 ddNTP,经高分辨率的变性聚丙烯酰胺凝胶电泳分离各体系的混合产物,在凝胶电泳中,各产物按照片段长度分离开,经放射自显影后读取 DNA 模板的序列(图 14-8)。在自动序列分析中,用 4 种不同的荧光素标记 ddNTP,分离后用激光检测不同荧光素的信号来分析 DNA 序列。目前以 Sanger 双脱氧链终止法为基本原理的自动测序分析是应用最广泛的测序方法。

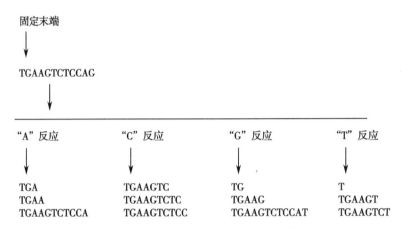

图 14-7　Sanger 双脱氧链终止法各反应体系产物示意图

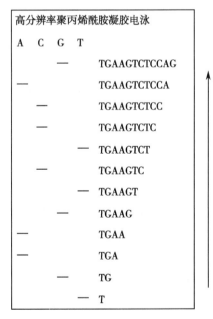

图 14-8　Sanger 双脱氧链终止法序列测定基本原理示意图

(二)焦磷酸测序

焦磷酸测序(pyrosequencing)技术是一种新型的酶联级联测序技术,该技术是由 4 种酶催化的同一反应体系中的酶级联化学发光反应。反应体系包括反应底物、测序引物、待测单链 DNA 和 4 种酶:DNA 聚合酶(DNA polymerase)、ATP 硫酸化酶(ATP sulfurylase)、荧光素酶

（luciferase）和三磷腺苷双磷酸酶（Apyrase）。在反应体系中，引物与模板 DNA 退火后，在 4 种酶的协同作用下，将反应中每一个 dNTPs 的聚合与一次荧光信号的释放偶联起来，通过检测荧光信号测定 DNA 序列。焦磷酸测序技术的反应体系由反应底物、待测单链、测序引物和 4 种酶构成。反应底物为 5′-磷酰硫酸（adenosine-5′-phosphosulfat, APS）、荧光素（luciferin）。

在每一轮测序反应中，只加入一种 dNTPs，如该 dNTPs 与模板配对，DNA 聚合酶可催化其掺入到引物链中并释放焦磷酸基团（PPi）。ATP 硫酸化酶催化 APS 和 PPi 形成 ATP，形成的 ATP 和上一级反应中产生的焦磷酸的摩尔数目一致。在荧光素酶的作用下，ATP 与荧光素生成氧化荧光素（oxyluciferin），产生可见光，可获得一个特异的检测峰。检测峰的高度与反应中掺入的核苷酸数目成正比。ATP 和未掺入的 dNTPs 由三磷腺苷双磷酸酶降解，不产生光信号。一轮测序反应完成后，加入另外一种 dNTPs 启动新一轮测序反应。重复上述过程，根据获得的峰值图读取 DNA 序列信息。

焦磷酸测序技术可重复性好，精确性高，测序速度快，可同时对大量样品进行测序分析，为快速、高通量临床分子诊断提供了较为理想的技术操作平台。已经成为 DNA 分析研究的重要手段。可以用于单核苷酸多态性、遗传多态性、微生物分型、甲基化分析等研究。

基于焦磷酸测序原理的高通量基因组测序系统——Genome Sequencer 20 System 的出现是核酸测序技术发展史上里程碑式的事件。目前，基于该系统开发的 GS FLX sequencer 测序平台与 Solexa 测序平台、SOLiD 测序平台为高通量测序平台的代表。

高通量测序技术使核酸测序的成本大大下降，使得多物种的大规模全基因组测序成为可能。

（温红玲）

第二节 临床分子诊断的医学伦理及其质量保证

分子诊断是分子医学的重要组成部分，其应用涉及"预知、预防、诊断、治疗和再生"各个环节。分子诊断广泛应用于产前诊断、个体化医疗等方面，而且随着技术飞速进步，应用也不断扩展，逐渐渗透到临床各个学科和各种疾病，必将引发临床和基础研究领域的一次革命，引发了新的伦理和社会问题，同时也面临如何保证质量的问题。

一、我国分子诊断的历史回顾与展望

我国的分子诊断技术在 20 世纪 60~70 年代开始萌芽，80 年代出现了以核酸探针的放射性核素标记、点杂交、Southern 印迹杂交和限制性片段长度多态性连锁分析为代表的分子诊断技术。最早出现关于分子诊断的研究报道是 1983 年由中国医学科学院等单位完成的对 α 地中海贫血的产前基因诊断。

20 世纪 90 年代，由于 PCR 技术的推广应用，分子诊断技术在中国得到了较快发展，开始进入临床实验室。除单基因遗传病外，肿瘤、感染性疾病、基因多态性、多基因遗传病等也被纳入了分子诊断的范围，几乎所有的实验方法都建立在 PCR 的基础上。但分子诊断技术的飞速发展和临床应用，也带来了许多现实问题，如临床 PCR 检测在 90 年代在中国"普遍开花"，出现了广泛应用的热潮，但由于对 PCR 技术原理、操作及质量控制缺乏足够的认识，临床检测出现了大量假性结果，也出现了异常混乱的局面。所幸这一偏向在 90 年代后期得到了纠正,分子诊断技术回到了理性发展的轨道。目前,分子诊断在实验诊断中占的份额还很小,但增长速度十分可观。未来数十年内,分子诊断技术将在实验诊断中起主导作用。

二、临床分子诊断的医学伦理

分子诊断在临床的有效应用还有许多有待解决的难题,不仅涉及技术问题,而且存在着极其复杂的伦理、法律与社会问题,需要加以认真思考与对待。

1. 分子诊断可能带来的伦理问题　虽然我们将诊断疾病、治愈疾病作为医学技术的最终目的,但是不能违背患者或其他人的精神意愿,背离伦理的价值观。因此伦理问题是不可回避的。目前在临床实践中,多数分子诊断是在胎儿身上进行的,其目的是为了决定是否做人工流产或决定是否将胚胎植入子宫;肿瘤的诊断以及相对应的个体化治疗亦给肿瘤的治疗带来新的机遇;随着分子诊断技术在临床应用方面的扩展,许多疑难杂症将得到明确诊断。如某些遗传疾病通过分子诊断技术虽然可以明确病因,但若不能给予有效治疗,这种分子诊断对患者自身的生活可能将意味着负担和麻烦。

分子诊断中的伦理问题主要包括:疾病胎儿的出生权问题、基因歧视问题、知情同意权问题、保密问题和侵权问题。这些伦理问题可能远远比我们想象的还要复杂得多。

(1)疾病胎儿的出生权问题:随着分子诊断技术的不断成熟,利用羊水细胞可以预测唐氏综合征、地中海贫血等多种疾病。但羊水细胞基因诊断尚存在很多问题,其一是高风险性,在羊水穿刺过程中,有可能刺破胎盘导致孕妇流产;其二作为诊断的结果也有无法排除假阳性造成误诊的可能。且最大的伦理学问题是,即使有一天羊水细胞培养的基因诊断做到了完全正确诊断疾病的能力,父母是不是可以根据这一结果决定他们的孩子有没有权利降生在这个世界上? 在这个问题上,国外对患病胎儿与健康胎儿是否享有同等出生的权利而争论不休。

(2)基因歧视问题:1992 年在《美国人类遗传学》杂志报道的 41 位缺陷基因检测阳性被检者的遭遇就是一个典型的事例。这些被检者不能得到人寿和健康保险,被认为是"无症状的患者"而处于失业状态。如果基因诊断得到了普及,那么一些在基因型上已经被确定为病态而表型上没有显现出疾病症状的人应该拥有怎么样的生活状态? 例如,在基因型上已经被确定为近视易感性的人是不是就不能成为一名飞行员? 一个基因型上被诊断为不孕不育的人在恋爱和婚姻上是不是会遇到障碍? 检测后的基因信息不仅会影响个人,也会影响到家庭和社会。甚至有人预测将会形成基因歧视问题,这已引起世界各国的关注。

(3)知情同意权问题:对某些患有遗传缺陷但却未影响其健康的人,是否应该普遍地进行遗传基因诊断以及是否有权力在新生儿出生时,就对其采取 DNA 样本,并且在儿童不知道或者不了解的情况下进行各种鉴定。根据鉴定结果向父母提出个性化的"育婴指南"? 基因诊断是否可以通过联网的形式转交到医院、学校、用人单位、保险公司,在本人并不知情的情况下来判断这个人适合何种工作? 何种教育环境? 哪类险种? 这样的话,这个人的一生都将存在于一个无形的监视环境下,可以想象这将是多么可怕的事情。

(4)保密问题:保密问题则更多存在于医患关系之间。比如通过基因诊断发现患者有遗传病,那么医生是否应该为患者保密? 如果为患者保密是否损害了其配偶和未来孩子的利益? 这也是一个伦理难题。

(5)侵权问题:利用基因诊断技术侵犯人权的可能和机会是否会更大更多呢? 如 DNA 指纹可用于亲子家系分析、亲子鉴定、法医鉴定等诸多方面。血液和精液都可以用作检测物,甚至极少量的标本,如一根头发上的毛囊细胞,其 DNA 经 PCR 扩增后也可用来检测。这些技术涉及基因隐私权的保护问题,需要制定相关的法律来规范这类行为,确保个人基因隐私权不受侵犯。

2. 分子诊断的伦理对策 对于分子诊断中所存在的伦理问题应该采取适当办法加以解决。目前主要包括知情同意原则、有利不伤害原则、避免风险原则、利益协调原则和追踪检测原则等几个方面。

(1) 知情同意原则:知情同意是指一个人对自己的行为所做的决定必须是理性的,理解有关研究与治疗措施的性质、可能发生的危险和可能带来的益处,同意基于完全知情和明确的自愿。此外,在基因诊断治疗中引出一个所谓"个人自决原则"。所谓"自决"即在完全知情状况下,由患者本人自主选择。

(2) 有利、不伤害原则:"不伤害原则"是指一个人无论其动机如何不应该施行明知对他人有伤害或存在伤害危险的行为。有利原则是不伤害原则的高级形式,即一种试验或治疗不仅应避免对受试者产生有害的影响,而且还应促进其健康,要做到对受试者真正有利。在临床中这一原则还应有不同的体现,则具体表现为除了积极获取最佳治疗效果、确保基因诊断与基因治疗中的安全无害、竭力减轻患者的痛苦和精神压力以外,还应该力求降低诊疗费用、最大限度保护受试者隐私等各个方面。这些在临床中都应引起同等重视。其中,医疗保密是这一原则的具体体现。

(3) 尽量避免风险原则:某些疾病分子诊断明确病因后,后续基因治疗带来的影响可能更加直接。比如在癌症靶向治疗中,基因用于短期的治疗可能是控制一个癌基因的正常表达,但是如果这种表达的缺陷是可以遗传的,那么下一代或几代细胞正常增殖可能就会受到影响。

(4) 利益协调原则:利益协调原则体现在两个方面:①资源分配:基因资源是有限的,由此产生某些医院或医生往往扩大基因诊断或者治疗的优越性和患者不执行医嘱以后的不良后果,而对于诊断正确性以及治疗效果的局限性则有意回避。②公正原则:要求涉及人类健康领域的公司担负特殊的道义。对于基因诊断和治疗的价格,也应该由国家限定,不能因为今后的需求量和普及率较大而肆意加价,谋取暴利。应避免市场垄断,最好有两三家比较成熟的 DNA 提取和基因测序中心外加几家有资格的基因诊断和治疗的医院,这样可以最大限度地避免院方盲目加价。

(5) 追踪监测原则:分子诊断及其相关的基因研究属于人体研究范畴,有关研究必须经过专门的伦理审查委员会批准。

总之,首先应该健全各级医学伦理委员会,对基因诊断技术进行科学的伦理审查。其次,伦理委员会应当监督科研院所的人类基因诊断技术研究及其成果的应用集中于疾病的预防,而不应该用于优生,特别是制造明显超出正常人范围的"超人"。另外,人类基因诊断技术中应始终坚持知情同意或知情选择的原则,保护个人基因组的隐私,反对基因歧视。

三、临床分子诊断的质量保证

我国分子诊断逐步进入主流医学,但尚需进一步对其进行行业规范,应强化对分子诊断实验室进行统一的、严格的资质认证,建立规范的质量保证体系。

1. 分子诊断的特殊性及其挑战 进行分子诊断要认识其特殊性。由于个体 DNA 从受精到死亡是一成不变的,分子诊断要经得起时间的考验;在产前诊断和临床诊断中,独特的预测性不能容忍任何的误诊和漏诊,还必须有相应的遗传咨询;分子诊断结果不仅对个人有影响,而且可能涉及家庭其他成员;分子诊断是多步骤高度复杂的过程,质量控制更显得尤为重要。同时,在商业利益和巨大市场诱惑的驱动下,不少人蜂拥而入,出现了虚假广告和误导性讲座等。

资格认证包括技术合格和对质量管理系统的依从,而非单纯的技术验证,是权威机构以ISO17025/ISO15189 为基础而进行的全面考核,最后对诊断实验室予以正式认可的程序。在一些发达国家认证执行如下程序:第一,要求分子实验室主任具有特定的资质,经过严格的训练和广泛的经验积累,并通过专业委员会的考试,方可被授权签发分子诊断报告。第二,实验室应有质控机制,保障每项检测的准确性和可靠性。第三,实验室应有全面的管理体系,保证受试者标本的可追踪性;有完整的和及时更新的实验方案;永久性保存的检测报告和有关记录。第四,实验室必须参加能力验证计划,定期在实战中检验自己的检测能力,核实自己的测试准确性。最后,实验室必须接受 2~3 年定期的复审考查,更新认证。这些是值得我们学习和借鉴的。总之,只有通过强化统一的、严格的资格认证,建立质量管理体系,并持续改进,才能确保分子诊断真正造福于民。

2. 政府对分子诊断的管理和要求　20 世纪 90 年代末期,为了纠正 PCR 临床应用的混乱局面,原卫生部在听取专家建议的基础上,暂停了临床 PCR 的应用,从而开始进入了规范时期。2002 年,为进一步规范临床基因扩增检验实验室管理,保证临床诊断科学、合理,保障患者合法权益,原卫生部出台了《临床基因扩增检验实验室管理暂行办法》(卫医发〔2002〕10 号)。2010 年,原卫生部对《临床基因扩增检验实验室管理暂行办法》进行了修订,印发了《医疗机构临床基因扩增管理办法》的通知(卫办医政发〔2010〕194 号)。

《医疗机构临床基因扩增管理办法》共有五章内容,明确界定了实验室审核和设置、实验室质量管理、实验室监督管理等要求。主要内容:对于临床基因扩增检验实验室,医疗机构应当集中设置,统一管理;国家卫生与计划生育委员会和各省级卫生行政部门负责所辖行政区域内医疗机构临床基因扩增检验实验室的监督管理工作;省级临床检验中心或省级卫生行政部门指定的其他机构(以下简称省级卫生行政部门指定机构)负责组织医疗机构临床基因扩增检验实验室的技术审核工作;医疗机构通过技术审核的,凭技术审核报告到省级卫生行政部门进行相应诊疗科目项下的检验项目登记备案;并开展医疗机构临床基因扩增检验项目登记工作。实验室质量管理:医疗机构经省级卫生行政部门临床基因扩增检验项目登记后,方可开展临床基因扩增检验工作;临床基因扩增检验实验室人员应当经省级以上卫生行政部门指定机构技术培训合格后,方可从事临床基因扩增检验工作;实验室应当按照《医疗机构临床基因扩增检验工作导则》开展实验室室内质量控制,参加卫生部临床检验中心或指定机构组织的实验室室间质量评价。实验室监督管理:省级临床检验中心或省级卫生行政部门指定机构按照《医疗机构临床基因扩增检验工作导则》对医疗机构临床基因扩增检验实验室的检验质量进行监测,并将监测结果报省级卫生行政部门;省级以上卫生行政部门可以委托临床检验中心或者其他指定机构对医疗机构临床基因扩增检验实验室进行现场检查;省级以上卫生行政部门指定机构对室间质量评价不合格的医疗机构临床基因扩增检验实验室提出警告。对于连续 2 次或者 3 次中有 2 次发现临床基因扩增检验结果不合格的医疗机构临床基因扩增检验实验室,省级卫生行政部门应当责令其暂停有关临床基因扩增检验项目,限期整改。整改结束后,经指定机构组织的再次技术审核合格后,方可重新开展临床基因扩增检验项目。

3. 临床分子诊断的全面质量保证　临床实验室的分子诊断是通过这种对基因序列、结构和表达方面的全面分析而作为对特定的疾病的诊断、治疗及预后的依据。因此,其质量保证决定了其能否在临床上有效应用。

(1)实验室分区:目前分子诊断主要是采用以 PCR 为基础的基因扩增方法,为防止"污染"所致的假阳性,各实验功能区须进行严格的独立物理分隔,并注意空气流向。实验室应根据自己的检验项目、所采用的检测技术平台和工作量来决定分区的多少及各区域的空间大小。至于具体需要多少个区,以"工作有序、互不干扰、防止污染、报告及时"作为基本原则。

(2)人员:分子诊断涉及的人员包括标本采集、运送、保存、质检、实验室检测人员和临床医生。分子诊断对标本采集、处理及质检有着很高要求,因此标本采集人员应训练有素。用于基因突变检测的肿瘤组织样本在检测前,应由病理医生对标本进行质检,确定切片上的肿瘤细胞所占比例是否达到检测要求。必要时,在切片上圈出肿瘤细胞所在部位或显微切割。实验室检测操作人员除了需要熟练的检测操作技能外,还须对个体化药物治疗检测项目与相应药物使用之间的关系具有全面的知识储备,并时刻跟踪最新科学研究进展,能分析临床病例实际治疗效果与检测之间的关系,具备与临床医生沟通及根据患者的情况,提出进一步检测的建议和提供相应治疗建议的能力。同样,临床医生亦需进行有关分子诊断、个体化药物治疗与患者基因型和突变之间关系等方面知识的再教育,时刻跟踪相关领域的研究进展,具备与临床实验室对话的能力。

(3)质量保证措施:如何有效控制从标本的采集、运送、保存和处理,到核酸提取、扩增检测及结果报告解释中的关键环节,是保证分子诊断结果准确性的前提条件。检测中的关键点是满足检测质量要求的试剂和仪器设备处于良好的状况。如为自配试剂,则首先需建立自配试剂的标准操作程序(standard operating procedure,SOP),并严格按 SOP 制备每批试剂,然后建立并确认特定自配试剂的性能指标。结果报告与适当的解释是临床实验室以前较为忽略的地方,通俗化、标准化和个性化是结果报告的基本原则。报告单上注明方法学及其性能指标如测定下限、用药提示、进一步检测的建议、对被检者及其他家庭成员的意义、联系方式等可能是个体化用药治疗分子诊断报告的重要特点。要强调的是,对检测的全过程建立有可操作性的 SOP 并严格遵守是重中之重,是质量管理的"灵魂"。如发现问题,应及时分析问题发生的原因,采取针对性措施加以改进,防止同样的问题再次发生。

对于分子诊断,一定要有全面质量保证的理念。首先要逐步完善室内质量控制制度并有效落实,以监测其精密度。同时实验室一定要积极参加室间质量评价工作,以保证检测结果的准确可靠。

应用实例附录:某省产前诊断技术服务伦理指导原则

产前诊断是指对胎儿进行先天性缺陷和遗传性疾病的诊断,包括相应筛查等。为了安全、有效、合理地实施产前诊断,尊重和保障当事双方的权益,提高出生人口素质,保障母亲和儿童健康,特制定本伦理指导原则。

一、知情同意、尊重自主选择的原则

(一)产前诊断的实施应充分尊重孕妇及其家属的意愿、人格和尊严,保证孕妇及其家属的自主知情同意权。医务人员应在孕妇和其家属签署书面知情同意书后方可实施产前诊断(包括产前筛查)。在实施前孕妇具有退出产前诊断(包括产前筛查)的权利。

(二)产前诊断应在产前医学咨询或遗传咨询的基础上进行。医务人员应向孕妇及其家属提供与胎儿有关的信息,包括发生疾病或缺陷的可能性、风险率、疾病的严重程度、治疗方法、预后和可供选择的产前诊断方法等。

(三)医务人员应向孕妇及其家属提供可实施产前诊断方法的必要性、局限性、实施程序、成功率、对母亲和胎儿可能的危害和风险、减少并发症的措施等。还应提供检查结果的准确性、不确定性以及费用等有关信息。

(四)产前筛查也应遵循知情同意、尊重自主选择的原则。医务人员应向孕妇及其家属说明产前筛查的目的、方法、局限性、不确定性、有无危害、后续可能实施的产前诊断方法等。

(五)医务人员应将产前诊断的结果以书面形式告知孕妇。如发现胎儿异常时还应告知其临床表现、可能的处理方法、预后、再发风险,以及有关终止妊娠的法律法规、伦理原则等。是否选择终止妊娠由孕妇及其家属自主决定。

对于要求终止妊娠的夫妇,应尊重他们的意愿,在不违背法律和医学伦理道德的基础上,可采取人工流产或引产的措施终止妊娠。同时做好心理辅导工作,尽量减轻孕妇夫妻双方的焦虑感。

二、趋利避害、有利孕妇和胎儿健康的原则

(一)产前诊断,尤其是创伤性产前诊断,可能给孕妇和胎儿带来损害,关系到孕妇和胎儿的安全与健康。因此从事产前诊断的医务人员应综合考虑孕妇及其家属的全面情况,以高度的责任感和认真的科学态度,严格选择产前诊断的适应证,尽可能选择采用损伤较小、效果较好的诊断方法。

(二)严格掌握产前诊断的适应证和进行产前诊断的条件。进行产前诊断的疾病和缺陷要有明确的定义和诊断标准。当前可进行产前诊断的疾病和缺陷,应是能够明确诊断,具备技术成熟、安全、有效的产前诊断方法,具有与所开展技术相适应的专业人员、技术条件和设备。

(三)医务人员应向孕妇或其家属提供筛查和诊断方法的相关信息,并告知筛查和诊断之间的区别。医务人员推荐的筛查方法要目的明确,并有对高风险者进行后续诊断的产前诊断方法。尽可能减少使用有创性产前诊断方法。

(四)任何单位和个人不得实施非医学需要的产前诊断技术,严格禁止实施非医学需要的胎儿性别鉴定;对不需胎儿性别选择的产前诊断,不得以任何形式报告胎儿性别,以保障不同性别胎儿同等的出生权利。

(五)对怀疑胎儿可能为伴性遗传病,需要进行性别鉴定的,由省人民政府卫生行政部门指定的医疗保健机构按照有关规定施行。实施时,医务人员应让孕妇或其家属充分了解两种性别胎儿各自的患病风险、致病基因携带者风险和正常胎儿的比例。是否做产前诊断由孕妇或其家属自主决定。

三、保守秘密、尊重个人隐私的原则

(一)孕妇或其家属的遗传信息、产前筛查、产前诊断结果、是否选择终止妊娠等属个人隐私。医务人员有责任为其保守秘密。避免因检查结果的泄露给孕妇或其家属带来不良后果。

（二）如检查结果涉及可影响孕妇或其家属有关亲属发病风险的遗传信息,医务人员应将对亲属的可能影响告知孕妇或其家属,并向他们陈述有关的道德义务。由他们自己决定是否告诉有关亲属。

四、遵守法规、维护社会公益的原则

（一）医疗保健机构和医务人员在实施产前筛查、产前诊断时必须严格执行《中华人民共和国母婴保健法》《中华人民共和国母婴保健法实施办法》《中华人民共和国人口与计划生育法》、卫生部《产前诊断技术管理办法》等法律法规的规定,不得实施非医学需要的产前诊断技术。

（二）产前诊断应由取得《母婴保健技术考核合格证书》（产前诊断项目）的医务人员在经卫生行政部门许可的开展产前诊断技术服务的医疗保健机构中进行。

（三）从事产前诊断（包括产前筛查）的医疗保健机构和医务人员有责任积极参与有关产前诊断（包括产前筛查）的公众教育,提高公众对产前诊断（包括产前筛查）的认识,规范实施产前诊断（包括产前筛查）,减少出生缺陷发生。

五、伦理监督、权益保护的原则

（一）实施产前诊断、产前筛查的医疗机构应建立医学伦理委员会。医学伦理委员会应由医学伦理学、心理学、社会学、法学、管理学和包括医学遗传学专业的医学等专家和群众代表组成。

（二）根据上述伦理原则,医学伦理委员会应对本单位的产前诊断中的相关伦理问题进行监督,并对实施中遇到的伦理问题进行审查、咨询、论证和建议,以维护当事人双方的正当权益。

（赵建宏）

第三节　临床应用简介

一、感染性疾病个体化医疗中的临床分子诊断

感染性疾病（infectious diseases）是指特定的病原微生物侵入机体后所产生的一类疾病。引起人类致病的病原微生物约有 500 种以上,通常包括衣原体、螺旋体、病毒、细菌、真菌、原虫、寄生虫等。在感染性疾病的诊断中,病原学诊断具有十分重要的地位。传统的微生物诊断及鉴别诊断主要依靠微生物的表型特征进行检测,但无论哪一种表型,其生物特性都不完全稳定,不易早期诊断。分子生物学技术的发展和应用开创了感染性疾病诊断的新纪元,对病原微生物进行基因分析能从根本上对微生物进行鉴别,以 PCR 技术为基础的病原体分子诊断技术已成为感染性疾病诊断、治疗和预防的重要方法之一。

分子生物学检验技术在感染性疾病中的应用主要包括对病原微生物进行鉴定、分型、耐药诊断和治疗过程中的疗效监测等。用定性或定量的方法检测病原体的核酸,可以用于病毒、细菌和寄生虫感染的确诊,也可以为疗效判断和病情预后评价提供客观的依据。而根据病原体核酸序列的差异,可将病原体分为不同的基因型（亚型）,不同基因型病原体感染的临

床结局不同,而且对治疗的应答也不相同。因此,根据病原体基因分型的结果,制订个体化的治疗方案,能有效提高临床疗效。

(一)感染性疾病的分子诊断策略

感染性疾病的分子诊断,其诊断策略可以分为两种:一般性检出策略和完整检出策略。

1. 一般性检出策略　就是针对微生物特异性的核酸序列进行核酸分子探针杂交,或者利用 PCR 技术直接检测微生物的 DNA/RNA,帮助判断有无感染以及是何种病原体感染。

2. 完整检出策略　就是利用分子诊断技术对感染性病原体的存在与否作出明确诊断,并且能够诊断出带菌者和潜在感染者,还要能对病原体进行分型(包括亚型)和耐药性方面的检测。完整检出策略和方法按照诊断→分型→亚型→耐药性检测的思路,利用多种分子诊断手段对感染性病原体进行全面分析。

(二)感染性疾病的分子诊断临床应用

1. 肝炎病毒　目前已知的嗜肝病毒有五种:甲型肝炎病毒(HAV)、乙型肝炎病毒(HBV)、丙型肝炎病毒(HCV)、丁型肝炎病毒(HDV)、戊型肝炎病毒(HEV),最近还发现第 6 型和第 7 型肝炎病毒:庚型肝炎病毒(HGV)、TT 病毒(TTV)。临床实验室常用的肝炎病毒基因诊断方法见表 14-4,本节主要介绍乙型和丙型肝炎病毒。

表 14-4　肝炎病毒临床常用分子诊断方法

病毒	标本	目的	方法
HAV	粪便、污染物及可疑食品	检测病原体及其亚型	核酸杂交、PCR
HBV	血清	检测病原体及其亚型	变异核酸杂交、定量 PCR、原位 PCR
HCV	血清	检测病原体及其亚型	RT-PCR、原位 PCR
HEV	粪便、污染物及可疑食品	检测病原体及其亚型	PCR、核酸杂交
TTV	血清	检测病原体及其亚型	变异核酸杂交、原位 PCR
HGV	血清	检测病原体及其亚型	变异核酸杂交、原位 PCR

(1)乙型肝炎病毒(hepatitis B virus,HBV):属于嗜肝 DNA 病毒科,是乙型肝炎的病原体。HBV 感染无季节和地域性,临床表现多样,主要表现为急性发病、无症状携带病毒、持续携带病毒感染和迁延不愈形成慢性乙型肝炎等。HBV 主要通过输血、注射、手术、牙科操作等使污染的血液进入人体而感染,其次为性行为引起的黏膜微小损伤,通过精液、阴道分泌物感染,胎儿或新生儿也可在围生期感染。

1)病毒特点:HBV 病毒基因组长约 3.2kb,为部分双链环状 DNA。HBV 基因组有 4 个开放阅读框(ORF),分别是 S、C、P 和 X。S 区编码 HBV 的外壳蛋白,其基因有前 S1(pre-S1),前 S2(pre-S2)和 S,分别编码前 S1 抗原、前 S2 抗原和 HBsAg。C 区编码 HBV 的核心蛋白,有 C 基因和前 C 基因,分别编码 HBcAg 和 HBeAg。P 区编码依赖 RNA 的 DNA 聚合酶(DNA-P)。X 区编码 HBxAg,因指导产生的蛋白质尚未肯定,故称 X 区。根据 HBV 基因序列的差异,可将 HBV 分为不同的基因型。至今为止已发现 A、B、C、D、E、F、G、H 共 8 种基因型,不同基因型序列长度不同,主要是前 S1 区的不同。我国流行的主要是 B 和 C 基因型,长江以北以 C 型为主,长江以南以 B 型为主。

2)HBV DNA 定量检测:常用荧光定量 PCR 和支链 DNA(Branched DNA,bDNA)技术测

定定量检测 HBV DNA。HBV DNA 定量检测可以直接反映病毒复制水平及传染性,主要用于慢性 HBV 感染的诊断、治疗方案的选择及抗病毒疗效的判断。我国 2010 年《慢性乙型肝炎防治指南》指出慢性乙肝 HBeAg 阳性者 HBV DNA≥10^5copies/ml(相当于 20 000IU/ml)或者 HBeAg 阴性者 HBV DNA≥10^4copies/ml(相当于 2000IU/ml)为抗病毒治疗指征。代偿期乙型肝炎肝硬化患者 HBeAg 阳性者的治疗指征为 HBV DNA≥10^4copies/ml,HBeAg 阴性者为 HBV DNA≥10^3copies/ml。对于失代偿期乙型肝炎肝硬化患者,只要检出 HBV DNA,不论 ALT 或 AST 是否升高,均建议及时给予核苷(酸)类药物抗病毒治疗,以改善肝功能,并延缓或减少肝移植的需求。

3)HBV 基因分型检测:HBV 基因型反映了 HBV 自然感染过程中的变异特点,是病毒变异进化的结果。近年研究表明,不同的基因型具有不同的致病性,HBV 基因型对 HBV 感染者的自然病程、疾病严重程度、HBeAg 血清转换率、前 C/C 区变异以及抗病毒疗效均有一定影响。HBV 基因分型检测为乙肝病毒变异的研究、发病机制的探讨、病情评估、治疗药物的选择和预后判定以及分子流行病学研究提供了依据。常用的 HBV 基因分型方法有:基因型特异性引物 PCR 法、限制性片段长度多态性分析法、基因序列测定法、巢式 PCR 等。

4)HBV 耐药突变检测:长期使用抗病毒药物治疗会引起 HBV 基因组发生突变,从而导致耐药现象出现。核苷(酸)类药物会引起 HBV DNA P 基因保守区序列发生变异,主要是 POL/RT 基因片段突变。在拉米夫定治疗中,最常见的是酪氨酸 - 蛋氨酸 - 天门冬氨酸 - 天门冬氨酸(YMDD)变异,即由 YMDD 变异为 YIDD(rtM204I)或 YVDD(rtM204V),并常伴有 rtL180M 变异,并受药物选择而逐渐成为对拉米夫定耐药的优势株。S 基因变异可导致隐匿性 HBV 感染,表现为血清 HBsAg 阴性,但仍可有 HBV 低水平复制(血清 HBV DNA 常 <10^4 copies/ml)。因此,在临床应用核苷(酸)类药物进行治疗过程中,应密切监测耐药突变的产生,一旦检测出耐药突变,应及时更换或加用其他药物进行治疗。HBV 耐药突变常用实时荧光定量 PCR 检测 HBV 前 C、C 区基本启动子(BCP)和 P 区的 YMDD 变异以及乙肝病毒 DNA 测序分析检测 HBV 逆转录酶区的突变位点。HBV 常见耐药突变检测位点见表 14-5。

表 14-5 中国人群 HBV 常见耐药突变检测位点

核苷(酸)类药物	检测位点
拉米夫定(LAM)	rtL180M、rtM204V/I/S、rtV173L、rtV207M/I/L、rtS213T
阿德福韦酯(ADV)	rtA181V/T、rtN236T、rtV214A、rtQ215S、rtP237H
恩替卡韦(ETV)	rtT184A/G/I/S、rtS202G/I、rtM204V/I/S、rtM250V
替比夫定(LdT)	rtM204V/I/S、rtL180M

(2)丙型肝炎病毒(hepatitis C virus,HCV) HCV 具有高度变异性、泛嗜性,HCV 感染患者发展为肝硬化、肝癌及肝衰竭比率高,死亡率高,HCV 感染危害严重,已成为严重的公共卫生问题。

1)病毒特点:HCV 属黄病毒科,其基因组为单链正链 RNA,包括 9,400 左右个核苷酸,具有一个单独的开放阅读框,编码具有 3,010 个氨基酸的多聚蛋白体。HCV 基因组 5′非编码区(5′NCR)是一个高度保守区域,其长度及序列非常稳定,临床检验常采用此区域的基因序列作为 PCR 扩增的靶序列。结构区域包括核心和衣壳区域(E1 和 E2/NS1),衣壳区域 E2

具有一个变异率达 50% 的高变异区。由于 HCV RNA 聚合酶的忠实性不高,故造成 HCV 基因型多样。根据 HCV 基因序列差异,HCV 至少可分为 6 个基因型(HCV1~6 型),100 多个基因亚型(如 1a、1b、1c、2a、2b 等)。我国的主要基因型为 1b,其次为 2a。还有其他少见的型别如西南地区的 3 型和广东地区的 6 型等。

2) HCV RNA 定量检测:由于 HCV 的免疫学标志抗 HCV 检测"窗口期"长,由感染至抗体产生大约需要 70 天,还有部分病人感染后始终都不形成抗体,所以利用分子诊断技术检测 HCV 显得尤为重要。急性 HCV 感染后 2 周血清中即可检测到 HCV RNA,HCV RNA 定量检测可以从病毒载量水平为丙型肝炎的诊断和治疗提供重要信息。检测 HCV-RNA 临床常用方法有:RT-PCR、套式 PCR、荧光定量 RT-PCR 等。

3) HCV 基因分型检测:《丙型肝炎诊治指南》指出:由于不同基因型 HCV 感染患者对抗病毒治疗应答差异很大,因此 HCV 感染患者治疗前应进行 HCV 基因分型检测。HCV 准确分型对于指导制订抗病毒治疗的个体化方案、疗效预测及预后评估等具有重要意义。HCV 基因分型方法主要有 RFLP、基因型特异性引物扩增片段分型、型特异性核酸探针杂交分型法(INNO-LiPA)等。

2. 人类免疫缺陷病毒(human immunodeficiency virus,HIV)　是获得性免疫缺陷综合征(acquired immunodeficiency syndrome,AIDS)的病原体,属于反转录病毒科的一种 RNA 病毒。该病毒破坏人体免疫力,造成人类免疫系统缺陷,导致各种疾病及癌症发生。

(1) 病毒特点:HIV 呈球形或卵圆形,病毒外膜是类脂包膜,并嵌有构成表面刺突的病毒蛋白 gp120 与位于双层脂质的跨膜蛋白 gp41。包膜下有一层基质蛋白 p17 形成的球形基质(Matrix)和蛋白 p24 形成的半锥形衣壳(Capsid)。病毒核心呈锥形,由 RNA 基因组、酶(逆转录酶、整合酶、蛋白酶)以及其他来自宿主细胞的成分(如 tRNAlys3,作为逆转录的引物)组成。

HIV 基因组为 RNA 双分子,根据血清学反应和病毒核酸序列分为 HIV-1 型、HIV-2 型。HIV-1 型正链 RNA 分子大小为 9.3kb,有 3 组共 8 个基因;HIV-2 型正链 RNA 分子大小为 9.7kb,有 3 组共 9 个基因。其中 gag 基因编码约 500 个氨基酸组成的聚合前体蛋白,经蛋白酶水解形成 P17、P24 核蛋白,使 RNA 不受外界核酸酶破坏;Pol 基因编码聚合酶前体蛋白,经切割形成蛋白酶、整合酶、逆转录酶、核糖核酸酶 H,均为病毒增殖所必需;env 基因编码约 863 个氨基酸组成的前体蛋白并糖基化成 gp160,gp120 和 gp41。gag 和 pol 基因较少变异,是基因组的保守区域,临床检测一般选择此基因序列设计引物。

(2) HIV 核酸检测:HIV 基因组的复制过程较为复杂,由 RNA 基因组通过反转录方式形成双股 DNA 分子整合到宿主的基因组中,因此在相当长的时期内 HIV 处于潜伏状态。整合的 HIV DNA 以低拷贝数存在,故需要选用非常灵敏而又特异的方法进行检测和研究。临床主要检测方法有原位杂交、PCR、NASBA、bDNA 及荧光定量 RT-PCR 等技术。

3. 人乳头瘤病毒(human papilloma virus,HPV)　宫颈癌是最常见的恶性肿瘤之一,90% 的宫颈癌是由人乳头状瘤病毒持续感染引起的。近年来宫颈癌的发生率明显下降,在很大程度上归因于对宫颈癌前病变的早期诊断和治疗。

(1) 病毒特点:HPV 是双链 DNA 病毒,主要通过接触污染物或性传播感染人类。HPV 不但具有宿主特异性,而且具有组织特异性,只感染人皮肤黏膜上皮细胞,引起多种皮肤乳头状瘤及生殖道黏膜上皮增生性损伤。目前已鉴定出 100 多种 HPV 基因型,其中有 54 种可以感染生殖道黏膜。根据 HPV 亚型致病力大小及致癌危险性不同可将 HPV 分为低危型和高危型两大类。低危型常引起外生殖器湿疣等良性病变及宫颈上皮内低度病变（CINⅠ），其病毒亚型主要有 HPV6、11、30、39、42、43、44 型；高危型与宫颈癌及宫颈上皮内高度病变（CINⅡ）的发生相关，其病毒亚型主要有 HPV16、18、31、33、35、45、51、52、58、61 型。

（2）HPV 核酸检测：HPV 基因组为双股环状 DNA，长 800bp，编码 8 个主要开放阅读框架，分为 3 个功能区即早期转录区（E 区）、晚期转录区（L 区）和非编码区（NCR 区）。利用分子生物学技术对 HPV 感染进行分型检测可以明确 HPV 持续感染的危险性，可以作为宫颈癌的主要早期筛查手段。目前我国临床检查 HPV 感染的方法主要有第 2 代杂交捕获法、实时荧光 PCR 等。各型的 HPV 非编码区及 E1、E6、E7 及 L1 区均有保守序列，但通用引物一般选择 E1 和 L1 区，而型特异性引物选择 E6 和 E7 区。

4. 结核分枝杆菌（mycobacterium tuberculosis，MTB） MTB 可侵犯全身各器官，以肺部最为多见，估计全球有 1/3 人口感染结核分枝杆菌。结核病是一种常见的由飞沫传播的恶性传染病，结核病的早期诊断对于结核病的治疗以及结核杆菌的广泛传播的控制具有重要意义。但是由于结核杆菌培养生长缓慢，传统实验诊断方法耗时长，往往造成治疗延迟，出现多重耐药以及广泛耐药现象。近年来，准确快速的结核病分子生物学诊断技术在临床上得到广泛应用。

（1）病菌特点：TB 是一种革兰阳性菌，专性需氧，对营养要求高，生长缓慢，在一般培养基上分裂一代需要 10~18 小时。结核菌对利福平、异烟肼、链霉素等抗结核药物较易产生耐药，我国多重耐药结核菌的发病率明显高于全球平均水平。标准株结核分枝杆菌基因组全长 4.4Mb，为共价封闭环状结构，G+C 平均值 65.6%，包含 4411 个开放阅读框，编码 3924 个蛋白质。

（2）结核分枝杆菌核酸检测：主要方法有 PCR、FQ-PCR、竞争性 PCR、免疫杂交 PCR 等。

1）结核分枝杆菌菌种鉴定：PCR 扩增所选靶序列针对 65kD 抗原基因、MPB 蛋白基因、rRNA 基因、TB IS6110 插入序列、染色体 DNA 的重复序列等保守区域（表 14-6）。扩增产物可用核酸杂交法进一步鉴定产物的特异性。

表 14-6　结核杆菌基因检测中部分常用的引物

靶序列	引物序列	扩增片段（bp）
IS6110 插入	5'-CCTGCGAGCGTAGGCGTCG G-3'	317
	5'-TCAGCCGCGTCCACGCCGCC A-3'	
16SrRNA	5'-GGTGGTTTGTCGCGTTGTTC-3'	463
	5'-TGCACACAGGCCACAAGGGA-3'	
DNA 重复序列	5'-CGTGAGGGCATCGAGGTGGC-3'	245
	5'-GCGTAGGCGTCGGTGACAAA-3'	

2）耐药基因检测：结核杆菌的主要耐药机制是抗结核药物作用的靶基因以及相关代谢酶的基因发生突变。可用 PCR、PCR-SSCP、PCR-RFLP、FQ-PCR、免疫杂交 -PCR 等方法检测结核杆菌基因组中与药物抗性相关的基因突变情况，以此判断细菌的耐药状况。结核分枝杆菌对利福平耐药的靶基因为 rpoB 基因；对异烟肼耐药的靶基因为 katG 基因缺失或插入；对链霉素耐药主要是 rpsL 基因（编码核糖体蛋白 S12）发生错义突变，少量为 rrs 基因（编码

16S rRNA)保守环状结构发生突变;对喹诺酮类药物耐药主要是 gyrA 和 gyrB 基因变异。扩增出耐药靶序列后,可采用不同的探针杂交以鉴别突变的类型。耐药基因突变检测可以缩短培养和鉴定的时间,及时指导临床用药。

二、遗传性疾病个体化医疗中的临床分子诊断

近年来,由于环境污染等原因使得致突、致畸因素增加,遗传性疾病的发生率明显增加,遗传性疾病对人类的危害也越来越突出。结合病史、体征、家族史等信息,运用分子生物学技术对遗传性疾病的致病基因、突变类型及遗传标记进行个体化检测,有利于对遗传性疾病进行早期预防、早期诊断和早期干预,从而达到减少或控制遗传病的发病、减轻症状和改善预后的目的。

(一)遗传性疾病的分子诊断策略

所有遗传性疾病根据致病基因的遗传方式不同可分为单基因遗传病和多基因遗传病两大类。遗传性疾病的分子生物学检验有直接诊断策略和间接诊断策略。

1. 直接诊断策略 就是利用分子生物学技术直接检测导致遗传病的各种致病基因的点突变、缺失、插入、倍增、重排等遗传缺陷。直接诊断直接揭示遗传缺陷,是一种比较可靠的个体化分子诊断策略。采用直接诊断策略的前提是必须已知遗传病致病基因的结构及序列。

2. 间接诊断技术 就是在患病家系中通过分析 DNA 遗传标记的多态性进行连锁分析和关联分析,从而判断染色体单倍型是否与致病基因连锁,判断被检患者是否为致病基因携带者及其患病风险。遗传标记的选择是间接诊断的基础,也是获得准确诊断的前提条件。所选择的遗传标记越多,标记的杂合性越强,离致病基因的距离越近,信息量越大,诊断的准确性就越有保证。用于间接诊断的遗传标记方法主要有限制性片段长度多态性(RFLP)、可变数目串联重复(variable number tandem repeats,VNTR)、短串联重复(short tandem repeats,STR)和单核苷酸多态性(single nucleotide polymorphism,SNP)等。

(二)遗传性疾病的分子诊断临床应用(见第十三章第一节)

三、肿瘤在个体化医疗中的临床分子诊断

肿瘤(tumor)的发生发展是多因素、多基因、多阶段相互作用导致细胞基因功能发生改变,细胞发生异常增生与分化形成的新生物。随着对肿瘤发生发展的分子机制研究的深入,从基因水平上诊断肿瘤、预测肿瘤的易感性及对治疗的反应性成为可能,人类已进入肿瘤个体化医疗时代。

(一)肿瘤的个体化分子诊断策略

1. 检测肿瘤相关基因 在恶性肿瘤演化进程中,常常积累了一系列基因的突变及表达异常,包括原癌基因、抑癌基因、肿瘤转移基因、肿瘤转移抑制基因等。这些基因都有可能作为肿瘤的分子诊断和易感性标志。

2. 检测肿瘤发生相关病毒基因 如与鼻咽癌、Burkitt 淋巴瘤相关的 EB 病毒、与宫颈癌相关的人类乳头瘤病毒(human papilloma virus,HPV)、与肝癌有关的乙肝病毒(HBV)和丙型肝炎病毒(HCV)、与成人 T 细胞性白血病、淋巴瘤相关的 HTLV-1 病毒等。

3. 检测肿瘤标志物基因或 mRNA 肿瘤标志物是指由肿瘤细胞异常产生的,或为宿主对肿瘤反应所产生的特异性的物质,包括肿瘤抗原、激素或酶等。通过对肿瘤标志物基因如

甲胎蛋白基因、癌胚抗原基因等有助于帮助诊断。

4. 检测肿瘤个体化治疗相关基因 目前临床应用较多的主要分为三类：①靶向药物治疗相关基因检测，如 EGFR 基因、HER2 基因和 BCR-ABL 融合基因等；②肿瘤化疗药物疗效预测相关基因检测，如 ERCC1、RRM1 和 TUBB3 表达水平等；③肿瘤治疗药物毒副作用风险判断相关的基因，如 UGT1A1 和 TPMP 基因多态性等。

（二）肿瘤的分子诊断临床应用

1. 乳腺癌 乳腺癌是发生在乳腺腺上皮组织的恶性肿瘤，在全世界范围内乳腺癌的发病率呈逐年上升趋势，目前发病率位居女性恶性肿瘤的第 1 位。目前发现与乳腺癌的发生发展密切相关的基因有 BRAC、TP53、c-erbB2、c-Myc、P53、Bcl-2、BAX、iASPP、ATM、MDM-2 以及 PTEN 等。乳腺癌的分子诊断旨在通过检测易感基因筛选易感人群，预测早期乳腺癌复发、转移风险，及时给予早期干预。

（1）乳腺癌易感基因 BRCA：属于肿瘤抑制基因，包括 BRCA1 和 BRCA2 两种。BRCA1 基因是乳腺癌和卵巢癌特异性抑癌基因，位于染色体 17q21，编码含 1863 个氨基酸的蛋白质，是一种 DNA 结合蛋白。BRCA2 基因位于染色体 13q12，编码含 3418 个氨基酸的蛋白质。BRCA1 和 BRCA2 编码蛋白在调控细胞周期、DNA 损伤修复和诱导肿瘤细胞凋亡等方面起重要作用。BRCA1 和 BRCA2 基因突变率较高，可在整个编码区发生多形式多位点突变。目前发现 BRCA1 有 300 多种突变，常见移码突变或无义突变。BRCA2 基因突变常见微插入、点突变以及缺失突变。检测 BRCA 基因突变常用的方法有 DNA 测序、PCR-SSCP、DGGE 等。

（2）HER2 基因：HER2 基因位于 17q21，其 mRNA 由 31 个外显子组成，编码蛋白为具有跨膜酪氨酸激酶活性的人类表皮生长因子受体 2（human epidermal growth factor receptor 2，HER2），主要调控细胞增生、转化和凋亡。HER2 基因是乳腺细胞中较常见、易激活的原癌基因，其扩增或过度表达仅限于癌细胞，而不出现于正常乳腺上皮细胞，是乳腺癌早期诊断的重要参考依据。HER2 基因高表达的乳腺癌患者，往往生存率低，恶性程度高，进展迅速，易发生淋巴结转移，治疗后易复发，对他莫昔芬和细胞毒性化疗药耐药，但对大剂量蒽环类、紫杉类药物疗效好。NCCN 乳腺癌指南明确指出 HER2 阳性是乳腺癌靶向治疗药物赫赛汀的必要指征。但是，HER2 基因过表达的乳腺癌患者，若发生某些位点突变时，易发生对酪氨酸激酶抑制剂耐药。HER2 基因的分子生物学主要检测方法是荧光原位杂交（fluorescent in situ hybridization，FISH）方法。

2. 白血病 白血病是一类由于造血干细胞异常的恶性克隆性血液肿瘤，白血病细胞由于失去进一步分化与成熟的能力而停滞在不同的发育阶段。其主要表现为白血病细胞在骨髓及其他造血组织中异常增生，并浸润其他器官组织，抑制正常造血。研究表明，部分白血病存在细胞与分子遗传学异常，其中染色体易位产生的融合基因已成为白血病诊断及分类的基因标志物。白血病的分子生物学检测已成为治疗方案选择、药物疗效预测和预后判断的主要依据，并将在诊断、治疗、预后判断、发现微小残留病（micro-residue disease，MRD）病变等方面发挥更重要的作用。

（1）白血病的融合基因

1）PML-RARa 融合基因：PML（acute promyelocytic leukemia，PML）基因位于 15 号染色体上 q22 区，维甲酸受体 a（retinoic acid receptor alpha，RARa）基因定位于 17 号染色体 q12 区。大约 95% 的急性早幼粒细胞白血病（acute promyelocytic leukemia，APL）患者存在 t（15；17）

染色体易位,导致 RARa 基因和 PML 基因互相易位形成 PML-RARa 融合基因。PML-RARa 融合基因编码具有转录因子特征的 PML-RARa 融合蛋白,能抑制野生型 PML 和 RARa 的正常功能,阻断粒细胞分化与成熟,参与 APL 发生与发展。

2) BCR-ABL 融合基因:BCR 基因定位于 22 号染色体 q11.2 区,ABL 基因定位于 9 号染色体 q34 区。大约 90%~95% 的慢性髓系白血病(chronic myelogenous leukemia,CML)患者存在特征性的染色体易位 t(9;22)(q34;q11.2),形成 BCR-ABL 融合基因,由此产生的第 22 号染色体畸形最早在美国费城发现,故命名为费城染色体(Philadelphia chromosome,Ph 染色体)。BCR-ABL 融合基因编码的融合蛋白具有激活酪氨酸蛋白激酶、改变细胞的蛋白酪氨酸水平和与肌动蛋白结合能力,通过改变细胞的信号传导途径,促进细胞增生、恶化,并抑制细胞凋亡,导致白血病发生。检测 BCR-ABL 融合基因可以作为 CML 特异性的分子诊断依据,BCR-ABL 融合基因编码的蛋白是分子靶向治疗药物格列卫的作用靶点,因此 BCR-ABL 融合基因阳性 CML 患者可在医生的指导下采用分子靶向药物治疗。而且 BCR-ABL 融合基因阳性患者骨髓移植后复发的可能性远远高于 BCR-ABL 融合基因阴性患者。

(2) 白血病的分子诊断技术:白血病的分子诊断主要针对的是特定的染色体易位及易位形成的融合基因,其方法主要包括 FISH、PCR、real time RT-PCR 等。

1) FISH 技术:可检测多种临床标本,能明确判断染色体易位以及易位的准确定位,但灵敏度不如 PCR,主要用于初诊和复发的检测。

2) PCR 技术:PCR 是检测融合基因、确定染色体易位的首选方法。

3) real time RT-PCR:可用于检测染色体断裂点跨越很大区域的融合基因,还可用于检测微小残留病。

3. 结直肠癌(colorectal cancer,CRC)　结直肠癌是常见的消化道恶性肿瘤,其病因及发病机制尚未明确,根据其遗传特性可分为遗传性和非遗传性。结直肠癌早期无明显临床症状,而且癌细胞转移率高,预后差,因此早期诊断显得尤为重要。但是传统的初筛方法是粪便潜血试验,它对结直肠癌的诊断无特异性,并存在假阴性和假阳性过高的局限性。肠镜检查是结直癌可靠的诊断手段,但由于它具有高消耗性和侵入性,并且对于癌前病变及早期癌诊断能力有限。肿瘤标志物是大肠癌诊断的重要辅助指标,但是特异性不高。随着肿瘤分子生物学的研究进展,已发现多种基因异常改变与结直肠癌发生发展密切相关,这些异常基因已成为结直肠癌早期诊断和个体化治疗的分子靶点,并将在患者治疗反应性的预测、个体化治疗方案的选择和预后评估方面发挥作用。

(1) 腺瘤性息肉病(adenomatous polyposis coli,APC)基因:APC 基因定位于 5q21,属于抑癌基因,由 15 个外显子和 14 个内含子组成,其 mRNA 全长为 8.5kb,编码 2842 个氨基酸残基的蛋白。APC 基因突变是常染色体显性遗传病家族性腺瘤性息肉病(familial adenomatous polyposis,FAP)的主要原因,亦常见于散发性结直肠癌。APC 突变发生在腺瘤的早期阶段,常见的突变是碱基置换和移码,主要集中于第 15 外显子的突变集区。APC 蛋白通过促进癌基因产物 β- 连环蛋白(β-catenin)的降解来抑制肿瘤形成,当 APC 基因突变失活,APC 蛋白负调节作用丧失,导致细胞增殖甚至恶变。检测 APC 基因突变的样本为癌组织、粪便、血液,主要应用的检测方法有:PCR、PCR-ASO、PCR-RFLP、PCR-SSCP、DNA 序列测定。

(2) 大肠癌缺失(deleted in colorectal carcinoma,DCC)基因:DCC 基因属于抑癌基因,定

位于染色体 18q21.3,全长 300~400bp,至少含有 28 个外显子,所编码蛋白是 I 型跨膜糖蛋白,参与细胞生长、凋亡的调控。DCC 基因的突变主要有等位基因杂合性缺失、外显子的点突变以及 DCC 基因过甲基化等。其中等位基因杂合性缺失发生率为 66%~75% 左右,可能是 DCC 基因失活的最普遍的机制。DCC 基因失活发生在腺瘤向癌变进展过程中,是癌变的早期改变,对结直肠癌具有早期诊断价值。

(3) DNA 甲基化:由基因转录沉默所引起的表观遗传学改变是结直肠癌发生机制之一,DNA 甲基化主要发生在大肠癌的早期阶段。目前已证实发生特异性甲基化改变的基因有 p16、hMLH1、p14ARF、RASSF1A、E-cadherin、APC 等。应用甲基化特异性 PCR(methylation-specific PCR,MSP)技术对癌组织、血液和粪便中的这些基因甲基化状态进行检测,可以为结直肠癌的早期诊断提供重要信息。

4. 非小细胞肺癌基因突变与靶向治疗个体化检测 原发性肺癌从组织类型可分为小细胞肺癌(small cell lung cancer,SCLC)和非小细胞肺癌(non-small cell lung cancer,NSCLC),非小细胞肺癌是除小细胞肺癌外的其他所有类型。目前我国最常见的非小细胞肺癌是肺腺癌和肺鳞癌,其发病早期均存在基因水平改变,包括癌基因和抑癌基因的突变以及某些抑癌基因的高甲基化失活。NSCLC 常见的基因突变有 EGFR、KRAS 和 EML4-ALK 等,这些基因变异与 NSCLC 的靶向治疗和预后判断密切相关。

(1) EGFR 基因突变检测:EGFR 基因定位于人 7p12,编码具有酪氨酸激酶活性的跨膜蛋白,是表皮生长因子细胞增殖和信号转导的受体。研究表明,NSCLC 患者存在 EGFR 基因突变,其突变与酪氨酸激酶抑制剂(tyrosine kinase inhibitor,TKI)疗效密切相关。TKI 是一类能直接进入细胞内、通过抑制酪氨酸激酶而达到抗肿瘤作用的口服靶向治疗药物,EGFR 突变是 TKI 治疗的分子基础。经 TKI 治疗后,EGFR 突变型 NSCLC 患者的生存期比野生型 EGFR 生存期长。不同 EGFR 突变类型对 TKI 治疗的敏感性也不同。EGFR 的突变主要集中在第 18 至 21 外显子,当第 18 外显子突变(G719X)、第 21 外显子突变(L858R)和第 19 外显子突变时,推荐使用 TKI(如吉非替尼、厄洛替尼等)治疗。由于第 20 外显子发生 T790M 突变时会出现 TKI 耐药,从而导致 TKI 治疗失败。因此在使用 TKI 之前,需进行 EGFR 基因突变的检测,以预测吉非替尼、厄洛替尼等小分子酪氨酸激酶抑制剂的药物疗效。对于没有 EGFR 突变的患者,建议选用细胞毒药物化疗。

EGFR 基因突变的检测标本类型为治疗前的原发癌肿瘤组织而非转移的肿瘤组织。检测方法可以采用 PCR 扩增后直接 DNA 测序、荧光原位杂交法等,也可使用更为灵敏的 AS-PCR、ARMS、突变体富集 PCR、高分辨熔解曲线分析等方法进行检测。

(2) KRAS 基因突变检测:KRAS 基因定位于 12p12.1,其 mRNA 由 6 个外显子组成,编码的 P21 蛋白是 EGFR 信号转导通路上的关键蛋白之一。KRAS 基因突变后不再受上游 EGFR 的信号调控,并不断激活 MAPK 信号途径的级联反应,导致细胞生长规律紊乱,刺激肿瘤细胞持续增殖。KRAS 突变主要以第 2 外显子中的第 12 和第 13 位密码子最为常见,并且不与 EGFR 突变同时存在,而且 KRAS 基因突变状态不因治疗而改变。对于存在 KRAS 突变的肺癌患者,EGFR-TKI 治疗无效,建议选用 EGFR-TKI 以外的治疗方法。

KRAS 基因突变的检测标本为肿瘤组织或胸腔积液,检测方法可以采用 PCR 扩增后直接 DNA 测序、荧光原位杂交法、高分辨熔解曲线分析等。

(3) EML4-ALK 融合基因检测:间变型淋巴瘤受体酪氨酸激酶(anaplastic lymphoma receptor tyrosine kinase,ALK)位于 2p23,由 1620 个氨基酸组成。棘皮动物微管相关蛋

白样4（echinoderm microtubule-associated protein-like4，EML4）位于2p21，由981个氨基酸组成。EML4的5'端与ALK3'端通过倒位融合可形成EML4-ALK融合基因。正常人群基因组中无EML4-ALK融合基因，肺癌患者中有EML4-ALK融合基因存在，但很少与EGFR突变同时存在。EML4-ALK融合基因与针对ALK基因的小分子抑制剂的疗效密切相关。EML4-ALK融合基因阳性时，可考虑使用ALK基因抑制剂如克唑替尼，患者可以获得良好的临床治疗效果。EML4-ALK融合基因阳性的NSCLC患者对TKI类药物表现为耐药，患者不能从中获益。因此在选用ALK基因抑制剂前，需进行EML4-ALK融合基因的检测。

EML4-ALK融合基因检测的标本为经甲醛固定、石蜡包埋的肿瘤组织。检测方法可以采用FISH和RT-PCR等。

四、线粒体疾病个体化医疗中的临床分子诊断

线粒体疾病（mitochondriopathy）是指由于线粒体DNA（mitochondrial DNA，mtDNA）突变引起线粒体代谢酶缺陷，导致ATP合成障碍、能量来源不足而出现的一组多系统疾病，被认为是最常见的群体遗传性代谢病之一。线粒体疾病具有高度临床变异性和遗传异质性，临床表现复杂，累及多系统多器官。

mtDNA是1963年Nass在鸡卵母细胞的研究中发现。人类mtDNA分子为双链闭合环状DNA分子，包含37个基因，编码氧化磷酸化呼吸链复合体必需的13种蛋白质，22种tRNA和16s、12s两种rRNA。由于人类受精卵的线粒体几乎全部来自卵母细胞，所以mtDNA的遗传特点是典型的母系遗传，线粒体疾病呈现由母亲传递给下一代的特征。mtDNA缺少组蛋白的保护，并且没有DNA损伤的修复系统，所以mtDNA的突变率比核DNA高10倍左右。目前已证实的mtDNA突变有100多种点突变和200多种缺失、插入和重排。mtDNA突变受累的主要是人体高需能的组织和细胞，往往出现多系统紊乱，病情复杂，后果严重，其症状的严重程度与受累组织中的突变mtDNA含量有关。目前已发现100余种疾病与mtDNA突变有关，研究较多的包括Leber遗传性视神经病、氨基糖苷类药物敏感性耳聋、肌阵挛性癫痫伴碎红纤维病等。与线粒体疾病相关的标志物主要是基因类标志物，除此之外，一些生化类标志物也有辅助诊断作用。

（一）线粒体疾病分子诊断的临床应用

1. Leber遗传性视神经病（Leber's hereditary optic neuropathy，LHON）是一种由于线粒体功能障碍所引起的视神经疾病，属于视神经退变性母系遗传病。本病多见于15~35岁男性，临床表现为中心视野缺失和色觉障碍。目前已确认有13种原发性线粒体基因突变与LHON有关，其中致病性点突变主要发生于MTND基因上，原发性线粒体突变基因主要编码线粒体呼吸链中的保守氨基酸，具有单独出现即可致病，正常人不携带等特点。其中1987年Wallace发现的11778位点突变导致NADH脱氢酶亚单位4中第340位精氨酸变成组氨酸（G-A），是最常见的突变，大约50%的LHON家系均发现11778位点突变。在临床工作中对原因不明视神经炎或视神经萎缩患者应及早进行mtDNA基因位点G11778A、G3460A和T14484C突变检测，这已成为诊断LHON的主要辅助手段之一。

2. 氨基糖苷类药物敏感性耳聋（aminoglycoside antibiotics induced deafness，AAID）mtDNA突变是导致大多数氨基糖苷类抗生素中毒性耳聋的主要原因，与氨基糖苷诱发的耳聋相关的突变主要位于mtDNA 12S rRNA基因A1555G和C1494T点突变。对于必须使

用氨基糖苷类抗生素的患者,需要了解其家族史,如果家族中有氨基糖苷类抗生素诱发的耳聋病例,则需要对患者和其他成员进行 12S rRNA 基因突变检测。发现携带有 12S rRNA 突变的个体,需要警示其氨基糖苷类抗生素的用药风险,并且尽量避免使用氨基糖苷类抗生素。

3. 肌阵挛性癫痫伴碎红纤维病(myoclonic epilepsy with ragged red fibers,MERRF) 是一种罕见的异质性母系遗传病,被认为是线粒体脑肌病中的一种。与 MERRF 相关的突变点有 10 余种,80%~90% 的患者存在 tRNALys 基因 A8344G 突变,小部分患者存在该基因的 8356 位 T-C 突变。该突变主要影响线粒体呼吸链复合物 I 和Ⅵ,导致氧化磷酸化能力受损。

(二)线粒体基因突变的检测方法

1. 标本制备 研究线粒体基因的样本一般采用外周血或骨骼肌组织抽提的 mtDNA。

2. 线粒体基因分析 线粒体疾病最主要的致病原因是 mtDNA 点突变,对线粒体致病性突变位点进行检测是诊断线粒体疾病最可靠的依据。检测已知突变常用方法有 ASO,等位基因特异性 PCR,PCR-RFLP,基因芯片等。对于未知突变常用方法有 PCR-SSCP、DEEG、异源双链分析 HA、DNA 测序等。

(邰文琳)

本 章 小 结

个体化医疗是基于个体基因信息对疾病进行诊断、治疗、预后和风险评估的一种新兴的医疗手段,已成为 21 世纪医学发展的必然趋势。分子医学诊断技术是个体化医疗的核心和基础。

本节主要介绍了目前常用的临床分子诊断技术,包括 PCR、实时荧光定量 PCR、分子杂交、生物芯片、核酸恒温扩增技术、DNA 序列测定等,主要介绍了这些方法的基本原理、实验方法、结果分析等。

分子诊断逐渐渗透到临床各个学科涉及各种疾病,必将引发新的伦理和社会问题,同时也面临如何保证质量的问题。

分子诊断中的伦理问题主要包括:疾病胎儿的出生权问题、基因歧视问题、知情同意权问题、保密问题和侵权问题。对这些伦理问题目前主要围绕知情同意原则、有利不伤害原则、避免风险原则、利益协调原则和追踪检测原则等几个方面予以应对。

2010 年,原卫生部印发了《医疗机构临床基因扩增管理办法》,明确界定了实验室审核和设置、实验室质量管理、实验室监督管理等方面的具体要求。对于分子诊断,一定要有全面质量保证的理念。首先要逐步完善室内质量控制制度并有效落实,以监测其精密度。同时实验室一定要积极参加室间质量评价工作,以保证检测结果的准确可靠。另外,确保实验室合理分区和人员培训合格上岗也是质量保证的重要条件。

不同个体的基因信息决定了个体对不同药物和治疗方案的反应,个体化医疗是以个体基因信息为基础有针对性地进行靶向治疗干预,这种医疗模式已经成为未来医学的发展方向。分子生物学技术和方法的飞速发展为个体化医疗提供了可靠的实验室检测信息,成为推动个体化医疗实际应用的关键。

本节以系统性疾病为主线介绍分子诊断技术在临床个体化医疗中的应用,涵盖了感染性疾病、遗传性疾病、肿瘤、线粒体疾病等常见疾病,重点介绍了不同疾病的致病基因特点,基因突变种类,临床检测方法、局限性以及临床分子诊断学在不同疾病个体化医疗中的意义。

第十五章 医学检验常用仪器

第一节 血液分析仪

自动血液分析仪（automated hematology analyzer，AHA），是对一定体积全血细胞异质性进行自动分析的检验仪器，也称为血细胞分析仪（Blood cell analyzer，BCA），早年称血细胞计数仪（blood cell counter）。随着基础医学和高科技的发展，其检测原理日趋完善，检测技术不断提高，检测参数显著增多，各种血液分析仪相继问世，具有精度高、速度快、易操作、功能强等优势。AHA还可组合血涂片制备与染色，用于仪器检测后的形态学复查，有全血细胞计数、白细胞分类及相应的扩展功能。能够为临床及时提供更有效的检测指标，对疾病诊断与治疗有着重要的临床意义。

一、分类

血细胞分析仪种类很多。按自动化程度可分为半自动血液分析仪、全自动血液分析仪、血细胞分析工作站、血细胞分析流水线；按检测原理可分为电容型、光电型、激光型、电阻抗型、联合检测型、干式离心分层型、无创型等；按对白细胞的分类可分为二分群、三分群、五分群、"五分群 + 网织红"血液分析仪。

二、基本结构和工作原理

（一）基本结构

各类血液分析仪主要由机械系统、电子系统、血细胞检测系统、血红蛋白测定系统、计算机和键盘控制系统组成。

1. 机械系统　包括机械装置（如自动进样器、分血器、稀释器、混匀器、定量装置等）和真空泵，用于样本的定量吸取、稀释、传送、混匀以及检测，并能清洗管道和排除废液。

2. 电学系统　包括主电源、电子元器件、控温装置、自动真空泵电子控制系统及仪器的自动监控、故障报警和排除等。

3. 血细胞检测系统　主要分电阻抗检测系统和光散射检测系统2大类。

（1）电阻抗检测系统：主要用于二分群、三分群中（表15-1）。

（2）光散射检测系统：由激光光源、检测装置和检测器、放大器、甄别器、阈值调节器、检测计数系统和自动补偿装置组成。主要用于五分群仪器中。

激光光源：多采用氩离子激光器、半导体激光器提供单色光。

检测装置：主要由鞘流形式的装置构成，以保证细胞悬液形成单个排列的细胞流。

检测器：散射光（或荧光）检测器光电二极管（或光电倍增管）以收集激光（荧光）照射细胞后产生的相应光信号。

表 15-1 血液分析仪电阻抗检测系统基本组成

组成	功能
信号发生器	各种微粒通过检测小孔产生电阻抗脉冲信号,信号高低与细胞大小成正比
放大器	将微弱的血细胞脉冲信号放大以触发电路系统
阈值调节器	调节不同细胞的阈值电平,使计数结果尽量符合实际水平
甄别器	去除非参考电平的各种假信号以提高计数准确性
整形器	将不一致的脉冲信号波形调整为标准的波形后触发计数电路系统
计数系统	将整形后的脉冲信号进行选择,区分为不同类群的细胞数

4. 血红蛋白测定系统 由光源、透镜、滤光片、流动比色池和光电传感器等组成。

5. 计算机和键盘控制系统 由内部处理器加外部计算机组成。微处理器 MPU 包括算术逻辑部件(ALU)、寄存器、控制部件和内部总线四个部分。此外还包括存储器、输入输出电路、显示器、键盘、磁盘、打印机等。

(二)工作原理

1. 电阻抗法血细胞计数原理 悬浮在电解质溶液中的血细胞相对于电解质溶液为非导电颗粒,当体积大小不同的血细胞或颗粒通过计数小孔时,引起瞬间电阻变化,产生一定与细胞数量相当、体积大小相应的脉冲信号,从而对细胞进行间接分群,并分别进行计数。这就是电阻抗原理(principle of electrical impedance),也称为库尔特原理(Coulter principle)(图 15-1)。在进行血细胞分析时,白细胞为一个检测通道,红细胞和血小板为一个检测通道,分别进行计数分析。电阻抗型血液分析仪以此计数白细胞、红细胞、血小板及相关参数。该法奠定了血液分析仪的设计基础,可准确测量出细胞或颗粒的大小,是三分群血液分析仪的主要应用原理,并与其他检测原理综合应用于五分类血液分析仪中。

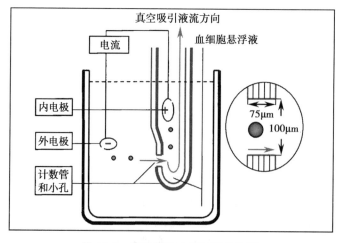

图 15-1 电阻抗法血细胞计数原理

2. 联合检测型血液分析仪检测原理 联合检测型血液分析仪主要体现在白细胞分类上的改进,将血中嗜酸性、嗜碱性粒细胞检出,发现异常细胞。目前,是联合使用多项技术(如流式、激光、射频、电导、电阻抗、细胞化学染色)同时分析一个细胞,综合分析实验数据,从而得出较为准确的白细胞"五分群"结果。联合检测型血液分析仪检测红细胞和血小板多使用电阻抗法或激光散射法。

（1）体积、电导和光散射（volume,conductivity,light scatter,VCS）法：在白细胞检测通道，红细胞被溶解，白细胞接近自然状态。应用VCS技术检测白细胞大小、结构特点等，并形成三维散点图（表15-2）。按散点定位分析细胞类型，按每一类型细胞数量计算百分率，按散点密度检测出细胞亚类。当标本中存在异常细胞（幼稚粒细胞、原始细胞）时，VCS技术将给予报警提示，并形成相应的散点图，提示需显微镜复检。

表 15-2　VCS 技术及其检测原理

技术	原理
电阻抗	反映细胞体积大小
电导	反映细胞大小及内部结构（化学成分和胞核体积等）
光散射（氦、氖激光，10°~70°）	细胞内的颗粒、核分叶和细胞表面结构

（2）钨光源散射与细胞化学法：利用光散射与细胞化学染色技术对白细胞进行分类计数。在白细胞通道加入溶血剂和POX染色剂，白细胞POX活性由大到小依次为：嗜酸性粒细胞、中性粒细胞、单核细胞，而淋巴细胞和嗜碱性粒细胞无POX活性，以此将不同类别的白细胞进行鉴别。再结合嗜碱性粒细胞/核分叶性（BASO/LOBULARITY）通道进行五种白细胞分类计数。

（3）多角度偏振光散射法（multi angle polarized scatter separation,MAPSS）：采用氦氖激光流式细胞术，分4个角度检测。0°：反映细胞大小和数量；7°：反映细胞内部结构及核染色质的复杂性；90°偏振光：反映细胞内部颗粒及细胞核分叶情况；90°去偏振光：指垂直方向的激光光波运动随光散射结果而改变。如嗜酸性粒细胞颗粒丰富，可消除偏振光，借此与中性粒细胞相鉴别。MAPSS还可鉴别白细胞亚群和异常细胞类型。

（4）电阻抗、射频、流式细胞术和核酸荧光染色法：利用半导体激光流式细胞术、核酸荧光染色技术，通过4个不同的检测系统（嗜酸性粒细胞、嗜碱性粒细胞、淋巴单核和粒细胞、幼稚细胞）对白细胞和幼稚细胞分别进行分类和计数。

3. 血细胞分析仪网织红检测原理　采用激光流式细胞分析技术与细胞化学荧光染色技术联合对网织红细胞进行分析，即利用网织红残存的嗜碱物质RNA在活体状态下与特殊的荧光染料（如新亚甲蓝等）结合，激光激发产生荧光，荧光强度与RNA含量成正比。用流式细胞技术检测单个的网织红细胞的大小和细胞内RNA的含量及血红蛋白的含量。由计算机处理系统综合分析检测数据得出网织红细胞计数及其他参数。

4. 血红蛋白测定原理　采用光电比色原理。血液分析仪的血红蛋白检测通道中，稀释液含有溶血剂，使红细胞溶解并释放出血红蛋白，血红蛋白与溶血剂中某些成分结合，形成一种稳定的血红蛋白衍生物，在一定波长范围（530~550nm）内比色，吸光度的变化与血红蛋白浓度成正比。

用于检测血红蛋白的溶血剂有两类：一是含氰化物的溶血剂，所形成的衍生物在最大吸收波峰540nm呈色稳定；二是不含氰化物的溶血剂，如月桂酰硫酸钠（SLS）法，当用HiCN法校准后，既可达到与HiCN法相当的准确性和精密性，又可避免HiCN法的试剂对操作人员和环境的潜在危害和污染。由于HiCN测定法是WHO和ICSH推荐的参考方法，仪器法血红蛋白测定的标准应溯源到 HiCN 量值。

三、性能指标与评价

(一)仪器性能指标

1. 检测参数　血液分析仪类型不同,检测参数的原理也不尽相同。高档仪器应用 2 种或 2 种以上检测原理,组合电学、光学、细胞化学等技术,在独特检测通道测定红细胞、血红蛋白、血小板和白细胞系列的数量、亚类及相关参数。

2. 细胞形态学分析　血液分析仪常用的图形有 2 种:直方图(histogram)和散点图(scattergram,scatterplot)。高档仪器除能做五分类及幼稚细胞提示外,还可进行网织红细胞计数分析。无论多么先进的仪器,并不能完全取代人工镜检分类。

3. 测试速度　一般在 40~150 个 / 小时不等。

4. 样本量　20~250UL,能做静脉抗凝血及未梢血的分析。

5. 精密度与示值范围　见表 15-3。

表 15-3　精密度与示值范围

	精密度
WBC≤3%	RBC≤1.5%
HGB≤1.5%	PLT≤5%
	示值范围
WBC$(0~250) \times 10^9$/L	HGB$(0~230)$ g/L
RBC$(0~7.7) \times 10^{12}$/L	PLT$(0~2000) \times 10^9$/L

6. 打印　凡可向临床报告的检测参数,一般均以检验报告单的形式显示,可按原样或特殊格式打印,并向临床传送结果。内容主要有全血细胞计数、白细胞分类计数以及特定检测参数,并附有项目的参考区间。当检测结果超出参考区间时,仪器将给予预警或符号标识。对于无法直接报告的结果,也有相应的符号提示。有报警或异常的结果,经检验人员复查、审核后方可发出报告。

(二)仪器的评价

1994 年,ICSH 公布了白细胞分类、网织红细胞计数和血小板检测的血液分析仪评价指南,2010 年 CLSI 又对血液分析仪的性能评价指标进行了修订,其性能评价要点包括如下:

1. 总体评价　仪器安装或维修后,必须对仪器性能进行测试、评价。包括仪器基本情况、仪器手册、方法学、评价步骤。技术评价计划包括:校准、校准品和质控品、试剂、标本及处理、常用细胞计数参数评估的浓度范围、记录原始结果、预评价和性能评价。

2. 性能评价　性能评价是评价血液分析仪的主体内容,主要包括分析测量区间(analytical measuring interval,AMI)或分析测量范围(analytical measuring range,AMR)、精密度(precision)、携带污染(carryover)、可比性(comparability)、准确度(accuracy)、标本老化(sample ageing)、干扰等(表 15-4)。

表 15-4　ICSH 规定的血液分析仪性能评价内容

项目	分析测定区间	精密度	携带污染	相关性	准确度	标本老化	干扰
血细胞计数仪	+	+	+	+	+	+	+
白细胞分类计数	+	+	+	+	+	+	+
网织红细胞	−	+	+	+	+	+	+
流式细胞仪检测	−	+	+	+	−	+	−

（陈玉玉）

第二节　尿液分析仪

随着医学科学技术的发展,尿液分析逐步实现了自动化,20 世纪 90 年代全自动尿液干化学分析仪和尿液有形成分分析仪相继问世,不仅减轻了临床检验工作者的劳动强度,而且极大地提高了尿液分析的速度,同时也提高了尿液分析的准确性和特异性。

一、尿液分析仪分类

尿液分析仪包括尿液干化学分析仪和尿液有形成分分析仪。

二、基本结构和工作原理

（一）尿液干化学分析仪

1. 基本结构　尿液干化学分析仪通常由机械系统、光学系统、电路系统 3 部分组成。

2. 尿液干化学试带

（1）单项试带:以滤纸为载体,将各种试剂成分渗渍后干燥,作为试剂层,再在其表面覆盖一层纤维素膜,作为反射层。尿液浸入试带后与试剂发生反应,产生颜色变化。

（2）多联试带:将多种检测项目的试剂模块,按一定间隔、顺序固定在同一个试带上,可同时检测多个项目。多联试带采用多层膜结构:第一层尼龙膜,起保护作用,防止大分子物质对反应的污染,保证试剂带的完整性;第二层绒制层,它包括碘酸盐区(有些试剂模块含有此区)和试剂区,碘酸盐区可破坏维生素 C 等干扰物质,试剂区含有试剂成分,主要与尿液所测定物质发生化学反应,产生颜色变化;第三层是吸水层,可使尿液均匀快速地渗入,并能抑制尿液流到相邻反应区;最后一层选用尿液不渗透的塑料片作为支持体。其基本结构见图 15-2。

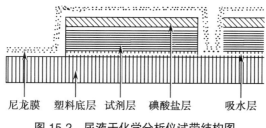

尼龙膜　塑料底层　试剂层　碘酸盐层　吸水层

图 15-2　尿液干化学分析仪试带结构图

不同类型的尿液分析仪使用专用的配套试剂带,一般试剂带的试剂块要比分析仪测试项目多一个空白块,以消除尿液本身的颜色及尿液在试剂块中分布状态不均等所产生的测试误差。

3. 尿液干化学分析仪工作原理 尿液中的化学成分与干化学试带上相应模块中的试剂发生颜色反应,颜色深浅与尿液中相应被测化学成分的浓度成正比。反应后的试剂模块依次受到尿液分析仪特定光源照射,试剂模块反应后的颜色及其深浅不同,对光的吸收反射也不同。颜色越深,吸收光量值越大,反射光量值越小,则反射率越小;反之,颜色越浅,吸收光量值越小,反射光量值越大,则反射率也越大。不同类型干化学分析仪均用微电脑控制,光学系统采用球面积分仪,仪器的球面积分仪将不同强度的反射光转换为相应的电信号,其电流强度与反射光强度呈正相关,结合空白和参考模块经计算机处理校正为测定值,最后以定性和半定量的方式报告检测结果。尿液干化学分析仪工作原理见图 15-3。

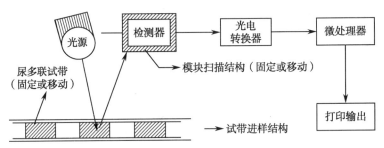

图 15-3 尿液干化学分析仪结构及工作原理

4. 尿液干化学分析仪检测参数原理 根据检测参数的多少,可将尿液干化学分析仪分为 8 项、9 项、10 项或 11 项尿液干化学分析仪等。尿液干化学分析仪检测参数及原理见表 15-5。

表 15-5 尿液干化学分析仪检测参数及原理

参数	英文缩写	反应原理
pH	pH	pH 指示剂法
比重	SG	多聚电解质离子解离法
蛋白质	PRO	pH 指示剂的蛋白质误差法
葡萄糖	GLU	葡萄糖氧化酶法
胆红素	BIL	偶氮反应法
尿胆原	URO	醛反应、重氮反应法
酮体	KET	硝普钠法
亚硝酸盐	NIT	亚硝酸盐还原法
潜血或红细胞	BLD	血红蛋白类过氧化酶法
白细胞	LEU	酯酶(esterase)法
维生素 C	VitC	吲哚酚(ASG)法

（二）尿液有形成分分析仪

尿液有形成分分析仪目前主要有两大类：影像式尿液有形成分分析仪、流式细胞术和电阻抗检测相结合的全自动尿液有形成分分析仪。

1. 影像式尿液有形成分分析仪　可直观地观察有形成分的形态，但必须经过严格的定时、定速离心尿液标本，留取定量的尿沉渣。

工作原理：仪器采用流式细胞术、高速频闪光源和电视摄像的光学系统，计算机对图像进行分析等技术。将混匀的尿液注入仪器的标本容器中，自动加染色液，尿液经染色后导入鞘流液内，在平板式流动池中作层流动，使管道中间的定量液体通过显微镜下的专用尿分析定量板，当尿液中的有形成分通过显微镜视野时，以每秒60次的高频闪光作光源，经电视摄像得到连续的静止图像。用计算机对电视图像中的形态与已存在的管型、上皮细胞、红细胞和白细胞的形态资料进行对比、识别和分类，计算出各自的数量。

2. 全自动尿液有形成分分析仪

（1）基本结构：主要包括光学检测系统、液压系统、电阻抗检测系统等。

（2）尿液有形成分染色：采用菲啶与羧花氰对有形成分进行染色。其共同特性是：与细胞结合速度快，背景荧光低，细胞发出的荧光强度与细胞和染料的结合程度成正比。

（3）全自动尿液有形成分分析仪工作原理：应用了流式细胞术和电阻抗原理，其工作原理见图15-4。

尿液标本经稀释、加温和染色后，依靠液压作用喷射入鞘液流动池。当尿液标本进入鞘液流动池时，被鞘液包围，使每个细胞以单个纵列的形式通过流动池的中心轴线，尿液中的有形成分被氩激光光束照射，仪器将捕捉到的荧光强度（fluorescent light intensity，Fl）、前向荧光脉冲宽度（forward fluorescent light intensity width，Flw）、前向散射光强度（forward scattered light intensity，Fsc）、前向散射光脉冲宽度（forward scattered light intensity width，Fscw）、电阻抗等转变成电信号，并对各种信号进行分析、综合识别和计算得到相应有形成分的大小、长度、体积和染色质长度等信息，形成红细胞、白细胞、上皮细胞（epithelial cell，EC）、管型、细菌（bacterium，BACT）等有形成分定量参数及小圆上皮细胞（small round cell，SRC）、酵母样细胞（yeast-like cell，YLC）、病理性管型（pathologic cast，Path.CAST）、结晶（Crystal，X-TAL）及精子（sperm，SPERM）等定性参数，并绘出直方图（histogram）和散射图（scattergram）（图15-5）。

（4）尿液有形成分检测原理

1）红细胞（RBC）：红细胞出现在第一和第二个散射图的左角（图15-5）。由于红细胞没有细胞核和线粒体，所以荧光强度（Fl）很弱，红细胞在尿液标本中大小不均，因此，红细胞前向散射光强度（Fsc）差异较大，一般Fl几乎极低和Fsc大小不等都可为红细胞。该仪器除给尿红细胞定量参数外，还可报告尿红细胞其他参数，如均一性红细胞（Isomorphic RBC）和非均一性红细胞（Dysmorphic RBC）的百分比；非溶血性红细胞数量（Non-Lysed RBC#）和百分比（Non-Lysed RBC%）；平均红细胞前向荧光强度（RBC-MFl）、平均红细胞前向散射光强度（RBC-MFsc）和红细胞荧光强度分布宽度（RBC-Fl-DWSD）。

2）白细胞（WBC）：白细胞在尿液中的直径大约为10μm，比红细胞稍大，前向散射光强度则比红细胞稍大一些，但白细胞含有核而红细胞无细胞核，因此它有高强度的前向荧光，就能将白细胞和红细胞区别开来，白细胞出现在散射图的正中央。白细胞也像红细胞有很多形状，当白细胞存活时，白细胞会呈现前向散射光程度强和前向荧光强度弱；当白细胞受

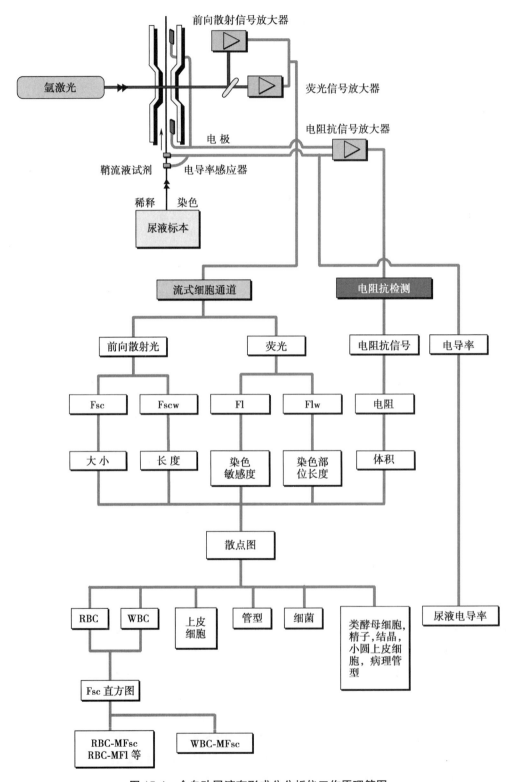

图 15-4 全自动尿液有形成分分析仪工作原理简图

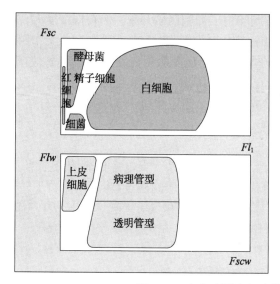
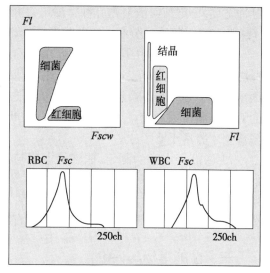

图 15-5　全自动尿液有形成分分析仪的散点图与直方图

损害或死亡时,会呈现前向散射光强度弱和前向荧光程度强。仪器除给白细胞定量参数外,还可测出尿液中白细胞的平均白细胞前向散射强度(WBC-MFl)。

3)上皮细胞(EC):上皮细胞由泌尿道上皮细胞脱落而来,种类较多,大小不等。因上皮细胞胞体大、散射光强度强,都含有细胞核、线粒体等,荧光强度也比较强。一般来说,大的鳞状上皮细胞和移形上皮细胞分布在第二个散射图的右角。仪器除可给出上皮细胞数量参数外,还标出小圆上皮细胞(SRC),并在第二个屏幕上显示出每微升小圆上皮细胞数。小圆上皮细胞是指细胞大小与白细胞相似或略大,形态较圆的上皮细胞,它包括肾小管上皮细胞、中层和底层移形上皮细胞。但这些细胞散射光程度、荧光强度及电阻的信号变化较大,仪器不能完全区分出是哪一类细胞,因此当仪器标出这类细胞的细胞数到达一定程度时,还需通过离心染色、显微镜检查才能得出准确的结果。

4)管型(CAST):管型种类较多,且形态各不相同,仪器不能完全区分开这些管型的类型,只能检测出透明管型和标出有病理管型的存在。

透明管型由于体积大和不含有内含物,有极高的前向散射光脉冲宽度和微弱的荧光脉冲宽度,出现在第二个散射图的中下区域,而病理性管型(包括细胞管型)由于它们的体积与透明管型相等,但含有内含物(如线粒体、细胞核等),所以有极高的前向散射光脉冲宽度和荧光脉冲宽度,出现在第二个散射图上的中心区域,借助于荧光脉冲宽度,即可区分出透明管型和病理管型。

5)细菌(BACT):细菌由于体积小,并含有 DNA 和 RNA,所以前向散射光强度要比红、白细胞弱,但荧光强度要比红细胞强,又比白细胞弱,因此,细菌分布在第一个散射图红细胞和白细胞之间的下方区域。

6)其他的检测:全自动尿有形成分分析仪除检测上述参数外,还能标记出类酵母细胞(YLC)、精子(SPERM)、结晶(X-TAL),并能够给出定量值。

酵母细胞和精子细胞由于含有 RNA 和 DNA,荧光强度很高,繁殖过程中的酵母细胞和精原细胞荧光强度更强,这些细胞散射光强度与红、白细胞差不多,所以酵母细胞散射图分布在红、白细胞之间的区域,由于酵母细胞的前向散射光脉冲宽度小于精子细胞的前向散射光脉冲宽度,根据前向散射光脉冲宽度可将酵母细胞和精子细胞区别开来。但在低浓度时,精子细胞和酵母细胞区分有一定的难度;在高浓度时,部分酵母细胞对红细胞计数有交叉作用。

结晶出现在散射图红细胞区域,由于结晶的多样性,所以其散射光强度分布很宽,如草酸盐在散射图上分布接近 Fsc 轴,尿酸盐依靠自己的荧光其分布区域和红细胞重复在一起,因结晶的中心分布不稳定,所以它和红细胞能够被区分开。当尿酸盐浓度增高时,部分结晶会对红细胞计数影响。因此,当仪器对酵母细胞、精子细胞和结晶有标记时,都应离心显微镜检查才能真正地区分。

7）尿液导电率的测定:尿液导电率与渗透量有密切的关系。导电率代表溶液中溶质的质点电荷,与质点的种类、大小无关,而渗透量代表溶液中溶质的质点(渗透活力粒子)数量,与质点的种类、大小及所带的电荷无关,所以导电率与渗透量又有差异。如溶液中含有葡萄糖时,由于葡萄糖是无机物,它没有电荷,与导电率无关,但与渗透量有关。

三、性能指标与评价

（一）尿液干化学分析仪

【检测参数】

1. 8 项尿液分析仪　检测参数包括尿蛋白(PRO)、尿葡萄糖(GLU)、尿 pH、尿酮体(KET)、尿胆红素(BIL)、尿胆原(URO)、尿潜血(BLD 或 ERY)和尿亚硝酸盐(NIT)。

2. 9 项尿液分析仪　尿 8 项 + 尿白细胞(LEU)。

3. 10 项尿液分析仪　尿 9 项 + 尿比密(SG)。

4. 11 项尿液分析仪　尿 10 项 + 维生素 C。

5. 12 项尿液分析仪　尿 11 项 + 微量清蛋白(mALB)。

【评价】

1. 必须了解所用试带各模块的反应原理、参考范围以及干扰因素等。以便正确分析各项检测模块的灵敏度、假阳性和假阴性。

2. 注意不同厂家的试带成分不同,反应呈色不同,检测灵敏度和特异性也不同,可因品牌不同造成结果的差异,勿轻易更换不同厂家的试带。

3. 重视尿液干化学测定结果与传统化学法的差异,必要时,试带法检测结果应做确证试验。

4. 虽然尿红、白细胞的确证试验为尿沉渣显微镜检查,但当显微镜检查血细胞为阴性,试带法为阳性时,不能一概否定仪器试带法检测结果。肾脏病患者尿液中的红细胞常被破坏,尿液在膀胱贮存时间长白细胞可能破坏,都可能导致显微镜检查为阴性,试带法为阳性,此时,应以试带法结果为准。

5. 尿液干化学测试结果应与理学、显微镜检查结果相结合,互相印证才能为临床提供有价值的信息。

6. 尿液干化学试带检查仅是一个过筛检测,不能完全替代尿液有形成分显微镜检查,特别是红细胞、白细胞、蛋白质、亚硝酸盐中任一项结果阳性时,必须进行人工镜检。

（二）尿液有形成分分析仪

【检测参数】

1. 全自动尿液有形成分分析仪不仅可以提供定量参数,而且还能给出提示参数,见表 15-6。

表 15-6 全自动尿液有形成分分析仪检测参数

参数种类	参数内容	报告方式
定量参数	红细胞	RBC/μl 或 RBC/HPF
	白细胞	WBC/μl 或 WBC/HPF
	上皮细胞	EC/μl 或 EC/HPF
	管型	CAST/μl 或 CAST/LPF
	细菌	BACT/μl 或 BACT/HPF
提示参数	病理管型	Path.CAST/μl
	小圆上皮细胞	SRC/μl
	类酵母细胞	YLC/μl
	结晶	Crystal/μl 或 X-TAL/μl
	精子	SPERM/μl
	电导率	Conductivity-mS/cm

2. 红细胞信息 70% 红细胞前向散射光强度（Fsc）≤80ch，红细胞前向散射光强度分布宽度（RBC-Fsc-DW）不论 < 或 ≥50ch，均提示肾小球性血尿；70% 红细胞（Fsc）≥100ch，RBC-Fsc-DW<50ch，提示非肾小球性血尿；70% 红细胞（Fsc）介于 80ch 到 100ch 之间；70% 红细胞（Fsc）≥100ch 且 RBC-Fsc-DW≥50ch，均为混合性红细胞。

【评价】

1. 影像式尿液有形成分分析仪 优点是快速、可定量、结果精确度高；缺点是含杂质多的标本可致图像模糊，难于准确辨认，有些结晶和真菌易被误认为红细胞，非鳞状上皮细胞、管型和结晶等仍需依靠显微镜检查确认。

2. 全自动尿液有形成分分析仪 优点是不需离心尿液，所需标本量少，速度快，可定量，易于标准化和质量控制；缺点是假阳性率高，不能鉴别异常细胞，大量细菌和酵母菌影响计数，不能区分病理管型的种类，因此，尿液有形成分分析仪还不能完全取代显微镜。

尿液有形成分分析仪对尿液中的某些成分不能准确识别，因此不能用尿液有形成分分析仪完全取代人工显微镜检查，对于尿液有形成分分析仪提示有异常的标本一定要进行人工显微镜复查。

（李 萍 贾天军）

第三节 自动生化分析仪

自动生化分析仪（automatical biochemical analyzer）是将手工操作过程中的取样、混匀、温浴、检测、结果计算与打印及清洗等步骤全部自动化的仪器。其原理都是以光谱技术中吸收光谱法为基础的，有的配有离子选择电极法。

一、分类

自动生化分析仪有多种分类方法，最常用的是按其反应装置的结构将自动生化分析仪分为流动式(flow system)、分立式(discrete system)两大类,前者存在较严重的交叉污染、结果不太准确、速度慢,现已淘汰。分立式自动生化分析仪指各待测样品与试剂混合后的化学反应都是在各自的反应杯中完成。其中又分为典型分立式(多参数任选式)自动生化分析仪、离心式自动生化分析仪、袋式自动生化分析仪和干化学式自动分析仪。

二、基本结构和工作原理

(一)基本结构

目前最常用的是典型分立式(多参数任选式)自动生化分析仪,其基本结构见图 15-6。

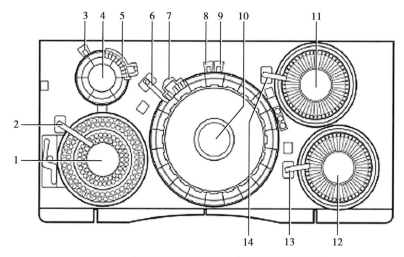

图 15-6 多参数任选式自动生化分析仪基本结构

1. 样本托盘;2. 样本稀释探针;3. 稀释搅拌器;4. 稀释托盘;5. 稀释冲洗器;6. 样本探针;7. 反应托盘冲洗器;8. 反应搅拌器;9. 反应搅拌器;10. 反应托盘;11. 试剂托盘;12. 试剂托盘;13. 试剂探针;14. 试剂探针

1. **样品(sample)系统** 一般由样品装载、输送和分配等装置组成。

(1)样品装载和输送装置常见的类型

1)样品盘(sample disk):即放置样品的转盘,有单圈或内外多圈,单独安置或与试剂转盘或反应转盘相套合,运行中与样品分配臂配合转动。

2)传动带式或轨道式进样:即试管架(Rack)不连续,常为 10 个一架,靠步进马达驱动传送带,将试管架依次前移,再单架逐管横移至固定位置,由样品分配装置采样。

3)链式进样:试管固定排列在循环的传动链条上,水平移动到采样位置。

(2)样品分配装置 大都由注射器、步进马达或传动泵、加样臂和样品探针等组成。

2. **试剂系统** 一般由试剂仓和分配装置组成。试剂仓常与试剂转盘结合在一起,多数仪器将试剂仓设为冷藏室,以提高在线试剂的稳定期。试剂分配装置(dispense unit)与样品系统类似,有的试剂探针可以对试剂预加温。

3. **条形码(barcode)识读系统** 一般由扫描系统、信号整形和译码器三部分组成。其功能是自动识别样品架及样品编号,识别试剂、校准品及其批号、失效期,有的还可识别校验校准曲线等信息。

4. **反应系统**

(1)反应盘:装载一系列反应比色杯(cuvette),多为转盘形式。反应测定过程中按固定程序,在加样臂、加液臂、搅拌棒、光路和清洗装置之间转动。现在反应和检测同在比色杯中进行,效率更高,尤其适于连续监测法。

（2）混合装置（mixing unit）:如采用多头回旋搅拌棒,搅拌棒常具特氟隆不粘涂层,避免液体黏附。

（3）温控装置:保持孵育温度的调控和恒定,温度波动应小于 ±0.1℃。保持恒温的方式有三种。①空气浴恒温;②水浴循环式;③恒温液循环间接加热式。各有优缺点,酌情选用。

5. 清洗（wash）系统　探针和搅拌棒采用激流式等方式自动冲洗。比色杯的清洗装置一般由吸液针、吐液针和擦拭刷组成。清洗工作流程为吸出反应液→吸干→注入纯水→吸干→擦干。清洗液有碱性和酸性两种。一般说来,在吸出反应液后,仪器先用碱性液冲洗,再用酸性液冲洗,最后用去离子水冲洗三遍。擦拭刷的功能是吸去杯壁上挂淋的水,刷体内部有负吸装置。使用过程中要注意擦拭刷是否磨损。

6. 比色系统

（1）光源:多数采卤素灯,波长范围为 325~800nm。卤素灯的使用寿命较短,一般只有 1000~1500 小时。部分生化分析仪采用的是长寿命的氙灯,24 小时待机可工作数年,波长范围为 285~750nm。

（2）比色杯:比色杯也是反应杯,光径 0.5~1.0cm 不等,通常为石英或优质塑料。比色杯在仪器完成比色分析后由自动冲洗装置冲洗、吸干,在自动检查合格后继续循环使用。

（3）单色器与检测器:现代生化分析仪多采用后分光测量技术,其优点是不需移动仪器比色系统中的任何部件,可同时选用双波长或多波长进行测定,可降低比色的噪声,提高分析的精确度和减少故障率。

7. 程序控制系统　计算机是自动生化分析仪的大脑。标本、试剂的注加和识别,条码的识别,恒温控制,冲洗控制,结果打印,质控的监控,仪器各种故障的报警等都是由计算机控制完成的。有的仪器甚至可以完成部分日常保养程序。自动生化分析仪数据处理功能日趋完善,如反应进程中吸光度,各种测定方法,各种校准方法,室内质控结果的统计等,生化仪都可进行处理。计算机还可以调阅患者的数据、仪器的性能指标、仪器的运行状态等。自动生化仪中的质控和患者的结果还可通过仪器计算机与实验室信息系统的对接进行网络管理。

（二）工作原理

1. 工作原理　自动生化分析仪按人工操作的方式将加样、加试剂、混匀、孵育、比色、计算结果编制程序,仪器按程序自动完成测定、计算和报告。工作原理见图 15-7。

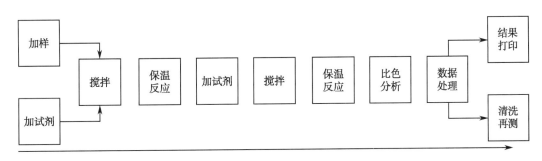

图 15-7　多参数任选式自动生化分析仪分析原理

2. 常用分析方法

（1）终点法（end point method）：根据反应达到平衡时反应产物的吸收光谱特征及其吸光度大小，对物质进行定量分析的方法。对一般化学反应来说，反应完全（或正、逆反应动态平衡）、反应产物稳定时为反应终点。对抗原—抗体反应来说，是抗原和抗体完全反应、形成最大且稳定的免疫复合物时为终点。在反应时间进程曲线上为与 X 轴平行线区段（图 15-8）。在测定计算方式上，一般分为一点法和两点法两种。

1）一点法（one Point）：以试剂和样品混合之前的空气空白、水空白或试剂空白的吸光度值为测定计算基点，以反应终点的吸光度读数减去空白读数，得到反应吸光度。通过与相同条件下校准液反应吸光度的比较，求得测定结果。常与一点校准法配合使用，即采用一个校准浓度，校准曲线通过零点且成线性。也应用多点校准。

2）两点终点法（two point end）：即终点 - 始点法以试剂和样品混合之后的某一时间点作为始点，以反应终点的吸光度读数减去始点读数。一定条件下可降低样品如溶血、黄疸和脂血对反应或反应本身的特异性干扰（主要指色度干扰）。常采用双试剂，多以加 R2 前某一点作测定始点；某些情况下，也可以加 R2 后一点作测定始点（图 15-9）。

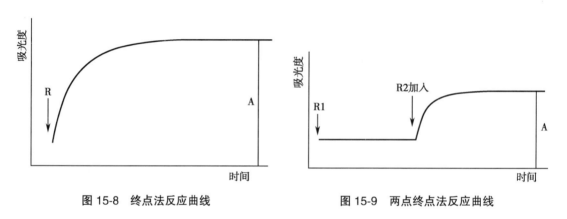

图 15-8　终点法反应曲线　　　　　图 15-9　两点终点法反应曲线

（2）连续监测法（continuous monitoring method）又称速率法（rate assay）：连续监测反应过程，根据所测定的产物生成或底物消耗的速度进行定量分析的方法。在反应时间进程曲线上为反应呈恒速区段（斜率保持不变），常用于酶活性线性反应期测定（图 15-10）。

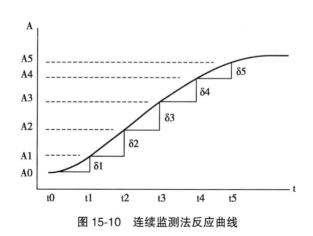

图 15-10　连续监测法反应曲线

1）零级反应速率法:亦称斜率法。在较长的反应时间区段内(至少 90~120 秒),每隔一定时间(常为 2~30 秒)读取一次吸光度值,至少读取 4 点,求出 ΔA/min。此法必须以零级反应为测定计算的基础,因为只有在零级反应下,单位时间内的吸光度变化(反应速率 ΔA/min)才与酶活力成正比。

2）两点速率法:即所谓拟一级反应速率法。在反应中选取两时间点 t1、t2,读取吸光度 A1、A2,计算(A2-A1),(t2-t1)=ΔA,Δt。此方法与两点终点法的区别是后一读数点反应未达终点,以速率计算结果。它与连续监测法比较,缺点在于人为确定 t1、t2,不定因素较多,不能保证反应在 t1-t2 期间呈线性,影响结果准确性。

（3）比浊测定法:目前自动生化分析仪常用的比浊法是免疫透射比浊法,主要用于血清特种蛋白的检测,如载脂蛋白、免疫球蛋白、微量蛋白、急性时相反应蛋白以及某些药物监测等。

三、性能指标与评价

通常根据美国国家临床实验室标准化委员会(NCCLS)制定的评价标准,对仪器的精密度、线性范围、抗干扰性、回收率和交叉污染等进行评价试验。

（周有利）

第四节　化学发光免疫分析仪

化学发光(chemiluminescence)是指某些物质(发光剂)在化学反应时,吸收了反应过程中所产生的化学能,使反应的产物分子或中间态分子中的电子跃迁到激发态,当电子从激发态回复到基态时,以发射光子的形式释放出能量,这一现象被称为化学发光。近十年来,人们将化学发光与免疫测定法相结合而建立的一种检测微量抗原或抗体的新型标记免疫分析技术称为化学发光免疫分析(chemiluminescence immunoassay,CLIA)。

一、分类

根据化学发光免疫分析采用标志物的不同,可分为直接化学发光免疫分析、电化学发光免疫分析、化学发光酶免疫分析和生物发光免疫分析等。

（一）直接化学发光免疫分析

直接化学发光免疫分析是用化学发光剂(如吖啶酯)直接标记抗体,与待测标本中相应的抗原发生免疫反应后,形成固相包被抗体 - 待测抗原 - 吖啶酯标记抗体复合物,洗涤清除未结合抗原及标记抗体,加入 H_2O_2 和 NaOH,改变反应体系的 pH,从而使发光物质发光(图 15-11)。根据光信号的强度,可计算出待测物质的含量。

直接化学发光的特点:①常用吖啶酯作为发光剂,不需要催化剂,反应简单快速;②反应体系中加入 H_2O_2 和 NaOH 溶液后,发光迅速,背景噪声低,保证了测定的敏感性;③吖啶酯标记抗原或抗体结合稳定;④吖啶酯发光为瞬间发光,持续时间短,因此,对信号检测仪灵敏度要求比较高。

（二）化学发光酶免疫分析

化学发光酶免疫分析(chemiluminescence enzyme immunoassay,CLEIA)是用酶如辣根过氧化物酶(HRP)或碱性磷酸酶(ALP)来标记抗体,与待测标本中相应的抗原发生免疫反

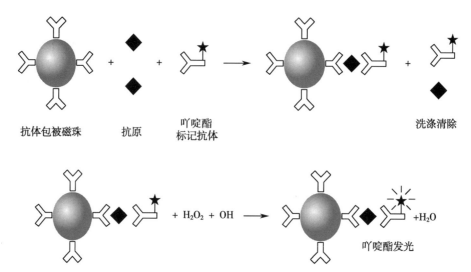

图 15-11 直接发光免疫分析原理示意图

应后,形成固相包被抗体-待测抗原-酶标记抗体复合物,经洗涤后,加入底物,酶催化和分解底物发光(图 15-12),从而检测待测物的浓度。常用的发光底物有鲁米诺、AMPPD 和4-MUP 等。

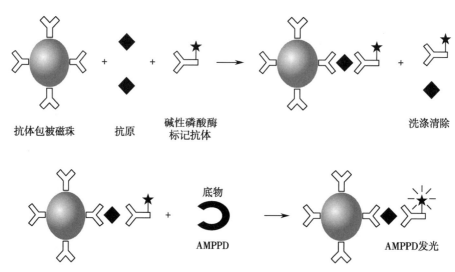

图 15-12 化学发光酶免疫分析原理示意图

化学发光酶免疫分析的特点:①测定过程与 ELISA 相似,仅最后一步酶反应的底物改为发光剂和测定的仪器为光信号检测仪;②酶标记抗原或抗体结合稳定;③酶催化鲁米诺、AMPPD 等发光剂发出的光稳定,便于记录和测定。

(三)电化学发光免疫分析

电化学发光免疫分析(electrochemiluminescence immunoassay,ECLIA)是以电化学发光剂三联吡啶钌标记抗体,以磁性微粒为固相载体包被抗体与待测标本中相应的抗原发生免疫反应后,形成磁性微粒包被抗体-待测抗原-三联吡啶钌标记抗体复合物,复合物吸入流动室,同时引入电子供体三丙胺(TPA)缓冲液。当磁性微粒流经电极表面时,被安装在电极下面的电磁铁吸引住,而未结合的标记抗体和标本被缓冲液冲走。与此同时,电极加压,启动电化学发光反应,使三联吡啶钌和TPA在电极表面进行电子转移,产生电化学发光,光的强度与待测抗原的浓度呈正比(图15-13)。

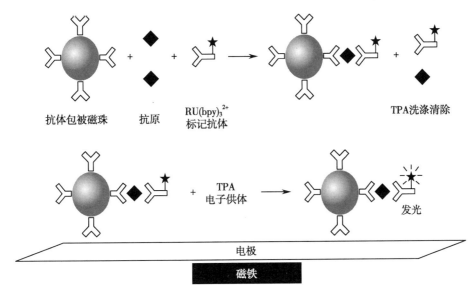

图 15-13 电化学发光免疫分析原理示意图

电化学发光免疫分析的特点如下:①发光持续时间长,信号强度高,容易测定,容易控制;②三联吡啶钌直接标记抗原或抗体,结合稳定,不影响标志物的理化特性;③试剂灵敏度高,稳定性好。

(四)氧途径发光免疫分析

氧途径发光免疫分析(luminescent oxygen channel immunoassay,LOCI)技术使用的是均相化学发光检测技术。参加免疫反应的一个抗体包被感光珠,另一个抗体上包被了发光珠。在目标抗原存在的情况下,可形成夹心复合物,使感光珠与发光珠相互接近。在680nm激发光下,感光珠使周围氧分子激发变成单线态氧,后者可使发光珠发光。由于单线态氧在反应体系中只能扩散大约200nm。因此,只有结合状态发光珠才能获得单线状态氧的能量并发光;非结合状态发光珠由于相距较远,无法获得能量而不发光(图15-14)。

氧途径化学发光免疫测定的特点:①是均相反应的模式,反应时间更短;②反应的四个过程均具有放大效应,且发光迅速,保证了测定的敏感性;③整个能量(光)的产生、传递和放大过程十分稳定,不易受到pH、离子强度和温度的影响。

二、化学发光免疫分析仪的基本结构和工作原理

目前有多种化学发光免疫分析仪被用于临床检测,本节重点介绍临床常用的全自动化学发光免疫分析仪的基本结构及工作原理。

(一)基本结构

该仪器一般由主机和计算机两部分组成。

1. 主机部分 主机部分主要是由仪器的运行反应测定部分组成。它包括:原材料配备部分、液路部分、机械传动部分、光路检测部分。

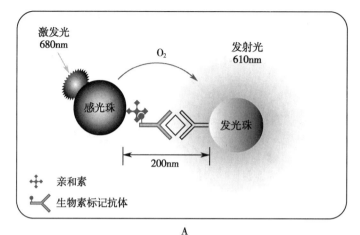

A

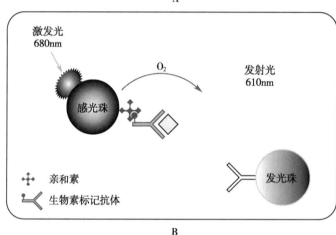

B

图 15-14　氧途径发光免疫分析原理示意图
A. 待测物质存在时可使化学反应顺利进行；B. 待测物质不存在时化学反应不能进行

（1）材料配备部分：包括反应杯、样品盘、试剂盘、纯净水、清洗液等。

（2）液路部分：包括过滤器、密封圈、真空泵、管道、样品及试剂探针。

（3）机械传动部分：包括传感器、运输轨道、排风扇。

（4）电路部分：包括光电倍增管和线路控制板。

2. 计算机系统是该仪器的核心部分，是指挥控制中心。该机设置的功能有程控操作、自动监测、指示判断、数据处理、质量控制的记录以及仪器的故障诊断等都由计算机控制完成。

（二）仪器测定原理

测定基本原理　该仪器利用直接化学发光免疫分析技术和磁性微粒子分析技术，以吖啶酯作为发光标记物，细小的顺磁性微粒为固相载体。该免疫分析技术有两种方法，一是小分子抗原物质的测定采用竞争法；二是大分子的抗原物质测定采用夹心法。

（1）竞争法：用过量包被磁颗粒的抗体，与待测的抗原和定量的标记吖啶酯抗原同时加入反应杯温育，其免疫反应的结合形式有两种，一是标记抗原与抗体结合成复合物；二是测定抗原与抗体的结合形式。竞争法是负相关反应。

（2）夹心法：吖啶酯标记抗体与被测抗原同时与包被抗体结合成一种反应形式，即包被

抗体 - 测定抗原 - 发光抗体的复合物。夹心法是正相关反应。

上述无论哪种反应所结合的免疫复合物均被磁铁吸附于反应杯底部,上清液吸出后,再加入碱性试剂,其免疫复合物被氧化激发,发射出 430nm 波长的光,再由光电倍增管将光能转变为电能,以数字形式反映光量度,计算测定物的浓度。

三、性能指标与评价

与放射性核素标记物相比较,化学发光免疫分析技术无放射性污染,同时能达到放射免疫测定的灵敏度,而且还具有快速、准确、特异、可自动化等特点,因此已逐渐取代了放射免疫、酶免疫分析等技术,被广泛应用于临床工作中。

1. 灵敏度高,特异性强 化学发光免疫测定具有超高的灵敏度,可实现 ng 甚至 pg 级微量物质的定量检测,这保证了各种激素、病毒抗体等微量物质的准确定量测定,弥补 RIA、ELISA、TIFA 等其他标记免疫方法检测的不足。

2. 线性范围宽 化学发光免疫测定的线性范围宽,可满足 $10^3 \sim 10^6$ 数量级内的绝对定量检测需要。与 RIA、ELISA、TIFA 等其他标记免疫方法相比,宽泛的线性范围保证了临床应用中的简便性,避免了实验中的稀释误差。

3. 标记物稳定,试剂有效期长 商业化的化学发光免疫中的标记物稳定,试剂一般均可达到 1 年以上的有效期,大大方便了临床应用需要。

4. 自动化程度高,检测项目齐全 目前,临床上常用化学发光免疫分析仪自动化程度高,具有自动加样和反应杯装载的功能,可 24 小时待机。可将任意一个盘孔位置定为急诊位,可不停机随时添加,方便了临床的应用。目前,检测项目涵盖如甲状腺系统、生殖系统、肿瘤标志物、肝炎标志物等各种项目的检测。

（曹颖平）

第十六章 实验教程

实验一 白细胞计数

【目的】

1. 掌握白细胞计数（white blood cell count，WBC）的原理、方法、参考值及临床意义。

2. 了解改良 Neubauer 血细胞计数板的结构及用法。

【原理】白细胞稀释液的成分是稀酸。利用红细胞对酸性环境的耐受力不如白细胞的特性，将血液用白细胞稀释液稀释，红细胞被溶解而白细胞形态更加清晰。将稀释一定倍数的血液在显微镜下计数一定体积内的白细胞数，然后求得每升血液内的白细胞数。

【器材与试剂】

1. 器材　微量吸管、吸量管、改良 Neubauer 血细胞计数板、盖玻片、小试管、显微镜、纱布、面巾纸。

2. 试剂　白细胞稀释液：1% 的稀盐酸。

3. EDTA-K$_2$ 抗凝血。

【操作方法】

1. 改良 Neubauer 血细胞计数板（图 16-1）的结构　由 H 形凹槽分为 2 个同样的计数池。计数池两侧各有一支持柱，将专用盖玻片覆盖其上，形成高 0.1mm 的计数池。计数池内有长、宽各 3mm 的方格，平均分为 9 个大方格，每个大格面积为 1mm × 1mm=1mm^2；容积为 1mm^2 × 0.1mm=0.1mm^3。其中，中央大方格用双线分成 25 个中方格，位于正中及四角的 5 个中方格是红细胞和血小板计数区域，每个中方格用单线划分为 16 个小方格，共为 400 个小方格供红细胞计数用。四角的 4 个大方格是白细胞计数区域，每个大方格用单线划分为 16 个中方格（图 16-2）。根据国际标准局（NBS）规定，大方格每边长度允许误差为 ±1%。

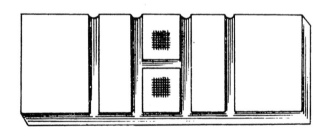

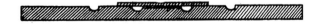

图 16-1　改良 Neubauer 血细胞计数板

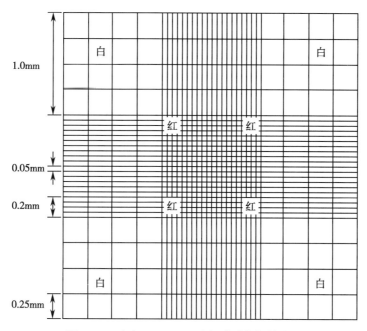

图 16-2 改良 Neubauer 血细胞计数板的分区

2. 取一支小试管,准确加入白细胞稀释液 0.38ml。

3. 稀释白细胞 将 EDTA-K_2 抗凝血颠倒混匀 5~8 次后,用微量吸管取血液 20μl,拭净管外壁多余血液,轻轻放入试管底部的稀释液中,再用上清稀释液将吸管内腔洗净并混匀,静置等其溶血,待液体转为褐色后,红细胞已被破坏。

4. 微量吸管的使用 ①将带孔乳胶吸头轻轻套在微量吸管上,连接紧密不漏气。②拇指和中指夹住吸头中下端,示指盖住吸头小孔,用拇指和中指轻微挤压排出适量空气。③将微量吸管插入抗凝血液中,拇指、中指缓慢松动(松动快,血液会吸入吸头),吸取抗凝血液至所需刻度,但不得超过最大刻度 3mm(不能有气泡),吸管呈水平略下垂,松开示指。④用面巾纸顺吸管向下擦拭干净管外多余血液(保证血量准确)。⑤用面巾纸轻触吸管下口,吸去多余血量,使管内抗凝血正处所需刻度。⑥将微量吸管插入小试管底部,轻微用力慢慢排出血液,用上清液冲洗吸管内余血 2~3 次,轻摇试管混匀。⑦拔出血红蛋白吸管弃入废物桶。

5. 清洁计数板及盖片 夹持盖玻片边缘纵向前推轻放于血细胞计数板两侧支持堤上。

6. 充池 用微量吸管吸取混匀后的白细胞悬液,充入计数池内。静置 2~3 分钟,使细胞沉于计数池底面。

7. 调试显微镜 将计数板平放在显微镜的载物台上,调节聚光器使光线柔和偏暗,调节旋钮找到方格线。用低倍镜找出白细胞计数区域,如白细胞分布均匀即可于低倍镜下进行计数,计数四个角上的四个大方格内的白细胞。为保证计数准确,对于压线的白细胞遵照数上不数下,数左不数右的原则进行计数。

8. 结果判断/计算 白细胞经酸化后呈无色圆形小体,如放大倍数高则可见其细胞核,计数四角的四个大方格内白细胞数的总和,按下式计算:

$$白细胞/L = \frac{N}{4} \times 10 \times 20 \times 10^6 = \frac{N}{20} \times 10^9$$

上式中:N 为四角的四个大方格内白细胞数的总数。

÷4 为每个大方格 0.1μl 内白细胞平均数。

×10 将一个大方格的容积 0.1μl 换算成 1μl。

×20 是血液稀释倍数,即得 1μl 血液中的白细胞数。

×10^6 将 1μl 血液中的白细胞数换算为 1L 血液中的白细胞数,如计数 4 个大方 160 个白细胞,则白细胞数为 $160 × 0.05 × 10^9 = 8 × 10^9/L$。

【参考区间】成人:$(3.5~9.5) × 10^9/L$;儿童:$(5~12) × 10^9/L$;6 个月 ~2 岁:$(11~12) × 10^9/L$;新生儿:$(15~20) × 10^9/L$

白细胞高于 $10 × 10^9/L$ 时称为白细胞增多,低于 $3.5 × 10^9/L$ 为白细胞减少,白细胞总数的增减主要受中性粒细胞数量的影响。

【临床意义】

1. 生理变化对白细胞计数的影响　正常生理情况下,白细胞数受年龄、日间变化、妊娠与分娩等因素的影响。此外,疼痛、情绪激动、冷水浴、热水浴、脑力劳动、日光和紫外线照射等刺激,均可使白细胞轻度增高。需要指出的是,由于白细胞数的生理波动很大,受其他因素的影响很多,因此白细胞计数波动小于 30%(甚至有人认为小于 50%)者在临床诊断上常无意义,只有通过定时反复观察,才能说明问题。另外,对于一些需要定期检查血常规的患者,如接受放疗、化疗或应用升白细胞药物者,每次检测血常规都应该在一个固定的时间内,如早晨或上午,这样,前后的结果才有可比性。

2. 病理性白细胞计数增高　凡是能引起各类白细胞增高的因素均能导致白细胞总数增高,详细的见本书第三章第一节血液一般检验的理论部分。

3. 白细胞总数减少常见于以下情况

(1) 某些病毒性感染,如流感、病毒性肝炎、风疹等。某些细菌性感染,如伤寒和副伤寒。

(2) 血液系统疾病,如再生障碍性贫血、粒细胞缺乏症等。

(3) 脾功能亢进,因脾脏能破坏血细胞。

(4) 理化因素,如放射线照射、化学治疗药物、解热镇痛药物等。

总之,白细胞的增高与降低的原因很多。不能单纯认为白细胞数升高就是细菌感染,而降低则是病毒感染。要结合病人的症状、体征及其他检查综合考虑。

详见第三章第一节白细胞分类计数。

【讨论】白细胞计数的误差分别来源于技术误差和系统误差。其中由于操作人员采血不顺利,器材处理、使用不当,稀释不准确,细胞识别错误等因素所造成的误差属技术误差;而由于仪器(计数板、盖玻片、吸管等)不够准确与精密带来的误差称仪器误差,由于细胞分布不均匀等因素带来的细胞计数误差属于分布误差。仪器误差和分布误差统称为系统误差。技术误差和仪器误差可通过规范操作、提高熟练程度和校正仪器而避免或纠正,但细胞分布误差却难于彻底消除。因此,白细胞计数的质量控制一般需采用以下措施。

1. 避免技术误差

(1) 在充池时要一次完成,不能产生满溢、气泡或充池不足及充液后玻片移动的现象。

(2) 白细胞数量过多时,可采取加大稀释倍数的方法。

(3) 白细胞稀释液不能破坏有核红细胞,使白细胞计数偏高,此时应计算白细胞校正值。

(4) 为保证计数准确,对于压线的白细胞遵照数上不数下,数左不数右的原则进行计数。

（5）白细胞计数时,注意白细胞和灰尘、细菌等杂质的鉴别。

2. 避免系统误差

（1）白细胞在计数池中若分布不均匀,大方格间细胞计数相差一般不超过 10%。

（2）所用器材均应清洁干燥,计数板、血盖片、微量吸管及刻度吸管的规格应符合要求或经过校正。

（3）计数板的要求:计数室的台面光滑、透明,划线清晰,计数室划线面积准确。

（4）盖玻片应具有一定的重量,平整、光滑、无裂痕,厚薄均匀一致。

（常　东）

实验二　外周血白细胞分类计数

【目的】掌握外周血白细胞分类计数（differential leukocyte count,DLC）的方法及各种白细胞的正常形态特点。

【原理】将外周血制成血涂片,用 Wright-Gimsa 染色液染色后,染色液中的天青 B 与伊红 Y 可将细胞内不同成分染成不同颜色,根据各类白细胞的形态特点将白细胞进行鉴别并计数。分类计数 100 个白细胞,计算出各种白细胞所占百分率。

【器材与试剂】

1. 器材　双目显微镜、细胞分类计数器、玻片染色架（缸）、玻片架、洗耳球、香柏油、擦镜纸、乙醚、电吹风。

2. 试剂

（1）Wright-Gimsa 染色液:Wright 和 Gimsa 染料各 0.5g,溶解于 500ml 甲醇溶液中,充分振荡备用。

（2）pH 6.4~6.8 磷酸盐缓冲液。

【操作方法】

1. 制作血涂片　在一张干净、无刮痕、无油脂的载玻片上,距离一边约 1cm 的位置滴一滴血,直径在 2~3mm,用一只手持载玻片保持水平,另一只手持另一玻片（推片）,以 30°~40° 角靠在第一张玻片上（图 16-3A）,向后拉推片至血滴处,使血滴沿着推片的宽度均匀地扩散（图 16-3B）,然后快而平稳地以 30°~40° 角向前推动推片至载玻片另一端（图 16-3C）,血在推片的后面被涂成一条舌形的血膜（图 16-3D）。血涂片推好后,应迅速在电吹风前吹干或自然晾干。

2. 染色　将载玻片血膜一面朝上,水平放置于染色架上,滴加 Wright-Gimsa 染液覆盖全部血膜,染 0.5~1 分钟后,将磷酸盐缓冲液加至玻片上（缓冲液与染液按等体积比）,用洗耳球轻吹液体使其混合,染色 5~10 分钟。最后,用蒸馏水充分冲洗玻片,然后垂直放置在玻片架上晾干。

3. 低倍镜下观察　低倍镜下观察全片。

4. 油镜下观察　选择染色良好、细胞分布均匀的部位（一般在体尾交界处,成熟红细胞染色佳,分布均匀）,在油镜下按照一定方向以弓形顺序对所见到的白细胞进行分类,共分类计数 100 个白细胞。

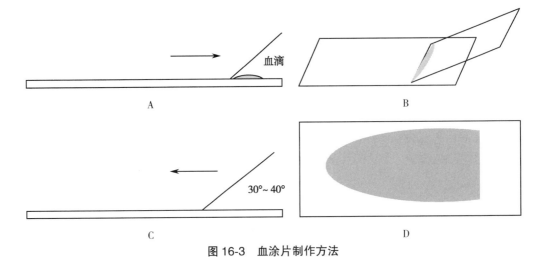

图 16-3　血涂片制作方法

5. 计算　计算出各类白细胞所占百分率（%）。

【参考区间】中性杆状核粒细胞：1~5；中性分叶核粒细胞：40~75；嗜酸性粒细胞：0.4~8；嗜碱性粒细胞：0~1；淋巴细胞：20~50；单核细胞：3~10。

【临床意义】通常白细胞总数高于 9.5×10^9/L 称白细胞增多，低于 3.5×10^9/L 称白细胞减少。由于外周血中白细胞的组成主要是中性粒细胞和淋巴细胞，并以中性粒细胞为主，故在大多数情况下，白细胞增多或减少与中性粒细胞的增多或减少有着密切关系（详见第三章第一节）。

【讨论】

1. 制备血涂片的推片边缘应该光滑，比载玻片窄，以确保能够观察到血膜的侧边缘，尽可能减少细胞成分分布不均匀。

一张制作良好的涂片应该是玻片长度的 2/3 或 3/4，呈舌形或子弹头状。在制片时应薄厚适当，涂片太厚，细胞形态不能完全展开；涂片太薄，细胞容易推破。所用血滴的大小、患者红细胞数量、推片的角度及速度都会影响涂片的厚度，血滴大、红细胞多、推片的角度大、推片速度慢血涂片越厚，反之越薄。

2. 血涂片染色时，不能让血膜上的染色液干涸或流出玻片，同时需注意染色时间应随室温的变化、细胞的数量而作调整，室温低、有核细胞数多，可适当延长染色时间，反之，则缩短染色时间。

3. 冲洗血涂片时，不应倒掉染色液，以免染料颗粒沉积到血膜上。用染色缸染色时，可取出玻片架，放入另一盛有蒸馏水的染色缸中漂洗 6~8 次。

4. 计数时，先用低倍镜浏览全片，然后选择细胞分布均匀的体尾交界处血膜作为计数区域，用油镜观察并分类计数。

5. 分类计数时，应遵循一定方向顺序以"弓"形连续进行，既不能重复计数，也不能遗漏，破坏的白细胞不计入总数。白细胞数太少时，可计数 2 张血涂片。

6. 分类时血涂片上若观察到有核红细胞，应在分类计数 100 个白细胞过程中，计数有核红细胞的数，但不计入白细胞分类报告中，应以分类 100 个白细胞见到有核红细胞数来报告。

7. 分类中应注意观察成熟红细胞和血小板的形态、染色及分布情况，注意有无寄生虫

（如疟原虫）和细菌等异常。

（郝冀洪）

实验三　网织红细胞计数

【目的】

1. 掌握网织红细胞手工计数法。

2. 掌握网织红细胞形态学。

3. 了解网织红细胞手工计数原理、临床意义。

【原理】网织红细胞（Ret）属于尚未完全成熟的红细胞,其胞质内尚残存部分嗜碱性物质（核糖核酸和核糖体）,经碱性染料（如煌焦油蓝、新亚甲蓝、中性红等）活体染色后,胞质中可见深染的颗粒状、不规则线状或网状结构物质,可与完全成熟红细胞区别。

【器材与试剂】

1. 器材

（1）采血用品、显微镜、香柏油、清洁液、擦镜纸、小试管、载玻片、推片、试管架等。

（2）Miller 窥盘（图 16-4）:为一厚 1mm、直径 19mm 的圆形玻片,玻片上刻有两个正方形格子,大方格 B 面积是小方格 A 面积的 9 倍,计数时用小方格 A 计数红细胞,用大方格 B 计数网织红细胞。

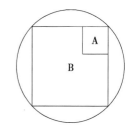

图 16-4　Miller 窥盘示意图

2. 试剂

（1）新亚甲蓝染液:新亚甲蓝 0.5g,草酸钾 1.4g,氯化钠 0.8g,溶解于 100ml 蒸馏水中,过滤后储存于棕色试剂瓶中备用。

（2）10g/L 新亚甲蓝（或煌焦油蓝）生理盐水溶液:新亚甲蓝或煌焦油蓝 1.0g,枸橼酸钠 0.4g,氯化钠 0.85g,溶解于 100ml 双蒸馏水中,过滤后储存于棕色试剂瓶中备用。

（3）10g/L 煌焦油蓝乙醇溶液（主要用于玻片法）:煌焦油蓝 1.0g,置于乳钵中研磨,溶于 95% 乙醇 100ml,过滤后储存于棕色试剂瓶中备用。

【操作方法】

1. 试管法

（1）加染液:取小试管 1 支,加煌焦油蓝生理盐水溶液 2 滴。

（2）加标本及染色:向染液中加新鲜全血 2 滴,立即混匀,室温放置 15~20 分钟,或置 37℃水浴箱内 15 分钟。

（3）制备涂片:取出染色后的标本,轻轻摇动混匀,取 1 小滴制成薄血涂片,自然干燥。

（4）显微镜观察

1）低倍镜观察:浏览全片,观察涂片制备、细胞染色及分布情况,选择红细胞单个均匀分布、染色良好的区域（通常在体尾交界处）,滴加香柏油转至油镜观察。

2）油镜计数:①常规计数法,在上述选择好的区域,油镜下计数至少 1000 个红细胞中网织红细胞的个数。②Miller 窥盘计数法,将 Miller 窥盘置于目镜内,计数小方格 A 中红细胞,同时计数大方格 B（包含小方格 A）中的网织红细胞。

2. 玻片法

（1）加染液：于清洁载玻片一端加煌焦油蓝乙醇染液 1 滴，自然干燥。

（2）加标本及染色：取新鲜全血 1 滴于干燥的染料上，迅速用推片一角将血液与染料混合均匀，然后将另一清洁干燥载玻片覆盖于加有标本的载玻片上，使两张载玻片黏合，使血液、染液混合物夹在两载玻片之间，以防干燥。室温放置 5~10 分钟。

（3）制备涂片：待网织红细胞着色后，移开上层载玻片，并取适量标本推制成薄血涂片，自然干燥。

（4）显微镜观察：同试管法。

【结果计算】

1. 网织红细胞相对值

（1）常规计数法

$$网织红细胞百分数 = \frac{计数 1000 个红细胞中的网织红细胞数}{1000} \times 100\%$$

（2）Miller 窥盘法

$$网织红细胞百分数 = \frac{大方格 B 内的网织红细胞数}{小方格 A 内的红细胞数 \times 9} \times 100\%$$

2. 网织红细胞绝对值

$$网织红细胞数 /L = 红细胞数 /L \times 网织红细胞百分数$$

【参考区间】

1. 网织红细胞相对值　成人和儿童，0.5%~1.5%；新生儿，3%~6%。

2. 网织红细胞绝对数　成人和儿童，$(24~84) \times 10^9/L$。

【讨论】

1. 注意事项

（1）染液应定期配制，以免久置沉淀，染色前最好过滤，避免染料渣滓吸附细胞表面影响网织红细胞形态识别。

（2）标本采集后应尽快送检，尽量在 4 小时内检查完毕，4℃可延长到 8 小时，以免造成网织红细胞假性降低。

（3）染色时间不能太短，室温低时，需适当延长染色时间，最好密封试管口置 37℃温浴。

（4）染液与血液的比例以 1:1 为宜，严重贫血患者可适当增加血液量。

（5）血涂片制备应厚薄适宜。

（6）显微镜下观察：①计数部位的选择：红细胞分布均匀，无重叠，染色较好的部位，因网织红细胞体积稍大，观察时应兼顾涂片尾部和边缘部位。②避免重复计数：计数时应逐个视野计数，可取多个区域计数，以增强计数结果的代表性，最好使用 Miller 窥盘。③计数细胞的量：计数 1000 个红细胞内的网织红细胞的数量。④能够正确识别网织红细胞：形态观察时，应注意与变性珠蛋白小体或染料渣滓辨别。

2. 结果评价

（1）95% 可信限法：网织红细胞 95% 可信区间为 R±2Sp

$$Sp = \sqrt{\frac{R(1-R)}{N}}$$

公式中 Sp 为标准误，R 为网织红细胞百分数，N 为计数的网织红细胞数量。例如：如果

计数 1000 个红细胞,其网织红细胞的百分数 0.04,则通过公式计算:

$$Sp=\sqrt{\frac{R(1-R)}{N}}=\sqrt{\frac{0.04(1-0.04)}{1000}}\,0.006$$

$$95\%=R\pm2Sp=0.04\pm2\times0.006=0.04\pm0.012$$

正常网织红细胞在整个红细胞中所占比例很低,但绝对值却很高。计算得到网织红细胞计数的 95% 可信区间是 0.028~0.052。对标本再计数一次,若结果在此范围之内,说明两次计数无显著性差异;相反,若不在此范围,则应进行第 3 次计数。

(2)两差比值法:$r=\dfrac{|R_1-R_2|}{\sqrt{\dfrac{R_1(1-R_1)+R_2(1-R_2)}{N}}}$,其中 R_1、R_2 分别是两次计数结果,N 为计

数的红细胞总数(两次计数结果应一致)。r 值小于 2 时结果可靠。

(乔凤伶)

实验四　尿液常规检查

一、尿液沉渣显微镜检查

【目的】掌握显微镜检查法对尿液有形成分进行观察的内容和方法。

【原理】在显微镜下观察尿液中细胞、管型、结晶等有形成分的形态特征,识别并记录其在相应显微镜视野下的数量。

【器材与试剂】

1. 一次性尿杯、刻度离心试管、离心机、滴管、载玻片、盖玻片(18mm×18mm)、小镊子、显微镜、尿液有形成分定量计数板。

2. 新鲜尿液。

【操作方法】

1. 未离心直接涂片法(适合外观明显浑浊的尿液标本)

(1)混匀尿液:新鲜尿液标本置于带盖试管中,拧紧试管盖子,轻轻地上下颠倒 8~10 次,充分混合尿液标本。

(2)制备涂片:用滴管取混匀后的尿液 1 滴于载玻片上,用小镊子轻轻加上盖玻片,注意先用盖玻片一边接触尿液,防止产生气泡。

(3)观察、计数有形成分:①将制好的涂片置于显微镜载物台上,先用低倍镜(10×10 倍)观察全片,注意细胞、管型和结晶等有形成分的分布,再转高倍镜(10×40 倍)确认有形成分;②每种细胞成分需至少观察 10 个高倍视野(HP),管型至少需观察 20 个低倍视野(LP),结晶按所占高倍镜视野面积估算,同时应注意细胞形态及完整性,还需观察有无寄生虫及虫卵、精子、细菌、真菌和黏液丝等。

2. 离心后直接涂片法(适合除明显浑浊外的尿液标本)

(1)混匀尿液:充分混匀送检尿液标本。

(2)离心:取混匀尿液标本 10ml 置于刻度离心管中,盖紧试管盖子,在相对离心力(RCF)为 400×g(离心半径 16cm 的水平离心机 1500r/min),离心 5 分钟。

（3）弃上清液：离心后倾倒（适用于专门尿液离心管）或吸去上清液，离心管底部残留的液体的量应在 0.2ml 处，使之浓缩 50 倍。

（4）制备涂片：混匀尿沉渣，用滴管取 1 滴（约 20μl）于载玻片上，用小镊子轻轻加上盖玻片，注意先用盖玻片一边接触尿液，防止产生气泡。

（5）观察、计数有形成分：方法同上述未离心直接涂片法。

3. 定量计数板法

（1）准备浓缩沉渣：同上述离心后直接涂片法。

（2）定量计数板充池：每块计数板有 10 个计数室，选定 1 个计数室并做好标识，混匀尿沉渣，用滴管取 1 滴（约 15~20μl）充入选定的计数室内。计数室内右侧有一长方形计数区（见第五章图 5-1），计数区总体积为 1.0μl，计数区分为 10 个中方格。

（3）观察、计数有形成分：用低倍镜观察计数区内 10 个中方格的各种管型总数；用高倍镜观察计数区内 10 个中方格的各种细胞总数，即可得出 1μl 尿沉渣中各种有形成分的数量，通过除以 50 浓缩倍数，可得出每微升尿液有形成分数量。

【结果报告】

1. 直接涂片法和离心浓缩涂片法（报告应注明是否离心）

（1）细胞：以 10 个高倍镜视野中最低个数 ~ 最高个数 / 高倍视野（HP）报告，如红细胞 15~20 个 /HP；或以 10 个高倍镜视野的各种细胞个数各自的平均值报告。

（2）管型：以 20 个低倍镜视野中最低个数 ~ 最高个数 / 低倍视野（LP）报告，如颗粒管型 0~4 个 /LP；或以 20 个低倍镜视野的各种管型个数各自的平均值报告。

（3）结晶：按结晶量所占视野面积计算，报告：（−）表示无结晶、（+）表示结晶占 1/4 视野、（++）表示结晶占 1/2 视野、（+++）表示结晶占 3/4 视野、（++++）表示结晶满视野。

（4）其他有形成分：在报告中描述，如检出（XXX），半定量报告方式可比照结晶。

2. 定量计数板法

（1）细胞、管型：个数 /μl。

（2）结晶、其他有形成分：同上述涂片法。

【参考区间】

1. 细胞

（1）红细胞：非离心直接涂片法　0~ 偶见 /HP；离心直接涂片法　0~3 个 /HP；定量计数板法　男性 0~4 个 /μl，女性 0~9 个 /μl。

（2）白细胞：非离心直接涂片法　0~3 个 /HP；离心直接涂片法　0~5 个 /HP；定量计数板法　男性 0~5 个 /μl，女性 0~12 个 /μl。

（3）上皮细胞：非离心直接涂片法，少见；离心直接涂片法，少见。

2. 透明管型　非离心直接涂片法　0~ 偶见 /LP；离心直接涂片法　0~ 偶见 /LP。

【讨论】

1. 标本的采集及运送要求

（1）留置标本的容器：应洁净、防漏、防渗，一次性使用。

（2）标本采集：实验室工作人员、医生、护士有责任对病人留尿进行指导、务必使尿道口保持清洁。随机尿液标本的留取无特殊时间规定，但必须有足够的尿量；晨尿指起床后第一次尿；收集时段尿时，应告知病人时间段的起点和终点，起始时先排空膀胱；三杯试验留尿时间要分段明确，做好标记。

（3）标本运送：要求留取尿液应在 2 小时内完成检验，如果标本收集后 2 小时内无法完成分析，可 2~8℃冷藏，6 小时内完成检验；或在尿标本中加适量防腐剂，根据不同的检查目的选用不同类型的防腐剂（沉渣显微镜检查大多使用 400g/L 的甲醛溶液，每升尿液加入 5ml。注意甲醛过量时可与尿素产生沉淀物，干扰镜检）。

2. 操作：离心后弃上清液，尿沉渣的余液留量和制备涂片的厚度是重要环节，在普通玻片上随意滴加沉渣液或不加盖玻片，均不能提供标准化的结果，建议使用沉渣定量计数板。

二、尿液化学检查

（一）尿蛋白定性检查（加热乙酸法）

【目的】掌握尿蛋白定性检测的加热乙酸法（heat and acetic acid method）。

【原理】蛋白质加热变性，加稀乙酸使尿液 pH 降低并接近蛋白质等电点（pH 4.7），使得蛋白质变性凝固并沉淀。另外，稀乙酸还可消除因加热引起的磷酸盐或碳酸盐析出所造成的浑浊。

【器材与试剂】

1. 器材 大试管、试管架、试管夹、滴管、酒精灯、刻度离心吸管、吸耳球、pH 试纸、黑色衬纸。

2. 试剂 5% 乙酸溶液：冰乙酸 5ml，加蒸馏水至 100ml，密闭保存。

3. 新鲜尿液。

【操作方法】

1. 加尿液 取大试管 1 支，加入 5ml 左右尿液或至试管高度 2/3 处。

2. 加热 用试管夹住试管下端，在酒精灯上加热尿液上 1/3 段，煮沸即止。轻轻直立试管，在黑色衬纸背景下观察煮沸部分有无浑浊。

3. 加酸 缓慢滴加 5% 乙酸溶液 2~4 滴。

4. 再加热 继续加热至煮沸，立即观察结果。

5. 操作示意图 见图 16-5。

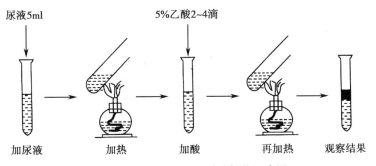

图 16-5 尿蛋白加热乙酸法操作示意图

【结果判读】按表 16-1 标准判断阳性程度及大致蛋白质含量。

【讨论】

1. 标本

（1）标本要新鲜，陈旧尿液因有大量细菌生长可导致假阳性。

（2）如果尿液呈现明显的浑浊，应先离心或过滤。

表 16-1 加热乙酸法检测尿蛋白定性结果判定

结果	报告方式	相当蛋白含量(g/L)
清晰透明	（-）	<0.1
轻微浑浊	（±）	0.1~0.15
白色浑浊无颗粒或絮状沉淀	（+）	0.2~0.5
浑浊,有颗粒	（++）	0.6~2.0
大量的絮状沉淀	（+++）	2.1~5.0
立即出现凝块和大量的絮状沉淀	（++++）	>5.0

（3）使用中段尿,避免混有生殖系统分泌物。

（4）对于限盐或无盐饮食的患者,由于离子浓度过低,需在尿液标本中滴加饱和的氯化钠溶液 1~2 滴后再进行检测。

2. 第 1 次加热使蛋白变性及消除因尿酸盐等盐类析出所致的假性浑浊。

3. 加入乙酸量必须适当,约为尿量的 1/10,目的是降低尿液中 pH,使其接近蛋白等电点,同时可消除因加热引起的磷酸盐或碳酸盐析出所造成的浑浊。强碱(pH≥9.0)或强酸(pH<3.0)环境,因远离蛋白质等电点,可出现假阴性。

4. 操作过程中必须严格按照加热 - 加酸 - 再加热的顺序。

5. 加热后应立即观察结果。

（二）尿葡萄糖定性检查（班氏法）

【目的】掌握尿葡萄糖定性的班氏（Benidict）法。

【原理】葡萄糖或其他还原性糖的醛基在热碱性溶液中,能将班氏试剂的蓝色硫酸铜还原为黄色的氢氧化亚铜,进而形成红色氧化亚铜沉淀。

【器材与试剂】

1. 器材 试管架、中试管、滴管、试管夹、酒精灯。

2. 试剂

（1）甲液:枸橼酸钠（$Na_3C_6H_5O_7 \cdot 2HO$）42.5g,无水碳酸钠 25g,蒸馏水 700ml 加热助溶。

（2）乙液:硫酸铜（$CuSO_4 \cdot 5HO$）,蒸馏水加热助溶。

甲、乙冷却后,将乙液缓慢加入甲液中并不断混匀,最后补充蒸馏水至 1000ml,即班氏试剂。如溶液不透明则需要过滤。

3. 新鲜尿液。

【操作方法】

1. 鉴定班氏试剂质量 取中号试管 1 支,加入班氏试剂 1.0ml,摇动试管徐徐加热至沸腾 1 分钟,观察试剂有无颜色及性状变化,若试剂仍为透明蓝色,可进行以下实验,若煮沸后出现沉淀或变色则不能使用。

2. 加尿液 向班氏试剂中加离心后的尿液 0.1ml,混匀。

3. 加热煮沸 继续煮沸 1~2 分钟,自然冷却。

4. 操作示意图 见图 16-6。

【结果判读】判断结果见表 16-2。

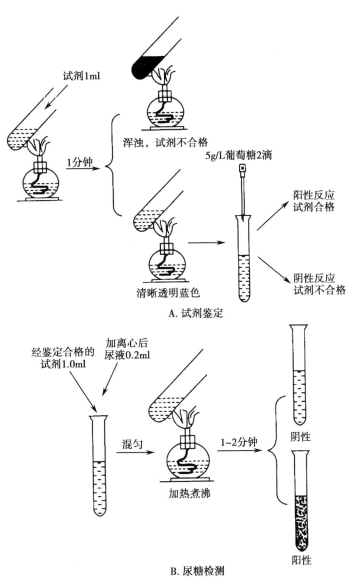

图 16-6　尿糖班氏法操作示意图

表 16-2　班氏法检测葡萄糖定性结果判定

结果	报告方式	葡萄糖含量 N（mmol/L）
透明蓝色	（－）	/
蓝色中略带绿色，但无沉淀	（±）	$N < 6$
绿色，伴有少量绿色沉淀	（+）	$6 \leqslant N < 28$
较多黄绿色沉淀，以黄为主	（++）	$28 \leqslant N < 55$
土黄浑浊，有大量沉淀	（+++）	$55 \leqslant N < 110$
大量棕红色或砖红色沉淀	（++++）	$N \geqslant 110$

【讨论】

1. 标本需新鲜,久置的尿液因细菌生长而消耗葡萄糖,可使结果偏低或造成假阴性。糖尿病患者宜检测空腹或餐后 2 小时尿液标本。

2. 掌握尿液的检测量,使尿液与试剂量的比值控制在 1∶10。如果尿液过量,可能会引起尿酸盐沉淀而影响结果的观察。

3. 尿液中含有大量的铵盐,其可形成铜铬离子而影响 Cu_2O 沉淀,可在实验前事先将尿液加碱煮沸几分钟以除去铵盐。

4. 尿液蛋白含量较高时也影响铜盐的沉淀,可采用加热乙酸法除去。

5. 尿液中含有一些非糖还原性物质,如水合氯醛、氨基比林、阿司匹林、青霉素、链霉素、维生素 C 等,可使尿液中葡萄糖呈假阳性反应,应停药 3 天后,再进行检查。

6. 应在冷却后观察结果。大量尿酸盐存在时,其煮沸后也可呈浑浊并带绿色,但久置后并不变黄色而呈灰蓝色。

(三)尿液干化学检查

【目的】掌握尿液干化学法检查的反应原理和使用注意事项。

【原理】

1. 试带构成　在长条形塑料片上每隔一定距离(约2mm)有一正方形试剂模块(5mm×5mm),其中有一块或两块集中在试纸条的一端,分别是空白对照模块或空白对照模块 + 尿液颜色参比模块,作为对照使用;其余模块分别含有相应干式化学试剂(见彩图 16-7),试剂中的碘酸盐可破坏维生素 C 等还原性物质,消除维生素 C 对其他反应的干扰;若不含碘酸盐,则试纸条将增加维生素 C 检测模块,以便对维生素 C 干扰其他项目的反应进行校正。

2. 检测项目和反应原理　见表 16-3。

表 16-3　尿液干化学试带检测项目和反应原理

检测项目	英文名称(缩写)	反应原理
酸碱度	pH	酸碱指示剂法
比密	specific gravity(SG)	多聚电解质解离法
蛋白	protein(PRO)	pH 指示剂蛋白质误差法
葡萄糖	glucose(GLU)	葡萄糖氧化酶法
酮体	ketone(KET)	硝普钠法
胆红素	bilirubin(BIL)	偶氮法
尿胆原	urobilinogen(URO/UBG)	醛反应法、偶氮法
亚硝酸盐	nitrite(NIT)	偶氮法
白细胞	leucocyte(WBC)	中性粒细胞酯酶法
红细胞、潜血	Erythrocyte(RBC)hemoglobin(Hb)	过氧化物酶法
维生素 C	Vitamin C(Vit C)	还原法

【器材与试剂】

1. 一次性尿杯、洁净带盖刻度离心试管。

2. 单项或多联尿液干化学试带。

3. 新鲜尿液标本 10ml。

【操作方法】

1. 混匀尿液　新鲜尿液标本置于带盖试管中,拧紧试管盖子,轻轻地上下颠倒8~10次,充分混合尿液标本。

2. 浸湿试带　将尿液干化学试带完全浸入尿液1~2秒,立即取出。

3. 弃除余尿　沿试管内壁沥去试带上多余尿液,并用吸水纸吸除试带背面和侧面余尿。

【结果判读】

1. 目视比色　与配套的尿液干化学试带标准色板对比,肉眼判断定性或半定量结果。

2. 仪器比色　将多联试带置于干化学尿液分析仪上,校准后的仪器自动判读出结果。

3. 结果报告　根据判读的结果,以文字、加号、等级或数字等方式直接报告。

【参考区间】健康人正常饮食,干化学试带法分析尿液结果参考值见表16-4。

表16-4　尿液干化学试带法分析结果参考区间

检测项目	参考值	检测项目	检测项目
酸碱度(pH)	4.5~8.0		
比密(SG)	1.015~1.025	尿胆原(URO)	阴性
蛋白(PRO)	阴性	亚硝酸盐(NIT)	阴性
葡萄糖(GLU)	阴性	白细胞(WBC)	阴性
酮体(KET)	阴性	红细胞(RBC/Hb)	阴性
胆红素(BIL)	阴性	维生素 C(Vit C)	20~100mg/L

【讨论】

1. 尿试带应严格按照说明书要求进行保存,并在有效期内使用。

2. 尿试带从冰箱中拿出后,待平衡至室温再打开盛装的桶盖。一次只取所需量的试带,并立即盖好桶盖,多余的试带不得放回原容器中。

3. 试带与尿液的反应时间需严格按照说明书的规定,操作中切勿触摸试带上的反应监测模块。

4. 尿液干化学试带检查仅是一个过筛手段,适用于健康普查和疾病筛选,不能完全替代尿液有形成分检查,特别是蛋白质、白细胞、红细胞、亚硝酸盐中任一阳性,必须进行人工镜检。

（曹颖平）

实验五　血浆凝血酶原时间、活化部分凝血活酶时间测定

一、血浆凝血酶原时间测定

【目的】掌握血浆凝血酶原时间(prothrombin time,PT)测定原理、操作方法、注意事项及报告方式。

【原理】在受检者血浆中,加入足够量的组织凝血活酶和适量的 Ca^{2+},即可满足外源凝

血的全部条件,测定加入 Ca^{2+} 后血浆开始凝固所需的时间,即为血浆凝血酶原时间。本试验是检测外源性凝血系统是否异常的最基本、最常用的试验。

【器材与试剂】

1. 器材　37℃恒温水浴箱、离心机、秒表、刻度吸管、100μl 加样器、吸耳球、表面皿、有钩针头或玻璃棒、硅化玻璃注射器或塑料注射器、硅化玻璃试管或塑料管、消毒用棉签。

2. 试剂

（1）109mmol/L 枸橼酸钠溶液。

（2）25mmol/L $CaCl_2$ 溶液。

（3）组织凝血活酶浸出液:兔脑粉 0.15g,浸于 2.5ml 生理盐水中,37℃孵育 30~45 分钟,期间振荡 2~3 次,液体分层后,使用上清液。

【操作方法】

（一）表面皿法

1. 采血、分离血浆　空腹静脉采血 1.8ml,加入含 109mmol/L 枸橼酸钠溶液 0.20ml 于试管内,充分混匀。3000r/min 离心 10 分钟,制备乏血小板血浆（platelet poor plasma,PPP）。

2. 准备对照血浆　以多份正常人混合血浆作正常对照或正常人冻干混合血浆（使用前用蒸馏水溶解并平衡至室温）。

3. 预温、加样　表面皿置于 37℃水浴箱中预温 5 分钟,用 100μl 加样器分别加正常对照血浆、兔脑粉浸出液及 $CaCl_2$ 溶液各 100μl 于表面皿上 3 个邻近部位。

4. 测定、计时　预热 2 分钟后,用带钩针头或玻棒将三者迅速混合,同时启动秒表。作用 8 秒后轻轻挑动血浆;此后,每隔 1 秒挑动一次,直至出现细的纤维蛋白丝,停止计时,读取时间（秒）,即为 PT 测定值。重复 2~3 次,取平均值报告结果。

5. 用同样方法测定待测血浆的 PT 值。

（二）试管法

1. 采血、分离血浆、准备对照血浆及预温同表面皿法。

2. 将正常对照血浆及兔脑粉浸出液各 0.1ml 加入试管内,水浴箱平衡温度 2 分钟后,再加钙离子溶液 0.1ml（$CaCl_2$ 溶液提前预温 2 分钟）,同时启动秒表,8 秒后,取出试管并使其不时缓慢倾斜,以观察液体流动情况。

3. 开始出现颗粒状浑浊或流动缓慢时停止计时,读取时间（秒）即为测定的 PT 值。重复 2~3 次,取平均值报告结果。

4. 用同样方法测定待测血浆的 PT 值。

【报告方式】

（1）直接报告:待检者 PT: ×× . × s;正常对照 PT: ×× . × s。

（2）凝血酶原比值（prothrombin ratio,PTR）:PTR= 待检者 PT/ 正常对照 PT。

（3）国际标准化比值（international normalized ratio,INR）即 PTR^{ISI},ISI（international sensitivity index）为国际敏感度指数。ISI 值越接近 1.0,表示其灵敏度越高。ISI 测定方法是:多份凝血水平不一的血浆（含正常人及口服抗凝剂者）,用已知 ISI 的参考品测定其 PTR;再用待标定的组织凝血活酶测定其 PTR′,以 logPTR 为纵坐标,logPTR′ 为横坐标制图,以回归求直线斜率,待标定组织凝血活酶的 ISI= 已知 ISI× 斜率,INR 的计算公式是:INR=PTR^{ISI}。

【参考区间】每个实验室必须建立相应的参考区间。

1. PT　成人 11~13s,超过正常对照值 ±3 秒为异常。

2. INR　因 ISI 不同而变化。

3. PTR　成人 0.85~1.15。

【临床意义】

1. PT 延长　见于先天性因子Ⅱ、Ⅴ、Ⅶ、Ⅹ、Ⅰ减低;获得性凝血因子缺乏,如严重肝病、维生素 K 缺乏等;血液循环中抗凝物质增多以及原发性纤溶亢进。

2. PT 缩短　见于高凝状态、血栓前状态及血栓性疾病等。

3. 口服抗凝药物的监测　口服抗凝药达到有效剂量时 INR 值为 2.0~3.0。

【讨论】

1. 采血一定要顺利,止血带不可束缚太紧,且压迫时间不宜超过 60 秒,最好空腹采血。采用已硅化的玻璃注射器或塑料注射器为好,以避免凝血因子活化。

2. 离体后的标本要尽快检测,室温下不超过 2 小时、冰箱贮存不超过 4 小时,以免凝血水平下降而影响 PT。

3. 水箱温度要求　37±0.5℃,使表面皿底部有尽量大的面积与温水接触。温度过高或过低均可影响测定结果。血浆预温不可超过 5 分钟。PT 试剂预温不可超过 15 分钟。

4. 挑丝不能太频繁,光线要充足,以免延误对微细纤维蛋白丝的观察。

5. 试管法观察血液流动时,光线要充足。以血浆流动减慢或出现浑浊的初期凝固为计时终点。

6. 由于兔脑粉的制备、FⅢ 的浸出、每次操作使用的环境等条件不同,测定值也略有变动。所以,每次测定均应设正常对照来判断结果。所有标本均应重复测定 2~3 次,取其平均值进行报告,结果相差应小于 5%,否则应重做。

7. 正常对照　WHO 等权威机构要求,每次(每批)PT 测定,都必须有正常对照。正常对照必须采用至少 20 名以上男女各半的 18~55 岁的健康人(应避免妊娠、哺乳妇女和服药者)的混合血浆。血液与 109mmol/L 枸橼酸钠抗凝剂 9∶1 混匀,3000r/min 离心 10 分钟,分离血浆后,混合。可分装为每瓶 1ml,−80℃冻干保存。

二、活化部分凝血活酶时间测定

【目的】掌握活化部分凝血活酶时间(activated partial thromboplastin time,APTT)测定原理、操作步骤及注意事项。

【原理】在受检者血浆中,加入足够量的活化接触因子激活剂(如白陶土)激活凝血因子ⅩⅡ、ⅩⅠ,脑磷脂(部分凝血活酶)代替血小板第 3 因子,即满足内源凝血的全部条件,测定加入 Ca^{2+} 后血浆开始凝固所需的时间,即为活化部分凝血活酶时间。

【器材与试剂】

1. 器材　37℃恒温水浴箱、离心机、秒表、硅化玻璃注射器或塑料注射器、硅化玻璃试管或塑料管、消毒用棉签。

2. 试剂　109mmol/L 枸橼酸钠溶液、APTT 试剂(含白陶土或鞣酸及脑磷脂)、25mmol/L 氯化钙溶液、正常人冻干混合血浆。

【操作方法】

1. 分离血浆　静脉采血 1.8ml,加到 0.2ml 枸橼酸钠溶液中,将抗凝静脉血充分混匀后,3000r/min 离心 10 分钟,分离乏血小板血浆(PPP)。

2. 预温　将用蒸馏水溶解的正常人冻干混合血浆、待测血浆及试验所用试剂,置 37℃

水浴箱中预温 3 分钟。

3. 预温活化　于试管中加入预温的正常人冻干混合血浆和 APTT 试剂各 0.1ml,混匀,37℃水浴预温 3 分钟,并轻轻振摇数次。

4. 计时　于上述试管中加入预温的 25mmol/L 氯化钙溶液 0.1ml,混匀并立即计时,置水浴箱中不断轻轻振摇。20 秒后,不时取出缓慢倾斜试管,并观察管内液体流动状态,当液体流动减慢时,停止计时并记录时间,即为 APTT 值。重复测定 2~3 次,取其平均值报告结果。

5. 测定待测血浆　用同样方法测定待测血浆的 APTT 值。

【参考区间】每个实验室必须建立相应的参考区间。APTT:25~35 秒,超过正常对照值 ±10 秒为异常。

【临床意义】

1. APTT 延长　见于因子Ⅷ、Ⅸ、Ⅺ、Ⅴ、Ⅹ、Ⅰ和Ⅱ减低,血管性血友病,原发性或继发性纤溶活性增强,血液中抗凝物质增多。

2. APTT 缩短　见于血栓前状态、血栓性疾病等。

3. 监测肝素治疗　一般使 APTT 维持在正常对照的 1.5~2.5 倍(75~100 秒之间)。

【讨论】

1. 所用器材要符合要求

(1)所用试管必须清洁、干燥、无划痕。

(2)采血使用已硅化的玻璃注射器或一次性塑料注射器为好,以避免凝血因子活化。

2. 正确使用抗凝剂

(1)血液与抗凝剂充分混匀,不能产生任何微小血凝块。

(2)抗凝剂与血液之比应为 1:9,但当红细胞比容超过 55% 或小于 20% 时,应适当增加或减少抗凝剂的用量。

3. 试剂质量　APTT 测定结果受试剂种类及质量的影响很大。激活剂的种类(如白陶土、硅藻土、鞣酸),以及部分凝血活酶的来源(如兔脑组织、猴脑组织)及制备,均可影响测定结果。使用时应先测定正常人的混合血浆,如果其 APTT 在允许的范围内方能测定待测标本。否则,应重新配制 APTT 试剂。

4. 血标本要合格

(1)最好空腹采血,避免高脂血症导致 APTT 延长。

(2)采血时止血带不可束缚太紧,且不得超过 60 秒,以免导致凝血因子和纤溶系统活化。

(3)采血要顺利,避免溶血和组织液混入或产生气泡。

5. 及时测定　采血后尽快测定,最迟不超过 2 小时。室温下,Ⅷ因子易失去活性。冷冻血浆可减低狼疮抗凝物、因子Ⅻ、Ⅺ、HMWK、PK 的检测灵敏度,因此放置过久可影响凝固时间。

6. 控制温度

(1)正常人冻干混合血浆及冷藏试剂,使用前应先置室温平衡温度 15 分钟。

(2)预温时间均不宜少于 3 分钟。血浆预温不可超过 10 分钟。APTT 试剂预温不可超过 30 分钟。

(3)测定时,水浴箱的温度应控制在 (37±0.5) ℃,温度过高或过低均可使 APTT 延长。

7. 终点判断　观察血液流动时,光线一定要充足。以血液流动减慢或出现浑浊的初期凝固为计时终点。

8. 注意药物影响　口服避孕药、雌激素、肝素、香豆素类药物等可影响 APTT 测定,检测前应停药 1 周以上。

(李　萍)

实验六　ABO 血型鉴定和交叉配血试验

一、ABO 血型鉴定

【目的】掌握 ABO 血型鉴定的原理、操作方法和结果判断。

【原理】根据红细胞上有无 A 抗原和(或)B 抗原,将 ABO 血型分为 A 型、B 型、AB 型和 O 型。利用红细胞凝集试验,通过正、反定型进行 ABO 血型定型。正定型:使用已知抗体(抗 A 和抗 B 抗体)测定红细胞上有无 A 抗原和(或)B 抗原;反定型:使用已知 ABO 血型抗原的红细胞检测血清中有无相应抗原的抗体如抗 A 和(或)抗 B。根据红细胞凝集所用的载体不同,ABO 血型的检测方法可以分为玻片法、试管法和微柱凝胶法。

【器材与试剂】

1. 器材　载玻片(或纸片)、玻璃试管、试管架、加样枪或移液管、记号笔、滴管、免疫血清学离心机、微柱凝胶卡式离心机、显微镜等。

2. 试剂　生理盐水、抗 A 和抗 B 单克隆抗体、2%~5% 的 A 型(Ac)、B 型(Bc)和 O 型(Oc)红细胞悬液。

【操作方法】

1. 玻片法

(1) 处理标本:①分离血浆:1000×g(3000rpm)离心 5 分钟;②洗涤红细胞:取 1ml 的压积红细胞加到 10ml 试管中,然后加入 5ml 生理盐水,混匀,3000rpm 离心 5 分钟,去除上清液。同样方法红细胞洗涤 2~3 次;③制备 10% 红细胞悬液:吸取洗涤后的压积红细胞 500μl 于试管中,在其中加入 4.5ml 生理盐水,混匀,即为 10% 红细胞悬液。

(2) 标记:取 2 张干燥清洁的载玻片,分别标明抗 A、抗 B。

(3) 加样:在标有抗 A、抗 B 的玻璃片上对应加入抗 A、抗 B 各 1 滴(约 50μl)和受检者 10% 红细胞悬液各 1 滴。

(4) 观察结果:轻轻转动玻璃片,充分混匀,2 分钟内观察有无凝集。

2. 试管法

(1) 制备 2%~5% 红细胞悬液:类似 10% 红细胞悬液的制备过程。取洗涤后的 250μl 压积红细胞于试管中,在其中加入 4.5ml 生理盐水,混匀,即为 5% 红细胞悬液。也可以采用 10% 红细胞悬液进行 2~4 倍稀释即可获得 2%~5% 红细胞悬液。

(2) 标记:取 5 支干燥洁净的玻璃试管,分别标明抗 A、抗 B、Ac、Bc 和 Oc。

(3) 加样:①正定型:在标有抗 A、抗 B 的玻璃管中对应加入抗 A、抗 B 各 1 滴和受检者 2%~5% 红细胞悬液各 1 滴;②反定型:在标记 Ac、Bc 和 Oc 的玻璃管中各加入受检者血清各 2 滴,对应再加入 Ac、Bc、Oc 试剂红细胞各 1 滴,充分混匀。

(4) 观察结果:3000rpm 离心 15 秒,轻轻摇动试管,观察有无凝集和溶血。

3. 微柱凝胶法

（1）制备1%红细胞悬液：制备过程类似10%红细胞悬液。取50μl压积红细胞于试管中，在其中加入4.5ml生理盐水，混匀，即为1%红细胞悬液。

（2）标记：在中性凝胶卡上标记抗A、抗B、Ac、Bc和Oc。

（3）加样：按试剂卡说明书要求，依次加入血清和红细胞。

（4）观察结果：按卡式离心机的要求，900rpm离心2分钟、1500rpm离心3分钟，观察红细胞在微柱中的位置。

【结果判断】玻片法和试管法出现凝集和溶血均为阳性结果，若为弱凝集或结果可疑时，可以使用低倍镜观察结果。微柱凝胶法凝集块在胶上或胶中为阳性，红细胞均沉积于管底为阴性。红细胞凝集结果判断标准的判定标准如下

1. 红细胞凝集强度的判定标准 ①"4+"：大凝块，背景清晰透明，无游离红细胞；②"3+"：一个大凝块和少许小凝块，背景清晰透明，无游离红细胞；③"2+"：多个分散的中、小凝块，背景清晰透明或稍浑浊，无游离红细胞；④"1+"：小凝块，背景浑浊，可见到游离红细胞；⑤"±"：背景浑浊，似凝非凝，镜下可见少数的红细胞凝集；⑥"mf"：混合凝集外观，凝集和散在红细胞混合；⑦"-"：背景浑浊，肉眼及镜下均无凝集。

2. 红细胞凝集强度的评分标准 ①"4+"：12分；②"3+"：10分；③"2+"：8分；④"1+"：5分；⑤"±"：2分；⑥"mf"：1分；⑦"-"：0分。

【临床意义】ABO血型鉴定主要检查红细胞上有无相应的血型抗原，方便为患者选择相配合的血液，是患者输血前必查的项目，还可用于人类血型遗传调查和亲子鉴定。

【讨论】

1. 玻片法不适合检验血清或血浆中ABO抗体，容易导致检验人员发生生物安全危害。

2. 试管法或微柱凝胶法可能出现正、反定型结果不一致。原因：①操作技术问题，如血清和（或）试剂漏加或错加、离心过度或不足、细胞与血清比例不对应、溶血结果漏报；②试剂效价或者亲和力低、污染、失效等；③冷凝集素干扰；④红细胞ABO亚型；⑤某些白血病红细胞抗原减弱，或者老人、婴幼儿抗原（抗体）减弱；⑥获得性抗原（如类B抗原）；⑦血清中存在不规则抗体或自身抗体，或者出现红细胞致敏现象；⑧异常血浆蛋白，如高浓度纤维蛋白原；⑨多凝集红细胞，或者右旋糖酐、静脉注射某些造影剂等引起红细胞类凝集；⑩嵌合体血型，红细胞出现"混合凝集外观"。

3. 凝胶卡从冰箱取出平衡至室温后方可使用，使用前应检查封口是否完整、凝胶卡液面是否干涸、凝胶中是否有气泡，最好低速离心后再使用。

二、交叉配血试验

【目的】掌握红细胞交叉配血的原理、不同交叉配血的方法和临床意义。

【原理】通过供、受者血液主、次侧交叉配合性试验，观察有无抗体与红细胞发生的肉眼可见的凝集或溶血反应。主侧交叉配血：供者红细胞抗原与受者血清抗体进行反应；次侧交叉配血：受者红细胞抗原与供者血清抗体进行反应。盐水介质只能检出血清IgM抗体，通过改变试验的介质，可以增加抗原抗体反应的敏感性，检出血清IgG抗体。根据试验中介质的不同，将红细胞交叉配血分为盐水法、聚凝胺法、酶法、抗人球蛋白法和微柱凝胶法。

1. 盐水法 盐水介质供、受者血液直接进行主、次侧交叉配合性试验。

2. 聚凝胺法 聚凝胺是一种高价阳离子聚合体，在溶液中可解离出多个阳离子基团，

能够中和红细胞表面唾液酸所带的负电荷,减弱红细胞间的静电斥力,从而缩短红细胞间的正常距离,产生可逆性的非特异性聚集,通过加入聚凝胺中和液(枸橼酸钠重悬液,又称中和液或解聚液),观察非特异性聚集是否散开,区分阴性、阳性结果。若加入枸橼酸钠重悬液聚集散开,说明聚集单纯由聚凝胺引起,为阴性结果;若加入枸橼酸钠重悬液聚集不散开,说明聚集是由于抗原抗体特异性反应产生,为阳性结果。

3. 抗人球蛋白法 IgG 抗体可以致敏红细胞,不能在盐水介质出现肉眼可见的凝集,但抗球蛋白抗体(二抗)可以与致敏不同红细胞的 2 个 IgG 血型抗体(一抗)的 Fc 片段结合,在 2 个 IgG 抗体间起"搭桥"作用,使已致敏的红细胞发生肉眼可见的凝集反应。

4. 酶法 红细胞表面含有丰富的唾液酸,带有较多的负电荷,因相互排斥而悬浮于血液中。蛋白水解酶能消化和破坏红细胞表面的唾液酸,致使负电荷减少,排斥力减弱,红细胞间距缩短,IgG 抗体分子就能结合在不同红细胞上,导致红细胞出现凝集反应。

5. 微柱凝胶法 供、受血者红细胞抗原与血浆(清)中的抗体在凝胶柱中结合反应后,然后与凝胶中的抗球蛋白试剂反应,形成抗原 - 抗体复合物,红细胞发生凝集,不能通过凝胶,而未发生抗原抗体反应的供、受者红细胞经离心后下沉到微柱管的底部,为阴性反应。

【器材和试剂】

1. 器材 小玻璃试管、记号笔、试管架、吸管、加样枪或移液管、免疫血清学离心机、37℃恒温水温箱、37℃微柱凝胶试剂卡专用孵育器、微柱凝胶卡配套专用离心机、载玻片、显微镜。

2. 试剂 生理盐水、聚凝胺试剂盒、抗球蛋白试剂、1% 菠萝蛋白酶溶液(或木瓜酶)、微柱凝胶抗球蛋白卡。

【操作方法】

1. 盐水法

(1) 制备标本:①分离供、受者血清(浆);②制备供、受者 2%~5% 红细胞悬液,并标记好供、受者血清(浆)和红细胞悬液。

(2) 标记:取 2 支玻璃试管,分别标记为主侧和次侧。

(3) 加样:①主侧管:2 滴受血者血清(浆)和 1 滴供血者红细胞悬液;②次侧管:2 滴供血者血清(浆)和 1 滴受血者红细胞悬液。

(4) 观察结果:3000rpm 离心 15 秒,轻轻摇动试管,观察有无凝集和溶血。

2. 聚凝胺法

(1) 制备标本:同盐水法。

(2) 标记:取 2 支玻璃试管,分别标记为主侧和次侧。

(3) 加样:①主侧管:2 滴受血者血浆和 1 滴供血者红细胞悬液;②次侧管:2 滴供血者血浆和 1 滴受血者红细胞悬液。

(4) 加试剂:在主、次侧管各加入低离子介质(LIM 溶液)0.7ml,混匀,室温孵育 1 分钟,然后每管再加入 2 滴聚凝胺溶液,充分混匀后室温静置 15 秒。

(5) 观察结果:3000rpm 离心 1 分钟,弃去上清液,轻摇试管,观察红细胞有无凝集。此时必须凝集,若无凝集须重做。然后,在凝块上加入 2 滴重悬液,轻摇试管,2 分钟内观察凝块是否散开。

3. 抗人球蛋白法

（1）制备标本：同盐水法。

（2）标记：取 2 支玻璃试管,分别标记为主侧和次侧。

（3）加样：①主侧管:2 滴受血者血浆和 1 滴供血者红细胞悬液;②次侧管:2 滴供血者血浆和 1 滴受血者红细胞悬液。轻轻混匀主、次侧管,置 37℃水浴中孵育 30 分钟,然后用生理盐水洗涤红细胞 3 次,彻底去除上清液,再在主、次侧管细胞中各加入抗人球蛋白试剂 1 滴,混匀。

（4）观察结果：3000rpm 离心 15 秒,轻摇试管,肉眼观察红细胞凝集情况。

4. 酶法

（1）制备标本：同盐水法。

（2）标记：取 2 支玻璃试管,分别标记为主侧和次侧。

（3）加样：①主侧管:2 滴受血者血浆和 1 滴供血者红细胞悬液;②次侧管:2 滴供血者血浆和 1 滴受血者红细胞悬液。在主、次侧管中再加入 1% 菠萝蛋白酶(或木瓜酶等)溶液 1 滴,轻轻混匀,置 37℃水浴孵育 30 分钟。

（4）观察结果：3000rpm 离心 15 秒,轻摇试管,肉眼观察红细胞凝集情况。

5. 微柱凝胶法

（1）制备标本：制备 1% 红细胞悬液,方法同微柱凝胶法 ABO 血型鉴定。

（2）标记：凝胶柱上标记主侧和次侧。

（3）加样：①主侧管:50μl 受血者血浆和 50μl 1% 的供血者红细胞悬液;②次侧管:50μl 1% 供血者血浆和 50μl 受血者红细胞悬液。置 37℃孵育器中孵育 15 分钟。

（4）观察结果：在微柱凝胶卡配套专用离心机中 900rpm 离心 2 分钟、1500rpm 离心 3 分钟,观察红细胞在微柱中的位置。

【结果判断】盐水法、酶法和抗人球蛋白法出现凝集和溶血均为阳性结果,不凝集为阴性。聚凝胺法加入重悬液后,凝块不消失者为阳性,凝集散开者为阴性。微柱凝胶法凝集块在胶上或胶中为阳性,红细胞均沉积于管底为阴性。

【临床意义】受血者输血前须进行供、受者交叉配血试验,检查受者血浆(清)中有无破坏供者红细胞的抗体和供者血浆(清)中有无破坏受者红细胞的抗体,但盐水介质中只能发现 IgM 抗体所致的红细胞凝集或溶血反应,IgG 类抗体与红细胞抗原结合后只能致敏红细胞,不发生肉眼所见的反应,但可以通过增加反应介质,如聚凝胺、酶或抗人球蛋白等,增加反应的敏感性。交叉配血试验结果阳性,表示供、受血者血液不相容,即供者血液不能输注给受者,交叉配血试验结果阴性才能输血。

【讨论】

1. 交叉配血试验过程中,严格遵守操作规程,要求标本和试剂合格,每次加样时注意更换滴管,规范离心速度和时间等,严防交叉污染和差错事故发生。

2. 最好使用未抗凝的标本进行交叉配血试验,若使用抗凝标本可选择 EDTA-K$_2$ 抗凝血标本,但不能使用肝素抗凝的样本。肝素抗凝治疗的患者使用聚凝胺法交叉配血时,应多加几滴聚凝胺中和肝素。

3. 盐水法交叉配血只能检出不相配合的 IgM 抗体,但不能检出 IgG 抗体,对一些多次输血或妊娠的患者,不能只采用盐水法进行交叉配血,应在盐水交叉配血的基础上继续开展能检出 IgG 抗体的敏感试验,如聚凝胺试验、抗人球蛋白试验或微柱凝胶试验。

4. 酶法、抗人球蛋白法和微柱凝胶法交叉配血时应按要求孵育。抗人球蛋白法还需要充分彻底洗涤,避免残留抗体中和抗球蛋白试剂,导致假阴性。

（张晨光）

实验七　血 糖 测 定

一、葡萄糖氧化酶法测定血清葡萄糖

【目的】掌握血清葡萄糖测定的原理、方法和注意事项。

【原理】葡萄糖氧化酶（glucose oxidase,GOD）利用氧和水将葡萄糖氧化为葡萄糖酸,并释放过氧化氢。过氧化物酶（peroxidase,POD）在色原性氧受体存在时将过氧化氢分解为水和氧,并使色原性氧受体 4- 氨基安替比林和酚去氢缩合为红色醌类化合物。红色醌类化合物的生成量与葡萄糖含量成正比。

【器材与试剂】

1. 器材　自动生化分析仪或分光光度计。

2. 试剂

（1）0.1mol/L 磷酸盐缓冲液（pH 7.0）。

（2）酶试剂:称取过氧化物酶 1200U,葡萄糖氧化酶 1200U,4- 氨基安替比林 10mg,叠氮钠 100mg,溶于磷酸盐缓冲液 80ml 中,用 1mol/L NaOH 调 pH 至 7.0,用磷酸盐缓冲液定容至 100ml。置 4℃保存,可稳定 3 个月。

（3）酚溶液:称取重蒸馏酚 100mg 溶于蒸馏水 100ml 中,用棕色瓶贮存。

（4）酶酚混合试剂:酶试剂及酚溶液等量混合。置 4℃保存,可稳定 1 个月。

（5）12mmol/L 苯甲酸溶液:溶解苯甲酸 1.4g 于蒸馏水约 800ml 中,加温助溶,冷却后加蒸馏水定容至 1L。

（6）100mmol/L 葡萄糖标准贮存液。

（7）5mmol/L 葡萄糖标准应用液。

【操作方法】

1. 自动分析法　按仪器说明书的要求进行操作及测定。

2. 手工操作法　取试管 3 支,按表 16-5 操作。

表 16-5　葡萄糖氧化酶法测血糖操作步骤

加入物（ml）	空白管	标准管	测定管
血清	–	–	0.02
葡萄糖标准应用液	–	0.02	–
蒸馏水	0.02	–	–
酶酚混合试剂	3.0	3.0	3.0

混匀,置 37℃水浴中,保温 15 分钟。在波长 505nm 处比色,以空白管调零,读取标准管及测定管吸光度。

【结果判断/计算】

$$血清葡萄糖(mmol/L) = \frac{测定管吸光度}{标准管吸光度} \times 5$$

【参考区间】空腹血清葡萄糖为 3.89~6.11mmol/L。

【临床意义】

1. 生理性高血糖 可见摄入高糖食物后或情绪紧张肾上腺分泌增加时。

2. 病理性高血糖

（1）糖尿病：病理性高血糖常见于胰岛素绝对或相对不足的糖尿病患者。

（2）内分泌腺功能障碍：甲状腺功能亢进、肾上腺皮质功能及髓质功能亢进以及对抗胰岛素的激素分泌过多都会出现高血糖。

（3）颅内压增高：颅内压增高刺激血糖中枢，如颅外伤、颅内出血、脑膜炎等。

3. 生理性低血糖 见于饥饿和剧烈运动。

4. 病理性低血糖 特发性功能性低血糖最多见，依次是药源性、肝源性、胰岛素瘤等。

【讨论】

1. 葡萄糖氧化酶对 β-D 葡萄糖高度特异，溶液中的葡萄糖约 36% 为 α 型，64% 为 β 型。葡萄糖的完全氧化需要 α 型到 β 型的变旋反应。新配制的葡萄糖标准液主要是 α 型，故须放置 2 小时以上，待变旋平衡后再使用。

2. 葡萄糖氧化酶法可直接测定脑脊液葡萄糖含量，但不能直接测定尿液葡萄糖含量。因为尿液中尿酸等干扰物质浓度过高，会干扰过氧化物酶反应，出现结果假性偏低的现象。

3. 测定标本以草酸钾-氟化钠为抗凝剂的血浆较好。草酸钾-氟化钠抗凝剂的配制：取草酸钾 6g，氟化钠 4g。加水溶解至 100ml。吸取 0.1ml 置于试管内，在 80℃ 以下烤干使用。此抗凝剂可使 2~3ml 血液在 3~4 天内不凝固并抑制糖分解。

4. 线性区间至少可达 22.24mmol/L，回收率 94%~105%，批内 CV 为 0.7%~2.0%。批间 CV 为 2% 左右，日间 CV 为 2%~3%。

5. 本法测定葡萄糖比较特异，原理反应式第一步是特异反应，第二步反应特异性较差。误差往往由第二步反应引起。一些还原性物质如尿酸、维生素 C、胆红素和谷胱甘肽等，可与色原性物质竞争过氧化氢，从而消耗反应过程中所产生的过氧化氢，产生竞争性抑制，造成测定结果偏低。

二、己糖激酶法测定血清（浆）葡萄糖

【目的】掌握血清葡萄糖测定的原理、方法和注意事项。

【原理】葡萄糖和三磷腺苷（ATP）在己糖激酶（hexokinase，HK）催化下，发生磷酸化反应，生成葡萄糖 -6- 磷酸（G-6-P）与二磷酸腺苷（ADP）。G-6-P 在葡萄糖 -6- 磷酸脱氢酶（G-6-PD）的催化下脱氢，生成 6- 磷酸葡萄糖酸（6-PGA），同时使 $NADP^+$ 还原成 $NADPH+H^+$，还原型 NADPH 的生成速度与葡萄糖浓度成正比。在波长 340nm 监测吸光度的升高速率，可计算出血清中葡萄糖浓度。

【器材与试剂】

1. 器材 半自动生化分析仪。

2. 试剂

（1）酶混合试剂：己糖激酶测定葡萄糖多使用试剂盒。目前国外生产试剂盒的酶混合试剂的配方大同小异。酶混合试剂的组成成分与浓度见表16-6。

表 16-6 己糖激酶法酶混合试剂的组成成分与浓度

组成成分	浓度	组成成分	浓度
三乙醇胺缓冲液	50mmol/L（pH7.5）	$MgSO_4$	2mmol/L
ATP	2mmol/L	$NADP^+$	2mmol/L
HK	>1500U/L	G-6-PD	2500U/L

根据试剂盒说明书配制，保存于4℃冰箱。

（2）100mmol/L 葡萄糖标准贮存液。

（3）5mmol/L 葡萄糖标准应用液。

【操作方法】

1. 速率法 使用自动分析仪器。仪器的操作程序，测定的主要参数，如系数、延迟时间、监测时间及次数、波长、被测样品和试剂用量、温度等须按说明书进行。

2. 终点测定法

（1）按表16-7加入样品及试剂：

表 16-7 己糖激酶法操作步骤

加入物（ml）	空白管	标准管	对照管	测定管
血清	–	–	0.02	0.02
葡萄糖标准应用液	–	0.02	–	–
生理盐水	0.02	–	2.0	–
酶混合试剂	2.0	2.0	–	2.0

（2）以上各管充分混合，在37℃水浴，准确放置10分钟。用蒸馏水调零，用5mm直径比色皿，在340nm波长处读取各管吸光度。

【结果判断/计算】

1. 速率法

$$葡萄糖（mmol/L）= \frac{测定管\ \Delta A/min - 空白管\ \Delta A/min}{标准管\ \Delta A/min - 空白管\ \Delta A/min} \times 系数$$

2. 终点法

$$葡萄糖（mmol/L）= \frac{A_{测定} - A_{对照} - A_{空白}}{A_{标准} - A_{空白}} \times 5$$

【参考区间】3.89~6.11mmol/L（空腹）。

【临床意义】见实验一。

【讨论】

1. 己糖激酶法测血糖的线性范围可达33.31mmol/L，最高达40.8mmol/L。

2. 己糖激酶法测血糖的日内 CV 为 0.6%~1.0%，日间 CV 为 1.3% 左右。

3. 己糖激酶法最大优点是特异性高,不易受其他因素的干扰。

(1) HK 对 D- 葡萄糖、D- 甘露糖、D- 果糖、D- 葡萄糖胺均有催化作用,来源于牛脑和酵母的 HK 的最适底物是 D- 甘露糖和 D- 葡萄糖。但 G-6-PD 的最适底物是 G-6-P,对 G-6-P 具有高度专一性,对 6- 磷酸果糖和 6- 磷酸甘露糖不起作用,因此 HK 法的特异性很强。

(2) 轻度溶血、脂血、黄疸、维生素 C、氟化钠、肝素、D- 甘露糖、草酸盐、谷胱甘肽及某些药物如左旋多巴、肼屈嗪等均无干扰。

(3) 严重溶血(Hb 2~5.12g/L)致使红细胞内有机磷酸酯及一些酶类释放,消耗 $NADP^+$,可使葡萄糖测定值下降 6.6%~32%。

(左云飞)

实验八 胆固醇氧化酶法检测血清 / 血浆总胆固醇

【目的】掌握胆固醇氧化酶法测定血清 / 血浆总胆固醇。

【原理】血清 / 血浆中总胆固醇包括游离胆固醇(free cholesterol,FC) 和胆固醇酯 (cholesterol ester,CE) 两部分。血清中 CE 可被胆固醇酯酶水解为 FC 和游离脂肪酸(free fatty acid,FFA)。FC 再经胆固醇氧化酶(cholesterol oxidase,COD) 氧化成 Δ^4 胆甾烯酮和 H_2O_2,H_2O_2 在 4- 氨基安替比林(4-AAP)和酚存在时,经过氧化物酶催化,反应生成最大吸收波长在 470~550nm 的苯醌亚胺非那腙的红色醌类化合物,其吸光度值与标本中 TC 含量成正比。

【器材与试剂】

1. 器材 分光光度计或自动生化分析仪。

2. 试剂

(1) 胆固醇测定酶试剂组成:胆固醇酯酶(≥800U/L)、胆固醇氧化酶(≥500U/L)、过氧化物酶(≥1000U/L)、4-AAP(0.5mmol/L)、苯酚(3.5mmol/L)、胆酸钠(3mmol/L)、聚乙二醇辛基苯基醚(Triton X-100)(3g/L)、Mg 10mmol/L 哌嗪 -1,4- 二乙基磺酸(PIPES)缓冲液(pH 6.8)(75mmol/L)。

(2) 胆固醇标准液。

【操作方法】

1. 手工操作法 终点法检测 TC,按表 16-8 依次加样,血清和酶试剂的比例为 1∶100,温育温度为 37℃,时间 5 分钟,分析波长为 500nm。

表 16-8 胆固醇氧化酶法测定血清 / 血浆 TC

加入物	空白管（B）	标准管（S）	测定管（T）
血清	–	–	20
标准液	–	20	–
蒸馏水	20	–	–
酶试剂	2000	2000	2000

注:加入物体积均为 μl,混匀后,以 B 管调零,读出各管吸光度

2. 自动分析仪法 按仪器和试剂盒说明书的要求进行测定。

【结果判断 / 计算】

$$C_T = A_T / A_S \times C_S$$

式中：C_T 为测定管浓度；A_T 为测定管吸光度；A_S 为标准管吸光度；C_S 为标准管浓度。

【参考区间】2.80~5.20mmol/L。

【临床意义】

TC 增高　CHD 等心脑血管疾病发生的危险性增高。新生儿 TC 很低，哺乳后很快接近成人水平，之后随年龄而上升，但到 70 岁后不再上升甚至下降；长期高 TC、高饱和脂肪酸摄入可造成 TC 升高；黑人的 TC 水平高于白人；引起 TC 显著升高的主要原因是与 LP 代谢相关酶或受体基因发生突变。降低见于低或无 β 脂蛋白血症、甲状腺功能亢进、营养不良及慢性消耗性疾病。

【讨论】

1. 标本采集前，受试者 2 周前应保持平时的饮食习惯。抽血前停用影响血脂水平的药物，否则予以记录用药情况。采血前不做剧烈运动，不饮酒，禁食 12 小时。

2. 取血方法　静脉取血。血浆标本需以肝素或 EDTA-K_2 抗凝。

3. 标本贮存　封闭保存，4℃可保持 1 周，−20℃可稳定半年以上。并且标本不宜反复冻融。

4. 试剂中酶的质量会显著影响测定结果。

5. TC 的显色反应受水分和温度的影响，因此，所用的试管、吸管、比色杯均须干燥。

6. 当血红蛋白 <7.0g/L，胆红素 <410.0μmol/L，三酰甘油 <28.5mmol/L 时，对结果无明显负干扰；血中维生素 C 与甲基多巴浓度高于治疗水平时，会使结果偏低。

7. 该法是目前常规应用方法，快速准确，标本用量少，便于自动生物化学分析仪作批量测定。

（陈玉玉）

实验九　丙氨酸氨基转移酶活性测定

【目的】以检测丙氨酸氨基转移酶活性为例，熟悉连续监测法的原理和基本步骤。

【原理】ALT 催化氨基从 L- 丙氨酸转移到 α- 酮戊二酸，生成 α- 丙酮酸和 L- 谷氨酸，在乳酸脱氢酶（LD）催化下，α- 丙酮酸还原成乳酸，同时将 NADH 氧化成 NAD^+，可在 340nm 处连续监测到 NADH 的消耗量，从而计算出 ALT 活性浓度。

$$\text{L- 丙氨酸} + \text{α- 酮戊二酸} \xrightleftharpoons{\text{ALT}} \text{L- 谷氨酸} + \text{L- 丙酮酸}$$

$$\text{L- 丙酮酸} + \text{NADH} + \text{H}^+ \xrightleftharpoons{\text{LD}} \text{L- 乳酸} + \text{NAD}^+$$

【器材与试剂】

1. 器材　半自动生化分析仪。

2. 试剂

（1）试剂 I：(pH7.15 ± 0.05) Tris 缓冲液 100mmol/L；a- 酮戊二酸 15mmol/L；NADH 0.18mmol/L；LD 1200U/L。

（2）试剂 II：L- 丙氨酸 240mmol/L。

【操作方法】

1. 参数设置 方法:速率法;反应温度:37℃;样品/试剂:1/25(不同试剂盒的比例可能不同);主波长:340nm,副波长:405nm;吸光度变化趋势:下降;反应时间:5分钟;连续监测间隔时间:30秒。

2. 血清40μl加试剂Ⅰ800μl,混匀,37℃恒温5分钟,加试剂Ⅱ200μl,混匀,延滞期1分钟(要根据连续检测结果及时更正),连续监测吸光度下降速率5分钟。

3. 结果计算

(1)以反应时间(间隔30秒)为横坐标,以吸光度(A)为纵坐标,画曲线图。找出酶促反应的线性反应期。在线性反应期内,利用ΔA/min计算反应速度。

(2)计算系数K,利用公式$K = (V \times 10^6)/(\varepsilon \times v \times L)$

式中:V:反应体系体积(ml);ε:摩尔吸光系数($cm^2 \cdot mol^{-1}$);v:样品量(ml);L:比色杯光径(cm);10^6:将mol换算成μmol

$$K = (1040 \times 10^6) \div (6220 \times 40 \times 1) = 4180$$

(3)计算ALT的活性浓度(U/L)=ΔA/min×4180

【参考区间】5~40U/L。

【临床意义】

1. 肝细胞损伤的灵敏指标 超过80%的急性病毒性肝炎患者ALT升高,肝炎恢复后,ALT转入正常。

2. 肝硬化、肝癌ALT轻度或中度增高,提示可能并发肝细胞坏死,预后严重。

3. 其他原因引起的肝脏损害,如心功能不全时,肝淤血导致肝小叶中央带细胞萎缩或坏死,可使ALT明显升高。

4. 某些化学药物引起的肝脏损害,异烟肼、氯丙嗪、巴比妥、四氯化碳、砷剂等可不同程度地损害肝细胞,引起ALT的升高。

5. 其他疾病或因素如骨骼肌损伤,多发性肌炎等亦可引起ALT不同程度升高。

【讨论】

1. 血清不宜反复冰冻保存,以免影响酶活性,血清置4℃冰箱1周,酶活性无显著变化,但不推荐冰冻保存。草酸盐、肝素、枸橼酸盐虽不抑制酶活性,但可引起反应液轻度浑浊。

2. 红细胞内ALT含量为血清中3~5倍,故标本不能溶血。

3. 试剂变浑浊应弃去不能使用。

4. 有些试剂配方中含有磷酸吡哆醛,它能与部分脱辅基的酶结合,使脱辅基的酶恢复酶活性,对肿瘤化疗患者的样品(有一部分脱辅基的酶),与不含有磷酸吡哆醛的试剂相比较测得结果可以高很多。

5. 反应体积、比色杯光径等变化影响系数K值,应根据具体试剂盒和生化分析仪计算K值。

6. 本法线性范围0~1000U/L,平均批内、批间精密度CV分别为7.3%、9.2%,不准确度≤15%。

7. 标本测定中不需要标准对照,操作简便,精确性好,CV值比赖氏法小。

(姚余有)

实验十　双缩脲法测定血清总蛋白

【目的】掌握双缩脲法测定血清总蛋白的方法原理和操作程序;了解血清总蛋白测定的临床意义。

【原理】凡分子内含有 2 个及以上的甲酰胺基(—CONH$_2$)的化合物在碱性环境中都能与铜离子反应,形成紫色的复合物,这一反应称为双缩脲反应。蛋白质分子中含有肽键(—CONH—)也能进行双缩脲反应,形成的化合物颜色的深浅在一定浓度范围内与蛋白质中的肽键数量成正比,间接与蛋白质的量成正比,经与同样处理的蛋白质标准液比较,即可求得蛋白质含量。因此,在严格控制条件下,双缩脲法可作为血浆蛋白总量测定的理想方法。

【器材与试剂】

1. 器材　分光光度计。

2. 试剂

(1) 生理盐水:称取 8.5g NaCl,加入到 1000ml 水中溶解混匀。

(2) 双缩脲试剂:称取硫酸铜(CuSO$_4$·5H$_2$O)2.5g 溶于 100ml 蒸馏水。另称取酒石酸钾钠(KNaC$_4$H$_4$O$_5$·4H$_2$O)10g,碘化钾(KI)5g,溶于 500ml 蒸馏水中,待完全溶解后,在搅拌下加入 20% NaOH 溶液 300ml,溶解混匀后缓慢加入至硫酸铜溶液中,并用蒸馏水定容至 1L。置塑料瓶中盖紧保存。此试剂室温下可稳定半年,若贮存瓶中有黑色沉淀出现,则需要重新配制。

(3) 蛋白质标准液:用生理盐水将 100g/L 丙种球蛋白或 250g/L 白蛋白标准液稀释至 50g/L,作为储备液。使用前将储备液用生理盐水稀释成 10g/L 的蛋白标准应用液。

【操作方法】

1. 标准曲线的制备　取试管若干支,标明管号,分别按表16-9加入试剂。混匀表1各管,37℃水浴 15 分钟,以 1 管调零,用分光光度计测定波长为 530nm 时各管的吸光度值 A$_{530}$。以蛋白含量为横坐标,A$_{530}$ 为纵坐标,绘制标准曲线。

表 16-9　双缩脲法测定血清总蛋白标准曲线制作加样表

加入物	1	2	3	4	5	6	7
10g/L 蛋白标准应用液(ml)	0	0.1	0.2	0.4	0.6	0.8	1.0
生理盐水(ml)	1.0	0.9	0.8	0.6	0.4	0.2	0
双缩脲试剂(ml)	4.0	4.0	4.0	4.0	4.0	4.0	4.0
相当于蛋白含量(mg)	0	1.0	2.0	4.0	6.0	8.0	10.0

2. 血清标本的测定　取 2 支试管,按表 16-10 加入各种成分。

表 16-10　血清总蛋白测定样品管加样表

加入物	对照管	测定管
血清标本(ml)	0	0.1
生理盐水(ml)	1.0	0.9
双缩脲试剂(ml)	4.0	4.0

混匀后,37℃水浴 15 分钟,以对照管调零,测定 A_{530}。

【结果计算】用样品 A_{530} 查标准曲线,按式 1 换算成血清总蛋白含量。

$$TP=10C \qquad\qquad 式1$$

式中,TP 为血清总蛋白,g/L;C 为从标准曲线查得的蛋白含量,mg。

【参考区间】60g/L~80g/L。

【临床意义】血清总蛋白测定是一项重要的临床生化项目,有利于多种疾病的鉴别诊断。

血清总蛋白降低常见于以下情况:①蛋白合成障碍,如营养不良,肝功能受损;②蛋白丢失过多,如严重烧伤、大量血浆渗出,大出血,以及一些慢性消耗性疾病如结核病、恶性肿瘤等;③血浆稀释,见于静脉注射大量的低渗溶液或各种原因导致的水潴留。

血清总蛋白升高在临床上相对较少,主要见于:①蛋白合成增加,如多发性骨髓瘤患者,这种情况主要是血中的异常球蛋白增加;②血浆浓缩,如急性脱水、严重呕吐或腹泻导致的脱水等。

【讨论】

1. 血清蛋白质的含量一般用 g/L 表示,因为各种蛋白质的分子量不同,不能用 mol/L 表示。

2. 含脂类较多的血清,呈色后浑浊不清,可用乙醚 3ml 抽提后再进行测定。

3. 本法实际测定的是肽键数量,间接反映蛋白质的浓度,不同种类的蛋白由于氨基酸构成的差异,导致相同质量的蛋白质显色并不相同,要求使用的蛋白标准品的种类与血清蛋白接近,否则可能影响定量的准确性。

(王国庆)

实验十一　血尿素测定

【目的】定量测定血清、血浆、尿液等样品中尿素(Urea)的含量。

【原理】尿素在尿素酶催化下,水解生成氨和二氧化碳。氨在 α- 酮戊二酸和还原理辅酶 I 存在下,经谷氨酸脱氢酶(GLDH)催化,生成谷氨酸。同时,NADH 被氧化成 NAD,可在 340nm 波长处监测吸光度下降的速率,计算样品中尿素的含量。反应式如下:

$$尿素 +H_2O \xrightarrow{\text{尿素酶}} 2NH_3+CO_2$$
$$NH_3+α- 酮戊二酸 +NADH+H^+ \xrightarrow{\text{GLDH}} L- 谷氨酸 +NAD^++H_2O$$

NADH 在 340nm 波长处吸光度的下降速率与 Urea 的含量成正比。通过与同样处理的尿素校准品比较,即可计算出样品中 Urea 的含量。

【器材与试剂】

1. 器材　自动生化分析仪。

2. 试剂

(1)试剂成分和在反应液中的参考浓度:

pH	8.0
Tris- 琥珀酸缓冲液	150mmol/L
尿素酶	8000U/L

谷氨酸脱氢酶(GLDH)	700U/L
还原理辅酶 I(NADH)	0.3mmol/L
α- 酮戊二酸	15mmol/L
ADP	1.5mmol/L

建议购买市售优质试剂盒。液体酶试剂在 2~8℃保存可稳定 10 天。室温(15~25℃)只能保存 3 天。

(2)5mmol/L 尿素标准应用液。

【操作方法】

1. 自动生化分析仪　二点速率法,反应温度 37℃,检测波长 340nm,延迟时间 30 秒,读数时间 60 秒。详细操作程序按照仪器和试剂盒说明书。

2. 手工法　两点速率法,取试管 3 支,标明测定管、标准管和空白管,按表 16-11 在各管加入相应成分。

表 16-11　尿素测加样表

加入物	测定管	标准管	空白管
血清(μl)	15	–	–
尿素标准液(μl)	–	15	–
去氨蒸馏水(μl)	–	–	15
酶试剂(ml)	1.5	1.5	1.5

表中各管依次加入已预温的酶试剂后,混匀,立即在分光光度计或半自动生化分析仪波长 340nm 处监测吸光度下降速率,计算出 ΔA/min。

3. 结果计算

$$尿素(mmol/L)= \frac{测定管\ \Delta A/min-\ 空白管\ \Delta A/min}{标准管\ \Delta A/min-\ 空白管\ \Delta A/min} \times 校准液浓度(5mmol/L)$$

【参考区间】成年人血清尿素浓度:2.9~8.2mmol/L。

【临床意义】

1. 血尿素增高见于

(1)尿素产生过多:即肾前性氮质血症。如急性传染病、高热、上消化道大出血、大面积烧伤、严重创伤、大手术后、甲亢、高蛋白饮食等。

(2)尿素排泄障碍:器质性肾功能损害如肾小球肾炎、间质性肾炎等;各种原因导致的肾血流量减少如脱水、休克、心功能不全等;排尿受阻如尿路结石、肿瘤、前列腺增生等。

2. 血尿素降低见于重症肝脏疾病。

【讨论】

1. 在测定过程中,各种器材和蒸馏水应无氨离子污染,否则结果偏高。

2. 标本最好用血清。若用血浆,不能使用含铵盐的抗凝剂。

3. 高浓度氟化物可抑制脲酶而使结果偏低。

(周有利)

实验十二　β-肌动蛋白 DNA 检测

【目的】

1. 掌握聚合酶链反应及琼脂糖凝胶电泳的基本原理和操作方法。

2. 了解聚合酶链反应及琼脂糖凝胶电泳实验过程中的注意事项。

【原理】PCR 是一种对特定 DNA 片段在体外进行高效快速扩增的技术,其原理类似于 DNA 的天然复制过程。在高温(93~95℃)时待扩增的模板双链 DNA 变性为两条单链 DNA,在低温(45~68℃)时两条寡核苷酸引物与互补的单链 DNA 退火,然后在 Taq DNA 聚合酶的最适温度(72℃)时,在引物的引导下以单核苷酸为原料沿 $5' \rightarrow 3'$ 方向延伸合成新链。变性、退火、延伸三个步骤为一个循环,每次循环产生的 DNA 产物均为下一次循环的模板,经过 n 次循环后,理论上 DNA 扩增 2n 倍。

琼脂糖凝胶(agarose gel)电泳是分离鉴定和纯化 DNA 分子最常用的方法。DNA 分子具有在高于其等电点的 pH 值电泳溶液中带负电荷并向正(阳)极泳动的特性,线状双链 DNA 分子在电场中的迁移率主要与其分子量的对数值成反比,即分子量越大,迁移速率越慢。由于荧光染料溴化乙锭(ethidium bromide,EB)可以嵌入到 DNA 分子的碱基对中形成荧光复合物,在紫外线激发下发射荧光,其荧光强度与 DNA 的含量成正比(肉眼观察可检出 0.05~0.1μg 的 DNA)。因此,不同大小的 DNA 片段在含有 EB 的琼脂糖凝胶中电泳结束后,将其迁移的区带位置与同时电泳的已知分子量的标准 DNA 即 Marker 比较,即可鉴定出待测 DNA 的大小及浓度。

本实验扩增的是人 β-肌动蛋白(β-Actin)基因片段。β-Actin 基因高度保守,表达相对稳定。扩增所用的上游引物序列为:5'-ATC ATG TTT GAG ACC TTC AAC-3',下游引物序列为:5'-CAG GAA GGA AGG CTG GAA GAG-3',扩增片段长度为 438bp。

【器材与试剂】

1. 器材　移液器,离心机,振荡器,PCR 仪,电泳仪,水平电泳槽,紫外透射仪。

2. 试剂　模板 DNA(1ng/μl),dNTPs(10mmol/L),上下游引物(10μmol/L),Taq 聚合酶(5U/μl),DNA Marker,10×PCR 缓冲液,$MgCl_2$(25mmol/L),灭菌双蒸水,1.5% 琼脂糖(含溴化乙锭 10mg/ml),电泳缓冲液(1×TBE,含 Tris 碱、硼酸和 EDTA,pH 8.0),上样缓冲液(6×loading buffer,含甘油、二甲苯青和溴酚蓝),溴化乙锭(EB)溶液(10mg/ml)。

【操作方法】

1. 配置扩增体系　按照表 16-12 将各种试剂依次加入 0.2ml PCR 反应管中,反应体积为 20μl,空白对照管用 ddH_2O 代替模板。

表 16-12　PCR 反应体系

PCR 体系成分	试剂量(μl)
ddH_2O	12.6
10×PCR buffer	2.0
$MgCl_2$	1.6
dNTPs	1.6

PCR 体系成分	试剂量（μl）
上游引物	0.5
下游引物	0.5
模板 DNA	1.0
Taq 酶	0.2

2. 振荡混匀,12 000r/min 瞬时离心 10 秒,使反应成分混匀集于管底。

3. 将反应管置于 PCR 仪中,按照表 16-13 设定好 PCR 反应条件后开始扩增反应。

表 16-13　PCR 反应条件

步骤	温度（℃）	时间（S）	循环数
预变性	94	300	1
变性	94	45	
退火	55	45	×30
延伸	72	60	
连接	72	300	1

4. PCR 产物的鉴定　反应结束后取扩增产物进行琼脂糖凝胶电泳。

（1）制备琼脂糖凝胶:根据被检测的 DNA 分子大小确定配制的琼脂糖凝胶浓度,见表 16-14。

表 16-14　不同浓度琼脂糖凝胶的分离范围

琼脂糖浓度（%）	线型 DNA 分子的分离范围（Kb）
0.3	5~60
0.6	1~20
0.7	0.8~10
0.9	0.5~7
1.2	0.4~6
1.5	0.2~4
2.0	0.1~3

用天平称取 1g 琼脂糖于三角瓶中,用量筒量取 50ml 电泳缓冲液（1×TBE）于瓶中,置于微波炉中加热至琼脂糖溶解,溶液透明,然后冷却至 60℃,加入溴化乙锭至终浓度为 0.5μg/ml,充分混匀。

（2）倒板:将已冷却至 60℃胶液倒入一端插好梳子的制板模型中,凝胶的厚度在 3~5mm 之间。室温下待凝胶充分凝固后,去掉胶带纸,小心移去梳子,注意不要破坏加样孔。

将倒胶槽置于水平电泳槽内,点样孔一端置于负极方向。向电泳槽中缓缓倒入 1× 电泳缓冲液,以没过胶面 2mm 为宜。

(3)加样:移液器枪头插入到扩增出的样品离心管的底部,吸取 20μl 样品于另一 0.5ml 的离心管中,再加 1ul 的上样混合液,充分振荡混匀。用移液器吸取 10μl 缓慢加入点样孔内。已知大小的 DNA 标准,应同时加在凝胶的左侧和右侧孔内。

(4)电泳:盖上电泳槽盖,接通电源,电压为 80V,电场强度不应高于 5V/cm。当指示剂移到到距离胶板下沿约 1~2cm 处,断开电源,终止电泳。

(5)检测:取出胶放入紫外透射仪下观察。

【结果判断】在紫外光下观察有无特异性的扩增条带,与已知分子量的标准 DNA 条带比较是否在 438bp 处出现特异性的扩增产物条带。

【讨论】

1. PCR 实验操作应选择洁净环境并戴手套,防止污染物进入影响实验结果。

2. 为防止各种试剂交叉污染,每取完一种试剂后应及时更换新的无菌消毒吸头。

3. 配制 PCR 反应体系时,应依序加入各种试剂,Taq 聚合酶最后加入。所有的液体都要缓慢加至管底,避免加到管壁上,并用振荡器混匀,应避免产生气泡。

4. 配制琼脂糖凝胶使用的电泳缓冲液必须与电泳槽中的电泳缓冲液是同一批次,二者离子强度或 pH 的微小差异均会影响 DNA 片段的迁移率。

5. 琼脂糖凝胶煮沸时,请不要直接用手拿三角瓶,应戴上厚手套或者放置一段时间,注意防止烫伤。

6. 加入溴化乙锭(EB)时,注意 EB 是致癌物质,请勿直接接触,应戴上一次性手套操作,勿沾染于衣物、皮肤、眼睛、口鼻等。

7. 在紫外灯下观察电泳条带应该注意眼睛防护。

(邰文琳)

实验十三 精液检查

【目的】

1. 掌握精液理学检查、精液酸碱度测定、精子计数(sperm count)的主要内容和操作方法

2. 熟悉精子形态(sperm morphology)检查的方法及正常和各种异常精子的形态。

【原理】

1. 通过肉眼观察精液颜色及透明度,测定精液液化时间,黏稠度,精液量。

2. 用精密 pH 试纸或 pH 计检测液化精液 pH。

3. 精子计数,亦称精子密度(sperm density)。液化精液标本经稀释液稀释一定倍数,稀释液中碳酸氢钠破坏精液黏稠度,甲醛杀死和固定精子。然后充入改良 Neubauer 计数板,显微镜下计数一定范围的精子数量,再换算为每升精液中的精子数。

4. 将液化精液涂片,进行巴氏染色,油镜下观察计数 200 个精子,计算正常或异常精子的百分率。

【器材与试剂】

1. 器材 刻度吸管（10ml）、尖底离心管、一次性滴管（5ml）、玻璃棒、计时器、37℃恒温箱、pH计或精密pH试纸（pH 5.5~9.0）。滤纸、改良Neubauer血细胞计数板、血盖片、小试管、微量吸管、显微镜。

2. 精液稀释液 碳酸氢钠5g，40%甲醛1ml，溶解于100ml蒸馏水，过滤后使用，为增加精子的清晰度，可在上述100ml中加入0.5ml甲紫饱和水溶液。

【操作方法】

（一）精液的一般检查

1. 颜色及透明度观察 肉眼观察新鲜精液颜色与透明度，并记录。

2. 液化时间测定 将采集的新鲜精液全部放置在容器内，记录采集时间，观察其凝固性，然后将其放在37℃恒温箱中，每隔5分钟观察一次，记录精液由胶冻状变为流动液体状所需的时间，即为液化时间。

3. 黏稠度测定

（1）玻棒法：待精液全部液化后，用玻棒挑取精液，观察有无拉丝和拉丝长度，判断黏稠度。

（2）滴管法：精液完全液化后，用5ml的尖头滴管吸入精液，使其依靠重力滴落，观察拉丝长度，判断黏稠度。

4. 精液量测定 精液完全液化后用10ml刻度吸管测量全部精液体积。

（二）精液的酸碱度检查（pH试纸法）

1. 用玻璃棒蘸取液化精液滴在pH试纸上。

2. pH试纸颜色和比色卡对照。

3. 报告精液pH。

（三）精子计数（手工法）

1. 稀释液 取0.38ml精液稀释液于小试管内。

2. 稀释精液 取20μl混匀的液化精液于稀释液中，充分混匀。

3. 充池 取1滴混匀的稀释后精液充入改良Neubauer血细胞计数板内，静置1~2分钟。

4. 计数 高倍镜下以精子头部为基准计数。

（1）如果每个中央大方格中每个中方格内精子少于10个，应计数中央大方格内所有25个中方格内的精子数。

（2）如果每个中央大方格中每个中方格内精子在10~40个，应计数中央大方格中10个中方格内的精子数。

（3）如果每个中央大方格中每个中方格内精子多于40个，应计数中央大方格中5个中方格内的精子数。

5. 计算

$$精子数/L= 计数精子总数/计数中方格数 \times 25 \times 10 \times 20 \times 10^6$$
$$精子总数 = 精子数/L \times 精液量（ml）\times 10^{-3}。$$

式中，计数精子总数/计数中方格：每个中方格精子数；×25：换算成1个大方格精子数，即0.1μL被稀释精液的精子数；×10：将0.1μL精液精子数换算成1μL精液内精子数；×20：精液的稀释倍数；×10^6：1μL换算成1L。

（四）精子形态观察

1. 制片　取液化精液 1 滴于载玻片上,用压拉涂片或推片法制片,自然干燥。

2. 固定　用 95% 乙醇和乙醚等量混合制备固定液,固定 5~15 分钟。

3. 染色　改良巴氏法染色或瑞氏 - 吉姆萨染色。

4. 镜检　先低倍镜下观察涂片、染色情况,油镜观察 200 个精子,根据精子形态,报告正常和异常精子百分率。

【结果判断 / 计算】

1. 颜色及透明度　刚射出精液为灰白色,微混,久未射精者可为浅黄色。液化后呈乳白色半透明状。

2. 液化时间　正常精液室温下 30 分钟开始自行液化,60 分钟内完全液化,可含有不液化的胶冻状颗粒。

3. 黏稠度和酸碱度　①玻棒法:正常精液拉丝长度不超过 2cm;②滴管法:正常精液呈不连续小滴,pH 7.2~8.0。

4. 正常精子　评估精子正常形态时应采用严格标准,只有头、颈、中段和尾部都正常的精子才正常。精子头为椭圆形,巴氏染色后正常精子头部顶体呈淡蓝色,顶体后区域呈深蓝色,中段呈淡红色,尾部呈蓝色或红色。头部长 4.0~5.0μm,宽 2.5~3.5μm,长宽之比应在 1.50~1.75：1,顶体的界限清晰,约占头部的 40%~70%。中段细,宽度 <1μm,约为头部长度的 1.5 倍,且在轴线上紧贴头部,细胞质小滴应小于正常头部大小的一半。尾部应是直的、均一的,比中段细,非卷曲,其长约为 45μm。

【参考区间】

1. 精液量　1.5~6ml/ 次射精。

2. 精子计数　$\geq 15 \times 10^9/L$;精子总数:$\geq 39 \times 10^6/$ 次射精。

3. 正常形态者　$\geq 4\%$。

【临床意义】精子形态、数量、液化时间及酸碱度等的变化都有可能影响男性的生殖能力,精液黏稠度降低与先天性精囊缺如、精囊液流出受阻或生殖系统炎症所致的精子数量减少或无精子症有关,黏稠度增加多见于附属腺功能异常,精液的黏稠度太大,对精子的运动有严重的制动作用,致使精子穿透障碍。前列腺炎时精液液化时间延长或不液化,可抑制精子的活动力而影响生育。输精管障碍可导致少精或者无精;感染、外伤、射线和附睾功能障碍可以导致精子数量和形态的变化。

【讨论】

1. 标本采集前　患者至少禁欲 3~7 天;盛器应干燥、洁净、不吸水、不渗漏、对精子无损伤,最好采用专门的一次性容具;并有明显的标记。

2. 标本采集　按照医嘱正确采集标本,收集全部精液,记录采集时间。

3. 标本运送　标本采集后立即保温送检,送检温度在 20~40℃。

4. 检测后处理　检测完毕精液标本和容具应焚烧,或消毒液浸泡 12 小时后再处理。

5. 精子计数标本完全液化后才能检测,检测过程中注意 37℃ 保温。

6. 为保证检查结果的准确性,最好重复检查一次,求平均值,两次检测变异系数应控制在 5% 内。

（许　健）

实验十四　阴道分泌物的检查

【目的】掌握阴道分泌物理学检查（examination of vaginal discharge）主要内容和方法。掌握阴道分泌物显微镜检查的内容和方法。

【原理】通过理学检查观察新鲜阴道分泌物颜色、性状和 pH 值。用显微镜分别观察阴道分泌物湿片和染色涂片，观察其清洁度及有无特殊细胞和细菌等。

【器材与试剂】

1. 器材　显微镜、载玻片、盖玻片、消毒棉拭子、一次性滴管、pH 试纸、消毒棉拭子。

2. 试剂　0.9% 的生理盐水、2.5mol/L KOH 溶液、革兰染液、Wright-Gimsa 染液、H-E 染液或巴氏染液。

【操作方法】

1. 外观　肉眼认真仔细观察阴道分泌物颜色和性状。

2. 酸碱度　用 pH 试纸检测阴道分泌物酸碱度，并记录 pH 值。

3. 湿片检查

（1）制片：采集阴道分泌物的棉拭子置于新鲜生理盐水，轻轻混匀取 1 滴阴道分泌物制成涂片，然后加盖片。

（2）阴道清洁度判断：先低倍镜观察，再用高倍镜观察，根据上皮细胞、球菌、杆菌、白细胞的多少判断阴道分泌物清洁度（表 16-15）。

表 16-15　阴道清洁度分级判断标准（个 /HP）

清洁度	杆菌	杂菌	白（脓）细胞	上皮细胞
Ⅰ	多	–	0~5	多
Ⅱ	中	少	5~15	较多
Ⅲ	少	较多	15~30	少量
Ⅳ	–	多	>30	有

4. 染色涂片检查

（1）制片：取阴道分泌物涂片，自然干燥。

（2）染色：根据检测目的选择不同的染色方法。

（3）镜检：用显微镜油镜观察有无致病菌或各种细胞成分的变化。

【结果判断 / 计算】

1. 外观　以无色、黄色、黄绿色或红色等表示。

2. 性状　以透明黏性、血性、水样、脓性、豆腐渣样等表示。

3. 涂片中出现脱落上皮细胞、杆菌或者球菌，病理成分如白细胞、红细胞或者滴虫等。

【参考区间】清洁度Ⅰ~Ⅱ级，无致病菌和特殊细胞。

【临床意义】阴道清洁度与女性激素的周期变化有关，育龄期妇女阴道分泌物中乳酸杆菌大量存在，pH 值偏酸。细菌性阴道炎（清洁度为Ⅲ~Ⅳ级）阴道分泌物中可以发现病原生物如细菌、真菌或寄生虫等，有时可以观察到线索细胞；非特异性阴道炎时单纯阴道清洁度差而未发现病原体。

【讨论】

1. 标本采集 载玻片必须干净;采集阴道分泌物的棉拭子需置于新鲜生理盐水送检;棉拭子必须清洁干燥,避免其他细菌或各种化学试剂的污染。

2. 标本送检 标本采集后立即送检,注意保温,防止污染。

3. 染色检查 湿片检查阴性,应再用染色方法检查,一次检查阴性不能排除诊断。

（许 健）

参考文献

1. 龚道元,赵建宏.临床实验室管理学.武汉:华中科技大学出版社,2014
2. 刘成玉,罗春丽.临床检验基础.第5版.北京:人民卫生出版社,2012
3. CLSI. Validation, Verification and quality assurance of automated haematoloy analyzers: Approved standard-second edition. CLSI document H26-A2. Wayne: Clinical and Laboratory Standards Institute, 2010
4. 全国临床检验操作规程.第3版.上海:东南大学出版社,2011
5. 吕建新,樊绮诗.临床分子生物学检验.第3版.北京:人民卫生出版社,2012
6. 万学红,卢雪峰.诊断学.北京:人民卫生出版社,2013
7. 李艳,李金明.个体化医疗中的临床分子诊断.北京:人民卫生出版社,2013
8. F·M·奥斯伯.精编分子生物学实验指南.第4版.马学军,舒跃龙,译.北京:科学出版社,2005
9. 史蒂夫·拉塞尔,等.生物芯片技术与实践.肖华胜,等译.北京:科学出版社,2010
10. Carl W. Dieffenbach, Gabriela S. Dveksler. PCR Primer: A Laboratory Manual. 2nd ed. New York: Cold Spring Harbor Laboratory Press, 2003
11. 府伟灵,徐克前.临床生物化学检验.北京:人民卫生出版社,2012
12. 王鸿利.实验诊断学.第2版.北京:人民卫生出版社,2010
13. 刘成玉,罗春丽.临床检验基础.第5版.北京:人民卫生出版社,2011
14. 胡丽华.临床输血学检验.第3版.北京:人民卫生出版社,2013
15. 杰夫·丹尼尔.人类血型.朱自严,译.北京:科学出版社,2007

中英文名词对照索引

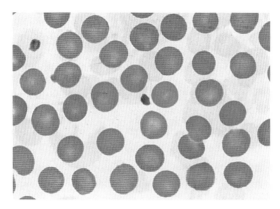

图 3-1 正常红细胞形态

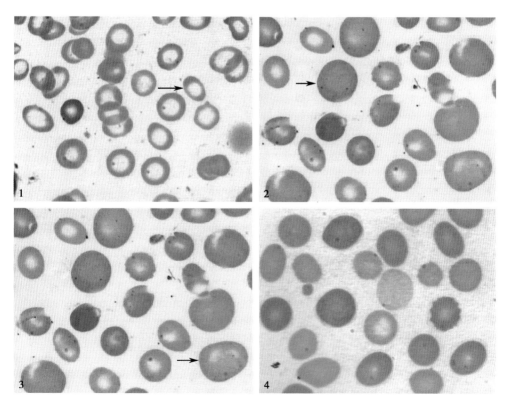

图 3-2 红细胞大小异常

1. 小红细胞；2. 大红细胞；3. 巨红细胞；4. 红细胞大小不均

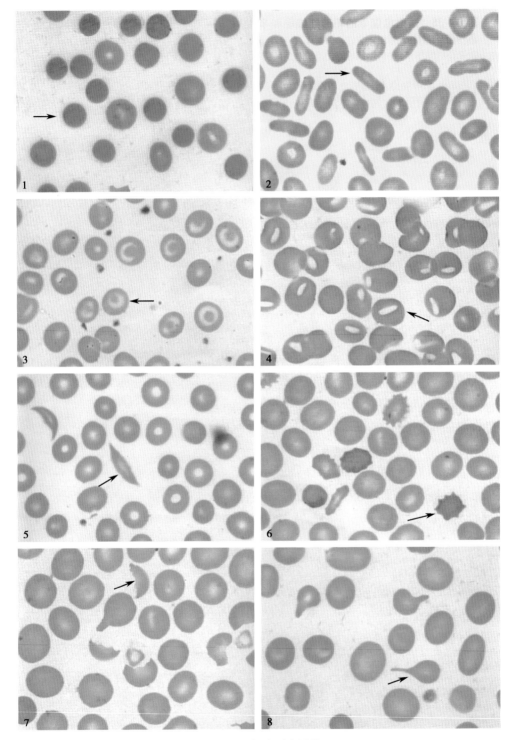

图 3-3 红细胞形态异常

1. 球形红细胞；2. 椭圆形红细胞；3. 靶形红细胞；4. 口形红细胞；5. 镰刀形红细胞；

6. 棘形红细胞；7. 裂片红细胞；8. 泪滴形红细胞

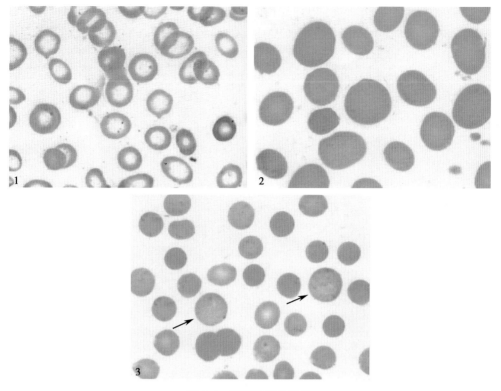

图 3-4　红细胞染色异常

1. 低色素性红细胞；2. 高色素性红细胞；3. 嗜多色素性红细胞

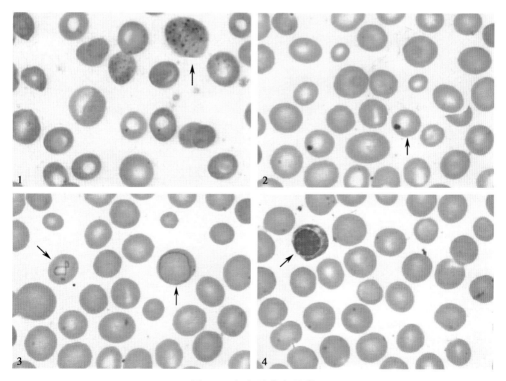

图 3-5　红细胞染色异常

1. 嗜碱性点彩红细胞；2. 染色质小体；3. 卡 - 波环图；4. 有核红细胞

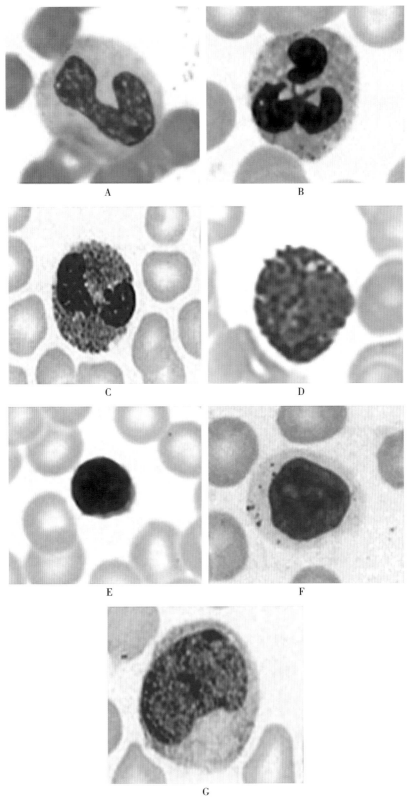

图 3-6　正常形态的白细胞

A. 中性粒细胞；B. 中性粒细胞；C. 嗜酸性粒细胞；D. 嗜碱性粒细胞；E. 小淋巴细胞；F. 大淋巴细胞；G. 单核细胞

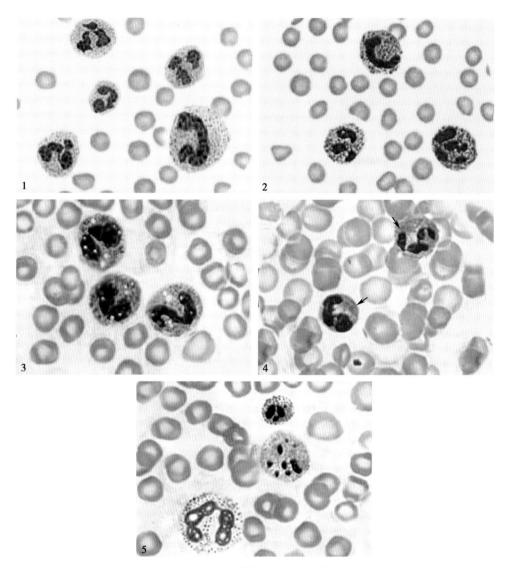

图 3-8　中性粒细胞的毒性变化
1. 大小不均；2. 中毒颗粒；3. 空泡；4. 杜勒小体；5. 退行性变

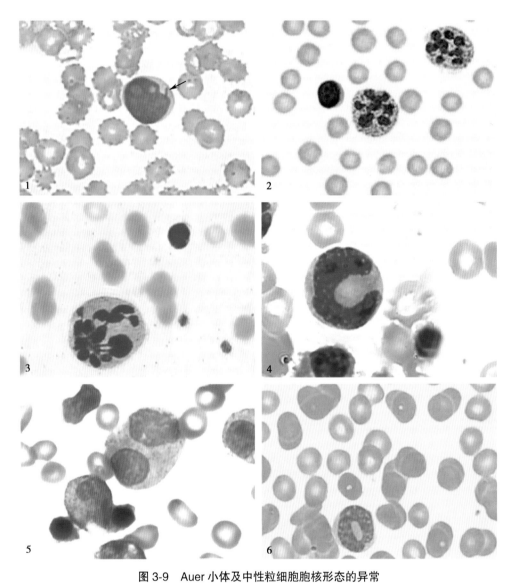

图 3-9　Auer 小体及中性粒细胞胞核形态的异常
1. Auer 小体；2. 多分叶核中性粒细胞；3. 巨多分叶核中性粒细胞；4. 巨杆状核中性粒细胞；
5. 双核粒细胞；6. 环形杆状核粒细胞

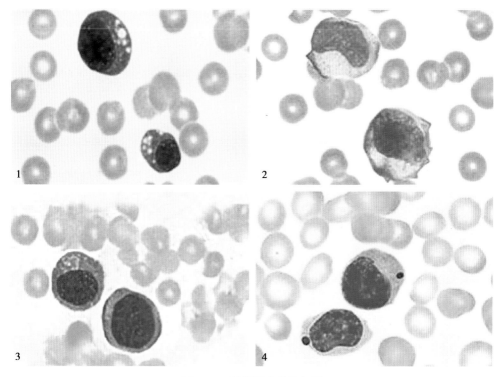

图 3-10　异常形态淋巴细胞
1. Ⅰ型异型淋巴细胞；2. Ⅱ型异型淋巴细胞；3. Ⅲ型异型淋巴细胞；4. 卫星核淋巴细胞

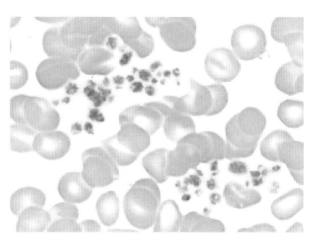

图 3-11　血小板

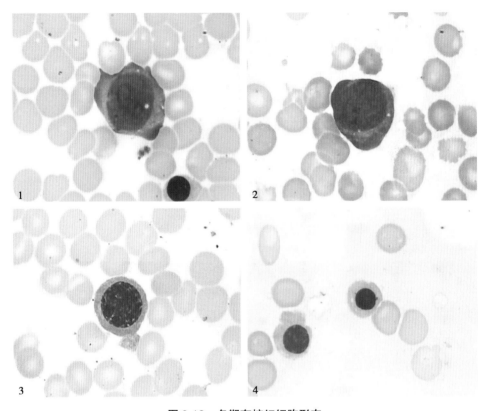

图 3-12　各期有核红细胞形态
1. 原始红细胞；2. 早幼红细胞；3. 中幼红细胞；4. 晚幼红细胞

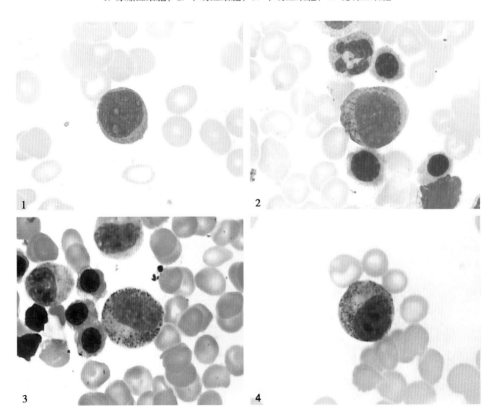

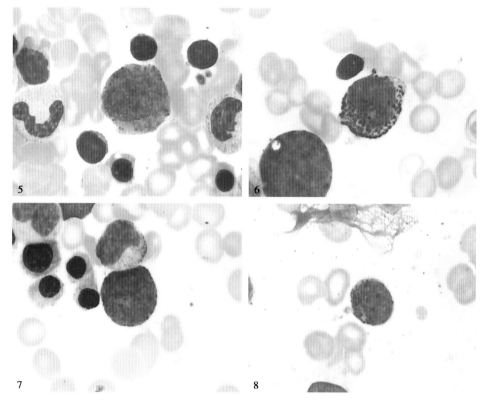

图 3-13　各期粒细胞形态
1. 原始粒细胞；2. 早幼粒细胞；3. 中幼粒细胞；4. 晚幼粒细胞；5. 嗜酸性中幼粒细胞；6. 嗜碱性中幼粒细胞；
7. 嗜酸性晚幼粒细胞；8. 嗜碱性晚幼粒细胞

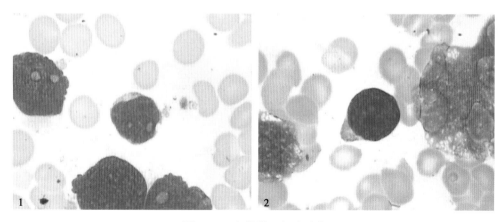

图 3-14　各期淋巴细胞形态
1. 原始淋巴细胞；2. 幼稚淋巴细胞

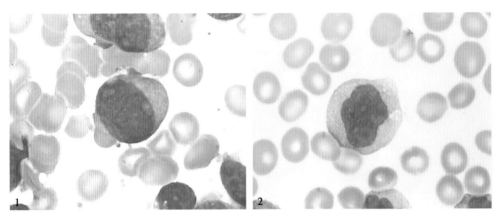

图 3-15　各期单核细胞形态
1. 原始单核细胞；2. 幼稚单核细胞

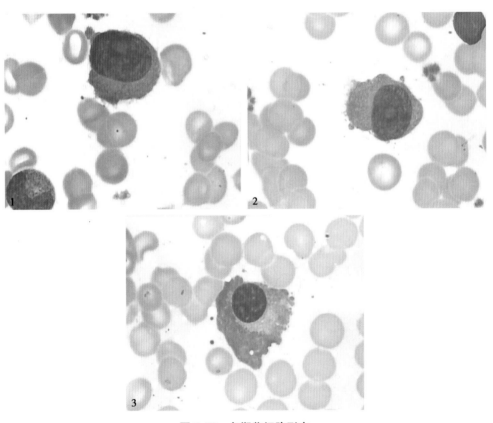

图 3-16　各期浆细胞形态
1. 原始浆细胞；2. 幼稚浆细胞；3. 浆细胞

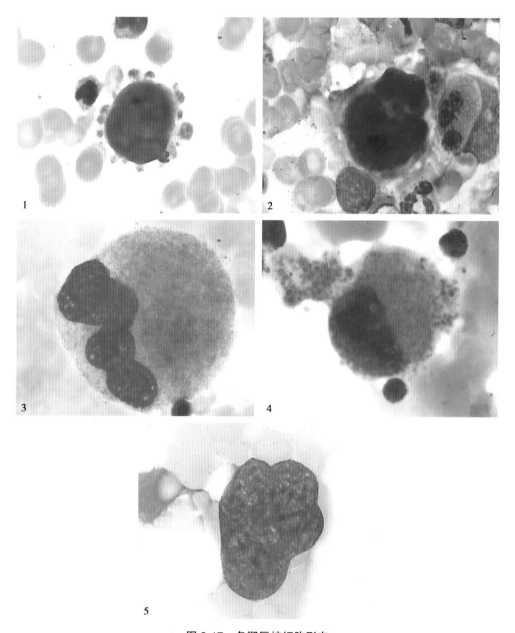

图 3-17 各期巨核细胞形态
1. 原始巨核细胞；2. 幼稚巨核细胞；3. 颗粒巨核细胞；4. 产板巨核细胞；5. 巨核细胞裸核

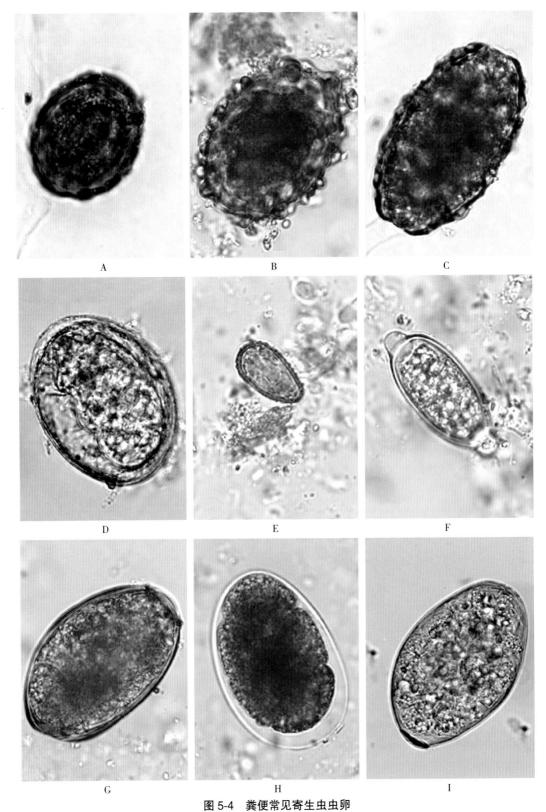

图 5-4 粪便常见寄生虫虫卵

A. 蛔虫卵；B. 受精蛔虫卵；C. 未受精蛔虫卵；D. 血吸虫卵；E. 肝吸虫卵；F. 鞭虫卵；G. 肺吸虫卵；
H. 钩虫卵；I. 姜片虫卵

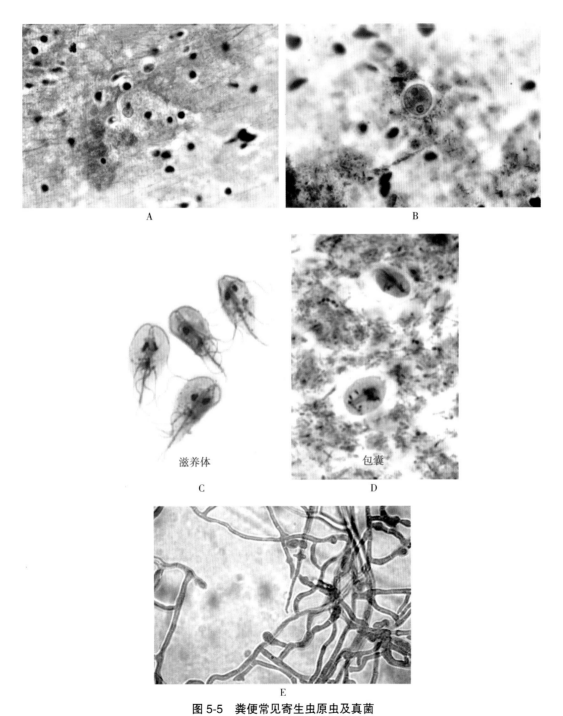

A

B

滋养体

C

包囊

D

E

图 5-5　粪便常见寄生虫原虫及真菌

A 和 B 分别为溶组织阿米巴滋养体和包囊；C 和 D 分别为蓝氏贾第鞭毛虫滋养体和包囊；E 真菌

图 5-6　正常精子形态（瑞氏染色，×200）

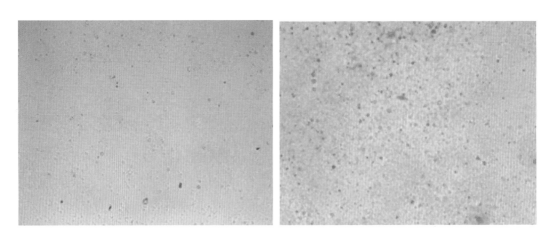

图 5-7　磷脂酰胆碱小体（未染色和瑞氏染色，×200）

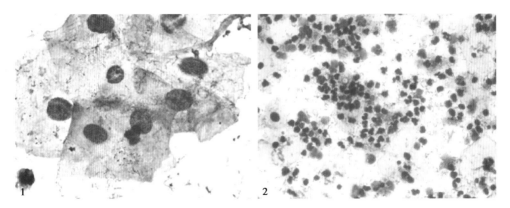

图 5-8　各种阴道分泌物涂片
1:清洁阴道分泌物（Ⅱ级）；2:不洁阴道分泌物（Ⅳ级）（×200）

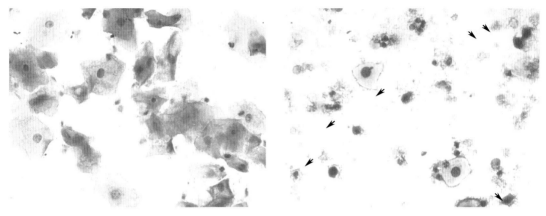

图 5-9　上皮细胞(巴氏染色,×200)　　　　图 5-10　阴道毛滴虫(×200)

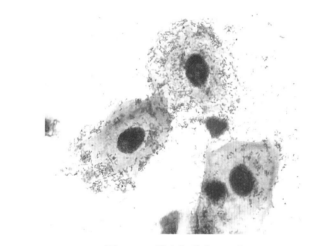

图 5-11　线索细胞(×200)

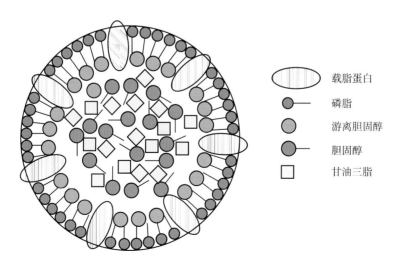

载脂蛋白

磷脂

游离胆固醇

胆固醇

甘油三脂

图 7-1　脂蛋白结构示意图

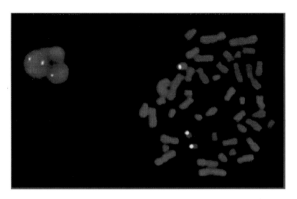

图 13-3　18 三体的细胞分裂中期 FISH 图

试验及比色时间	0 阴性		ca CELLS/μL	15 微量	70 +	125 ++	500 +++
白细胞 120秒钟							
亚硝酸盐 60秒钟	阴性				←	阳性 (任何深度的均匀粉红色)	→
尿胆原 60秒钟	0.2 3.2	正常 1 16	Ehrlich Units/dL Urine μmol/L		2 33	4 66	8 131
蛋白质 60秒钟	阴性	微量	mg/dL g/L	30 0.30 +	100 1 ++	300 3 +++	≥2000 ≥20 ++++
pH 60秒钟	5.0	6.0	6.5	7.0	7.5	8.0	8.5
潜血 60秒钟	阴性	非溶血 微量 10	中量 80	溶血 微量 10	少量 25	ca CELLS/μL 中量 80	大量 200
比重 45秒钟	1.000	1.005	1.010	1.015	1.020	1.025	1.030
酮体 40秒钟	阴性	mg/dL mmol/L	微量 5 0.5	少量 15 1.5	中量 40 4	← 大量 80 8	→ 160 16
胆红素 30秒钟	阴性				少量 +	中量 ++	大量 +++
葡萄糖 30秒钟	阴性	mg/dL mmol/L	100 5.5 微量	250 14 +	500 28 ++	1000 55 +++	≥2000 ≥111 ++++

图 16-7　尿液干化学试带结构示意图

57检